U0322868

便携式超声检查技术

Ultrasound
for Primary Care

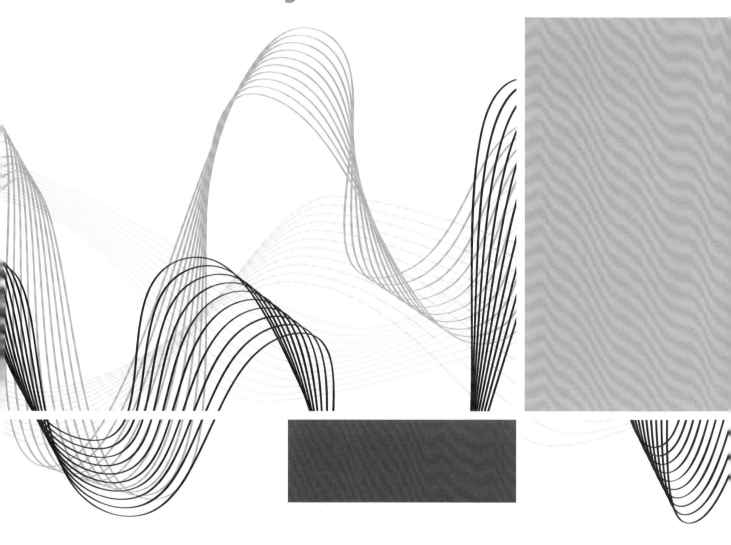

主编　［美］保罗·鲍诺曼（Paul Bornemann）

主译　胡惠娟　钱晶晶　张　莹

辽宁科学技术出版社
LIAONING SCIENCE AND TECHNOLOGY PUBLISHING HOUSE

拂石医典
FU SHI MEDBOOK

图书在版编目（ＣＩＰ）数据

便携式超声检查技术/（美）保罗·鲍诺曼（Paul Bornemann）主编；胡惠娟，钱晶晶，张莹主译. — 沈阳： 辽宁科学技术出版社，2023.11
ISBN 978-7-5591-3073-0

Ⅰ.①便… Ⅱ.①保…②胡…③钱…④张… Ⅲ.①超声波诊断 Ⅳ.①R445.1

中国国家版本馆CIP数据核字（2023）第116563号

This is a translation of Ultrasound for Primary Care
Author: Paul Bornemann
ISBN: 9781496366986
© Wolters Kluwer Health, Inc. 2021
Published by arrangement with Wolters Kluwer Health Inc., USA

著作权合同登记号：第 06-2021-187 号　　　　　　　　　　版权所有　侵权必究

出版发行：辽宁科学技术出版社
　　　　　北京拂石医典图书有限公司
　　　　　地址：北京海淀区车公庄西路华通大厦 B 座 15 层
联系电话：010-57262361/024-23284376
E-mail：fushimedbook@163.com
印 刷 者：汇昌印刷（天津）有限公司
经 销 者：各地新华书店

幅面尺寸：210mm×285mm
字　　数：839 千字　　　　　　　　　　印　张：30.25
出版时间：2023 年 11 月第 1 版　　　　印刷时间：2023 年 11 月第 1 次印刷

责任编辑：李俊卿　陈　颖　　　　　　责任校对：梁晓洁
封面设计：潇　潇　　　　　　　　　　封面制作：潇　潇
版式设计：天地鹏博　　　　　　　　　责任印制：丁　艾

如有质量问题，请速与印务部联系　　　联系电话：010-57262361

定　　价：188.00 元

——谨以此书献给我的孩子们，丹耶尔，凯瑟琳，塞巴斯蒂宇，泰勒，以及我的妻子吉娜。你们是我的一切。

翻译委员会

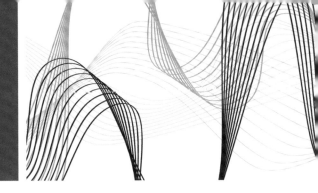

主译 胡惠娟 钱晶晶 张 莹

译者 （按姓氏笔画排序）

万凌屹 杭州市红十字会医院

孔 颖 浙江大学医学院附属妇产科医院

李珍楠 杭州市下沙街道社区卫生服务中心

陈佩君 杭州市红十字会医院

罗佳磊 浙江中医药大学

金阳辉 杭州市红十字会医院

施琳琳 杭州市红十字会医院

祖 罡 杭州市红十字会医院

秦 华 杭州市职业病防治院

徐 睿 江西省中医院

唐 薇 杭州市红十字会医院

章 鹏 西湖大学

楼晓敏 杭州市红十字会医院

颜心怡 杭州师范大学

戴赢杰 杭州市民福医院

主译简介

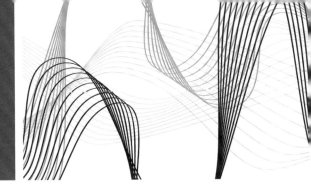

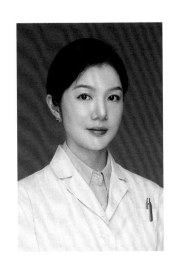

胡惠娟 超声医学科主治医师，毕业于徐州医科大学医学影像学系，现任杭州市红十字会医院（浙江省中西医结合医院）健康事业发展部主任、门诊部主任。在超声诊断和治疗方面有着深厚的理论基础和丰富的临床经验。她擅长各种类型的超声检查，包括腹部超声、妇产科超声、心血管超声、浅表器官超声等。特别是在肌骨超声诊疗方面，她具备精湛的技能和独特的见解，能清晰地显示肌肉、肌腱、骨骼、血管、神经和关节等病变，其诊断准确率可与磁共振相媲美。她在临床实践中不断探索和创新，积极推动便携式超声在临床上的应用，这对常见的肌腱、韧带、神经、血管断裂损伤，关节创伤，骨关节炎，周围神经卡压，四肢肿块等疾病的诊疗具有重大意义。她在超声引导下的穿刺注射治疗方面也有着高超的技术和丰富的经验，通过超声精确的定位和操作，确保了注射的准确性，为胸廓出口综合征、跗管综合征、肩关节周围炎、髋关节炎等疾病患者提供了安全、有效的治疗。

曾参与编译《浅表淋巴疾病超声诊断》《脊柱结核外科治疗学》《生物电子学在医疗器械领域的应用》等多部医学专著，并担任《轻松掌握床旁即时超声》副主译。主持厅局级课题1项，发表中文核心期刊6篇。

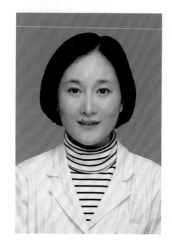

钱晶晶　浙江大学医学院附属儿童医院超声科，副主任医师，超声科重症组组长。在小儿重症超声检查、经颅彩色多普勒超声检查、小儿经食管超声心动图检查及先天性心脏病微创治疗的术中引导等领域有着卓越的技能和丰富的经验。她注重团队协作和学术交流，致力于推动医疗技术的进步和创新。同时，她还坚持以患者为中心的服务理念，用专业的知识和热情的态度为患者提供优质的医疗服务。

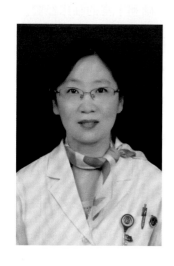

张　莹　杭州市红十字会医院超声医学科，副主任医师，硕士研究生。现任浙江省超声医学工程学会青年委员，浙江省数理医学会心脏大血管学组委员。研究领域主要涉及心血管超声诊断及冠心病的相关研究，并发表了多篇有影响力的论文。主持厅局级课题2项，参与省部级、厅局级课题6项。她的研究成果被广泛应用于临床实践，为患者提供了更准确、更有效的诊疗方案。

参编医学专著3部。以第一通讯作者发表代表性SCI论文4篇，中文核心期刊3篇。

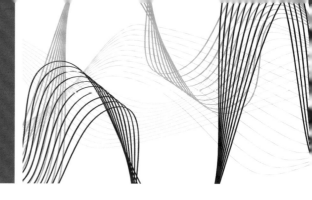

译者序

本书是介绍便携式超声检查技术辅助临床医生诊疗的著作。历经80余年的发展，超声至今已成为一项临床常用的影像检查技术。从A超、M超、B超、彩超到多维超声；从组织成像到功能成像；从静态成像到动态成像；从模拟到数字；从定性检查到定量检查。特别是21世纪后介入性超声成像、组织弹性超声成像、便携式超声、无线探头超声、人工智能超声等新技术的不断涌现，使得医学超声诊断技术在最近十几年得到了空前的普及应用。从大医院到社区卫生服务中心，从超声科到急诊科、骨科、ICU、内分泌科、麻醉科、妇产科等临床科室，甚至护理部都开始应用超声检查。便携式超声的出现将更好地为非超声影像专业的医护人员提供硬件支撑。移动方便的超声设备使患者在床旁接受超声检查成为可能，"床旁即时超声（point of care ultrasonograph，POCUS）"这一概念应运而生，医生经过相对简短的培训后，即可在床边为患者进行针对特定器官和特定功能的超声检查，并获得主要的诊断信息。

本书由美国南卡罗来纳大学医学院Paul Bornemann教授主编，全书共分59章，介绍了超声基础知识、使用方法和结果判定。每一章节以提问的形式引出，通过描述一个病例进入正题，详细阐述POCUS配合临床诊治的具体技术与思维。目的是希望医生在经过相对简短的培训后就可以进行POCUS操作，通过简单的扫查就可以得到主要的诊断信息。书中介绍了头、颈、胸、腹、骨盆、四肢等全身器官超声检查的具体操作方法，内容丰富；同时也介绍了超声引导下临床操作的方法，实用性强，易学易懂，即使没有超声基础的临床医生、护士也可以较快地掌握超声技能。本书还配有大量的声像图、示意图、流程图，方便读者更好地理解和掌握POCUS的操作和结果判定，可读性强。该书不仅能促进超声科医生、医学生、临床专科医生、全科医生、家庭医生、护士更好更快地掌握便携式超声检查的技术，而且还能激励他们跳出常规的思维模式，开辟新的超声用途，提高临床诊疗水平。

本书的亮点之一：作者通过"经验分享"和"要点提示"这两个小版块，分享了自己多年来的实践经验和教训，可以帮助读者更好地理解和掌握便携式超声检查技术的技巧和方法，医护人员通过本书的学习以及超声科简单的实践完全可以掌握各系统疾病的基本诊断，是一本非常全面和实用的参考书籍。

医学专业书籍的翻译并非易事，需要有足够的专业理论知识。在为时近两年的翻译、校稿中，我们查阅了大量的专业书籍及文献，尽可能避免差错，保持原著原貌。但对某些词语的理解可能仍有偏颇，错误之处在所难免，敬请同道们批评指正。

胡惠娟

2023年9月9日

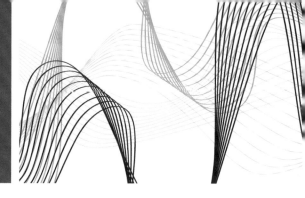

超声波的首次医学应用主要归功于奥地利的神经学家卡尔·杜西克。1942年，他首次采用超声波来观察患者的大脑，以诊断肿瘤。在随后的几十年里，超声波开始用于胆囊、心脏和胎儿的成像。早期的医疗超声设备体积比较大，基本无法移动，而且非常昂贵，因此仅少数研究人员和专家才有机会使用。随着技术的不断改进，现在的超声诊断设备已从近房间大小缩小为可以放在手推车上的小装置。可移动超声设备使患者在床旁接受超声检查成为可能，"床旁即时超声"这一概念应运而生。床旁即时超声（point of care ultrasonograph，POCUS），是指由医生在床边为患者进行的针对特定器官和特定功能的超声检查。通过简单的扫查就可以得到主要的诊断信息，医生经过相对简短的培训后就可以进行操作。POCUS与传统的门诊全面超声检查是有区别的，后者是由超声技师进行的，并由受过培训的住院医师或专家来解释检查结果。

关于POCUS的最早报道是由家庭医生在20世纪80年代末和90年代初发表的[1-3]。那时候家庭医生在其诊所为孕妇做妊娠期随访时，已经开始使用超声新技术。然而，与专科医生负责诊断单一器官疾病不同，家庭医生要关注患者的整体情况。既然家庭医生可以使用超声仪检查孕妇的腹部，为什么不可以使用超声仪来观察疑似胆绞痛患者的胆囊呢？虽然家庭医生提出了这一理念，但这一理念并没有被广泛接受。直到20世纪90年代中期，POCUS被纳入腹部创伤超声快速评估（FAST）方案，它才真正开始受到广泛关注。

FAST评估可以显示腹部钝器创伤患者腹腔

内不稳定的出血情况。以前急诊科医生采用有创的诊断性腹腔灌洗来判断腹部钝器伤患者腹腔内的出血情况，后来这一方法被超声检查替代。超声快速评估最初只用于腹部检查，但没过多久就拓展到了心脏和肺部的检查，这也是POCUS评估的转折点。现在，超声检查已经成为创伤评估的标准，超声仪在急诊科随处可见，急诊医生对超声仪的使用也越来越熟练。同时，急诊医生发现了更多的可以使用POCUS的场景，并收集大量的数据，证据表明医生只需要有限次数的培训就可以有效使用便携式超声仪。与此同时，医生们开始使用POCUS来引导外科操作，例如中心静脉置管，数据表明超声引导可以提高外科操作的安全性并减少并发症。

从那时起，POCUS从急诊科拓展到其他收治急症患者的专科，包括住院医生和重症监护医生都开始使用POCUS。这是一种非常合理的选择，因为对于许多紧急情况来说，便携式超声检查确实可以解决很多问题。然而，对于大多数初级保健提供者的群体（全科医生），当时POCUS的知识普及还比较欠缺。直到最近几年，这种情况才开始有所改变。21世纪10年代中期，随着全科医生对POCUS兴趣的迅速增加，出现了另一个拐点。

引起变化的主要原因有三点：第一，是基于上述在急诊医学文献中积累的关于POCUS在诊断和引导外科操作的可行性和益处的数据。第二，自2006年医学院课程首次引入POCUS以来，越来越多的医学院开始教授综合超声医学课程[4]，这意味着医学生从医学院毕业时就可以熟练掌握

POCUS操作技能，他们自然希望在住院医师培训期间继续接受这一技能培训。第三，随着便携式超声技术的快速发展，超声仪变得越来越小，这使得全科医生随身携带超声仪成为可能。

尽管全科医生现在都在学习使用POCUS，但POCUS最有可能的应用场景仍然是急性病患者的首诊。POCUS在慢性病随访领域的应用仍有待探索。随着全科医生开始将POCUS应用于临床工作，POCUS用于慢性病管理和预防保健的潜力将是未来最令人兴奋的可能性之一。这也是我写《便携式超声检查技术》一书的初衷。

《便携式超声检查技术》按章编排，重点介绍全科医学中便携式超声检查的常见问题。每个问题都有一个临床病例，以呈现常见的临床场景。本书重点介绍如何在床边使用POCUS为患者进行检查。证据部分以全科医生熟悉的方式进行总结，即美国家庭医生学会所使用的推荐级别分类法[5]。每一章用丰富的插图一步一步介绍如何进行超声扫查。此外，"患者管理"部分附有简单的管理流程图，介绍如何在诊所使用超声发现患者的潜在问题。"经验分享和要点提示"是本书的一个亮点，其中"经验分享"是临床专家经过多年实践总结出的技巧，可以帮助读者更轻松地应对考试；"要点提示"则是初学者特别容易犯的常见错误，另外，还有一些避免这些错误的建议。除了临床诊断章节外，本书还有8个关于超声引导外科操作流程章节，详细说明了如何使用超声波来引导临床外科操作，以及关于证据的信息。

我坚信，POCUS是一种有潜力的性价比较高的提高医疗质量的方式。本书的大部分章节都举例说明了如何用超声波进行诊断，而不是用更昂贵的成像技术，如CT或MRI。此外，本书举例说明如何在诊所中对患者进行分类，以减少转介到急诊室或接受专科护理的患者数量。在这个低质量、高费用的医疗体系时代，这一切都非常重要。我希望本书不仅能教授全科医生在临床实践中使用POCUS，还能激励他们跳出常规的思维模式，并开发出新的、令人兴奋的用途。虽然我们还处于这段旅程的早期阶段，但它充满了希望，我期待着继续与你同行。

参考文献

1. Rodney WM, Deutchman ME, Hartman KJ, Hahn RG. Obstetric ultrasound by family physicians. *J Fam Pract*. 1992;34(2):186-194.
2. Hahn RG, Davies TC, Rodney WM. Diagnostic ultrasound in general practice. *Fam Pract*. 1988;5(2):129-135.
3. Deutchman ME, Connor P, Hahn RG, Rodney WM. Maternal gallbladder assessment during obstetric ultrasound: results, significance, and technique. *J Fam Pract*. 1994;39(1):33-37.
4. Hoppmann R, Cook T, Hunt P, et al. Ultrasound in medical education: a vertical curriculum at the University of South Carolina School of Medicine. *J S C Med Assoc*. 2006;102(10):330-334.
5. The strength-of-recommendation taxonomy. https://www.aafp.org/dam/AAFP/documents/journals/afp/sortdef07.pdf. Accessed 27 October, 2019.

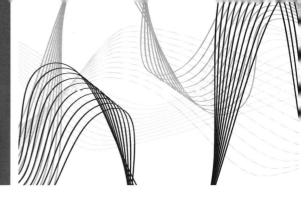

原著编委会

Naushad Amin, MD, FAAFP
Assistant Professor
Department of Family Medicine
University of Central Florida (UCF)
College of Medicine (COM)
Orlando, Florida

Cesar S. Arguelles, MD
Assistant Professor
Family and Community Medicine
Southern Illinois University School of Medicine
Quincy, Illinois

Keith R. Barron, MD, FACP
Clinical Assistant Professor
Department of Internal Medicine
University of South Carolina
School of Medicine
Prisma Health Midlands
Columbia, South Carolina

Kevin Bergman, MD
Assistant Clinical Professor
Department of Family and Community Medicine
UCSF School of Medicine
San Francisco, California
Co-Director, Ultrasound and Global Health Programs
Emergency Department, Family Medicine
Contra Costa Family Medicine Residency
Martinez, California

F. Laura Bertani, MD
Family Medicine Physician
Department of Clinical Medicine
Mee Memorial Hospital
King City, California
Hospitalist
Sound Physicians Hospitalist Program
Natividad
Salinas, California

Keisha Bonhomme Ellis, MD
Associate Clinical Professor
Department of Outpatient
Augusta University/University of Georgia Partnership

Endocrinologist
PAR Community Care Clinic
Piedmont Athens Regional Medical Center
Athens, Georgia

Gina Bornemann, MMIS, MS

Paul Bornemann, MD, RMSK, RPVI
Associate Professor
Family and Preventive Medicine
University of South Carolina School of Medicine
Program Director
Family Medicine Residency
Prisma Health—Midlands
Columbia, South Carolina

Caroline Brandon, MD
Assistant Professor of Emergency Medicine
Department of Emergency Medicine
Keck School of Medicine of USC
Assistant Professor
Emergency Department
LAC+USC Medical Center
Los Angeles, California

Androuw Carrasco, MD
Physician Family Medicine
Valleywise Health Medical Center
Phoenix, Arizona

Lauren Castleberry, MD, FACOG
Assistant Professor, Obstetrics and Gynaecology
University of South Carolina School of Medicine
Attending Physician, Obstetrics and Gynaecology
Prisma Health, Richland Hospital
Columbia, South Carolina
Attending Physician, Obstetrics and Gynaecology
Lexington Medical Center
West Columbia, South Carolina

Carol Choe, MD
Physician
Critical Care Medicine
Lexington Medical Center
West Columbia, South Carolina

William Chotas, MD
Department of Pediatrics
Commonwealth Healthcare Corporation
Saipan, Northern Mariana Islands

Holly Beth Crellin, MD
Family Medicine Physician
Department of Primary Care
Martin Army Community Hospital
Fort Benning, Georgia

James M. Daniels, MD, MPH, RMSK
Professor
Family and Community Medicine and Orthopedic Surgery
Southern Illinois University School of Medicine
Quincy, Illinois

Darien B. Davda, MD
Academic Hospital Internist
Prisma Health Upstate Hospitalists Service
Hospitalist
Department of Internal Medicine
Prisma Health Upstate
Greenville, South Carolina

Alexei O. DeCastro, MD
Associate Professor
Department of Family Medicine
Medical University of South Carolina
Charleston, South Carolina

Daniel P. Dewey, MD
Staff Physician Ultrasound Director
Emergency Department
M Health Fairview Northland Hospital
Princeton, Minnesota

John Doughton, MD
Assistant Professor
Department of Family Medicine
University of North Carolina
Chapel Hill, North Carolina

Matthew Fentress, MD, MSc, DTM&H
Assistant Professor
Family and Community Medicine
University of California, Davis
Sacramento, California

Melissa Ferguson, MD
Core Faculty
Contra Costa Family Medicine Residency Program
Affiliated with UCSF
Physician
Department of Family Medicine and Hospital Medicine
Contra Costa Regional Medical Center
Martinez, California

Matthew Fitzpatrick, MBBS

David Flick, MD
Clinical Preceptor
Department of Primary Care
University of Colorado Denver School of Medicine
Aurora, Colorado
Family Physician
Department of Primary Care
Evans Army Community Hospital
Fort Carson, Colorado

Mohamed Gad, MD, MPH(c)
Resident Physician
Department of Internal Medicine
Cleveland Clinic
Cleveland, Ohio

Francis M. Goldshmid, MD, FAAFP
Assistant Professor
Department of Community and Family Medicine
University of Missouri at Kansas City, School of Medicine
Kansas City, Missouri

Mark H. Greenberg, MD, FACR, RMSK, RhMSUS
Associate Professor of Medicine
Chief, Musculoskeletal Ultrasound in Rheumatology
Department of Internal Medicine, Rheumatology Division
University of South Carolina School of Medicine
Columbia, South Carolina

Robert Haddad, RDCS, RVT
Director of Ultrasound Education
Ultrasound Institute
University of South Carolina School of Medicine
Columbia, South Carolina

Claire Hartung, MD
Resident Physician
Department of Family Medicine
UCSF
San Francisco, California
Contra Costa Regional Medical Center
Martinez, California

Wynn Traylor Harvey, II, MD
Resident Physician
Department of Family Medicine
Prisma Health USC
Columbia, South Carolina

Benjamin J. F. Huntley, MD, FAAFP
Assistant Professor
Obstetrics and Gynecology, Family Medicine
McGovern Medical School–UT Health
Medical Director Family Medicine OB Clerkship and OB Fellowship
Obstetrics and Gynecology
Memorial Hermann Southwest
Houston, Texas

Erin S. L. Huntley, DO
Maternal Fetal Medicine Fellow
Maternal Fetal Medicine, Obstetrics and Gynecology
McGovern Medical School–UT Health
Physician
Memorial Hermann Hospital–Texas Medical Center
Maternal Fetal Medicine, Obstetrics and Gynecology
Houston, Texas

Aaron C. Jannings, MD
Squadron Surgeon
2nd Cavalry Regiment
United States Army
APO, Armed Forces Europe

Neil Jayasekera, MD
Associate Clinical Professor
Department of Family and Community Medicine
UCSF School of Medicine
San Francisco, California
Family and Emergency Medicine, Advanced Faculty
Contra Costa Family Medicine Residency Program
Contra Costa Regional Medical Center
Martinez, California

Patrick F. Jenkins, III, MD, CAQSM
Physician
Family and Sports Medicine
Piedmont Physicians Group
Conyers, Georgia

Dae Hyoun (David) Jeong, MD
Assistant Professor
Department of Family and Community Medicine
School of Medicine
Southern Illinois University
Director, Sports and Musculoskeletal Medicine
Director, Point-of-Care, Ultrasound Program
Department of Family and Community Medicine
Southern Illinois University for family Medicine
Springfield, Illinois

Kendra Johnson, MD
Family Physician
Hopi Health Care Center
Polacca, Arizona

Tarina Lee Kang, MD, MHA, FACEP
Associate Professor
Department of Emergency Medicine
University of Southern California
Medical Director
Evaluation and Treatment Clinic
Keck Hospital, Obstetrics and Gynaecology
Los Angeles, California

Andrew Kim, MD
Staff Physician
Department of Hospitalist Medicine
Emory Decatur Hospital
Decatur, Georgia

Esther Kim, MD

Nicholas Adam Kohles, MD
Faculty
Department of Family Medicine
Tripler Army Medical Center
Honolulu, Hawaii

Charisse W. Kwan, MD, FRCPC
Director, Point of Care Ultrasound Program
Division of Emergency Medicine
Sickkids Hospital
Assistant Professor
Department of Pediatrics
University of Toronto
Toronto, Ontario, Canada

Joseph C. Lai, DO
Physician
Department of Family Medicine
Atrium Health
Rock Hill, South Carolina

Jennifer S. Lee, DO, MPH
Assistant Professor
Department of Family Medicine
Wright State University Boonshoft School of Medicine
Fairborn, Ohio

Nicholas LeFevre, MD
Assistant Professor
Department of Family Medicine
TCU and UNTHSC School of Medicine
Faculty Physician
Department of Family and Community Medicine
John Peter Smith Hospital
Fort Worth, Texas

Margaret R. Lewis, MD
Associate Professor
Department of Emergency Medicine
Atrium Health Carolinas Medical Center
Charlotte, North Carolina

Michael Marchetti, DO
Director of Sports Medicine
Family and Sports Medicine Core Faculty
Eastern Connecticut Health Network Family Medicine
Residency Program
Manchester Memorial Hospital
Manchester, Connecticut

Sofia Markee, DO, MS
PGY-3
Department of Pediatrics
USC/Palmetto Health Children's Hospital
Columbia, South Carolina

Brooke Hollins McAdams, MD
Assistant Professor of Medicine
Director, Endocrine Fellowship Program
Division of Endocrinology,
Diabetes & Metabolism
Department of Internal Medicine
University of South Carolina School of Medicine
Clinical Endocrinologist
Prisma Health-Midlands Hospital
Columbia, South Carolina

Erica Miller-Spears, MS, PA-C, ATC, RMSK
Assistant Professor
Department of Family and Community Medicine
Southern Illinois University School of Medicine
Quincy, Illinois

Alex Mroszczyk-McDonald, MD, CAQSM, FAAFP
Family and Sports Medicine Physician
Department of Family Medicine
Kaiser Permanente Fontana
Fontana, California

Michael J. Murphy, MD, CAQSM
Primary Care Sports Medicine
Camden Bone & Joint, LLC
Attending Physician
Department of Surgery
Kershaw Health Medical Center
Camden, South Carolina

Tenley E. Murphy, MD, FAAFP, CAQSM
Team Physician
Athletics
Clemson University
Clemson, South Carolina
Attending
Department of Orthopedics
Prisma Health Blue Ridge Orthopedics
Seneca, South Carolina

Francisco I. Norman, PA-C, MPAS, RGR
Physician Assistant
Department of Critical Care Medicine
Orlando Regional Medical Center
Orlando, Florida

Duncan Norton, MD
Assistant Professor of Pediatrics
Department of Pediatrics
University of South Carolina Columbia Campus
Pediatric Hospitalist
Department of Pediatrics
Prisma Health Children's Hospital–Midlands
Columbia, South Carolina

Jennifer Madeline Owen, MD
Alumni
Contra Costa Family Medicine Residency
Martinez, California

Casey Parker, MBBS, DCH, FRACGP
District Medical Officer
Broome Hospital
Broome, West Australia

Joshua R. Pfent, MD
Volunteer Clinical Professor
Department of Family and Community Medicine
UC Davis School of Medicine
Sacramento, California
Physician
Department of Family Medicine
Tahoe Forest Hospital
Truckee, California

Mena Ramos, MD
Clinical Faculty
Department of Emergency Medicine
Contra Costa Family Medicine Residency Program
Attending Physician
Department of Emergency Medicine
Contra Costa Regional Medical Center
Martinez, California

Victor V. Rao, MBBS, DMRD, RDMS (APCA)
Ex-Director of Ultrasound Education
USC School of Medicine
Columbia, South Carolina
Manager, Global Clinical Content and POCUS Education
POCUS Academy
Rockville, Maryland

Julian Reese, DO
Pulmonary and Critical Care Fellow
Pulmonary and Critical Care
University of South Carolina School of Medicine
Prisma Health
Columbia, South Carolina

Jason Reinking, MD
Medical Director
Lifelong TRUST Clinic
Oakland, California

John Rocco MacMillan Rodney, MD, FAAFP, RDMS
Associate Professor
Department of Family Medicine
Medicos Clinica Camellia
Memphis, Tennessee

William MacMillan Rodney, MD, FAAFP, FACEP
Professor
Department of Family Medicine and Obstetrics
Meharry Medical College
Nashville, Tennessee
William Carey Osteopathic College of Medicine
Hattiesburg, Mississippi

Jilian R. Sansbury, MD, FACP
Associate Program Director
Department of Medicine
Graduate Medical Education
Grand Strand Medical Center
Myrtle Beach, South Carolina

Linda M. Savage, AS
Sports Medicine Fellowship Coordinator
Department of Family and Community Medicine
Southern Illinois University School of Medicine
Quincy, Illinois

David Schrift, MD, RDMS
Assistant Professor of Clinical Internal Medicine
Division of Pulmonary and Critical Care Medicine
Department of Internal Medicine
University of South Carolina School of Medicine
Prisma Health-Midlands
Columbia, South Carolina

Zachary B. Self, MD, FAAFP
Ultrasound Director
Ventura Global Health Fellowship
Ventura County Medical Center Family Medicine Residency
Ventura, California
Founder and Medical Director
Point of Care Ultrasound
Ajkun Pa Le Qatinimit—Clinica Medica Cristian
Santo Tomás La Unión, Guatemala

Mark E. Shaffer, MD
Assistant Professor
Department of Family and Preventive Medicine
University of South Carolina School of Medicine
Columbia, South Carolina
Medical Director
John A Martin Primary Health Care Center
Winnsboro, South Carolina

Naman Shah, MD, PhD
Resident Physician
Department of Family Medicine
Contra Costa Regional Medical Center
Martinez, California

Andrew W. Shannon, MD, MPH
Assistant Professor
Department of Emergency Medicine
University of Florida College of Medicine
Fellowship Director
Advanced Emergency Medicine Ultrasound
Department of Emergency Medicine
UF Health Jacksonville
Jacksonville, Florida

Joy Shen-Wagner, MD, FAAFP
Assistant Professor
Department of Family Medicine
University of South Carolina School of Medicine–Greenville
Director of Family Medicine Point of Care Ultrasound
Department of Family Medicine
Greenville Memorial Hospital Prisma Health
Greenville, South Carolina

Peter James Snelling, BSc, MBBS (Hons), MPHTM, GCHS, CCPU, FRACP, FACEM
Senior Lecturer
School of Medicine
Griffith University
Staff Specialist, Paediatric Emergency Physician
Department of Emergency Medicine
Gold Coast University Hospital
Southport, Australia

Aun Woon (Cindy) Soon, MD, FAAP, FRACP
Pediatric Emergency Physician
Emergency Department
Flinders Medical Centre
Bedford Park, South Australia, Australia

Joshua N. Splinter, MD
Private Practice Physician
Department of Family Medicine
UT Health Athens
Athens, Texas

Erin Stratta, MD
POCUS Project Coordinator
Médecins Sans Frontières International
Doctors Without Borders
New York, New York

Vivek S. Tayal, MD
Professor
Chief, Ultrasound Division
Department of Emergency Medicine
Atrium Health Carolinas Medical Center
Charlotte, North Carolina

Jock Taylor, MD
Clinical Instructor
Department of Orthopedics
Primary Care Sports Medicine
University Hospitals
Cleveland, Ohio

Elana Thau, MD
Postgraduate Trainee
Department of Pediatric and Emergency Medicine
University of Toronto
Academic Fellow
Emergency Department
The Hospital for Sick Children
Toronto, Ontario, Canada

Sergio Urcuyo, MD
Residency Faculty
Contra Costa Family Medicine Residency
Contra Costa Regional Medical Center
Hospital Medical Director
Departments of Hospital Medicine and Critical Care
Contra Costa Regional Medical Center
Martinez, California

Maria G. Valdez, MD, RDMS
Clinical Instructor
Department of Family Medicine
University of Washington
Seattle, Washington
Core Faculty
Department of Family Medicine
Madigan Army Medical Center
Joint Base Lewis-McChord, Washington

Andrew D. Vaughan, MD
Assistant Clinical Professor of Family Medicine
Associate Director of Family Medicine Ultrasound Education
University of South Carolina School of Medicine
Director of Undergraduate Education
Family and Preventative Medicine
Prisma Health Midlands
Columbia, South Carolina

Michael Wagner, MD, FACP, RDMS
Assistant Professor
Internal Medicine
University of South Carolina School of Medicine
Director of Internal Medicine Ultrasound
Internal Medicine
Prisma Health
Greenville, South Carolina

Gary Paul Willers, II, DO
Site Coordinator, Community Preceptor
Department of Family Medicine
Texas A&M University College of Medicine Family Medicine
Residency Program
Bryan, Texas
Chief of Staff, Medical Director of Obstetrics
Department of Family Medicine and Obstetrics
Cuero Regional Hospital
Cuero, Texas

Brandon Williamson, MD
Associate Program Director, Texas A&M Family Medicine
Residency
Clinical Assistant Professor
Primary Care and Population Health
Texas A&M Health Science Center
Bryan, Texas

Ximena Wortsman, MD
Adjunct Professor
Department of Dermatology
University of Chile
Pontifical Catholic University of Chile
Institute for Diagnostic Imaging and Research of the Skin
and Soft Tissues—IDIEP
Santiago, Chile

Nicole T. Yedlinsky, MD, CAQSM, FAAFP, RMSK
Assistant Professor
Department of Family Medicine and Community Health
University of Kansas Medical Center
Kansas City, Kansas

目录

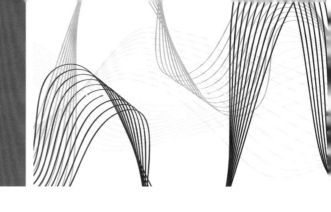

第一篇	概述

第1章　超声波基础：物理学、探头、
　　　协议、术语和伪像 ············· 3

第2章　即时超声（Point-of-Care
　　　Ultrasound）计费和认证········· 13

第二篇	临床问题解答

系统 1	头颈部

第1部分　眼　睛 ····················· 21
　第3章　患者是否有颅内压升高？ ······ 21
　第4章　患者是否有视网膜或玻璃体
　　　　脱离？ ······················· 27
第2部分　甲状腺 ····················· 32
　第5章　患者的甲状腺结节是否需要
　　　　活检？ ······················· 32
第3部分　淋巴结 ····················· 44
　第6章　这是良性的淋巴结肿大吗？ ··· 44
第4部分　中枢神经系统 ············· 50
　第7章　患者是否有脑积水？ ········· 50

系统 2	胸　部

第1部分　心　脏 ····················· 59
　第8章　患者的左心室收缩功能如何？ 59
　第9章　患者是否有左心室肥大？ ····· 65
　第10章　患者有心包积液吗？ ········ 72
　第11章　患者是否有右心劳损？ ······ 78
第2部分　肺 ························· 85
　第12章　患者是否有肺水肿？ ········ 85
　第13章　患者是否有胸腔积液？ ······ 93

第14章　如何诊断气胸？ ············· 101
第15章　患者有肺炎吗？ ············· 107
第3部分　乳　房 ····················· 115
　第16章　患者的乳房肿块需要
　　　　　活检吗？ ·············· 115

系统 3	腹部和骨盆

第1部分　肾 ························· 122
　第17章　患者有肾结石吗？ ·········· 122
　第18章　患者有慢性肾病吗？ ········ 130
第2部分　肝　胆 ····················· 136
　第19章　患者是否有肝脾肿大？ ······ 136
　第20章　患者有脂肪肝吗？ ·········· 140
　第21章　患者有腹水吗？ ············ 147
　第22章　患者是否有胆石症或
　　　　　胆囊炎？ ·············· 155
第3部分　肠　道 ····················· 163
　第23章　患者是否有肠梗阻？ ········ 163
　第24章　患者是否有阑尾炎？ ········ 168
　第25章　患者是否有肠套叠？ ········ 174
　第26章　患者是否有幽门狭窄？ ······ 179
第4部分　产　科 ····················· 183
　第27章　患者是否有存活的宫内
　　　　　妊娠？ ················ 183
　第28章　如何确认胎龄？ ············ 194
　第29章　胎儿的健康状况如何？ ······ 205
第5部分　骨　盆 ····················· 212
　第30章　患者是否有睾丸扭转？ ······ 212
　第31章　患者的子宫内膜有多厚？ ···· 218
　第32章　患者是否有附件肿块？ ······ 224
　第33章　患者的膀胱残余尿量是
　　　　　多少？ ··············· 232

第34章　患者的宫内节育器是否
　　　　处于正确的位置？ ………… 237

系统 4 　肌肉、骨骼和软组织

第1部分　肌肉、骨骼 …………………… 251
　第35章　患者的关节是否有积液？ …… 251
　第36章　患者是否存在肩袖撕裂？ …… 258
　第37章　患者是否存在踝关节扭伤
　　　　　或踝关节骨折？ ………… 272
　第38章　患者是否存在肌腱病变？ …… 278
　第39章　患者的关节炎是由结晶性
　　　　　疾病引起的吗？ ………… 284
　第40章　患者是否有腕管综合征？ …… 296
第2部分　皮肤和软组织 ………………… 304
　第41章　患者是蜂窝织炎还是
　　　　　脓肿？ ………………… 304
　第42章　是否有异物存在？ ………… 311
　第43章　这个软组织肿块是什么？ … 316
　第44章　患者是否有疝气？ ………… 327

系统 5 　血 管

第1部分　外周静脉 ……………………… 336
　第45章　患者是否有下肢深静脉
　　　　　血栓形成？ ………… 336

第2部分　下腔静脉 …………………… 347
　第46章　患者的中心静脉压是
　　　　　多少？ ………………… 347
第3部分　主动脉 ……………………… 354
　第47章　患者是否有腹主动脉瘤？ …… 354
第4部分　颈动脉 ……………………… 360
　第48章　患者是否有颈动脉狭窄？ …… 360

第三篇 　超声检查方案

　第49章　心肺有限超声检查………… 371
　第50章　创伤超声快速评估检查……… 381
　第51章　休克和低血压的快速超声
　　　　　检查 ………………… 390

第四篇 　操 作

　第52章　肌肉骨骼系统抽吸和注射…… 403
　第53章　中心静脉导管置管………… 409
　第54章　即时超声用于诊断性和
　　　　　治疗性胸腔穿刺术 ……… 418
　第55章　腹腔穿刺术………………… 426
　第56章　腰椎穿刺术………………… 432
　第57章　外周静脉置管……………… 439
　第58章　粗针穿刺活检/细针抽吸 …… 448
　第59章　盐水灌注宫腔超声检查……… 459

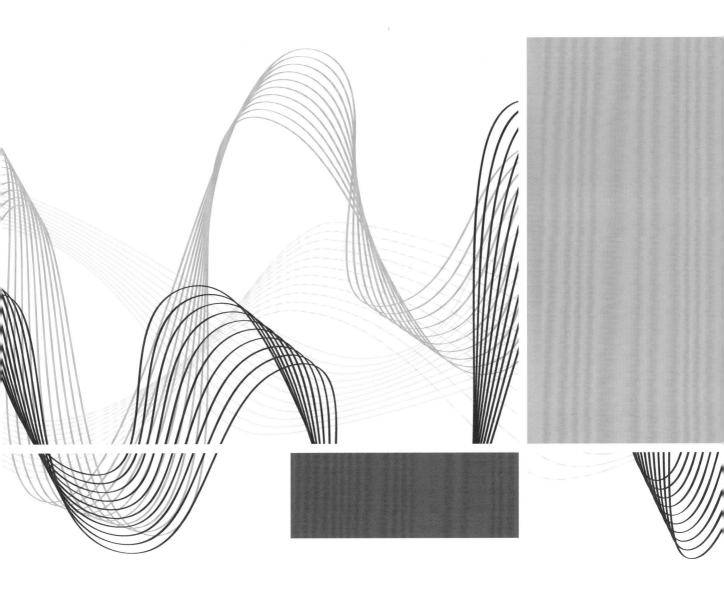

第一篇　概　述

第1章　超声波基础：物理学、探头、协议、术语和伪像

Victor V. Rao, MBBS, DMRD, RDMS（APCA）and Robert Haddad, RDCS, RVT

超声物理学基础

超声物理学是一个巨大的课题，但幸运的是，对于大多数即时超声（point-of-care ultrasound，POCUS）设置来说，掌握超声物理学基础知识在大多数临床场景中就足够了。物理学将影响为什么某个特定探头适合某项特定的超声检查，或如何调整超声系统参数以获得最佳的图像，包括决定如何解决伪像问题。

什么是超声波?

超声波是一种声波。就像我们听到的声音一样，它的传播需要媒介。介质可以是固体、液体或气体。它被归类为超声波是因为其超出了人类的听力范围。我们只能听到20Hz～20kHz之间的声音，在正常情况下，随着年龄增长，我们以每天1Hz的速度逐渐丧失听力。

超声波是一种能量的形式，是纵向波。体验声波的最好方法是站在一个大的扬声器前，用增强低音的设置大声播放音乐，观察低音扬声器隔膜的运动。当它来回移动时，空气随之加压和减压。如果将手放置在低音扬声器隔膜上，甚至可以感受到声波。这正是超声波通过介质传播的方式，通过介质产生交替的压缩和稀疏（或减压）区域。超声波有特定的频率和波长。

频率

频率是指每秒的波数或循环次数。频率的单位是赫兹。每一个波都有一个正压缩的区域（由波峰表示）和一个负压缩或稀疏的区域（由一个波谷表示）。图1-1和图1-2为波在介质中以每秒4次或4Hz的频率传播。

值得注意的是，在选择超声波频率时，需要权衡利弊。高频探头提供高分辨率的图像，但穿透深度有限——通常仅达6cm左右，限用于浅表结构。低频探头提供了更大的深度，达30cm，但图像的质量较差。

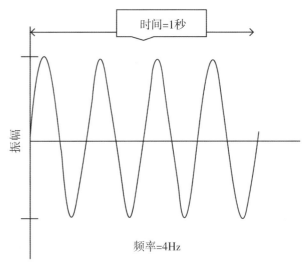

图1-1　频率为4Hz的超声波示意图。

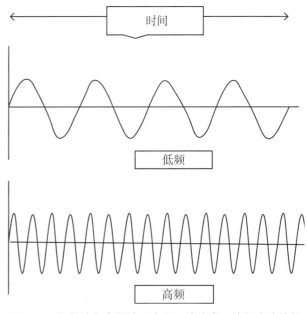

图1-2　低频波和高频波示意图。请注意，波长（波的长度）会随着频率的增加而减小。在诊断超声中，低频范围在1.5～5.0MHz之间；高频范围在7.0～20.0MHz之间。1MHz=每秒100万次循环。

信息通过超声波系统流动

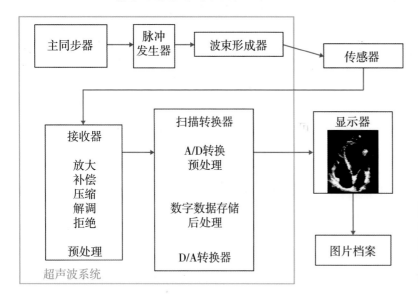

图1-3 **数据采集，经过换能器、超声波接收器、扫描转换器、处理成像并在显示器上显示流程示意图。**（获授权：Edelman SK. Understanding Ultrasound Physics. 3rd ed. Woodland, TX: ESP, Inc.; 2004:542）

超声波成像设备如何工作？

复杂的超声系统知识对扫描并不重要，但了解探头放置在身体上到显示器上产生超声图像的过程很重要。

如图1-3所示，超声系统主要包括8个部分：

1. 主同步器
2. 探头
3. 脉冲发生器
4. 波束形成器
5. 接收器
6. 扫描转换器
7. 显示器
8. 存储

主同步器负责与超声波系统各部分进行通信。它计时和组织每个组件的功能，使它们作为一个单元运行。探头在传输过程中将电能转换为声能，然后将从身体不同区域返回的声能重新转换为电能。

脉冲发生器通过控制发送到探头中每个元件的电信号来工作。它负责控制脉冲重复频率、脉冲重复周期和脉冲振幅。脉冲重复频率是在1秒内发生的脉冲数。脉冲重复周期是从一个脉冲开始到下一个脉冲开始的时间。它包括晶体正在振动和产生声音的时间，以及晶体处于休眠状态并探测返回脉冲的时间。脉冲振幅是指脉冲的平均值与峰值之间的距离。脉冲器与波束形成器一起

工作，为探头创建特定的发射模式。

接收器与处理从探头返回的电子信号和处理显示有关。在探头和显示器之间扫描转换器将模拟信号转换为数字信号，反之亦然。

显示器将显示超声波成像数据。该系统还可通过扬声器在频谱多普勒模式下发出声音。存储器用于永久存档由设备产生的超声波数据。在现代超声系统上，数据可以存储在超声设备内置的硬盘驱动器或USB闪存驱动器中，还可以使用数字热敏打印机，胶卷，外部DVD刻录机的刻写光盘，甚至转移到电子病历（electronic medical record，EMR）系统。您可以与设备供应商讨论可用的选项。

超声波探头

术语"传感器"和"探头"通常可互换使用。探头是固定在操作员手中，通过放置在患者身上来获得图像的超声波组件。不同类型的超声波探头可用于不同部位。然而，与几十年前的探头相比，目前市场上的现代探头性能更好，用途更广泛。新型探头是宽频的，具有一个频率范围。在某些超声系统中，用户可以在探头的带宽范围内进行调整。

凸阵探头

曲线或凸面超声探头可能是超声成像中应用最广泛的探头。它是由多个发声元素组成的曲线

阵列。每个元素都按顺序发出脉冲。它有很大的凸面接触面和广阔的视野，是扫描腹部、女性盆腔器官和产科检查的首选探头。其他用途包括一些有限的胸部超声，甚至极端情况下的超声，如当感兴趣的区域过深，超出高频线性探头的范围。见图1-4。

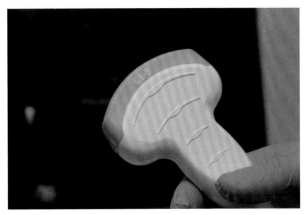

图 1-4　典型的低频凸阵探头，推荐用于腹部、妇科以及一些胸部扫查。

线阵探头

线性阵列探头也由一组元素组成，但它们是线性排列的，而不是曲线性排列。和曲线阵列一样，它也可按顺序发出脉冲。它会产生高频波，通常用于扫描浅表结构。它可以产生高分辨率的图像，是软组织、肌肉骨骼系统、周围血管和颈动脉等成像的首选探头。图像分辨率优于凸阵低频探头。然而，这种探头有一个严重的缺点：大多数高频线阵探头不能用于扫描距离身体接触点4.0~6.0cm以外的部位。见图1-5。

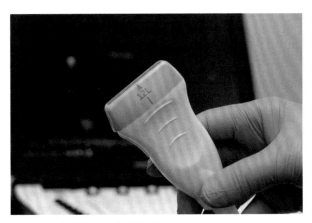

图 1-5　典型的高频线阵探头。

相控阵探头

相控阵探头仅由少数发声元件组成，它们在不同阶段一起发出脉冲，在视野内有不同方向的超声波束穿过，从而形成超声图像。它的接触面很小，但视野广阔，超声传播不易受阻，故用户可使用一个相对较小的窗口来检查和显示一个大的结构。它还能够以非常高的帧频工作，这对运动结构成像特别有用。它是一种组织穿透性良好的低频探头。鉴于这些特性，相控阵探头是经胸超声心动成像的理想选择。它也可以用来扫描腹部或盆腔的其他深层结构，但分辨率将低于相同频率的凸阵探头。作为一种低频探头，它不应用于表面结构成像，因为近场的图像分辨率非常低（图1-6）。

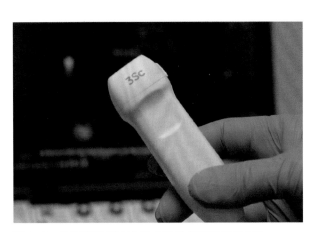

图 1-6　推荐用于超声心动成像的典型相控阵探头。

超声工作模式

市场上的超声系统除了有B型超声外，还可以提供其他模式的超声。每一个超声仪至少都能够产生B型图像。对超声波其他常见的模式讨论如下。

B型/2D模式

在一些新的超声系统中B型也被称为二维模式。该模式将扫描的结构生成二维黑白图像，像素紧密排列，形成平滑的超声波图像。如果显著放大图像，就可以看到图像中的单个像素。每个像素都有一定的灰色，黑色或白色阴影，可以根据要显示结构的反射或回声强度来确定灰度等级。当入射角（声波入射目标的角度）接近90°时，B型最有效。见图1-7。

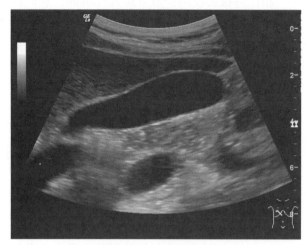

图1-7 正常扩张胆囊的B型纵向视图。

M型

M型又称运动模式。它显示沿M模式线（或尖峰）获得的与时间相关的一维信息。X轴代表时间，单位为秒；Y轴代表沿M模式光标捕获的像素。记录身体中任何表示为线性运动的结构。例如，在超声心动图中，它可以显示心脏瓣膜和心室壁的运动。它也可用于记录下腔静脉（IVC）壁随呼吸的运动，观察、记录和测量与呼吸相关的IVC直径变化，如图1-8所示。

多普勒模式

多普勒模式通过测量超声波的多普勒频移来检测运动或流动。当声波与所测流体平行时，多普勒模式最精确。

大多数便携超声系统中常见三类多普勒模式包括：

A. 彩色多普勒

B. 能量多普勒

C. 频谱多普勒

彩色多普勒

彩色多普勒以半定量方式确定某个区域是否存在流动以及方向。检测到的任何运动都用红色或蓝色表示，取决于与彩色多普勒超声波束方向有关的区域的运动方向。在彩色多普勒模式下，可以使用轨迹球或鼠标重新定位，将彩色多普勒图像叠加在B型图像上。见图1-9。

能量多普勒

能量多普勒与彩色多普勒相似，但用于测量低速流体。它对低水平的流量非常敏感，受声波入射角度的影响最小。它通常用于检测发炎的肌腱或蜂窝织炎的流量增加，或确定睾丸扭转是否有灌注。能量多普勒不提供方向信息，因此使用一种颜色（通常是橙色）。颜色提示该区域内总流量的信息，而不是方向。见图1-10。

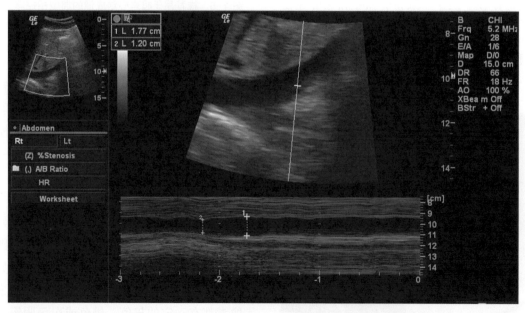

图1-8 下腔静脉水平获得的M型图像。请注意，在M型的上方有一个B型图像。在B型图像中，白色是取样线。M型表示随时间（X轴）沿着取样线（Y轴）的像素。用户可以移动光标位置，以获得感兴趣区域的M型图像。

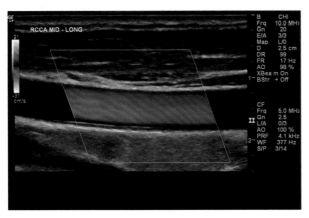

图 1-9　彩色多普勒显示颈总动脉的正常彩色。请注意左边的图例。红色和黄色代表朝向探头的血流，蓝色和浅蓝色代表远离探头的血流。还请注意，右侧显示 B 型的频率和彩色多普勒的频率是不同的。

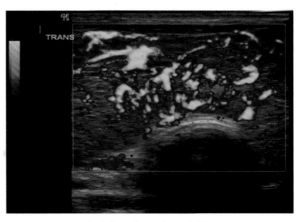

图 1-10　甲状腺峡部和部分右叶的横切图。能量多普勒显示红色和黄色表示甲状腺组织中血管增加。这是 Graves 病。注意左侧的图例，在彩色多普勒模式下看不到蓝色，因为能量多普勒不包括有关流向的信息。

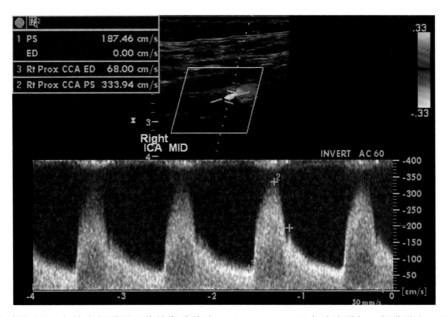

图 1-11　在颈内动脉（ICA）的中段看到了收缩期峰值（peak systolic, PS）速度增加，频谱增宽。研究结果与 ICA 狭窄导致的血流动力学变化相一致。还要注意，系统自动计算的 PS 速度和舒张末期（ED）速度不正确。正确的 PS 和 ED 分别为 333.94cm/s 和 68.00cm/s，均为手动测量。

频谱多普勒

　　频谱多普勒提供在特定位置测量流量的定量信息。它反映为流速（Y轴）与时间（X轴）关系图。有脉冲波和连续波多普勒两种变化形式。脉冲波可测量特定位置的流量，而连续波可沿垂直平面的一条线对其进行叠加测量。频谱多普勒提供的定量测量可用于血管或心脏瓣膜的狭窄的确定和分级。见图1-11。

超声波系统控制台

　　当今POCUS系统在可用的按钮、旋钮及其功

能上有很大的不同。一些较新的口袋超声设备的按钮和旋钮要少得多。但是，每个系统都具备基本控件和功能，例如B型成像（默认情况下）、深度控制、总体增益控制、基本线性距离测量以及图像/视频存储。见图1-12。

超声波其他控制装置和功能

　　超声设备的旋钮和按钮的功能可能会有所不同，具体取决于设备的品牌和型号。一些具有许多可用的控件，而一些口袋超声设备仅具有少数按钮和功能。下面介绍最常用的功能和控件。

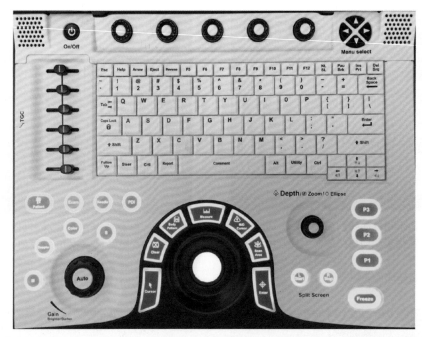

图 1-12 便携式超声系统控制台。便携式超声系统具有字母数字键盘，其他按钮和旋钮以及用于连接超声换能器的端口。

增益

用户通过增益控制调节整个图像的亮或暗。其目的是获得一个最佳的图像，液体显示为黑色（无回声）。见图1-13。

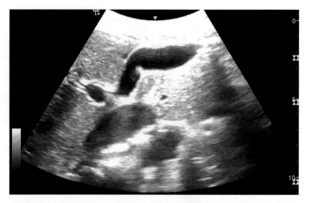

图 1-14 与图 1-13 相似的视野，但增益设置很高。整个图像看起来非常明亮。如果增益设置过高，很容易遗漏位于明亮区域的病理发现。

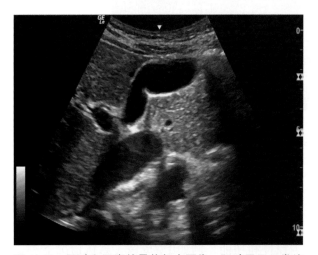

图 1-13 肝脏和胆囊的最佳超声图像，肝脏显示正常均匀回声，血管、胆囊腔和胆汁在超声图像上为无回声区域。

当增益过高时，整个图像看起来比正常图像更亮。有关增益设置过高、过低的例子，请见图1-14和图1-15。

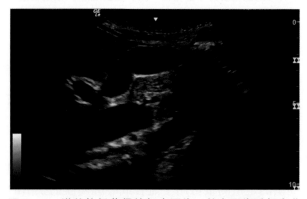

图 1-15 增益偏低获得的超声图像。整个图像看起来非常暗，结构和解剖细节都无法辨认。由于增益设置不正确，很容易漏诊位于黑暗区域的疾病。

深度

深度控制是至关重要的。如果设置得太深，结构或器官看起来要小得多，会增加漏诊病变的概率，也可能导致明显的测量误差。如果设置得太浅，深部结构无法显示。通过不同深度设置获得的心脏左室长轴（PLAX）视图，见图1-16至图1-18。

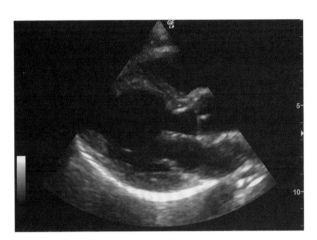

图 1-16　深度设置适当获得的超声波图像。

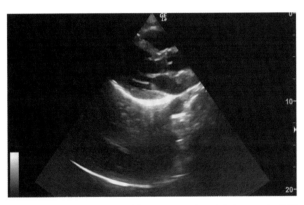

图 1-17　心脏的左室长轴切面，深度设置过深。心脏视图只占据了屏幕的一小部分，比图 1-16 中的图像要小得多，浪费了很大一部分屏幕空间。

超声波二维模式成像术语

因为超声系统处理器处理从不同的组织界面或介质上反射的超声波，所以根据组织或介质相对于周围结构的反射方式来描述超声图像。

高回声

高回声表示在体内具有高反射性并且在超声显示器上看起来更亮的事物。通常骨骼、钙化、空气、异物和结石会产生高回声。但是，有时人

体中的区域或结构的反射可能不如骨骼。与周围的结构相比，它只是相对更亮一些。"高回声"可用于描述这种病变。见图1-19。

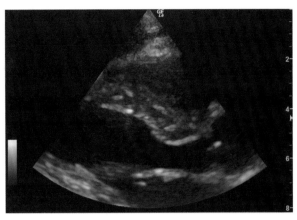

图 1-18　深度设置过浅的左室长轴切面。左心房未完全显示。看不见心包和二尖瓣的后叶。可以简单地调整深度，包括感兴趣的结构及其以外 1～2cm 的区域，纠正此问题。

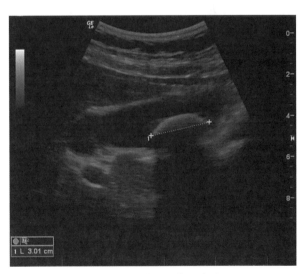

图 1-19　胆囊腔内可见大的单一高回声结石。

低回声

低回声指的是体内反射较差的事物，比周围结构相对较暗，在超声显示器上表现为灰色，但不是黑色。见图1-20。

无回声

"无回声"一词是指身体中不产生任何回声的事物。无回声通常表明该区域含有某种形式的流体。正常的无回声包括膀胱的尿液或胆囊的胆汁，甚至是血管或心腔的血液。异常的无回声常见例子是腹腔积液或胸腔积液。见图1-21。

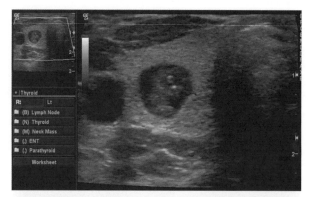

图 1-20　甲状腺结节，中心低回声实性区域，伴周围无回声区域。

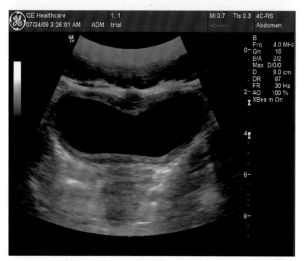

图 1-21　膀胱中的尿液是无回声的，几乎没有超声波反射回来。

等回声

等回声描述了体内任何与周围结构具有相同回声特性的结构。一个很好的例子就是肝脏中的等回声肿块。很难检测到肝脏中的肿块，因为它与正常的肝实质回声相同。见图1-22。

超声伪像

大多数超声图像具有某种形式的超声伪像。伪像是出现在显示屏上的图像，但不代表真实的结构。伪像是由于违反超声物理假设，设备故障，设计和/或操作错误引起的。重要的是要识别不同的伪像及其产生的原因。

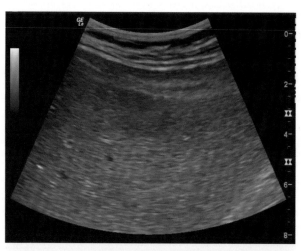

图 1-22　肝实质的等回声肿块。在超声波上几乎看不到肿块，其似乎与周围正常的肝实质混合。

B型伪像

在B型成像过程中可能遇到的一些常见的超声伪像包括：

声影

当超声波遇到具有极高反射特性的结构时，整个声束会被反射到探头上，没有声束越过边界。这在高反射结构远端的区域产生了声影。产生声影的常见例子是胆囊结石、肾脏结石、膀胱结石、骨骼。肠道气体也会导致声影，但它不是一个清晰的影子，被称为"阴影"。见图1-23。

回声增强

该伪像在视觉上与声影相反。当超声波穿过组织时，会发生衰减。衰减是声波的强度、功率和振幅的减弱。当超声束穿过具有低衰减特性的流体介质时，会发生"声学增强"。这导致超声束的衰减小于周围组织的衰减。在充满液体的介质之后立即形成一个明亮的或高回声的区域。这种有用的伪像有助于我们确认一些较深的不表现为无回声的液性病变。见图1-24。

混响伪影

在两个高回声结构存在的情况下，回声在两者之间来回反弹，形成多个等距的线条，如梯子或威尼斯百叶窗。典型例子是在肺超声检查中看到的"A线"。见图1-25。

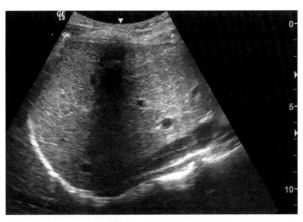

图 1-23   由肋骨导致的肝实质区域看到的声影。

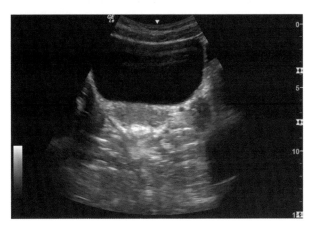

图 1-24   膀胱后部的回声增强伪影。与距皮肤表面相同深度处的周围区域相比，膀胱后面的区域表现出高回声（更明亮）。

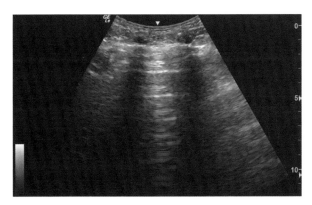

图 1-25   在进行肺超声检查时可以看到 A 线，表明胸腔中存在空气。A 线是混响伪影的一个很好的例子。

衰减伪像

衰减伪像也被称为彗星尾征，它是一个从图像的顶部向下延伸到底部的回声生成区域。其形成机制类似混响。在对人工心脏瓣膜和超声波引导过程中的针进行成像时，通常会看到这种情况。见图1-26。

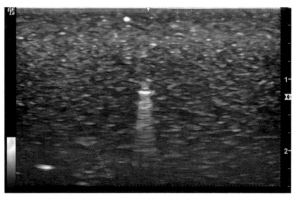

图 1-26   进行超声引导时看到的衰减伪像。

侧边声影

这种伪像在圆形结构的边缘很常见。它看起来是一条平行于光束的低回声线，是由于声束在入射圆形结构的壁时偏离了原来的路径而引起的。它的发生是因为超声波的折射。见图1-27。

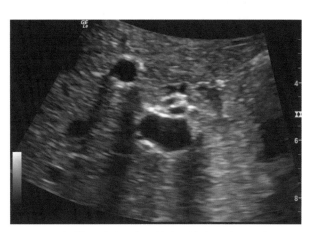

图 1-27   扫描肝脏时，在门静脉边缘产生的侧边声影。

镜面伪像

有强反射结构存在时，该结构的镜像可以形成在其另一侧，并且在该结构更深处且等距。当超声波束斜着入射结构时，就会产生高反射结构的副本。见图1-28。

彩色多普勒伪像

彩色外溢

解剖结构运动会产生低幅多普勒频移，红细胞运动也可引起低幅多普勒频移，当设备无法区分时，就会发生这种情况。这会产生彩色闪烁或"重影"的外观，看起来好像颜色溢出血管。

这可以通过调节壁滤波器来轻松解决，从多普勒频谱中消除诸如组织运动之类的低速度信号。另外，可以减小彩色增益，不过，这样会减低超声设备检测彩色血流的总体灵敏度。见图1-29。

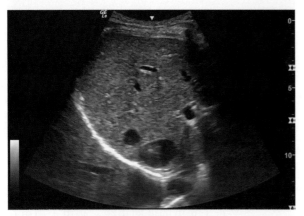

图 1-28　扫描肝脏右叶时看到的镜面伪像。在横膈膜上方也可以看到肝状结构。

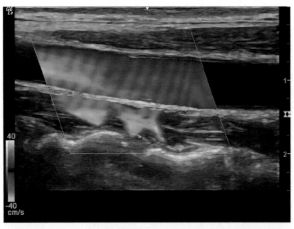

图 1-29　彩色外溢伪像。在血管下壁下方看到彩色多普勒信号。

混叠效应

当多普勒信号太高，超出当前多普勒设置的范围时，就会发生混叠。然后，它将混叠回到比例尺的低端。流速非常高时，例如血液流经狭窄管腔，或者多普勒设置不当时，会出现混叠效应。彩色多普勒或频谱多普勒均可出现混叠。可

以通过调节脉冲重复频率来调整多普勒测量的总体范围。如果出现混叠，则应提高脉冲重复频率。另一方面，测量低流速时，若脉冲重复频率设置得太高，可能无法准确地获得流速。见图1-30。

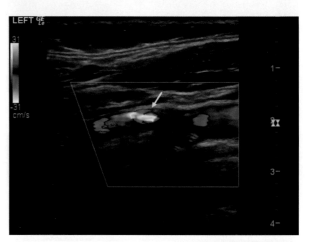

图 1-30　混叠伪像。请注意该动脉中狭窄区域左侧的高速血流区域（黄色箭头）。随着动脉血流由边缘至中心的流速增加，颜色从红色变为黄色。当速度增加到多普勒标尺范围之外时，由于混叠，它显示为蓝色。

超声安全性

使用超声波时，必须熟悉合理可行且尽可能低原则（As Low As Reasonably Achievable，ALARA）。总的来说，超声波非常安全，而且没有美国食品和药物管理局（Food and Drug Administration，FDA）批准的人类诊断用超声波发生伤害的记录。然而，理论上仍然有一些担忧，特别是对敏感组织，如视网膜或人类胚胎。因此，操作者仍有责任尽量减少探头的停留时间，以避免患者长时间暴露于不必要的超声波能量下。因此，重要的是不要使用超出医学必要的超声波或将与患者的接触保持在合理的最低水平。

第 ❷ 章　即时超声（Point-of-Care Ultrasound）计费和认证

Francisco I. Norman, PA-C, MPAS, RGR and Paul Bornemann, MD, RMSK, RPVI

正式超声检查

任何有兴趣将即时超声（point-of-care ultrasound，POCUS）纳入实践的医生都会在某个时候提出一个问题："我需要做什么才能胜任POCUS？"也许最好先定义能力再来回答这个问题。美国急诊医师学会（American College of Emergency Physicians，ACEP）将超声能力定义为识别超声的适应证和禁忌证，获取超声图像，解释图像并将发现整合到患者管理中的能力[1]。

此外，还有几个术语用于描述证明能力的方法。这些可以是为个人或团体，并来自外部或内部的组织。

由外部组织对机构、诊所或设施进行认证。一般来说，是确认这些系统已达到某些标准，包括：

1. 医师完成相关的超声培训指南，达到病例量要求以及继续进行超声教育。

2. 超声波医师已经或将在确定日期获得适当的认证。

3. 超声波设备得到了充分的维护。

4. 采取保障措施，保护患者和工作人员，确保感染控制措施。

5. 超声检查和报告符合或超过有关内容、时间表和记录保留的公认准则。

6. 定期监控以保证质量。

由外部机构向个人从业者提供认证。一般来说，这是对从业者已经满足了特定的要求，并拥有在某专业领域内执行的知识、技能和能力的肯定。大多数超声相关认证包括以下要求：

1. 以研究生医学教育（graduate medical education，GME）或继续医学教育（continuing medical education，CME）形式满足一定学时的培训或教育经验。

2. 在监督下进行一定数量的超声检查。

3. 临床技能鉴定，通常需要指导老师或同行的认证信来证明其能力。

4. "成功完成认证考试"可以减少超声检查与笔试/操作考试之间的混淆。

资格认证是确认医疗专业人员资格的过程，由医疗机构、诊所在内部进行。通常，认证专家或电子服务会获取背景信息，然后由认证委员会审查。它可能包括授予和审查特定的临床特权和医务人员资格。

特权认证是地方当局授权有能力执行特定程序或行动的临床医生在机构内执行的过程。特权是基于临床医生的经验和教育。特权要求在内部确定，但可遵循ACEP、美国家庭实践学会（American Academy of Family Practice，AAFP）和即时超声协会（Society of Point of Care Ultrasound，SPOCUS）等组织提出的建议。本章下一节将详细介绍提升能力的建议。

具备即时超声的能力

人们普遍认为，超声能力是通过以下过程来提升的：该过程涉及通过教学经验积累知识，并通过监督实践培训来发展技能[2,3]。

可以通过参加现场培训班，在线培训（其中许多是免费的），甚至可以与讲基础知识的导师合作来完成教学培训。无论采用哪种方法，教学都应着重于超声的应用，并应包括基本的超声物理知识和设备操作——这个术语通常称为"认识论"。

经过最初的教学学习之后，可以在监督下开始动手训练。在这个培训阶段，学习者将专注于进行教学性超声波检查。教学性超声检查是由仍在学习超声的操作者执行的检查。这与为了帮助诊断或治疗患者而进行的临床超声检查不同。临床超声检查进一步分为诊断性超声检查和手术性超声检查。诊断性超声检查由经验丰富的POCUS操作者或医学专家执行。根据医学专家进行的诊断性超声检查通常被称为正式或咨询性超声检查。当使用床边超声来指导手术时，被称为手术性超声检查。

不得根据教学性超声波检查的发现做临床决定，除非事先已明确诊断，或在经验丰富的操作者的直接监督下进行。在开展教学性超声波检查之前，应让患者提供口头知情同意。应告知患者这只是为了教学，不会告知结果，若有何发现，应该通知有经验的操作者。教学超声检查异常结果有助于决定是否需要进一步诊断检测或治疗。

教学性超声波检查可以通过以下几种方法来完成：

1. 监督扫描。有超声波经验的临床医生"看着学习者操作"。现在的技术可能允许远程使用这种方法，因为一些制造商已经在超声波机器上放置了一个摄像头，并且该软件允许远程实时"屏幕共享"。

2. 可选择确认检查。学习者进行教学性超声检查，可通过符合公认标准的二次检查来确认结果。可以是诊断超声或其他成像方式。

3. 也可以使用临床结果。例如，如果皮肤感染有脓肿的临床特征，学习者可以进行教学性的超声波检查，并通过引流的液体来确认脓肿。

尽管在所有应用程序中都没有给出可以保证每个学习者达标的最低扫描数量，但建议的扫描范围会使能力得到发展。ACEP于2001年首次发布了基于能力的《急诊医学指南》，它在将床边超声教学安全应用到临床实践方面取得了巨大的成功。ACEP建议至少需要25~50次扫描，以巩固每个特定诊断应用程序的能力。POCUS的全球能力推荐至少有150~300次。对于已经有能力在没有引导的情况下进行手术的超声波引导流程，所需的监督检查次数会更少。建议监督其中的5~10次扫描[1]。

像AAFP和SPOCUS这样的团体通过创建和支持类似的建议来反映基于ACEP能力的模型。

AAFP推荐家庭医学住院医师的课程指南和临床实践中关于即时超声的指南都反映了ACEP指南中的建议[2,4]。

通过上述方法获得胜任能力的临床医生或在医学院、住院医师或研究生阶段获得同等超声教育的临床医生可以将超声整合到他们的实践中，并在病历（MR）中记录发现结果，并对超声操作予以收费。

报销

超声波服务的成功计费和报销有助于维持实践，并允许实践发展。所有诊断性超声检查的账单，无论是咨询性的还是即时的，都使用当前的程序术语（current procedural terminology，CPT）代码进行处理。

CPT代码是特定于某个解剖区域而非必要的检查。例如，扩展的创伤超声快速评估法（eFAST）是一种常见的POCUS检查，包括扫描腹部、心脏和胸部的创伤迹象（见第50章）。然而，目前并没有专门用于eFAST检查的CPT代码。正确的编码将包括"有限心脏""有限腹部"和"有限胸腔"检查的CPT代码。

为每个CPT代码分配一个相对值单位（relative value unit，RVU）。RVU是一个常数，不依赖于检查执行地点（如诊所与医院），执行超声检查的人员（如POCUS临床医生与超声医生），解读超声检查的人员（POCUS临床医生与放射医生）或超声机器的类型（推车式与口袋式）。

医疗保险和医疗补助服务中心（Centers for Medicare and Medicaid Services，CMS）没有对谁可以支付诊断CPT代码的具体要求。他们只需要一个有执照的供应商，有国家供应商标识（National Provider Identification，NPI）编号，包括医师助理（physician assistants，PAs）和执业护士（nurse practitioners，NPs）。PAs和NPs通常按医生费用表的85%进行报销[5]。

完整的和有限的超声波检查

完整的超声波检查需要评估解剖区域内的每

个结构。例如，CPT76700代码是一个完整的腹部超声，需要评估肝脏、胆囊、胆总管、胰腺、脾脏、肾脏、主动脉和下腔静脉（IVC）。床边超声的目的是回答一个特定的临床问题，集中或有限的检查更常用。有限超声波被定义为满足完整超声检查组成部分的任何子集的检查。通常只包含一个图像。

例如，如果临床问题是："患者是否有胆囊炎？"临床医生会对胆囊和胆总管进行超声检查。与脾脏、胰腺、主动脉、IVC和肾脏不相关。因此，正确的CPT代码是76705——"腹部有限超声"，因为没有包括完整的腹部检查的所有项目。

专业部分和技术部分

为每个诊断CPT代码支付的费用被分为专业部分和技术部分。专业部分旨在支付对研究的解释以及在图表中创建报告的费用。技术部分旨在支付超声波仪器和超声波检查员进行检查的费用。专业部分通过向CPT代码中添加一个–26修饰符进行编码。在CPT代码中添加一个–TC修饰符以表示技术部分。一般而言，技术部分约占CPT代码总费用的2/3到3/4（图2-1）。

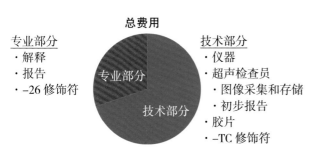

总费用

专业部分
·解释
·报告
·–26 修饰符

技术部分
·仪器
·超声检查员
·图像采集和存储
·初步报告
·胶片
·–TC 修饰符

专业部分

技术部分

图 2-1　用于报销的诊断 CPT 代码。

由于大多数POCUS检查由拥有设备的提供者进行检查和解读，因此通常整体的CPT代码是合适的，不需要将其进一步分解为专业和技术部分。然而，应该注意的是，CMS不会向与医院共享医疗保险ID号码的超声波提供者报销技术部分。因此，当在医院、急诊室或医院门诊科进行POCUS超声检查时，CMS只向医院报销技术部分。即使医院拥有超声波检查服务，超声操作的技术部分仍由提供者执行。为了弥补这部分空

缺，需要在提供者和医院之间签订合同或其他约定。

手术超声检查的费用不分为专业和技术部分。整个CPT代码将为专业服务提供报销，其中通常包括超声和所执行的程序。

与大多数程序性的CPT代码一样，如果手术是在医院或医院的诊所进行的，医院可以用一个单独的设施费用来报销。采用普通程序，在无超声引导的情况下行膝关节穿刺，CPT代码20610——"关节穿刺，抽吸和/或注射；无超声引导主要关节或滑囊"，按照2016年医疗保险全国平均水平报销了61.92美元。超声引导下的膝关节穿刺术，CPT代码20611——"关节穿刺，抽吸和/或注射；超声引导主要关节或滑囊"，根据2016年美国医疗保险全国平均水平报销了92.88美元。两个代码之间的报销差异大约为30美元，旨在覆盖超声组件。有些程序没有包括超声引导的CPT代码。对于这些程序，CPT代码可以与单独的诊断CPT代码76942——"超声引导穿刺针"一起使用。CPT76942本身就是一种诊断CPT，因此又细分为专业和技术部分。专业部分报销34.04美元。

在大多数情况下，如果同一次就诊时进行超声诊断和超声引导手术，则无法报销。然而，"如果诊断超声发现了以前未知的异常，需要在同一患者使用超声引导的治疗程序；诊断超声和超声引导程序代码可以分开报告"[6]。例如，如果POCUS评估疑似膝关节积液，可以用CPT76882代码——"有限的四肢诊断超声"。如果发现积液并需要抽吸，那么提供者可以发20611"关节穿刺，抽吸和/或注射；超声引导主要关节或滑囊"的账单。

账单文件

诊断超声CPT代码开具账单的要点。不管是咨询性超声检查还是即时超声检查，这些都是必需的。

1. 在MR中必须有医嘱。

2. 证明适应证和检查的医疗必要性的文件。

3. 书面报告应放在MR中，并且必须与其他

记录分开标识。解释性报告应包括：

    a. 检查的日期和时间。

    b. 患者姓名和MR编号。

    c. 患者年龄、出生日期和性别。

    d. 执行和/或解释检查和临床结果的人的姓名。

    e. 检查的方向，范围（完整或有限），是否为同一提供者进行的重复研究，还是不同提供者进行的重复研究，或服务水平降低。

    f. 印象（包括非诊断性检查）和鉴别诊断，以及后续检查的必要性和偶然发现。

    4. 必须有超声波图像存档。

超声波引导手术，有一个CPT代码，包括手术和超声引导，只需要手术说明提到是在超声引导下进行的。至少保存一幅超声波图像以存档。血管通路（CPT 76937）需要"对针头进入血管进行实时超声成像，并进行永久记录"。

其他的不需要针头在目标中或其他地方的成像。

除了CPT76937之外，对于其他诊断CPT代码，必须保存哪些图像，甚至应保存多少图像没有特定的要求。对于如何保存图像也没有要求。图像存档的常用方法包括复杂的全系统图像存档和通信系统（PACS），基于网络和云的软件，以及将图像保存到本地驱动器，甚至打印图像并将图像放置到MR中。但是，如果要求患者或其他提供者提供记录，或者由第三方付款人进行审核的情况下，则必须是可检索图像。《联邦法规》要求医院将图像保存5年[7]。当地司法管辖区要求保留MR长达30年。在https：//www.ordermedicalrecords.com/wp-content/uploads/2012/09/Reten-tion-of-Health-Information.pdf上检查您的本地要求。

超声波仪器的采购

决定购买哪种超声设备是一项艰巨的任务，尤其是在首次将POCUS纳入临床实践时。有许多不同的选项可供考虑，技术的飞速发展可确保不断增加新的选项。从口袋型设备到手推车式设备，设备的尺寸范围很广。在此范围内，图像质量和功能也在不断提高。探头的数量和类型也是重要的考虑因素，所需的类型将取决于实际进行的检查。

其他考虑事项包括支持各种应用程序的保修和软件包。鉴于选择的数量众多，应考虑与拥有不同型号的超声设备的供应商合作，并应利用供应商愿意将仪器借予实践以进行"试驾"的优势。无论选择哪种类型的超声设备，用于计费都没有限制。在这方面，基于口袋和手推车的设备被认为是一样的。

设备的成本也是可变的，大多数供应商现在为购买者提供不同类型的财务安排，包括购买、融资、租赁或出租。费用范围从预先购买具有多个探头的顶级推车式设备的100 000美元到每月用于租赁口袋式设备的数百美元费用不等。重要的是要考虑到，超声波设备的成本是一项商业费用，可以从联邦所得税中扣除。即使是租赁多年的设备也有资格扣除设备寿命内的折旧费，可以在购买时一次性扣除或在设备预期使用寿命内每年平均折旧[8]。

考虑到所有这些因素，提供者可以采用一种简单的业务模型来首先考虑学习并将POCUS纳入其实践，具体建议如下：

1. 购买一个按月结算的便携式且价格便宜的小型设备。

2. 计划使用此设备来指导操作者进行比较容易操作的手术，例如关节穿刺术。这将有助于支付设备的每月费用，同时为操作者提供更多的设备使用经验。

3. 通过在实践中对患者进行教学性检查来实践诊断性超声检查的新应用。在进行咨询检查时，这些机会将经常出现。

4. 一旦操作者掌握并具备了使用新应用程序的能力，并且操作者很乐意用POCUS检查代替某些咨询性检查，则操作者可以扩展其账单以包括新应用程序。

5. 一旦通过扩展计费的应用程序产生足够收入，就可以投资额外的设备，例如新型探头。反过来，这将扩大学习新应用程序和发展的机会。

参考文献

1. American College of Emergency Physicians. Policy Statements—Ultrasound guidelines: emergency, point-of-care, and clinical ultrasound guidelines in medicine. June 2016.

2. American Academy of Family Physicians. Recommended curriculum guidelines for family medicine residents. Point of care ultrasound. https://www.aafp.org/dam/AAFP/documents/medical_education_residency/program_directors/Reprint290D_POCUS.pdf. Accessed January 1, 2019.

3. Tayal V, Blaivas M, Mandavia D, et al. Ultrasound guidelines: emergency, point-of-care and clinical ultrasound guidelines in medicine. *Ann Emerg Med*. 2017;69(5):e27-e54.

4. Spocus. Guidelines for point of care ultrasound utilization in clinical practice. https://spocus.org/Practice-Guidelines. Accessed January 1, 2019.

5. American Academy of Physician Assistants. Third-party reimbursement for PAs. https://www.aapa.org/wp-content/uploads/2017/01/Third_party_payment_2017_FINAL.pdf. Accessed January 1, 2019.

6. National Correct Coding Initiative. Radiology section, IX-21. https://www.cms.gov/Medicare/Coding/NationalCorrectCodInitEd/Downloads/2017-NCCI-Correspondence-Manual.pdf. Revised April 1, 2017. Accessed February 20, 2020.

7. Govinfo. Title 42—Public Health. Chapter IV—Centers for Medicare & Medicaid Services, Department of Health and Human Services (Continued). Subchapter G—Standards and certification. Part 482—Conditions of participation for hospitals. http://www.gpo.gov/fdsys/granule/CFR-2011-title42-vol5/CFR-2011-title42-vol5-sec482-26/content-detail.html. Accessed January 1, 2019.

8. Internal Revenue Service. Publication 946 (2018), how to depreciate property. https://www.irs.gov/publications/p946. Accessed January 1, 2019.

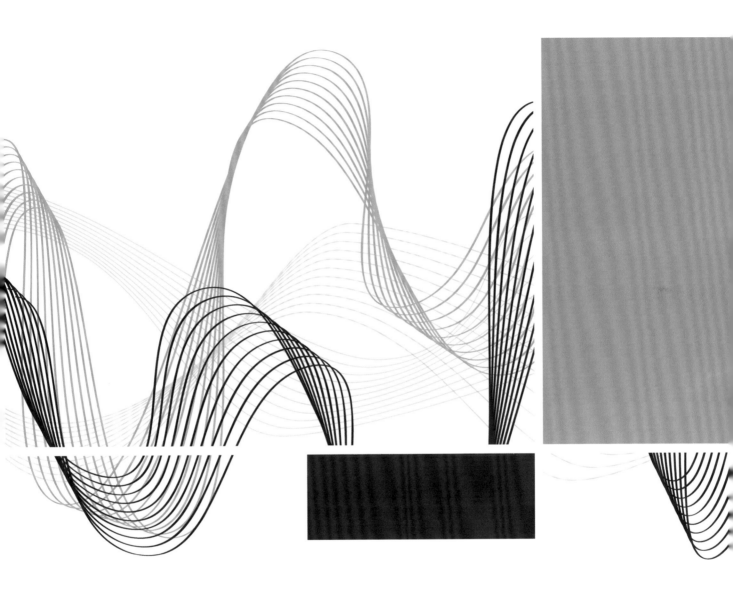

第二篇　临床问题解答

系统
1

头颈部

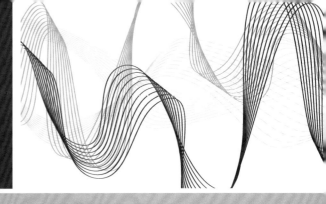

第1部分 | 眼 睛

第3章 患者是否有颅内压升高？

James M. Daniels, MD, MPH, RMSK, Erica Miller-Spears, MS, PA-C, ATC, RMSK, and Linda M. Savage, AS

● 临床病例

患者，男，45岁，因头痛、视力变化2周急诊入院。伴恶心和畏光。主诉工作时撞到过头部，无意识丧失。患者有高血压病史，用利西诺普利20mg/d和氢氯噻嗪12.5mg/d控制。既往体健，否认酗酒、吸烟及服用兴奋剂。体格检查，包括详细的神经系统检查，无殊。然而，因为畏光，患者无法进行验光检查。该患者是否存在颅内压升高？

文献综述

2002年，Blaivas[1]首先描述了使用床旁超声评价眼部疾病。发生在眼睛前部的疾病，如角膜损伤、前房积血、虹膜炎等容易被非眼科医生诊断。但发生在眼睛后部的疾病，包括后房、视网膜以及视神经的病变，则更具挑战性。超声在诊断这类疾病中具有优势。

在无法合作的患者中，颅内压（intracranial pressure，ICP）的评估是困难的。即时超声（point-of-care ultrasound，POCUS）对眼睛的检查相对简单，许多研究表明非眼科专业医生或者影像学专业医生在经过5~10次的眼睛超声扫查学习后，可以准确地对眼睛进行扫查[2-4]。

关于眼睛解剖的学习是必要的，以便能够正确地扫描和理解它的病理。图3-1[3-7]描绘了在超声上的眼球解剖特点。

眼球被颅骨眼眶所包围，位于一个膜质囊中，即眼球筋膜。它通过角巩膜缘和眼外肌肉、肌腱连接骨结构[7]。通过超声扫查很容易获取虹膜、晶状体和前房的图像[8]。视神经在眼球的后内侧进入眼球（扫描视野的底部）。它并不完全集中在眼睛的后部。视神经被视神经鞘（optic nerve sheath，ONS）包围。视神经鞘由三层脑膜延伸而成。硬脑膜融合到眼睛本身的外层，使视神经浸入脑脊液中。当ICP上升时，ONS内部的压力也会上升，导致其膨胀。测量ONS压力的其他方法包括计算机断层扫描（CT）、磁共振成像（MRI）和脊髓穿刺时的开口压力测量[3-5, 7]。

ONS直径（ONSD）在整个行程中都有变化，较深部平均为3.65mm，其他位置平均为6mm[9-11]。影响视神经鞘变化的因素有种族[12, 13]、年龄[10]、甚至运动[14-16]。当ICP非常高或有慢性疾病时，都能发现视盘的变化[2]。见图3-2。目前文献中普遍认为ONSD的测量应在球后3mm处进行[3, 4, 9-11, 17-19]。见表3-1。

从2011年的系统回顾中发现，超声测量ONSD的敏感性为0.90，特异性为0.85[20]。从2018年开始的Meta分析进一步证实了这一点，结果表明，当侵入性监测方法不可用时，对ONSD的超声测量可能是评估颅内高压的一种有用的技术[21]。然而还需要高质量的研究来确认该方法。

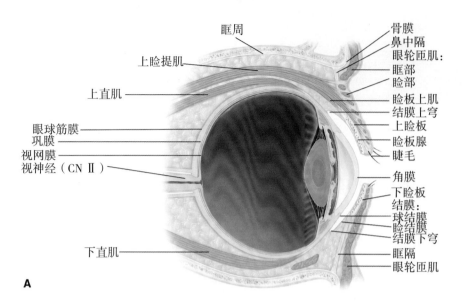

A

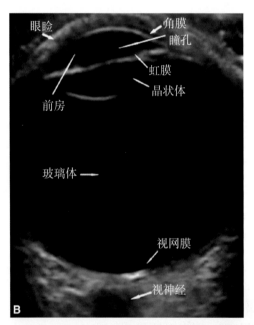

B

图 3-1 A，测量视神经鞘直径（ONSD）时所需识别的重要结构。B，这张照片显示了眼睛的扫描。要点是：（1）扫描必须包括晶状体或视网膜（最好两者兼有），以确保评估切面的准确性；（2）ONSD 的测量应在球后 3mm 处；（3）测量 ONSD 的外径，并取两次测量的平均值[3-7]。

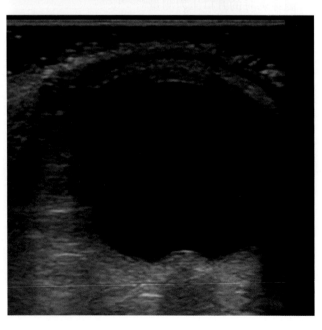

图 3-2 眼球超声可以看到视乳头水肿，表现为视盘向眼眶内膨胀。它并非颅内压（ICP）升高的特定表现，也可发生在其他情况下，如视神经炎。图片由 Thomas Cook，MD 提供。

表 3-1	在临床实践中应用即时超声的建议		
建议		证据等级	参考文献
非眼科医生经过简单训练就可以准确测量视神经鞘直径（ONSD）		A	3～6，10，18
应在球后3mm处测量ONSD		A	2，4，6，9，17，19，22

A=一致的、质量良好的以患者为导向的证据；B=不一致或质量有限的以患者为导向的证据；C=共识，以疾病为导向的证据，通常的做法，专家意见，或病例系列。有关SORT证据评级系统的信息，请访问http://www.aafp.org/afpsort。

扫查方法[3-8，18]

1. 患者取平卧位，闭眼。使用高频（7.5～10.0MHz）线阵超声探头。如果有眼部预设，请使用眼部预设，否则可将输出功率降至最低有效水平。不要使用多普勒模式。视网膜对声输出敏感。使用尽可能小的能量来获得可接受的图像。嘱患者闭上双眼。指导患者直视前方。将大量超声耦合剂置于眼睑。厚涂层耦合剂方便进行扫描，且不会对眼睛施加压力。此外，在涂耦合剂之前，可以在眼睑表面放置一个Tegaderm薄膜，注意消除气泡。

2. 食指和拇指持探头，就像握笔一样。把小手指和鱼际肌放在患者脸颊上，以便控制探头，避免对眼睛施加压力。见图3-3。

3. 将探头横向放置在眼睛中心平面上。耦合剂可使探头"漂浮"转动，以获得ONS的最佳

视图（图3-4）。于矢状切面重复上述动作。探头指示器始终指向患者头部或右侧。

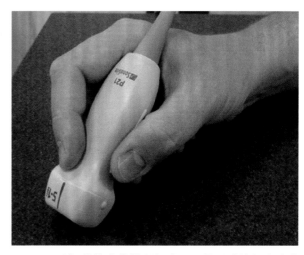

图 3-3 以握笔的姿势控制探头，不给眼睛施加太大的压力。

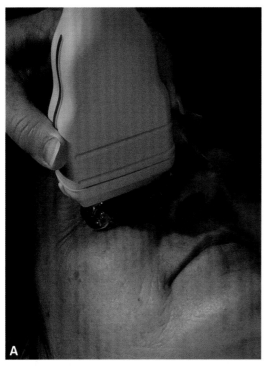
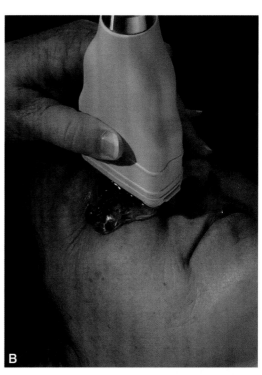

图 3-4 浮动（A）和转动（B）探头以获得最佳图像。

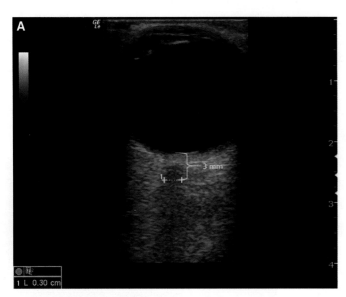
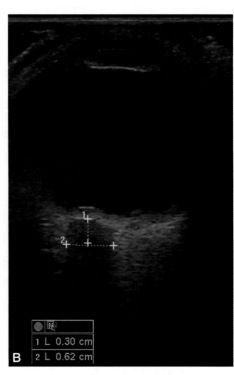

图 3-5　在球后 3mm 处测量视神经鞘（ONS）。A，3mm 为正常。B，6.2mm 为异常。图片由 Thomas Cook，MD. 提供。

4. 调节增益以获得最清晰的 ONS 图像。然后，设置深度，使图像占据屏幕的大部分。晶状体应该在屏幕的顶部，ONS 在底部。获取完整的切面，保证测量的准确性。

5. 注意"冻结"最清晰 ONS 的图像，然后测量球后 3mm 处 ONS 在横向和纵向的宽度，获得平均值（图 3-5）。

患者管理

对于意识不清的患者，这种扫描很容易进行。扫描的结果应符合临床症状。如果测量超过 6.2mm，表明颅压升高；≤3mm 则为正常。各年龄段的视神经鞘直径详见（表 3-2）。

这种扫描可以帮助明确临床诊断（如怀疑脑出血的患者，ONSD 测量为 6.5mm），或一个人在轻微损伤后神经检查无异常，ONSD 测量为 3mm。大多数患者需要进行 CT 扫描来确诊，但对眼睛的超声波评估可以帮助确定需要急诊处理者。图 3-6 为 POCUS 扫描眼睛的流程。

表 3-2	球后 3mm 处视神经鞘的测量
≤5.0mm	>15 岁的成年人
≤4.5mm	1～15 岁
≤4.0mm	<1 岁

经验分享和要点提示 [7]

经验分享

● 如果看不到 ONS 或视盘，应怀疑眼内出血或眼球破裂。

● 尽量减少对眼球施加压力，使用大量的耦合剂，并把手放置于患者颧骨突出处以固定。

● 视神经不在眼睛的中心，向鼻翼侧扫描有助于找到 ONS 的中心。

要点提示

● 扫描必须包括晶状体或虹膜，否则 ONSD 可能会偏离轴线而导致测量值偏低。

● 如果患者过于激动不配合检查，则不应尝试该技术。

● 如果患者的球体破裂，该方法是禁忌的。

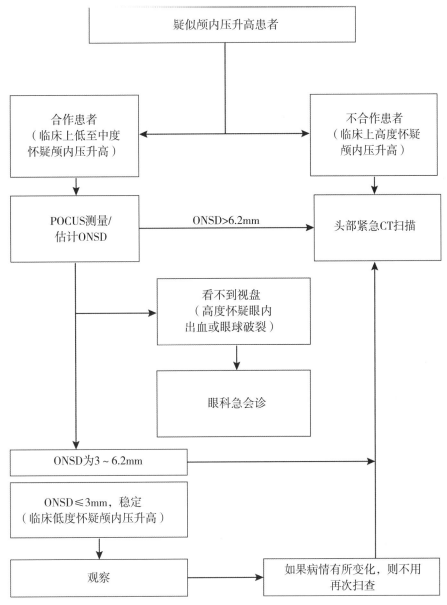

图 3-6　疑似颅内压增高患者的诊断流程。
ONSD：视神经鞘直径

参考文献

1. Blaivas M. Bedside emergency department ultrasonography in the evaluation of ocular pathology. *Acad Emerg Med.* 2000;7:947-950.
2. Teismann N, Lenaghan P, Nolan R, et al. Point-of-care ocular ultrasound to detect optic disc swelling. *Acad Emerg Med.* 2013;20(9):920-925.
3. Gottlieb M, Bailitz J. Can ocular ultrasonography be used to assess intracranial pressure? *Ann Emerg Med.* 2016;68(3):349-351.
4. Kilker BA, Holst JM, Hoffmann B. Bedside ocular ultrasound in the emergency department. *Eur J Emerg Med.* 2014;21(4):246-253.
5. Adhikari SR. Small parts—ocular ultrasound. In Hoffman B, ed. *Ultrasound Guide for Emergency Physicians: An Introduction.* https://www.acep.org/sonoguide/smparts_ocular.html. Accessed August 6, 2019.
6. Weingart S. Optic nerve sheath ultrasound for detecting increased intracranial pressure (ICP). EMCrit Blog. http://emcrit.org/blogpost/optic-nerve-sheath-ultrasound-for-detecting-increased-icp/. Published July 24, 2012. Accessed November 14, 2016.
7. Roque PJ, Hatch N, Barr L, Wu TS. Bedside ocular ultrasound. *Crit Care Clin.* 2014;30:227-241.
8. Jeong DH, Chitturi S. Eye (Ocular). In: Daniels JM, Hoppmann RA, eds. *Practical Point-of-Care Medical Ultrasound.* New York, NY: Springer; 2016:141-154.
9. Vaiman M, Gottlieb P, Bekerman I. Quantitative relations between the eyeball, the optic nerve, and the optic canal important for intracranial pressure monitoring. *Head Face Med.* 2014;10:32.
10. Hassen GW, Bruck I, Donahue J, et al. Accuracy of optic nerve sheath diameter measurement by emergency physicians using bedside ultrasound. *J Emerg Med.* 2015;48(4):450-457.
11. Vaiman M, Abuita R, Bekerman I. Optic nerve sheath diameters in healthy adults measured by computer tomography. *Int J Ophthalmol.* 2015;8(6):1240-1244.
12. Chen H, Ding GS, Zhawo YC, et al. Ultrasound measurement of optic nerve diameter and optic nerve sheath diameter in healthy Chinese adults. *BMC Neurol.* 2015;15:106.
13. Wang L, Feng L, Yao Y, et al. Optimal optic nerve sheath diameter threshold for the identification of elevated opening pressure on lumbar puncture in a Chinese population. *PLoS One.* 2015;10(2):e0117939.
14. Lochner P, Falla M, Brigo F, et al. Ultrasonography of the optic nerve sheath

diameter for diagnosis and monitoring of acute mountain sickness: a systematic review. *High Alt Med Biol.* 2015;16(3):195-203.

15. Sutherland AI, Morris DS, Owen CG, et al. Optic nerve sheath diameter, intracranial pressure and acute mountain sickness on Mount Everest: a longitudinal cohort study. *Br J Sports Med.* 2008;42(3):183-188.

16. Mehrpour M, Shams-Hossenini NS, Rezaali S. Effect of scuba-diving on optic nerve and sheath diameters. *Med J Islam Repub Iran.* 2014;28:89.

17. Soldatos T, Chatzimichail K, Papathanasiou M, Gouliamos A. Optic nerve sonography: a new window for the non-invasive evaluation of intracranial pressure in brain injury. *Emerg Med J.* 2009;26(9):630-634.

18. Hightower S, Chin EJ, Heiner JD. Detection of increased intracranial pressure by ultrasound. *J Spec Oper Med.* 2012;12:19-22.

19. Shirodkar CG, Munta K, Rao SM, Mahesh MU. Correlation of measurement of optic nerve sheath diameter using ultrasound with magnetic resonance imaging. *Indian J Crit Care Med.* 2015;19(9):466-470.

20. Dubourg J, Javouhey E, Geeraerts T, Messerer M, Kassai B. Ultrasonography of optic nerve sheath diameter for detection of raised intracranial pressure: a systematic review and meta-analysis. *Intensive Care Med.* 2011;37(7):1059-1068. doi:10.1007/s00134-011-2224-2.

21. Robba C, Santori G, Czosnyka M, et al. Optic nerve sheath diameter measured sonographically as non-invasive estimator of intracranial pressure: a systematic review and meta-analysis. *Intensive Care Med.* 2018;44(8):1284-1294. doi:10.1007/s00134-018-5305-7.

22. Lee SU, Jeon JP, Lee H, et al. Optic nerve sheath diameter threshold by ocular ultrasonography for detection of increased intracranial pressure in Korean adult patients with brain lesions. *Medicine* 2016;95(41):e5061. https://www.ncbi.nlm.nih.gov/pmc/articles/PMC5072948/. Accessed November 14, 2018.

第4章 患者是否有视网膜或玻璃体脱离？

Dae Hyoun（David）Jeong, MD, James M. Daniels, MD, MPH, RMSK, and Cesar S. Arguelles, MD

● 临床病例

患者，男，58岁，有高血压和高脂血症的病史，从昨天下午开始，右眼视力下降，逐渐恶化。患者描述眼前像蒙着一层窗帘，现在正在影响他的中央视力。患者主诉，左眼从4天前开始总有闪光浮动。无眼睛疼痛、重影、光环以及流泪。近期无眼部外伤史或眼部手术史。患者一直服用高血压药物，但最近血压仍有点升高。家族史比较重要，其父亲有黄斑变性，母亲有白内障。平时服用氨氯地平、辛伐他汀和欧米茄-3。外眼检查阴性。视力为左眼20/20，右眼20/40（基线视力：每只眼20/20）。视野检查显示右眼鼻侧广泛视野缺失，左眼正常。患者有视网膜或玻璃体脱离吗？

文献综述

眼科疾病占急诊就诊的2%～3%，需要快速评估和治疗[1, 2]。闪光和眼前漂浮物是老年人眼部疾病的常见主诉。这通常是由玻璃体后脱离引起的（posterior vitreous detachment，PVD）[3]。PVD通常是良性的，但有10%～15%的风险进展为视网膜撕裂[4]。视网膜撕裂可发展为视网膜完全脱离（retinal detachment，RD），这样情况就非常紧急了，可导致永久性失明。当视网膜的神经感觉层与视网膜色素上皮层分离时，就会发生RD[5]。

即时眼科超声可以由非眼科医生精确地进行，并且不需要大量的训练或经验。最近的一项系统回顾表明，即时眼部超声对RD的敏感性和特异性分别为97%～100%和83%～100%[2]。另一项大型回顾性研究证实，在缺乏经验的超声医生中，也可以获得同样的准确性。学习者在听了30分钟的讲课后，在模型上进行动手操作，都能准确一致地识别RD[6]。眼底镜检查对非眼科医生来说是一个挑战。当瞳孔扩张时眼底镜检查是不可行的。并且在一些情况下，如白内障、瞳孔闭塞或玻璃体出血患者，即使是有经验的眼科医生，也可能无法进行眼底镜检查。超声在这些病例中则非常有效[7, 8]。见表4-1。

表4-1　在临床实践中应用即时超声的建议

建议	证据等级	参考文献
眼即时超声对视网膜脱离的检测精度高。	A	1，2
非眼科超声设备对排除和检测视网膜脱离或其他视网膜疾病具有高度的准确性。	B	7，8
非眼科医生通过极少的训练量就可以准确地进行眼部超声检查。	B	1，6
超声有助于鉴别视网膜脱离和玻璃体后脱离。	C	9，10

A=一致的、质量良好的以患者为导向的证据；B=不一致或质量有限的以患者为导向的证据；C=共识，以疾病为导向的证据，通常的做法，专家意见，或病例系列。有关SORT证据评级系统的信息，请访问http://www.aafp.org/afpsort。

扫查方法

超声仪器和设置

眼睛容易受到热和机械损伤，因为晶状体、房水和玻璃体没有任何血液供应。应选择眼科设置或低功率预设（即甲状腺、小器官设置）来进行超声波眼科检查，因为它们释放的能量较少，可以避免对眼睛的损害。适当调整深度，以保证看清全眼球结构，包括视神经。适当调节增益，使后房回声减低。如果增益设置得太高，可能会导致小的伪影，放大病变。如果增益设定得太低，可能会漏诊微小的病变。此外，应尽可能使用最低功率设置，以避免对眼睛的潜在损害。为减少超声暴露，眼睛扫查不可使用多普勒。

探头

用适合扫描浅表器官的高频探头对眼睛进行检查。采用占用面积较小的高频（7.5～10MHz或更高的频率范围）线阵探头。详见图4-1。

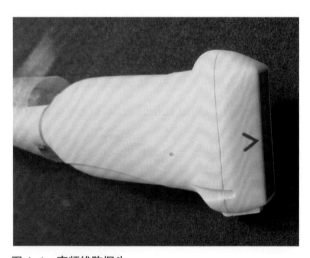

图 4-1　高频线阵探头。

耦合剂的应用

用于眼部超声检查的耦合剂不需要无菌，但无菌耦合剂对眼睛的刺激性较小。或者，在涂耦合剂之前，先覆一张Tegaderm薄膜（透明薄膜敷料）在闭合的眼睑上，但一定要排出薄膜下面的所有气泡，以避免人为造成的伪像。见图4-2。

任何对眼球施压都可能引起眼睛的不适或损害眼睛。闭眼后，涂大量超声耦合剂于整个眼

睑。见图4-3。探头"漂浮"在眼睛上，避免对眼球直接施加压力。

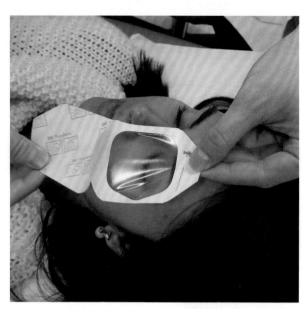

图 4-2　给眼睛覆上 Tegaderm（透明薄膜敷料）。

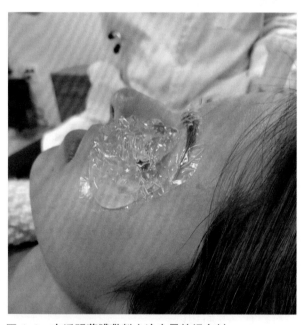

图 4-3　在透明薄膜敷料上涂大量的耦合剂。

探头放置和扫描技术

需要通过拇指、食指和中指以握笔的姿势保持探头的稳定性。为了让检查者姿势不易疲劳，可将手放置于患者鼻梁和上颌骨处。眼部超声检查有两个切面：横切面（探头指灯指向患者右侧），如图4-4所示。纵切面（探头指灯指向患者头侧）如图4-5所示。

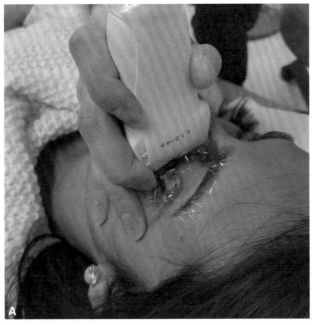

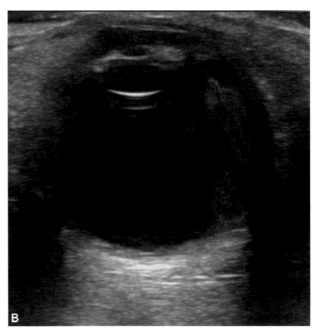

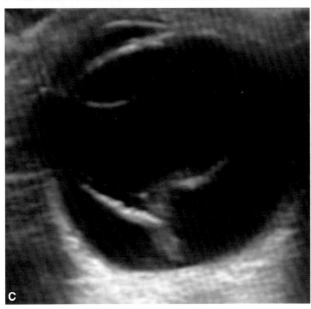

图 4-4 左眼横切面扫查。A，探头位置。B，正常图像。C，视网膜脱离。致密的视网膜连接于锯齿缘和视盘（由加州大学欧文分校 J. Christian Fox 博士提供）。

扫查两个切面时，横切面上下扫查，纵切面左右扫查，并斜切以保证完整成像。动态扫描时要求患者缓慢地朝上下左右四个方向转动眼睛，但眼睑一直保持闭合。见图4-6。

寻找病因

RD表现为中高回声膜状物漂浮在玻璃体里，通常牢固地附着在视乳头和视网膜上，不会越过后房中线。因为附着在视乳头上，完全RD呈V形，表现为线性高回声漂浮物。PVD与RD相似，都可见膜状高回声，但会越过中线，在视乳头处无附着。玻璃体出血会出现随眼睛运动而流动的图像，有后运动现象[9, 10]。

患者管理

所有经超声波证实近期出现RD或提示RD症状（视力下降或视野缺失）的患者，均应在当天转诊给眼科医生[3-5]。对于PVD患者在没有视力下降或视觉扭曲的情况下何时开始治疗，目前还没有共识。但也应该尽快予以处理，因为PVD存在视网膜撕裂和视力快速下降的高风险[3, 4]。玻璃体积血属急诊范畴，如果超声扫描中检测到RD、视网膜撕裂、眼内肿瘤或虹膜新生血管，需要紧急转诊给眼科医生[11]。见图4-7。

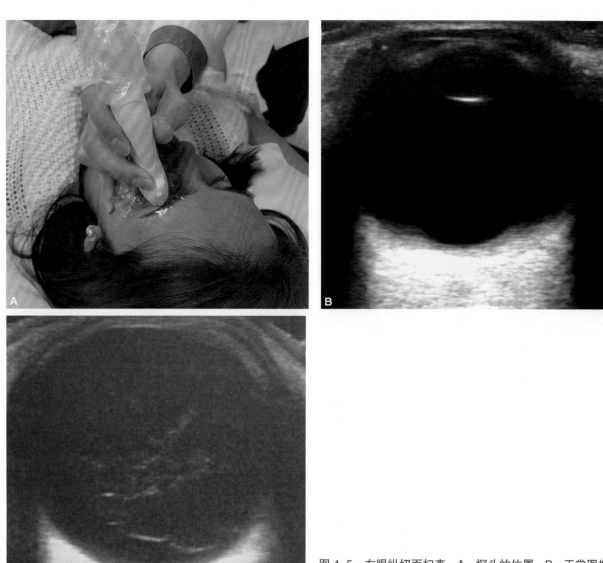

图 4-5 左眼纵切面扫查。A，探头的位置。B，正常图像。C，玻璃体后脱离伴玻璃体出血。与视网膜脱离相比，膜状回声较低（由加州大学欧文分校 J. Christian Fox 博士提供）。

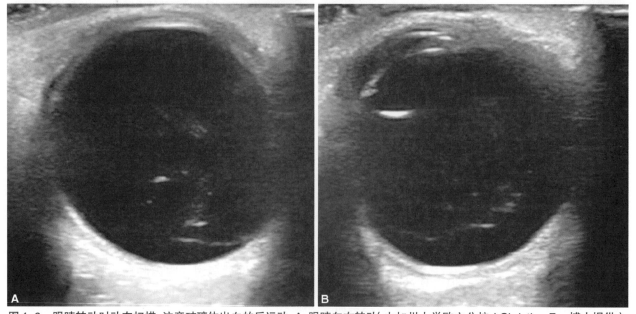

图 4-6 眼睛转动时动态扫描。注意玻璃体出血的后运动。A，眼睛向右转动（由加州大学欧文分校 J.Christian Fox 博士提供）。B，眼睛向左转动（由加州大学欧文分校 J.Christian Fox 博士提供）。

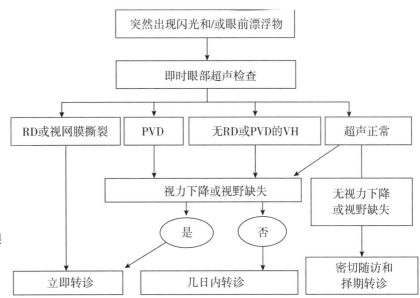

图 4-7 即时超声评估可疑视网膜撕裂的患者的步骤。
PVD：玻璃体后脱离；RD：视网膜脱离；VH：玻璃体出血。

经验分享和要点提示[7]

经验分享

- 将无菌耦合剂涂抹于闭合的眼睑上，可以使用或不使用 Tegaderm（透明薄膜敷料）。Tegaderm 可防止患者不小心睁眼，耦合剂对眼睛产生刺激。
- 用眼部超声可能很难区分玻璃体出血、RD 和 PVD。
- PVD 的回声比视网膜回声低，当超声增益下降时，就会逐渐消失。玻璃体出血回声也比 RD 低，并随眼部运动而快速运动。视网膜回声高且固定，当患者转动眼球时，其运动很缓慢[9, 10, 12]。

要点提示

- 微小的玻璃体出血可能很难被观察到。增加增益并让患者上下左右转动眼睛可能有助于识别这些病变，发现后运动。
- 比起视网膜脱离，微小的视网膜撕裂可能相当难被发现[13]。

参考文献

1. Jacobsen B, Lahham S, Lahham S, et al. Retrospective review of ocular point-of-care ultrasound for detection of retinal detachment. *West J Emerg Med*. 2016;17(2):196-200.
2. Vrablik ME, Snead GR, Minnigan HJ, Kirschner JM, Emmett TW, Seupaul RA. The diagnostic accuracy of bedside ocular ultrasonography for the diagnosis of retinal detachment: a systematic review and meta-analysis. *Ann Emerg Med*. 2015;65(2):199-203.
3. Hollands H, Johnson D, Brox AC, Almeida D, Simel DL, Sharma S. Acute-onset floaters and flashes; is this patient at risk for retinal detachment? *JAMA*. 2009;302(20):2243-2249.
4. Kang HK, Luff AJ. Management of retinal detachment; a guide for non-ophthalmologist. *BMJ*. 2008;336:1235-1240.
5. Gelston CD. Common eye emergencies. *Am Fam Physician*. 2013;88(8):515-519.
6. Shinar Z, Chan L, Orlinsky M. Use of ocular ultrasound for the evaluation of retinal detachment. *J Emerg Med*. 2011;40(1):53-57.
7. Kongsap P, Kongsap N. Use of non-ophthalmic ultrasound for evaluation of retinal detachment in patients with opaque media. *Asian J Ophthalmol*. 2011;12:208-210.
8. Sen KK, Parihar J, Saini M, Moorthy RS. Conventional B-mode ultrasonography for evaluation of retinal disorders. *Med J Armed Forces India*. 2003;59(4):310-312.
9. Kilker BA, Holst JM, Hoffmann B. Bedside ocular ultrasound in the emergency department. *Eur J Emerg Med*. 2014;21(4):246-253.
10. Schott ML, Pierog JE, Williams SR. Pitfalls in the use of ocular ultrasound for evaluation of acute vision loss. *J Emerg Med*. 2013;44(6):1136-1139.
11. Rajesh P, Dheeresh K, Safarulla MA, Hussain S. Vitreous hemorrhage. *Kerala J Ophthalmol*. 2011;23(3):192-195.
12. Frasure SE, Saul T, Lewiss RE. Bedside ultrasound diagnosis of vitreous hemorrhage and traumatic lens dislocation. *Am J Emerg Med*. 2013;31:1002.e1-1002.e2.
13. Brod RD, Lightman DA, Packer AJ, Saras HP. Correlation between vitreous pigment granules and retinal breaks in eyes with acute posterior vitreous detachment. *Ophthalmology*. 1991;98:1366-1369.

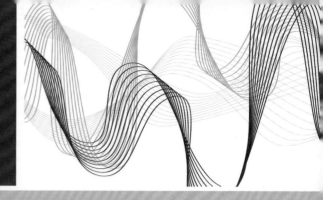

第 5 章　患者的甲状腺结节是否需要活检？

Brooke Hollins McAdams，MD and Keisha Bonhomme Ellis，MD

> ● 临床病例
>
> 　　患者，女，57岁，因机动车事故接受治疗后，在其初级保健医生那里进行随访。头部和颈部的CT扫描排除了损伤；影像学检查显示甲状腺有肿块。患者无明显甲状腺癌家族史，无压迫症状。这个甲状腺结节需要活检吗？

文献综述

　　甲状腺结节是甲状腺细胞的异常生长，在正常甲状腺实质内形成一个超声可见的病变。由于诊断研究的广泛应用，全科医生常常会遇见无症状的甲状腺结节。在常规体检中，可触及的结节仅在碘缺乏地区容易检测到（患病率3%～7%），但由于医学成像技术的发展，其发现率越来越高[1, 2]。与触诊相对较低的患病率相比，高分辨率超声（US）检测到临床上不明显的甲状腺结节的发病率为20%～75%，女性和老年人发病率较高[3, 4]。由于这些不可触及的结节的检出率增加，随后活检的数量也日益增加，这使得甲状腺恶性肿瘤，特别是甲状腺乳头状微小癌的诊断和治疗激增[5, 6]。

　　所有甲状腺恶性肿瘤中90%是分化型甲状腺癌，绝大多数是乳头状癌[7]。一项基于明尼苏达州的大规模人口研究指出，2000年至2012年甲状腺癌的发病率比前十年增加了一倍，这归因于影像学上检测到临床隐匿性结节[8]。据估计，

到2019年，甲状腺乳头状癌（papillary thyroid carcinoma，PTC）将成为美国女性第三常见癌症，仅次于乳腺癌和肺癌，在治疗和随访方面花费约200亿美元[9]。

　　由于甲状腺结节检出率的显著升高，许多国家社会和执业内分泌学家已经关注临床上的过度诊断和过度治疗的可能性。长期观察研究显示，随访和手术治疗乳头状微小癌的生存率相当，这表明临床随访超声无可疑发现的甲状腺小结节不仅安全，而且划算[10-12]。见表5-1。

表 5–1	在临床实践中应用即时超声的建议	
建议	**证据等级**	**参考文献**
在已知或可疑的甲状腺结节中，应进行甲状腺超声检查和颈淋巴结的检查	A	15–18, 21
FNA是评估甲状腺结节的首选方法	B	15, 18–21

A=一致的、质量良好的以患者为导向的证据；B=不一致或质量有限的以患者为导向的证据；C=共识，以疾病为导向的证据，通常的做法，专家意见，或病例系列。有关SORT证据评级系统的信息，请访问http://www.aafp.org/afpsort。

　　尽管PTC的检测率有所增加，但绝大多数甲状腺偶发肿瘤都是良性的，只有4.0%～6.5%的甲状腺结节是癌症[13, 14]。因此，区分少数具有临床意义的恶性结节和绝大多数良性结节，对于避免不必要的活检和外科手术是很重要的。随着围绕甲状腺病变管理的临床争议日益增加，许多从业者时常会问自己："这个甲状腺结节需要活检吗？"

扫查方法

1. **准备工作和设备**　本扫查应标记患者的姓名和检查日期。取下脖子上的项链和其他任何配件。请患者仰卧躺下，伸展颈部，可在患者肩胛下放置枕头，并嘱患者后仰头部（图5-1）。

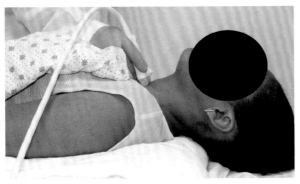

图 5-1　甲状腺超声检查患者体位。使用一个小枕头可以让颈部过伸。

这个姿势可能不舒服，但不会疼痛。使用平均频率在10～14MHz的线阵探头。肥胖患者可能需要频率更低的探头。值得注意的是，有几种方法可以握住探头（如握铅笔、拿油漆刷），选择一种你觉得舒服并容易上下变换扫查的方法。如果需要稳定图像，请将前臂或手轻轻放在患者的胸前。

2. **定位和识别甲状腺的重要结构**　甲状腺是由位于气管的左右两侧叶和位于颈前中线连接左右侧叶的峡部构成，主要位于第六颈椎水平（图5-2）。触诊到环状软骨，手指呈V字，定位甲状腺位置，然后在探头上涂适量的超声耦合剂，并放置在V字的交界处（峡部），探头标记指向患者的右肩，获得甲状腺的横切图像（图5-3）。

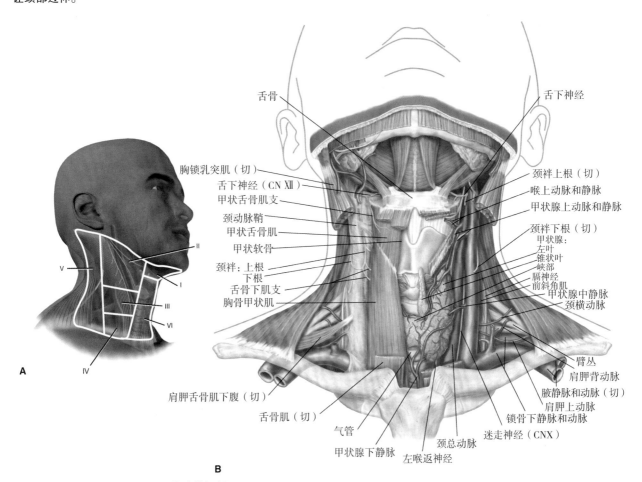

图 5-2　A，颈部分区；B，甲状腺的解剖。

A，经许可转载自 Ferris R，Myers E，eds. Master Techniques in Otolaryngology–Head and Neck Surgery：Head and Neck Surgery：Volume 2. Philadelphia，PA：Wolters Kluwer Health/Lippincott Williams & Wilkins；2013. Figure 2.1b.

B，经许可转载自 Pansky B，Gest TR. Lippincott Concise Illustrated Anatomy：Volume 3. Philadelphia，PA：Wolters Kluwer Health/Lippincott Williams & Wilkins；2013. Figure 1.13c.

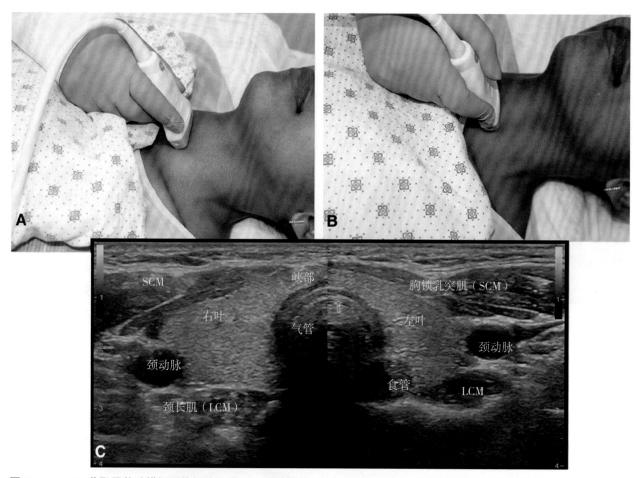

图 5-3　A，B，获取甲状腺横切图的探头位置。C，甲状腺横切正常超声解剖图。气管混响伪影（黄色箭头）。

正常甲状腺实质呈均匀中等回声。峡部的后内侧可见充满空气的气管，呈黑色的半圆，其中心为混响伪影。甲状腺周围三组肌肉群，表现为低回声带。这些都是带状肌肉：胸骨甲状肌、胸骨舌骨肌和肩胛舌骨肌。胸锁乳突肌在前外侧，颈长肌在后外侧。颈动脉鞘和颈内静脉（internal jugular，IJ）位于腺体的两侧，IJ 可以通过其压缩性与颈动脉区分开来。这些大血管有时会被混淆为囊性结节，然而，它们很容易通过多普勒血流识别。左侧可见食管与气管相邻。

3. 甲状腺测量　在横向和纵向（矢状面）测量甲状腺大小。完整的甲状腺检查，需要在三个方向（宽度、深度和长度）上测量两侧叶的三个部分（上、中、下）。然而，出于时间的考虑，通常三个维度只记录腺体的最大部分，通常是中部。在横切面上，测量一个叶的宽度，从气管的外侧到甲状腺叶的侧缘，而深度是前后（anteroposterior，AP）的测量（图 5-4）。长度是通过将探头标记转向患者的头部来测量的（图 5-5）。

正常甲状腺的尺寸约为宽 2cm，深 2cm，长 4～6cm，峡部小于 0.5cm[15]。

4. 记录和描述所有甲状腺结节　在对甲状腺进行常规测量之后，缓慢滑动探头寻找每侧叶的结节。

如果发现异常，则应记录以下特征，并与以前的图像进行比较。

● 位置——报告该结节位于左、右叶甲状腺的上、中或下部。偶尔，也有发生在峡部的结节。

● 大小——尽量以一种可重复的方式进行测量。保持在前后径和垂直平面上进行测量（图 5-6）。这样测量结果就具有可比性了。三个维度的测量都很重要，任何一个维度上 1cm 的误差都会对是否进行活检产生影响。

● 形状——注意结节是否高大于宽，或分叶。纵径/横径＞1 意味着恶性肿瘤风险增加（图 5-7）[16]。

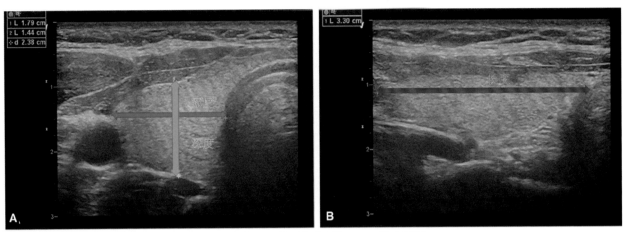

图 5-4　A，甲状腺叶宽度（横径）和深度（纵径，即前后径）测量。B，长度测量。

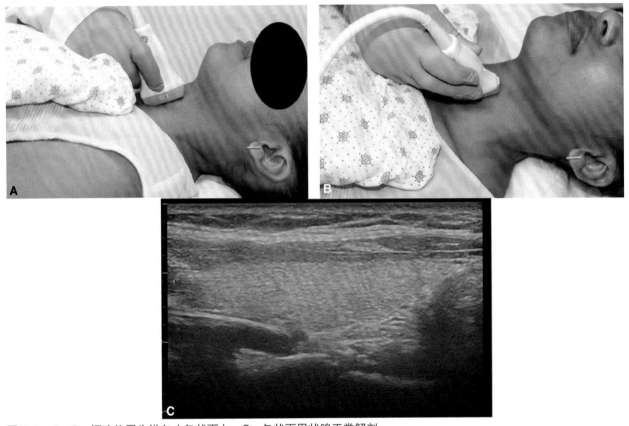

图 5-5　A，B，探头位置为纵向（矢状面）。C，矢状面甲状腺正常解剖。

- 数量——患者可能有多个结节存在。重点监测 1～1.5cm 及以上的结节和任何可疑的结节（无论大小）（表 5-3）。
- 边缘——注意边缘是否清晰、不规则，或浸润。边缘不规则的、模糊的恶性肿瘤风险增加。有声晕征的边缘规则的考虑良性结节（图 5-8）。
- 回声——结节为等回声（与甲状腺组织相同的回声）、低回声或高回声（图

5-9）。
- 组成——记录结节囊性变化的程度。注意囊性、混合性、海绵状或实性特征（图5-10）。单纯囊肿会出现无回声，后方回声增强，是良性的。胶质结节内部含有一种产生彗星尾征（由于微晶或胶体退化，后方产生混响）的颗粒。海绵状结节表现为蜂窝状病变，有小囊性暗区，这些通常也是良性的。结节越坚实，恶性风险越高。

图 5-6 A，在前后径及垂直平面上测量甲状腺结节，具有可重复性。B，另一种方法是在任何方向上测量最大维度；虽然该方法可重复性差，但如果有之前的成像可供比较，这种方法对于结节后期是否增大的判断也是有用的。

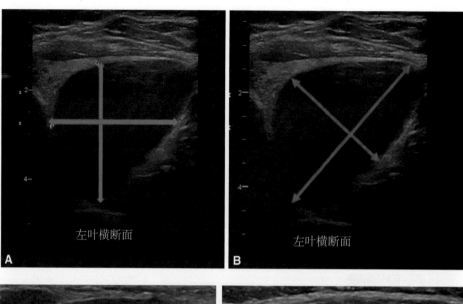

图 5-7 A，高＞宽的结节。B，分叶结节。

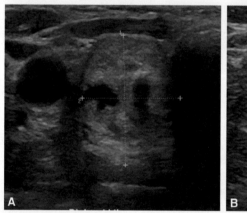

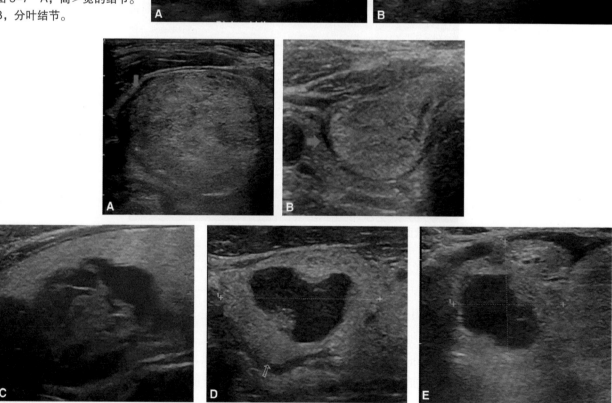

图 5-8 A，B，清晰的边缘有晕环（蓝色箭头）。C-E，不规则的晕环和有中断／不完整的晕环迹象（黄色箭头）提示患恶性肿瘤的风险增加。

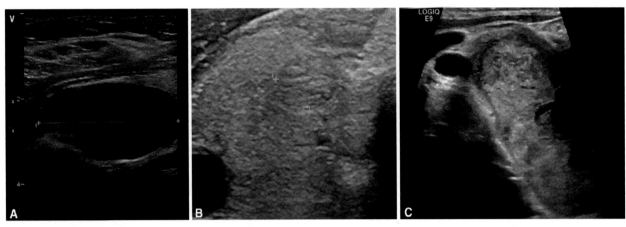

图 5-9　A，无回声结节。B，等回声结节。C，高回声结节。

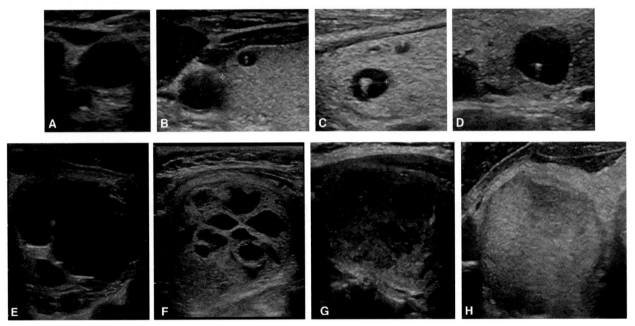

图 5-10　A，单纯囊肿。B-D，具有特征性彗星尾征的胶质结节。E，有实性成分的囊性结节。F，海绵状结节。G，实性结节伴中央坏死。H，等回声实性结节。

- 钙化——寻找任何高回声，钙化区域。微钙化（<1mm）与砂粒体有关，意味着恶性肿瘤的风险增加；而较大的钙化（>2mm）通常不是。存在于整个边缘的蛋壳样钙化是良性的特征。然而，如果蛋壳不连续，就会增加恶性风险（图 5-11）[17]。
- 血管分布——使用彩色多普勒来观察结节是否有血供。无血供或外围有血流考虑良性结节，而结节内有血流则恶性风险增加（图5-12）。

患者管理

在评估新发现的甲状腺结节时，排除恶性肿瘤是首要考虑因素，初步评估应包括详细的病史和体格检查，以确定危险因素。

医生应该询问患者甲状腺疾病或其他内分泌紊乱家族史，包括2型多发性内分泌肿瘤综合征（MEN2）。还应询问患者儿童期间是否接受过头部或颈部放射，或骨髓移植时的全身放射。甲状腺癌在儿童和老年人的发病率较高（表5-2）[18]。

大多数的甲状腺结节是无症状的。如果有症状，评估病变是否在短期内出现或迅速增大。良性结节通常几年内生长缓慢，而在几周至几个月内明

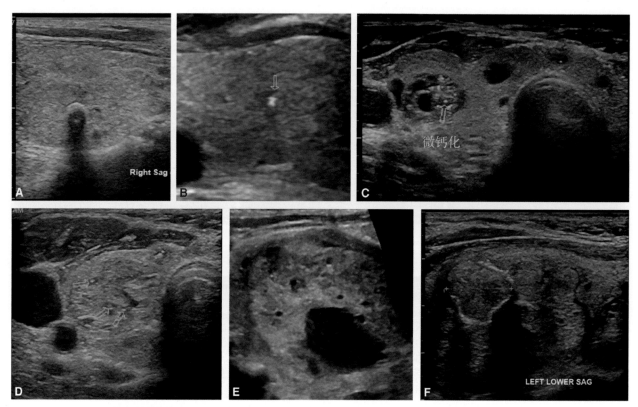

图 5-11 A，良性蛋壳钙化伴声影。B，良性结节的粗大钙化。C-E，恶性结节中的微钙化。F，蛋壳样钙化边缘局部不连续的恶性结节，注意后方声影。

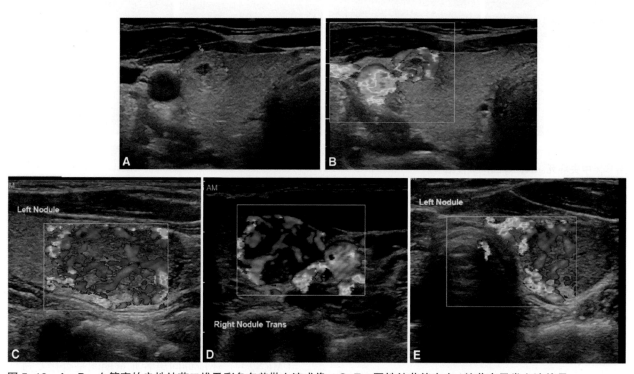

图 5-12 A，B，血管旁的良性结节二维及彩色多普勒血流成像。C-E，恶性结节伴中央 / 结节内异常血流信号。

显生长的往往提示侵袭性恶性肿瘤，如甲状腺原发性淋巴瘤、间变性甲状腺癌或甲状腺髓样癌[19, 20]。

　　一旦发现甲状腺结节，首先排除高功能

腺瘤。有结节时，需要测量促甲状腺激素（thyroid-stimulating hormone，TSH）。TSH水平升高意味着甲状腺结节恶性肿瘤的风险显著增加[20, 21]。如果存在亚临床或显性甲亢，则需要采用放射性核素扫描进一步评估和治疗。"热"结节或功能亢进的结节不需要细胞学检查；"冷"结节需要进行活检，因为其有恶性的风险[15, 20, 22]。

表5–2 提示甲状腺恶性肿瘤风险的临床风险
甲状腺癌家族史，MEN2
头部/颈部或全身接受放射
<15岁青少年或>70岁老年人
硬结节
固定结节
快速生长的结节
吞咽困难，呼吸困难

MEN2：2型多发性内分泌肿瘤综合征。

引自：Haugen BR，Alexander EK，Bible KC，et al. 2015 American Thyroid Association Management Guidelines for Adult Patients with Thyroid Nodules and Differentiated Thyroid Cancer：The American Thyroid Association Guidelines Task Force on Thyroid Nodules and Differentiated Thyroid Cancer. Thyroid. 2016；26（1）：1–133；AACE/AME Task Force On Thyroid Nodules；Gharib H，Papini E. American Association of Clinical Endocrinologists and Association Medical Endocrinologist Medical Guidelines for Clinical Practice for the Diagnosis and Management of Thyroid Nodules—2016 Update. Endocr Pract. 2016；22（1）：1–60；Campanella P，Ianni F，Rota CA，Corsello SM，Pontecorvi A. Quantification of cancer risk of each clinical and ultrasonographic suspicious feature of thyroid nodules：a systematic review and meta-analysis. Eur J Endocrinol. 2014；170（5）：203–211.

在进行详细的病史采集和甲状腺生化功能评估后，应进行甲状腺高频超声检查以评估结节的特征，包括大小、成分、甲状腺周围结构的变化以及可能存在的可疑淋巴结。结合超声学特征和结节大小，对发生恶性肿瘤的风险进行分层评估，从而指导细针穿刺（fine needle aspiration，FNA）决策[23, 24]。如果结节显示以下任何一种，则推断恶性肿瘤高风险：实性成分、低回声、结节高度大于宽度、微钙化、边界不规则或中央血管化（表5–3）[18]。两个或两个以上可疑的超声标准增加了恶性肿瘤的风险[25]。

超声有几种分类系统。最常用的是美国临床内分泌学家协会（American Association of Clinical Endocrinologists，AACE）和美国甲状腺协会（American Thyroid Association，ATA）分类（表5–4）。美国放射学学院甲状腺成像报告和数据系统（American College of Radiology Thyroid Imaging Reporting and Data System，ACR TI-RADS）越来越受欢迎。然而大多数内分泌专家仍然非常支持AACE和ATA超声分类系统。一般情况下，超过1.0cm的结节都应进行评估。如果结节大多为囊性或海绵状，则风险低，可以监测，患恶性肿瘤的风险低于5%（图5–13）。较实的等回声结节考虑恶性肿瘤中风险（5%～15%）；这类结节仅在

表5–3 良性、恶性结节的超声特征	
良性	恶性
单纯囊肿或海绵状外观	实性结节
外周血管	结节内血管
清晰的边界	不规则或分叶状边缘
沿外围有规则的"蛋壳样"钙化	微钙化
圆形	高>宽（横切面上AP>TR）
等回声	低回声（与带状肌相比）

AP：前后径；TR：横径。

引自：BR，Alexander EK，Bible KC，et al. 2015 American Thyroid Association Management Guidelines for Adult Patients with Thyroid Nodules and Differentiated Thyroid Cancer：The American Thyroid Association Guidelines Task Force on Thyroid Nodules and Differentiated Thyroid Cancer. Thyroid. 2016；26（1）：1–133；AACE/AME Task Force On Thyroid Nodules；Gharib H，Papini E. American Association of Clinical Endocrinologists and Association Medical Endocrinologist Medical Guidelines for Clinical Practice for the Diagnosis and Management of Thyroid Nodules—2016 Update. Endocr Pract. 2016；22（1）：1–60；Baskin HJ，Duick DS，Levine RA. Thyroid Ultrasound and Ultrasound-Guided FNA. New York，NY：Springer；2013.

第二篇

表 5-4　甲状腺结节超声分类系统比较（预测恶性风险）

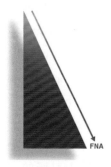

良性超声特征	ACCE	ATA
	低风险（1%～5%）：囊性或大部分为囊性结节。海绵状。可见晕环	**良性（<1%）**：纯囊性 **极低风险（<3%）**：海绵状 **低风险（5%～10%）**：等回声或高回声实性结节，无可疑特征
	中风险（5%～15%）：与甲状腺组织相比呈略低回声。卵圆形或圆形。边界不规则	**中风险（10%～24%）**：低回声实性结节，边缘光滑，无可疑的特征
可疑超声特征	**高风险（50%～90%）**：至少符合以下一项：回声低于甲状腺前肌，不规则或分叶状边缘，微钙化，高大于宽的形状（AP>TR），甲状腺外生长，病理性腺病	**高风险（>70%～90%）**：实性低回声伴有以下一项或多项：不规则/浸润/分叶状边缘，微钙化，高>宽。边缘钙化，向甲状腺外延伸

缩写：AACE：美国临床内分泌学家协会；AP：前后径；ATA：美国甲状腺协会；FNA：细针穿刺；TR：横径。

引自：2015 ATA Management Guidelines for Adult Patients with Thyroid Nodules and Differentiated Thyroid Carcinoma. 2016 AACE Clinical Practice Guideline，for the Diagnosis and Management of Thyroid.

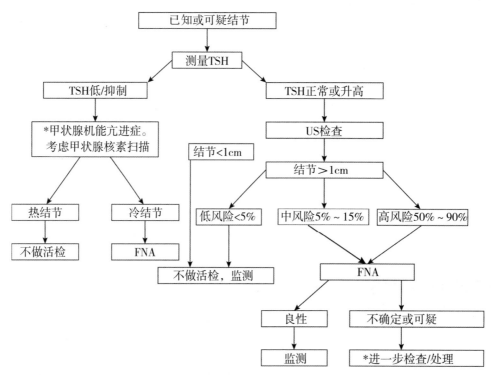

图 5-13　甲状腺结节评估处理流程。* 咨询内分泌专家以检查和治疗功能亢进结节，或 FNA 提示病变不确定或可疑。
FNA：细针穿刺；TSH：促甲状腺激素；US：超声。

1.0～1.5cm或更大时进行FNA。高危病变具有明显低回声和至少一个可疑特征（高大于宽、微钙化等），此时，恶性肿瘤风险高达90%，强烈推荐进行FNA[15, 22]。FNA是一种安全、耐受性良好的操作，通常由内分泌科专家或介入放射科医生进行（见第58章）。如果细胞学检查为良性，可临床随访。可分别在12个月和24个月使用甲状腺超声监测中危和高危病灶。

如果随后的超声发现结节二维至少增大了20%，或体积增大了50%，则需要重复FNA检查[15, 22]。如果FNA细胞学结果不确定或可疑，请咨询内分泌专家，因为在制定治疗策略时必须考虑许多因素，包括分子标记、复发风险和组织学。

经验分享和要点提示 [7]

经验分享

- 如果结节只在一个切面上扫查得到，那么可能是伪像，不必进行FNA。
- 当遇到的结节向下延伸到纵隔时，让患者短暂地过伸颈部，并向下倾斜探头。
- 若结节太大，无法单屏测量，请使用双幅成像（图5-14）。
- 甲状腺是一个血管丰富的腺体。在进行FNA时，采用彩色和脉冲多普勒定位血管（图5-15）。
- 在评估血流时，尝试在多普勒视图中显示部分气管。如果充满空气的气管中有多普勒信号显示，说明多普勒灵敏度设置过高，需要降低至气管内无多普勒信号。这将确保多普勒敏感设置适当，不会增加正常甲状腺组织的血流。

要点提示

- 不要把边界显示不清和边界不规则相混淆，后者是可以看清结节与甲状腺的分界，只是不对称。
- 不要把食道误认为是结节，嘱患者吞咽，食道可见蠕动（图5-16）。
- 在桥本甲状腺炎和Graves病中见到的纤维条索状间隔形成的区域易与结节相混淆（图5-17）。只需将探头转到矢状面，如果病变消失，则为假结节。
- 请确保施加足够的压力，以便合理显示较深的病变。
- 甲状旁腺腺瘤会被误认为甲状腺病变（图5-18）。如果腺瘤大到可被超声显示，患者通常会有症状。

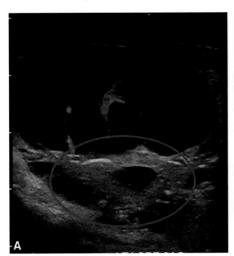 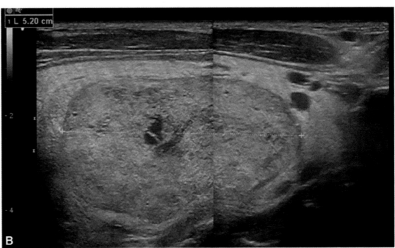

图 5-14 A，大部分为囊性的结节，蓝色圈为实性区域，是细针穿刺取样的理想区域。B，大结节，需要双幅成像显示整个病变，以准确测量。

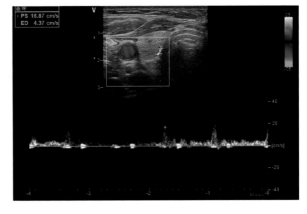

图 5-15 采用彩色和脉冲波多普勒相结合定位血管。

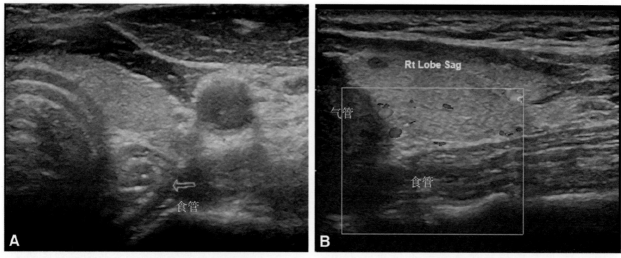

图 5-16 食管横切面（A）和矢状面（B）的图像。

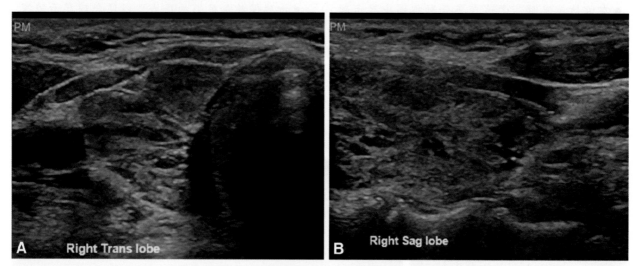

图 5-17 桥本甲状腺炎患者；腺体在横切面（A）和矢状面（B）的成像。注意整个间隔回声。

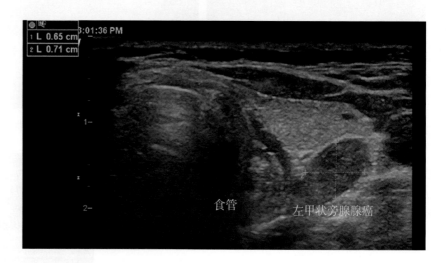

图 5-18 甲状旁腺腺瘤横切面，经手术切除证实。患者有复发性肾结石。

参考文献

1. Vander JB. The significance of nontoxic thyroid nodules. *Ann Intern Med.* 1968;69(3):537-540.
2. Tunbridge WM, Evered DC, Hall R, et al. The spectrum of thyroid disease in a community: the Whickham survey. *Clin Endocrinol.* 1977;7(6):481-493.
3. Reiners C, Wegscheider K. Prevalence of thyroid disorders in the working population of Germany: ultrasonography screening in 96,278 unselected employees. *Thyroid.* 2004;14(11):926-932.
4. Guth S, Theune U. Very high prevalence of thyroid nodules detected by high frequency (13 MHz) ultrasound examination. *Eur J Clin Invest.* 2009;39(8):699-706.
5. Leenhardt L, Grosclaude P. Increased incidence of thyroid carcinoma in France: a true epidemic or thyroid nodule management effects? Report from the French Thyroid Cancer Committee. *Thyroid.* 2004;14(12):1056-1060.
6. Morris LG, Sikora AG, Davies L. The increasing incidence of thyroid cancer: the influence of access to care. *Thyroid.* 2013;23(7):885-891.
7. Mortensen J, Woolner LB, Bennett WA. Gross and microscopic findings in clinically normal thyroid glands. *J Clin Endocrinol Metab.* 1955;15(10):1270-1280.
8. Brito JP, Nofal AA, Montori VM. The impact of subclinical disease and mechanism of detection on the rise in thyroid cancer incidence: a population-based study in Olmsted County, Minnesota during 1935 through 2012. *Thyroid.* 2015;25(9):999-1007.
9. Aschebrook-Kilfoy B, Schechter RB, Shih Y-CT. The clinical and economic burden of a sustained increase in thyroid cancer incidence. *Cancer Epidemiol Biomarkers Prev.* 2013;22(7):1252-1259.
10. Ito Y, Uruno T. An observation trial without surgical treatment in patients with papillary microcarcinoma of the thyroid. *Thyroid.* 2003;13(4):381-387.
11. Howlett DC, Speirs A. The thyroid incidentaloma-ignore or investigate? *J Ultrasound Med.* 2007;26(10):1367-1371.
12. Rosenbaum MA, McHenry CR. Contemporary management of papillary carcinoma of the thyroid gland. *Expert Rev Anticancer Ther.* 2009;9(3):317-329.
13. Werk EE. Cancer in thyroid nodules. A community hospital survey. *Arch Intern Med.* 1984;144(3):474-476.
14. Lin JD, Chao TC. Thyroid cancer in the thyroid nodules evaluated by ultrasonography and fine-needle aspiration cytology. *Thyroid.* 2005;7:708-717.
15. Haugen BR, Alexander EK, Bible KC, et al. 2015 American Thyroid Association Management Guidelines for Adult Patients with Thyroid Nodules and Differentiated Thyroid Cancer: The American Thyroid Association Guidelines Task Force on Thyroid Nodules and Differentiated Thyroid Cancer. *Thyroid.* 2016;26(1):1-133.
16. Cappelli C, Pirola I. Is the anteroposterior and transverse diameter ratio of nonpalpable thyroid nodules a sonographic criteria for recommending fine-needle aspiration cytology? *Clin Endocrinol.* 2005;63(6):689-693.
17. Yoon DY, Lee JW. Peripheral calcification in thyroid nodules. *J Ultrasound Med.* 2007;26(10):1349-1355.
18. Campanella P, Ianni F, Rota CA, Corsello SM, Pontecorvi A. Quantification of cancer risk of each clinical and ultrasonographic suspicious feature of thyroid nodules: a systematic review and meta-analysis. *Eur J Endocrinol.* 2014;170(5):203-211.
19. Gharib H, Papini E. Thyroid nodules: clinical importance, assessment, and treatment. *Endocrinol Metab Clin North Am.* 2007;36(3):707-735.
20. Hegedüs L. The thyroid nodule. *N Engl J Med.* 2004;351(17):1764-1771.
21. Boelaert K, Horacek J. Serum thyrotropin concentration as a novel predictor of malignancy in thyroid nodules investigated by fine-needle aspiration. *J Clin Endocrinol Metab.* 2006;91(11):4295-4301.
22. AACE/AME Task Force On Thyroid Nodules; Gharib H, Papini E. American Association of Clinical Endocrinologists and Association Medical Endocrinologist Medical Guidelines for Clinical Practice for the Diagnosis and Management of Thyroid Nodules—2016 Update. *Endocr Pract.* 2016;22(1):1-60.
23. Brito JP, Gionfriddo MR, Nofal AA. The accuracy of thyroid nodule ultrasound to predict thyroid cancer: systematic review and meta-analysis. *J Clin Endocrinol Metab.* 2014;99(4):1253-1263.
24. Smith-Bindman R, Lebda P. Risk of thyroid cancer based on thyroid ultrasound imaging characteristics. *JAMA Intern Med.* 2013;173(19):1788-1796.
25. Papini E. Risk of malignancy in nonpalpable thyroid nodules: predictive value of ultrasound and color-doppler features. *J Clin Endocrinol Metab.* 2002;87(5):1941-1946.

第二篇

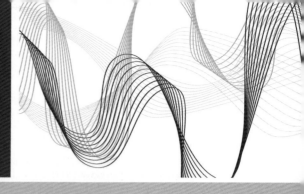

第❻章　这是良性的淋巴结肿大吗？

Elana Thau，MD and Charisse W. Kwan，MD，FRCPC

● **临床病例**

　　一名7岁平素体健的男孩前来就诊，主诉左侧颈部进行性肿胀5天。无发烧、颈部疼痛或感染性症状。查体时，颈前上三角区可触及一大小2cm×2cm可移动、质软的肿块。颈部皮肤无改变，肿块活动度可。余查体无殊。这个肿大的淋巴结是良性的吗？

文献综述

　　颈部肿块是常见的儿科问题。据估计，17%～62%的儿童有可触及的颈部淋巴结[1]。虽然其中大多数是良性反应过程，但临床医生必须考虑鉴别诊断，其中包括传染性、先天性、免疫性、代谢性和肿瘤性疾病[2]。获得病史和体格检查是必需的，但可能还不够[2]。超声能可靠地观察颈部结构，辅助临床判断，以及提供进一步检查的依据[3]。此外，超声检查相对较快，无痛，且没有辐射[3, 4]。与CT和MRI相比，超声相对便宜，有良好的敏感性[5, 6]，并且越来越多地应用于儿科急诊和初级保健机构。见表6-1。

　　虽然淋巴结是否正常不能仅通过单独使用超声特征判断，但病史、体检结果和超声特征的结合可以帮助鉴别正常、发炎和恶性淋巴结。值得注意的是，即时超声（point-of-care ultrasound，POCUS）可辅助临床诊断疾病。

　　大多数正常的淋巴结长径<1cm，>1cm可

认为淋巴结肿大。然而，其大小提示病理的敏感性有所不同。尺寸越大，特异性越高，但敏感性越低[1, 5]。健康的颈部淋巴结呈椭圆形，短轴/长轴（S/L）<0.5，这可能根据淋巴结的位置而不同[8, 9]。

　　感染是良性淋巴结肿大最常见的原因。这可能是由于淋巴结对附近感染的反应或淋巴结本身的感染。超声波可以帮助区分反应性病变、淋巴结感染和淋巴结脓肿。正常的和反应性淋巴结有低回声的皮质[4-6]。有局限于淋巴结门的血管或无血管[4]（图6-1和图6-2）。感染的淋巴结呈圆形，常被水肿的软组织包围，淋巴结和周围组织的血管丰富（图6-3）。查体时，皮肤红肿，触诊较软。淋巴结脓肿呈圆形低回声液性暗区，可能含有高回声物质[10]（图6-4）。查体时，皮肤红肿，触诊较软。值得注意的是，反应性、感染性和淋巴结脓肿，都属于淋巴结的同一种病变。

　　恶性淋巴结表现为髓质变薄或缺失，且皮质呈明显的低回声[8, 11]（图6-5）。往往S/L≥0.5，呈类圆形。恶性和严重发炎的淋巴结均可发生坏死，表现为高回声区或囊性改变[8]。恶性特征还可包括淋巴结内坏死、钙化、边界不清、凹凸感和邻近软组织水肿[4, 12]。恶性淋巴结具有外周或混合性血管的特征[13]。

　　当淋巴结肿大发生在颈部时，需要考虑与颈部的其他肿块进行鉴别，包括先天性病变和甲状腺肿块。本章节将综述常见的先天性病变。甲状腺肿块和结节详见第5章。

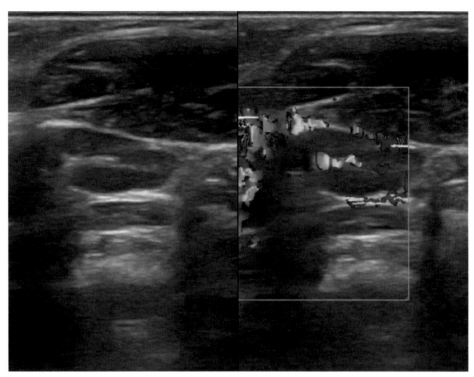

图 6-1 正常椭圆形淋巴结具有的正常结构（门和皮质）。彩色多普勒显示中央淋巴门血流。

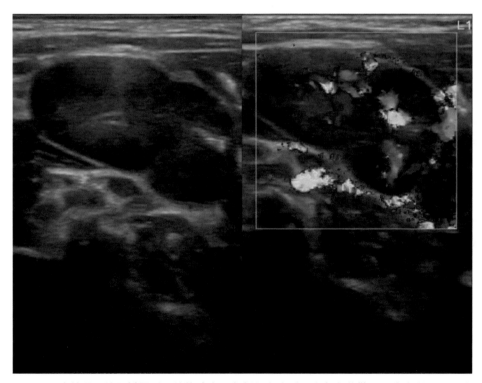

图 6-2 反应性淋巴结呈椭圆形，结构清晰，包括门和皮质。彩色多普勒显示中央淋巴门血流。

甲状舌管囊肿通常位于舌骨中线周围。在超声上，表现为囊性结构，它们边界清，壁薄，无回声或低回声[14]。

感染的囊肿壁可能变厚，内部分隔，囊壁探及血流信号。鳃裂囊肿是位于甲状腺和胸锁乳突肌之间，边界清晰的肿块（图6-6）。超声显示轮廓清晰，呈圆形或椭圆形，在低回声液体周围有一薄壁。被感染的囊肿可能有囊壁增厚，内透声差[14]。囊性淋巴管畸形（图6-7）最常见于颈后三角区。超声表现为边界清晰的囊性肿块，无

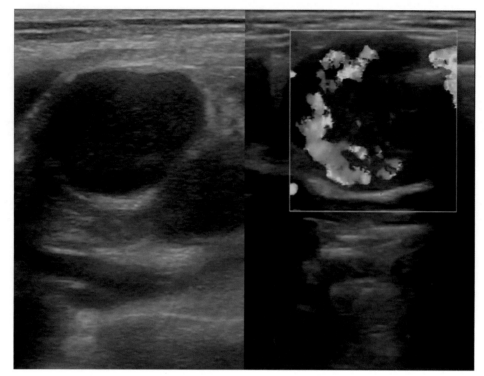

图 6-3　感染的淋巴结（淋巴结炎）呈圆形，失去正常结构，周围组织结构欠清晰，提示周围组织水肿。彩色多普勒显示血流增加且分散。

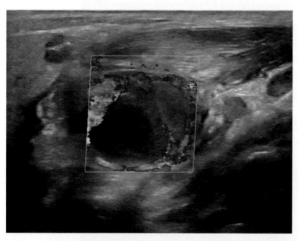

图 6-4　脓肿或坏死淋巴结呈低回声圆形结构。彩色多普勒显示周围组织血流增加，内部无血流信号，高度提示脓肿。注意淋巴结周围软组织增厚、不清晰。

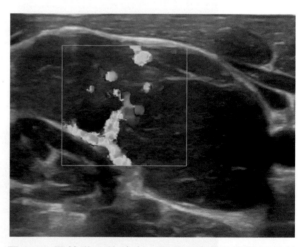

图 6-5　恶性淋巴结肿大，圆形，缺乏正常淋巴结结构，无明确的门或皮质。彩色多普勒显示混合血管，而不是正常淋巴结上典型的中央淋巴门血流。该患者确诊为淋巴瘤。

血管，呈多房性，有厚的分隔，壁薄，内部呈低回声或无回声[14]。纤维瘤是胸锁乳突肌下部可触及的硬块，超声显示为椭圆形高回声，胸锁乳突肌回声不均匀[14]。血管瘤质软，触诊有波动感，超声显示它们被高回声小叶包围，这些小叶回声通常是均匀的。彩色多普勒显示血流明显增多[14]。

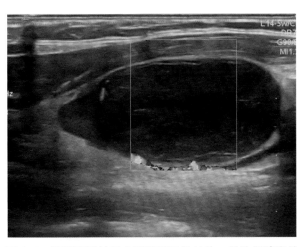

图 6-6　鳃裂囊肿缺乏典型的淋巴结结构，呈边界清晰的混合回声。彩色多普勒内部无血流信号，呈囊性结构。

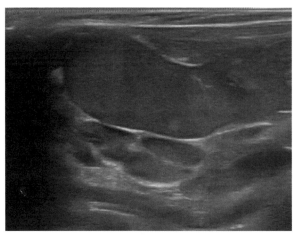

图 6-7　淋巴管畸形无门或皮质。边界清晰，内部透声均匀。轻微按压，可见内部液体流动。

表 6-1　在临床实践中应用即时超声（POCUS）的建议		
建议	证据等级	参考文献
当评估儿童颈部肿块时，POCUS有助于决定医疗管理或转诊接受进一步影像学检查、手术治疗。	C	1，6，
当治疗儿童颈部肿块时，POCUS可用于评估治疗效果，并辅助制订进一步治疗方案。	C	1，6，7

A=一致的、质量良好的以患者为导向的证据；B=不一致或质量有限的以患者为导向的证据；C=共识，以疾病为导向的证据，通常的做法，专家意见，或病例系列。有关SORT证据评级系统的信息，请访问http://www.aafp.org/afpsort。

扫查方法

1. 准备工作　患者头部后仰伸展颈部。淋巴结POCUS检查是使用7.5～15MHz高频探头，以最大限度地提高图像分辨率[1]。涂上耦合剂，尽量减少患者的不适感，清晰显示浅表淋巴结。

2. 病变淋巴结的检查　利用线阵探头，在两个垂直平面上检查颈部淋巴结的位置、大小、形状和内部特征，包括回声、钙化、周围软组织（图6-8和图6-9）和彩色多普勒。能量多普勒比彩色多普勒更敏感，可显示小淋巴结中的微小血管[4]，但可能很难在不配合的儿童身上进行，会产生运动伪像。确保在两个平面上进行检查。

患者管理

在将超声检查结果纳入临床决策时，应始终考虑病史和体格检查。当出现发热、流涕、咳嗽、咽炎或局部皮肤感染等感染性症状时，超声检查可能有助于鉴别正常、反应性、感染性或淋巴结脓肿。症状持续时间长，则更有可能是脓肿或恶性肿瘤。

正常或反应性淋巴结，超声表现为椭圆形或圆形，边界清，淋巴结结构清晰（门和皮质）以及淋巴结门血管正常。在这两种情况下，都需要观察大小、皮肤变化和压痛情况。

肿块上的皮肤有红肿和压痛，淋巴结呈圆形，结构清晰，血流增加，伴或不伴有软组织水肿，需要口服抗生素。如果患者出现全身不适，则需要住院，静脉应用抗生素。如果超声发现低回声液性暗区和周围软组织水肿，那么很可能有淋巴结坏死或脓肿存在。根据实际情况，需要静脉应用抗生素或请外科会诊，决定是否需要进行脓肿引流。

有的超声发现提示需要进一步检查。提示恶性肿瘤的表现包括钙化、淋巴结结构异常、囊性改变和周围组织回声改变或混杂血流信号。先天性畸形可表现为单个或多个囊性结构。在这些情况下，应考虑进一步的检查，如综合超声、胸片、CT扫描、血液学检查或咨询专家意见。如果原发性恶性肿瘤或转移性淋巴结，考虑细针穿刺活检术（图6-10）。这将在第58章中进一步讨论。

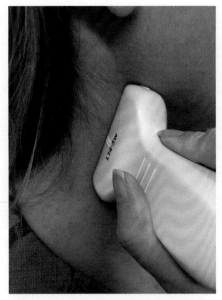

图 6-8 在颈部肿块的长轴方向扫查。

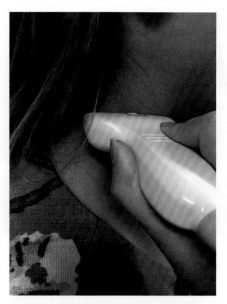

图 6-9 在颈部肿块的短轴方向扫查。

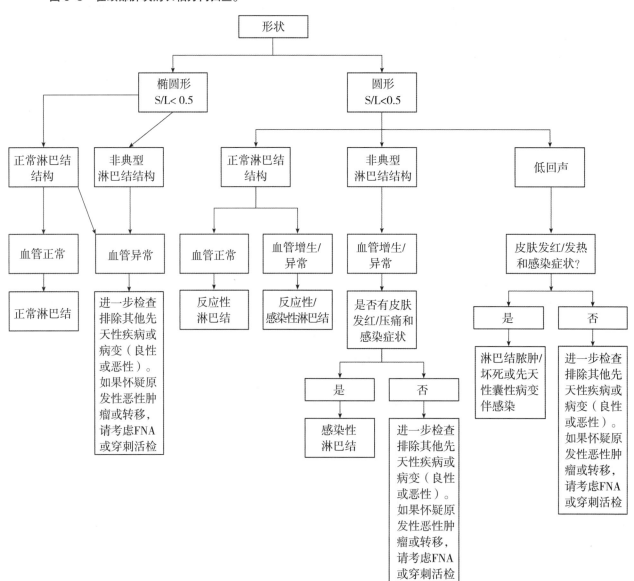

图 6-10 最大径＞1cm 的淋巴结管理流程。FNA，细针抽吸。

经验分享和要点提示 [7]

经验分享

- 临床病史和体格检查很重要。
- 应使用彩色多普勒来评估血管，并有助于缩小鉴别诊断范围。
- 超声可用于监测抗生素效果或疾病进展。

要点提示

- 可疑的恶性肿瘤、先天性异常和未被识别的结构需要使用放射学影像进行全面的成像和进一步的检查。

参考文献

1. Locke R, Comfort R, Kubba H. When does an enlarged cervical lymph node in a child need excision? A systematic review. *Int J Pediatr Otorhinolaryngol.* 2014;78:393-401.
2. Lang S, Kansy B. Cervical lymph node diseases in children. *GMS Curr Top Otorhinolaryngol Head Neck Surg.* 2014;13:1-27.
3. Wunsch R, von Rohden L, Cleaveland R, et al. Small part ultrasound in childhood and adolescence. *Eur J Radiol.* 2014;83:1549-1559.
4. Ahuja A, Ying M. Sonographic evaluation of cervical lymph nodes. *AJR Am J Roentgenol.* 2005;184:1691-1699.
5. Esen G. Ultrasound of superficial lymph nodes. *Eur J Radiol.* 2006;58:345-359.
6. Ahuja A, Ying M. Sonography of neck lymph nodes. Part II: abnormal lymph nodes. *Clin Radiol.* 2003;58:359-366.
7. Levy JA, Noble VE. Bedside ultrasound in pediatric emergency medicine. *Pediatrics.* 2008;121:e1404-e1412.
8. Chan JM, Shin LK, Jeffrey RB. Ultrasonography of abnormal neck lymph nodes. *Ultrasound Q.* 2007;23:47-54.
9. Ying M, Ahuja A, Brook F, et al. Nodal shape (s/l) and its combination with size for assessment of cervical lymphadenopathy: which cut-off should be used? *Ultrasound Med Biol.* 1999;25(8):1169-1175.
10. Zaia B. Skin. In: Shah S, Price D, Bukhman G, Shah S, Wroe E, eds. *Manual for Ultrasound for Resource-Limited Settings.* Boston, MA: Partners in Health; 2011:296.
11. Weskott HP, Yin S. Ultrasonography in the assessment of lymph node disease. *Ultrasound Clin.* 2014;9:351-371.
12. Fu X, Guo L, Lv K, et al. Sonographic appearance of cervical lymphadenopathy due to infectious mononucleosis in children and young adults. *Clin Radiol.* 2014;69:239-245.
13. Misra D, Panjwani S, Rai S, et al. Diagnostic efficacy of color Doppler ultrasound in evaluation of cervical lymphadenopathy. *Dent Res J.* 2016;13(3):217-224.
14. Rosenberg HK. Sonography of pediatric neck masses. *Ultrasound Q.* 2009;25(3):111-127.

第二篇

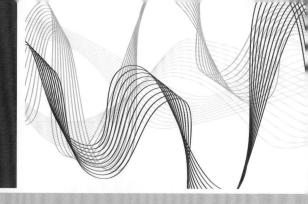

第4部分 中枢神经系统

第7章 患者是否有脑积水？

Duncan Norton, MD, Sofia Markee, DO, MS, and Paul Bornemann, MD, RMSK, RPVI

● 临床病例

4个月男婴来院行常规保健检查。足月，顺产，目前生长发育良好。头部偏大，其他检查无殊，没有任何畸形的特征。2个月时体检，其头围在第95个百分位上。今天，在进行了重复精确的测量后，发现其头围在第98个百分位处。患儿无遗传家族史。然而其父亲的头目测比一般人大。你怀疑这是家族性大头畸形，同时需要排除脑积水。该患者有脑积水吗？

文献综述

大头畸形常在初级保健机构的常规儿童保健体检中偶然发现。虽然其通常与良性病因有关，但必须排除脑积水等潜在病理原因（表7-1）。脑积水被定义为脑脊液（cerebrospinal fluid，CSF）的病理积累和脑室的扩张。脑脊液主要由脉络丛产生，脉络丛附着在四个脑室的室管膜上。脑脊液从侧脑室经室间孔流至第三脑室，经中脑导水管流入第四脑室。然后进入蛛网膜下腔，被吸收到静脉窦进入全身循环（图7-1）。脑积水发生时，因为物理或功能障碍，脑脊液不能被充分吸收[1, 2]。

婴儿脑积水的发病率估计为每10 000名活产婴儿中有1～32人，出院前死亡率约为13%[2, 3]。

一些研究表明，患有脑积水的婴儿神经功能缺陷的发病率高达78%[4, 5]。

表 7–1 婴儿大头畸形鉴别诊断

- 脑实质增大
  - 良性家族性大头畸形
  - 半侧巨脑症/巨脑症（家族性或非家族性）
  - 过度生长综合征，如Sotos综合征或Weaver综合征
  - 脆性X综合征
  - 溶酶体贮积病
  - 脑白质病变
  - 有机酸代谢病
- 脑脊液增加
  - 脑积水
  - 婴儿良性轴外积液
- 硬膜下血肿或囊肿
- 颅缝早闭
- Chiari畸形
- Dandy-Walker囊肿
- 肿瘤性和非肿瘤性病变

潜在的病理生理学很复杂，遗传和环境因素都起着作用。一项研究发现12%的脑积水病例有家族性，这表明遗传是一个很强的危险因素[6]。另一项研究表明，男性是一个潜在的危险因素，亚洲族裔与脑积水的发生呈负相关[7]。其他

危险因素包括缺乏产前护理、妊娠≤30周的早产、多胎妊娠、母亲有糖尿病、子痫前期、慢性高血压、妊娠初期使用抗抑郁药以及怀孕期间饮酒[2, 6-9]。

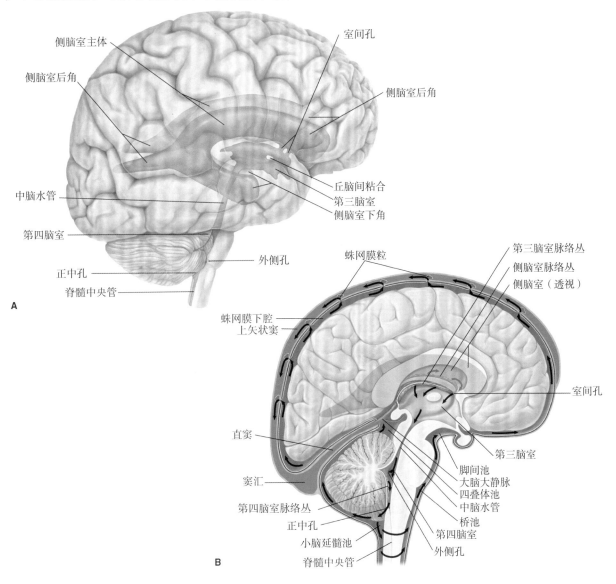

图 7-1 脑室在大脑中的位置（A）和脑脊液的循环（B）。
经Gest TR.许可转载自 The head and the neck. In：Gest TR，ed. Lippincott Atlas of Anatomy. 2nd ed. Philadelphia, PA：Wolters Kluwer; 2020：384. Plate 7-58.

脑积水症状表现多样，并可因患儿年龄或病因而有所不同。在新生儿中，脑积水的首发症状是头围增加。有些新生儿会出现呼吸暂停和心动过缓，然而，这些症状并不是脑积水所特有，因此需要进一步检查排除其他病因[10]。在评估颅内压升高的迹象时，考虑库欣三联征也十分重要：高血压，心动过缓和不规则呼吸[10]。在婴儿中，行为和意识水平的变化，如易怒或嗜睡，与脑积水紧密相关，这些在新生儿期也可以看到。

头部大小和大头畸形仍然是这个年龄组的关键特征[10]。在儿童，骨缝闭合后，因为颅骨顺应性低，脑积水的体征和症状可能会加重。头痛、视物模糊、视乳头水肿和意识水平下降可成为这一年龄组突出的症状和体征。一些儿童会出现局灶性神经系统缺陷，如双侧第六对颅神经麻痹。脑积水的晚期表现包括Parinaud综合征，一种以上眼睑麻痹或日落征为特征的背侧中脑综合征，以及新发癫痫。这都需要紧急的医疗护理和干预[11, 12]。

脑积水是通过超声、计算机断层扫描（CT）

或磁共振成像（MRI）进行诊断的。在12～18月龄之前，可以通过开放的囟门获得大脑的超声图像[13]。

便携式超声波技术的发展使医生能够对新生儿的大脑进行快速、无辐射的床旁评估。头颅超声检查是检测新生儿和婴儿脑积水最有用和最准确的方法之一[14]。进行新生儿头部超声检查没有禁忌证[15]。然而，当囟门关闭时，超声波就不再有效。研究表明，在这种情况下，CT和MRI在诊断脑积水方面具有相似的敏感性和特异性。MRI和超声波一样，都具有没有电离辐射的优势。MRI也可以用于提供更详细的解剖学评估，帮助诊断脑积水的病因，在必要时有利于制订手术计划[13、16]。MRI是最昂贵的检查方法，需要对婴儿进行镇静。不需要镇静的快速序列MRI，是一种新兴的方法，更常用于诊断神经疾病。具体情况详见表7-2。

表7-2	在临床实践中应用即时超声的建议	
建议	证据等级	参考文献
头颅超声是检测新生儿和婴儿脑积水最有用和最准确的方法之一	C	14

A=一致的、质量良好的以患者为导向的证据；B=不一致或质量有限的以患者为导向的证据；C=共识，以疾病为导向的证据，通常的做法，专家意见，或病例系列。有关SORT证据评级系统的信息，请访问http：//www.aafp.org/afpsort。

扫查方法

1.选择检查所用的设备和设置　适当的设备和环境对于获得最佳图像是必不可少的。首先需要一个接触面小，频率5～8MHz的相控阵探头，用于评估新生儿大脑。如果评估表面结构，可以使用高频线阵探头。如果没有高频相控阵探头，那么2～5MHz的心脏相控阵探头也足够。在评估婴儿或早产儿时，应在温暖的房间里使用温热的耦合剂。具体情况详见图7-2。

2.获得大脑冠状切面图像　先使用大量的耦合剂，将扇形探头放置在前囟处，从冠状切面开始扫查。在冠状切面，识别额叶，然后慢慢向后扫查，直至枕部。能够观察到额叶、胼胝体、透明隔间腔（如果存在）、侧脑室、第三脑室、丘脑、脉络丛、颞叶、顶叶和枕叶。见图7-3至图7-6。

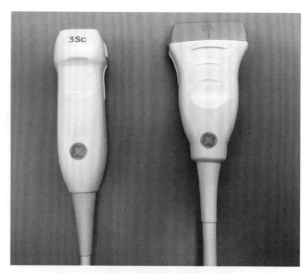

图7-2　检查中使用的探头图片。推荐接触面小，频率5～8MHz的相控阵探头。如果没有，2～5MHz心脏相控阵探头也可以（左）。评估表面结构，可以使用5～12MHz高频线阵探头（右）。

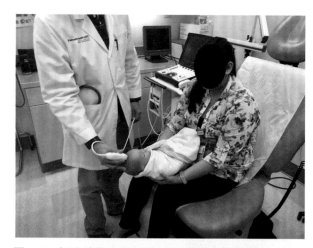

图7-3　探头放置于前囟获取颅脑冠状切面图像。

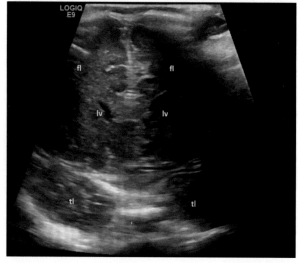

图7-4　正常前冠状切面图像。fl: 额叶；lv: 侧脑室前角；tl: 颞叶。

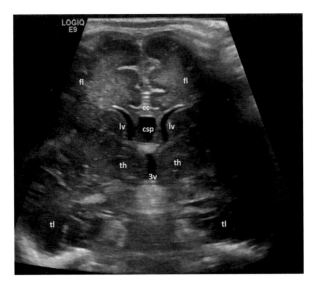

图 7-5 正常正中冠状切面图像。3v：第三脑室；cc：胼胝体；CSP：透明隔间腔；fl：额叶；LV：侧脑室；th：丘脑；tl：颞叶。

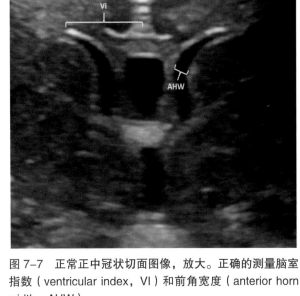

图 7-7 正常正中冠状切面图像，放大。正确的测量脑室指数（ventricular index，VI）和前角宽度（anterior horn width，AHW）。

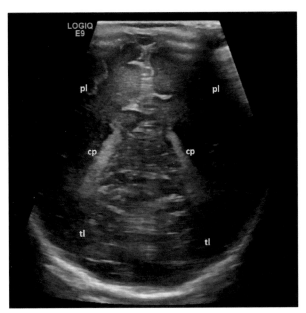

图 7-6 正常后冠状切面图像。cp：两侧脑室中的脉络丛；pl：顶叶；tl：颞叶。

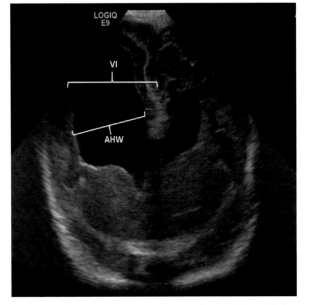

图 7-8 脑积水患者正中冠状切面图像。正确的测量脑室指数（VI）和前角宽度（AHW）。

3.测量脑室指数和前角宽度　获得侧脑室最宽的冠状切面，应该在丘脑和第三脑室的水平。

测量脑室指数，测量大脑镰与冠状切面前角侧壁之间的距离，足月儿正常上限为14mm。下一步测量前角在冠状切面最宽点的对角线宽度，正常上限为4mm[17]。见图7-7和图7-8。

4. 获得大脑的矢状切面图像　接下来，旋转探头90°，获得矢状切面图像。左右倾斜可观察

到侧脑室从前到后的走向。该切面利于观察丘脑尾状核沟，即尾状核和丘脑之间的连接点。这是生发基质出血最常见的部位，可表现为回声增强。见图7-9和图7-10。

5.测量丘脑-枕部距离　丘脑-枕部距离应从枕角测量，不应超过21mm[17]。见图7-11、图7-12和表7-3。

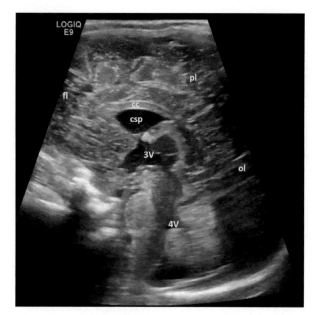

图 7-9　正常正中矢状切面图像。3V，第三脑室；4V，第四脑室；cc，胼胝体；CSP，透明隔间腔；fl，额叶；ol，枕叶；pl，顶叶。

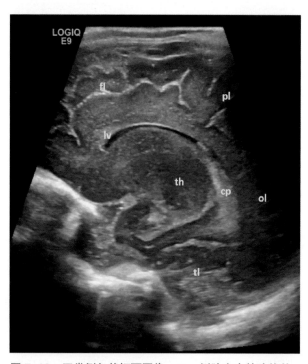

图 7-10　正常侧矢状切面图像。cp，侧脑室中的脉络丛；fl，额叶；lv，侧脑室；ol，枕叶；pl，顶叶；th，丘脑；tl，颞叶。

6.对轴外液体的评估　如果可以，切换到高频线阵探头。评估额叶至突出的半球间裂的间隙是否增大。使用彩色多普勒评估通过的液体。如果多普勒显示血流，提示蛛网膜下腔内液体与良性轴外液体一致。多普勒如无血流，则应考虑硬膜下积液，如血肿。见图7-13和图7-14。

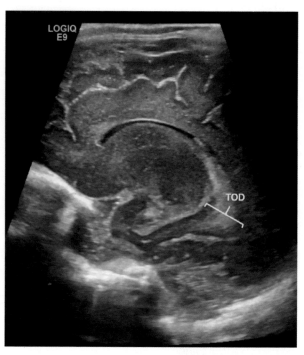

图 7-11　正常侧矢状切面图像。正确测量丘脑－枕部距离（TOD）。

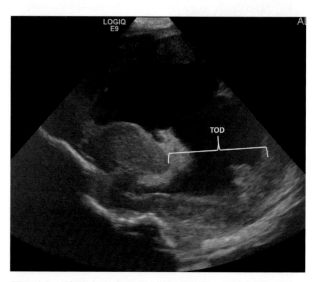

图 7-12　脑积水患者侧矢状切面图像。正确测量丘脑－枕部距离（TOD）。请注意，位于侧脑室的高回声脉络丛应包括在 TOD 测量中，不要误认为是脑室外组织。

表 7-3　足月儿侧脑室正常测量

参数	定义	正常上限（mm）
脑室指数	冠状面大脑镰与前角侧壁的距离	14
前角宽度	前角在冠状面最宽点测量的对角线宽度	4
丘 脑－枕部距离	矢状面丘脑最外侧与脉络丛交界点至枕角最外侧的距离	21

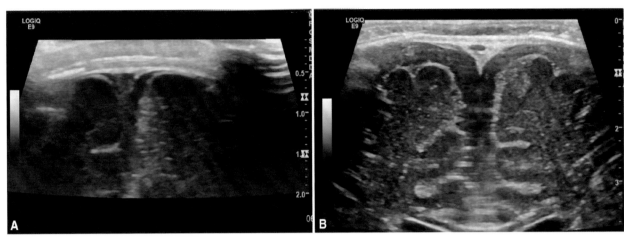

图 7-13　高频探头冠状切面视图显示正常量的轴外液体（A）和增加的轴外液体（B）。

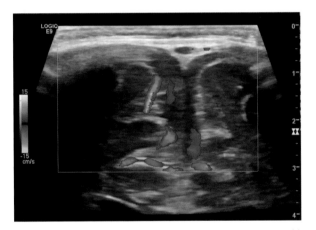

图 7-14　高频探头，冠状切面图像，彩色多普勒显示轴外液体中的血流符合良性增加的轴外液体。

患者管理

　　大头畸形症的定义：小于6个月的婴儿枕额围（occipitofrontal circumference，OFC）大于该年龄段第97个百分位数，渐进性增大超过2个百分位线，或每个月增长大于2cm。第一次诊断时，应该由经验丰富的医生重复测量，因为误差是常见的。在确认测量结果后，应立即确定是否存在紧急情况的危险信号（表7-4）。特别重要的一点是要识别颅内压升高的迹象或症状，如囟门鼓起、视乳头水肿或嗜睡。这些患者需要紧急评估。其他情况，如发育延迟或相关家族史，则需要早期转诊专业医生和进行影像学检查。

　　如果没有危险情况，而且婴儿的前囟未闭合，那么就应该对大脑进行即时超声检查。如果发现脑室异常，则患儿就需要专业评估。急性脑积水婴儿需要紧急神经外科评估。没有严重脑室扩张和无症状的儿童需要及时转诊至神经外科，常常需要通过密切的随访和重复影像学检查来处理。

表 7-4　大头畸形婴儿出现紧急情况的危险信号

- 提示颅内压升高
  - 癫痫发作
  - 囟门隆起
  - 视神经乳头水肿
  - 嗜睡
- 其他危险信号
  - 发育迟缓
  - 早产史
  - 外伤史或中枢神经系统感染史
  - 共济失调
  - 综合征表现
  - 相关家族史

　　如果脑室大小正常，则排除脑积水。如果发现良性增加的轴外液体，那么很可能是大头畸形的原因。这不需要进一步成像，除非神经系统检查有变化或头围生长进一步偏离正常曲线。虽然其为良性，但轴外积液与自闭症障碍有关。这种情况的婴儿应监测是否有发育迟缓，以待进一步评估。

　　如果发现脑室和轴外液体均正常，则应检查婴儿的一级亲属，并测量他们的OFC。患者的OFC和平均家族OFC 应绘制在标准曲线上，如

Weaver曲线[18]。如果患者的OFC 在其家族性OFC 预期范围内，则证实是家族性大头畸形，不需要进一步评估。

确诊大头畸形的患者，若综合评估是正常的，那么应密切观察，并在1～2个月内重复超声检查。见图7-15。

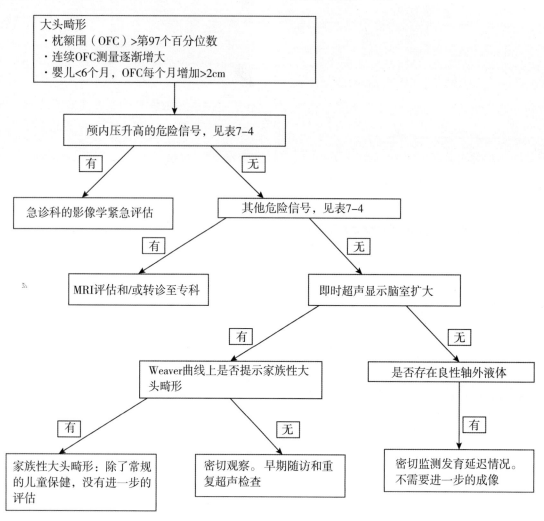

图 7-15　大头畸形的管理流程

经验分享和要点提示

经验分享

● 扫查时婴儿坐在父母的腿上，有助于他们保持冷静，易于操作。

● 使用温热的耦合剂，避免对囟门过度施压，防止迷走神经反射和心动过缓，尤其在新生儿。

● 虽然前囟可能一直开放到2岁，但随着年龄的增长而变小，因此耦合剂超声检查最适合1岁以下婴儿。

要点提示

● 在一些婴儿中可以看到透明隔间腔，这是一种正常的结构，其位于侧脑室和第三脑室之间，区别于第三脑室。第三脑室位置低，位于丘脑之间。

● 新生儿的前角和脉络丛囊肿，无明显临床意义[19]。前角囊肿是直接位于侧脑室前角外侧的囊性回声。见图7-16。脉络丛囊肿是脉络丛内边界清楚的圆形无回声区，见图7-17。

● 注意不要将脉络丛误认为是脑室外组织。它是出现在侧脑室的高回声区，不应延伸到丘脑尾状核沟或枕角，否则将提示脑室出血。

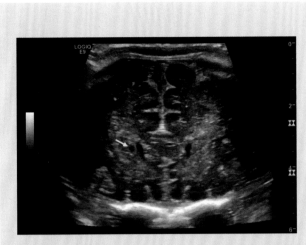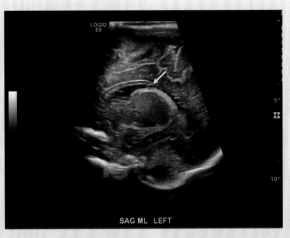

图 7-16　正常正中冠状切面图像。箭头表示前角囊肿。　　图 7-17　正常侧矢状切面图像。箭头表示脉络丛囊肿。

参考文献

1. Damkier HH, Brown PD, Praetorius J. Cerebrospinal fluid secretion by the choroid plexus. *Physiol Rev.* 2013;93(4):1847-1892.
2. Tully HM, Dobyns WB. Infantile hydrocephalus: a review of epidemiology, classification and causes. *Eur J Med Genet.* 2014;57(8):359-368. doi:10.1016/j.ejmg.2014.06.002.
3. Jeng S, Gupta N, Wrensch M, Zhao S, Wu YW. Prevalence of congenital hydrocephalus in California, 1991-2000. *Pediatr Neurol.* 2011;45(2):67-71. doi:10.1016/j.pediatrneurol.2011.03.009.
4. Fernell E, Hagberg G, Hagberg B. Infantile hydrocephalus in preterm, low-birth weight infants—a nationwide Swedish cohort study 1979-1988. *Acta Paediatr.* 1993;82:45-48.
5. Moritake K, Nagai H, Miyazaki T, et al. Analysis of a nationwide survey on treatment and outcomes of congenital hydrocephalus in Japan. *Neurol Med Chir (Tokyo).* 2007;47:453-460.
6. Van Landingham M, Nguyen TV, Roberts A, Parent AD, Zhang J. Risk factors of congenital hydrocephalus: a 10 year retrospective study. *J Neurol Neurosurg Psychiatry.* 2009;80(2):213-217. doi: 10.1136/jnnp.2008.148932.
7. Tully HM, Capote RT, Saltzman BS. Maternal and infant factors associated with infancy-onset hydrocephalus in Washington State. *Pediatr Neurol.* 2015;52(3):320-325. doi:10.1016/j.pediatrneurol.2014.10.030.
8. Millichap JG. Congenital hydrocephalus risk factors. *Pediatr Neurol Briefs.* 2009;23(2):14–14. doi:10.15844/pedneurbriefs-23-2-8.
9. Munch TN, Rasmussen M-LH, Wohlfahrt J, Juhler M, Melbye M. Risk factors for congenital hydrocephalus: a nationwide, register-based, cohort study. *J Neurol Neurosurg Psychiatry.* 2014;85(11):1253-1259. doi:10.1136/jnnp-2013-306941.
10. Riva-Cambrin J, Shannon CN, Holubkov R, et al.; Hydrocephalus Clinical Research Network. Center effect and other factors influencing temporization and shunting of cerebrospinal fluid in preterm infants with intraventricular hemorrhage. *J Neurosurg Pediatr.* 2012;9(5):473-481. doi:10.3171/2012.1.PEDS11292.
11. Chou SY, Digre KB. Neuro-ophthalmic complications of raised intracranial pressure, hydrocephalus, and shunt malfunction. *Neurosurg Clin N Am.* 1999;10(4):587-608.
12. Cultrera F, D'Andrea M, Battaglia R, Chieregato. Unilateral oculomotor nerve palsy: unusual sign of hydrocephalus. *J Neurosurg Sci.* 2009;53(2):67-70.
13. Dinçer A, Özek MM. Radiologic evaluation of pediatric hydrocephalus. *Childs Nerv Syst.* 2011;27(10):1543-1562. doi:10.1007/s00381-011-1559-x.
14. Gupta P, Sodhi KS, Saxena AK, Khandelwal N, Singhi P. Neonatal cranial sonography: a concise review for clinicians. *J Pediatr Neurosci.* 2016;11(1):7-13. doi:10.4103/1817-1745.181261.
15. AIUM Practice parameter for the performance of neurosonography in neonates and infants. *J Ultrasound Med.* 2014. doi:10.1002/jum.15264.
16. Yue EL, Meckler GD, Fleischman RJ, et al. Test characteristics of quick brain MRI for shunt evaluation in children: an alternative modality to avoid radiation. *J Neurosurg Pediatr.* 2015;15(4):420-426. doi:10.3171/2014.9.PEDS14207.
17. Brouwer MJ, de Vries LS, Pistorius L, Rademaker KJ, Groenendaal F, Benders MJ. Ultrasound measurements of the lateral ventricles in neonates: why, how and when? A systematic review. *Acta Paediatr.* 2010;99:1298-1306.
18. Weaver DD, Christian JC. Familial variation of head size and adjustment for parental head circumference. *J Pediatr.* 1980;96(6):990-994.
19. Behnke M, Eyler FD, Garvan CW, et al. Cranial ultrasound abnormalities identified at birth: their relationship to perinatal risk and neurobehavioral outcome. *Pediatrics.* 1999;103(4). doi:10.1542/peds.103.4.e41.

第二篇

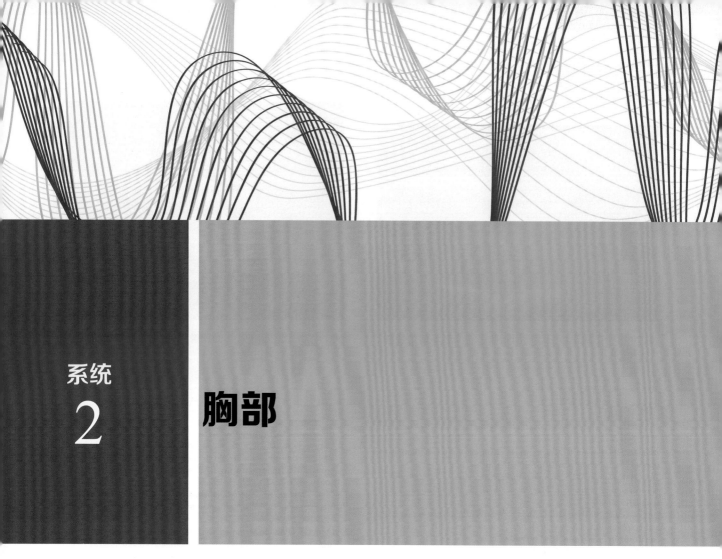

系统
2

胸部

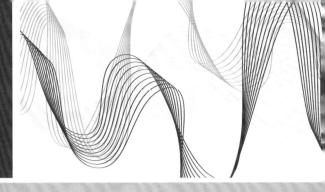

第1部分 | 心 脏

第8章 患者的左心室收缩功能如何?

Mark E. Shaffer, MD and Andrew D. Vaughan, MD

● 临床病例

患者,男,57岁,有高血压病史,主诉呼吸急促,几个月来进行性加重,走到自家邮箱就感到呼吸急促。此外,他还描述了过去几年来端坐呼吸的病史。有间歇性脚部肿胀。休息时无胸痛和气短。既往无心脏病史。你怀疑患者有急性心力衰竭。左心室收缩功能如何?

文献综述

在美国,65岁以上心力衰竭发病率接近1%(每1000人中有10例)。此外,诊断心衰5年后死亡率高达50%[1]。已证明左室射血分数(left ventricular ejection fraction,LVEF)与心力衰竭的预后和治疗有临床相关性。具体来说,LVEF可以识别哪些患者可以从治疗中受益,告知哪些需要侵入性的心脏检查,并监测有急性或慢性症状的患者[2-7]。

虽然传统上认为左心室造影是测量LVEF的金标准,但超声心动图在一线评估中的应用越来越广泛。超声心动图对LVEF的测量一直显示出与血管造影测量的强烈相关性,同时具有减少辐射暴露、无造影剂并发症以及费用低等好处[3, 8, 9]。

由于设备不同,在美国每次超声心动图检查的费用估计约为800美元,平均需要46分钟才能完成[10]。

如今,超声技术的进步以及医生获得超声培训后,越来越多地使用即时(point-of-care,POC)超声心动图。这可以即时反馈给临床医生进行决策。POC超声心动图通常对LVEF进行定性分级评估或少数基本测量,而不是使用复杂的测量和公式。

定性评估LVEF取决于操作者的经验,但可以通过相对简短的培训后获得。功能评估被分为严重降低(<30%)、中度降低(30%~55%)、正常(>55%)三个级别,在临床上与精确的EF一样有用。这是根据几个不同切面所看到的心室壁和室间隔的总体运动来判断的。心脏病科医生在学习阶段常规接受超声心动图培训,并把POC超声心动图研究作为主题[11]。研究表明,由心脏病科医生检查,POC超声心动图减少了正式超声检查的需要,定性的心室功能评估与正式的LVEF测量相关,特异性为92%[10, 12]。经过适当训练的非心脏病科医生可以取得类似的结果。一项研究表明,经过3个月和至少80次检查的训练,能够检测左心室功能障碍的敏感性达92%,特异性达94%[13]。即使是短暂的训练也能产生令人印象深刻的结果。在一项评估中显示,对非心脏病科医生进行了3小时的教学和5次检查训练,检出心功能正常有92%的一致性,检出心功能降低有70.4%的一致性[14]。

除了使用目测法评估射血分数外,还研究

了具体的测量方法，可以用来帮助估计LVEF。其中研究最多的测量方法之一是测量舒张早期二尖瓣前叶与室间隔之间的距离（E-point septal separation，EPSS）。

在舒张早期的快速充盈期，二尖瓣前叶通常接触室间隔。二尖瓣前叶与室间隔之间的最小距离为EPSS。这一测量值已被证明是左室功能的标志，并与LVEF呈负相关[15]。大多数研究使用7mm为临界值，>7mm为异常[15-18]。其判断收缩功能障碍的敏感性和特异性分别为83%~100%和50%~75%。

虽然EPSS非常有用，但也必须意识到扫查的局限性。它虽然提供了一些可量化的指标来确定射血分数的降低，但它不能对功能障碍的严重程度进行分级[19]。和其他超声一样，POC超声心动图也会受到伪像的影响。具体来说，声窗差和心内膜回声失落会影响EPSS的测量。因此，即使是快速床边评估，除了测量EPSS，左室功能的定性评估还应在胸骨长轴（parasternal long-axis，PLAX）和胸骨短轴（parasternal short-axis，PSAX）进行观察与测量。LVEF必须结合临床和整个超声心动图进行解释，尽管LVEF不低，但它仍可能显示出心脏输出不良。这种情况可能是因为瓣膜狭窄或反流、舒张功能障碍或肥厚性梗阻性心肌病[20, 21]。

表 8-1	在临床实践中应用即时超声的建议	
建议	证据等级	参考文献
即时超声心动图可有效检测左心室收缩功能障碍的存在	A	10, 12-14
EPSS可用于筛查左心室射血分数降低	C	15-18

A=一致的、质量良好的以患者为导向的证据；B=不一致或质量有限的以患者为导向的证据；C=共识，以疾病为导向的证据，通常的做法，专家意见，或病例系列。有关SORT证据评级系统的信息，请访问http://www.aafp.org/afpsort。

扫查方法

1. 获取PLAX切面 如果可以，患者左侧卧位，使心脏更接近胸壁，减少左肺干扰。如果患者固定不动，也可以卧位进行检查。将探头置于

胸骨左缘第4~5肋间，探头标记指向右肩。根据需要上下移动，直到获得PLAX图像。应包括右心室、左心室、左心房、主动脉流出道。观察左心室受压、扩张、对称性和室壁厚度（图8-1至图8-4）。

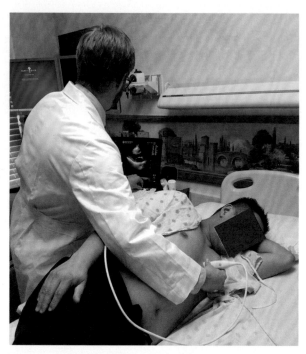

图 8-1 患者左侧卧位。

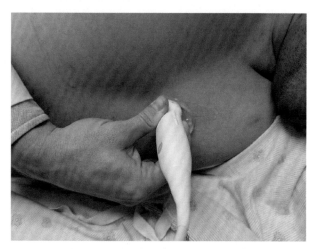

图 8-2 获取胸骨旁左室长轴切面探头放置位置。

2. 测量EPSS 测量EPSS，捕捉心动周期的一个循环，并缓慢回放，找到舒张末期的时刻。识别二尖瓣并在其最大开口点测量瓣膜与室间隔之间的距离。也可以用M模式测量EPSS，将M模式取样线放置在二尖瓣顶端，并测量与室间隔的最小分离点（图8-5和图8-6）。

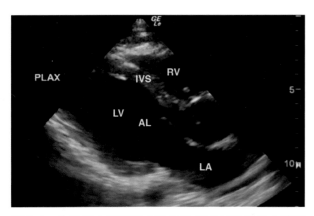

图 8-3 胸骨旁左室长轴(PLAX)切面显示正常心脏舒张末期。

AL:二尖瓣前叶;IVS:室间隔;LA:左心房;LV:左心室;RV:右心室。

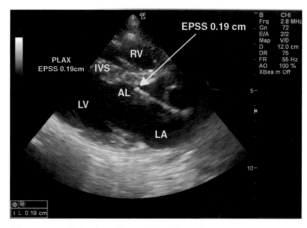

图 8-5 二维超声心动图测量正常心脏 EPSS。

AL:二尖瓣前叶;IVS:室间隔;LA:左心房;LV:左心室;PLAX:胸骨旁长轴;RV:右心室。

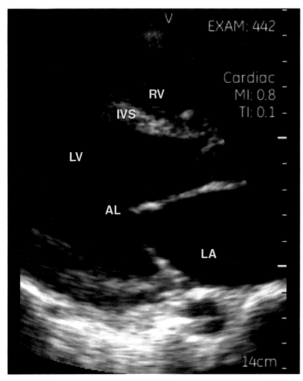

图 8-4 胸骨旁左室长轴切面,舒张末期左室射血分数降低。注意心室扩张和二尖瓣活动不良。

AL:二尖瓣前叶;IVS:室间隔;LA:左心房;LV:左心室;RV:右心室。

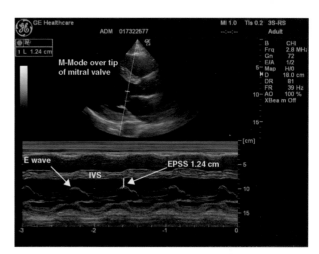

图 8-6 M 型测量左室射血分数降低的 EPSS。

IVS:室间隔。

3. 获取 PSAX 图像 获得长轴图像后,将探头以二尖瓣顶端为中心,旋转 90°,探头标记指向左肩。右心室应该呈新月形,其包绕圆形的左心室。观察心室从二尖瓣水平到心尖的均匀而强烈的收缩(图 8-7 至图 8-9)。

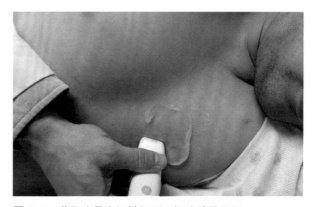

图 8-7 获取胸骨旁短轴切面,探头放置位置。

患者管理

研究表明,POC 超声心动图评估可以在 6 分钟内完成。因此,能够快速确认或排除可疑诊断,从而缩短开始治疗的时间。

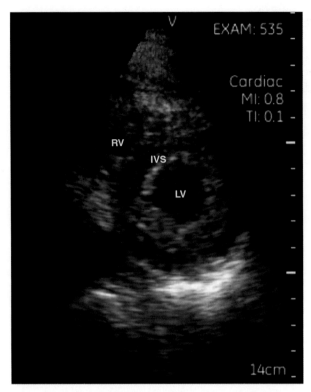

图 8-8 正常心脏收缩期胸骨旁短轴图像。收缩时左心室壁增厚。

IVS：室间隔；LV：左心室；RV：右心室。

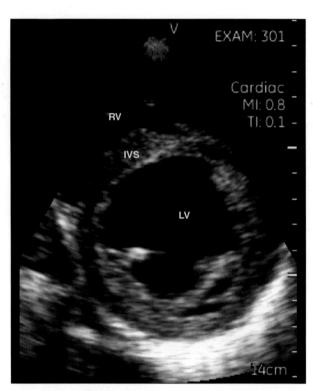

图 8-9 收缩期射血分数降低的心脏胸骨旁短轴图像。收缩时左心室壁增厚不明显，心室腔缩小不显著。

IVS：室间隔；LV：左心室；RV：右心室。

为评估左心室功能而做POC超声心动图时，检查者必须把握好适应证。患者可能有体征和症状提示诊断左心室功能障碍，如急性呼吸困难伴外周水肿；也许患者已经存在左心室功能障碍，但出现新的或恶化的症状。无论如何，掌握适应证有助于医生正确评估左室功能并用于患者管理。患者管理流程见图8-10。

图 8-10 疑似收缩性心力衰竭处理流程。

EPSS：舒张早期二尖瓣前叶与室间隔之间的距离；LV：左心室；LVEF：左室射血分数；POC：即时的；RV：右心室。

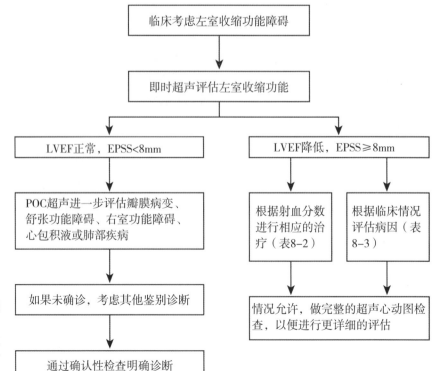

如果确认左心室收缩功能障碍，医生需立即进行适当的治疗。在关注利尿的同时，减少后负荷和降低死亡率也很重要（表8-2）。临床医生必须确定引起心力衰竭的病因（表8-3）。对于新发的心力衰竭病例，通常需要完整的超声心动图和心导管检查，并根据临床情况进行其他检查。

表 8-2 射血分数减少的心力衰竭患者推荐治疗[23-26]		
患者特征	治疗或干预	降低死亡率
体液潴留	利尿剂	无，但能改善症状
全部	ACEI	23%
ACEI不耐受	ARB	13%
基于ACEI或ARB。NYHA分级 Ⅱ～Ⅲ级。足够的血压	血管紧张素受体-脑啡肽酶抑制剂（启动前必须停用ACEI或ARB）	20%
全部	β受体阻滞剂（有证据表明只有卡维地洛、比索洛尔和琥珀酸美托洛尔缓释剂对降低心力衰竭引起的死亡率有利）	34%
NYHA 分级 Ⅱ～Ⅳ级。肌酐清除率＞30ml/min。K+＜5.0mEq/L	醛固酮拮抗剂	30%
基于上述治疗。NYHA 分级 Ⅲ～Ⅳ级的非洲裔美国人	肼屈嗪和硝酸异山梨酯	43%
NYHA 分级 Ⅱ～Ⅲ级。窦性心律＞70次/分，β受体阻滞剂最大耐受剂量	伊伐布雷定	没有，但可缩短住院时间
左室射血分数＜35%。基于上述治疗。NYHA分级 Ⅲ～Ⅳ级及左束支传导阻滞，QRS持续时间＞150ms，窦性心律	CRTª	22%
左室射血分数＜35%。基于上述治疗。NYHA 分级 Ⅲ～Ⅳ级和预期寿命＞1年	ICD	28%

此表仅作为指南。所有干预措施都需要考虑完整的临床背景，包括慢性疾病和并发症。
ª 通过心房同步双心室起搏器实现CRT。
ACEI：血管紧张素转换酶抑制剂；ARB：血管紧张素受体阻滞剂；CRT：心脏再同步化治疗；ICD：植入式心脏复律除颤器；NYHA：纽约心脏协会。

表 8-3 新发的或恶化的左室心力衰竭病因（基于NHANES 数据库按频率列出）[27, 28]	
	基于 NHANES[27]（%）
冠状动脉（缺血性）心脏病	61.6
烟草使用	17.1
高血压	10.1
肥胖/超重	8.0
糖尿病	3.1
瓣膜或结构性心脏病	2.2
其他内分泌病（甲状腺功能减退）	3.1
结缔组织疾病	
电解质紊乱	

续表

	基于 NHANES[27]（%）
特发性原因	
感染性心肌病（HIV，Chagas病）	
浸润性疾病（多发性骨髓瘤）	
药物毒性（阿霉素）	
急性心肌炎	
围产期心肌病	
药物滥用（酒精、可卡因）	

NHANES：国家健康和营养检查调查。

如果排除LVEF降低或诊断仍不确定，检查者应考虑其他诊断。许多情况下可以通过POC超

第二篇

声检查心脏是否存在心包积液、右心功能障碍、瓣膜功能障碍或左室舒张功能障碍。通过即时超声进一步评估是否有肺水肿、胸腔积液、腔静脉扩张[22]。这可以缩小诊断范围，在此基础上进行其他检查，包括血液化验和其他影像学检查。

经验分享和要点提示

经验分享

- 在肋间隙涂抹大量的耦合剂。
- 最佳心脏声窗：年轻人位置较高，老年人位置较低。
- 复查检查方向——心脏模式下，探头指灯在屏幕的右侧，不像其他超声模式，在屏幕左边。

要点提示

- 不要仅从一个切面定性地判断LVEF，否则会引起误导；需要从多个切面观察确认。
- 当发现LVEF降低，需要分析其病因。
- 不要以为LVEF正常就意味着心输出量正常甚至左室功能正常；需要全面考虑其他诊断。

参考文献

1. Go AS, Mozaffarian D, Roger VL, et al. American Heart Association Statistics Committee and Stroke Statistics Subcommittee. Heart disease and stroke statistics—2013 update: a report from the American Heart Association. *Circulation*. 2013;127(1):e6-e245.

2. Curtis JP, Sokol SI, Wang Y, et al. The association of left ventricular ejection fraction, mortality, and cause of death in stable outpatients with heart failure. *J Am Coll Cardiol*. 2003;42(4):736-742.

3. Habash-Bseiso DE, Rokey R, Berger CJ, Weier AW, Chyou PH. Accuracy of noninvasive ejection fraction measurement in a large community-based clinic. *Clin Med Res*. 2005;3(2):75-82.

4. Grimm W, Glaveris C, Hoffmann J, et al. Noninvasive arrhythmia risk stratification in idiopathic dilated cardiomyopathy: design and first results of the Marburg Cardiomyopathy Study. *Pacing Clin Electrophysiol*. 1998;21:2551-2556.

5. Grimm W, Christ M, Bach J, Muller HH, Maisch B. Noninvasive arrhythmia risk stratification in idiopathic dilated cardiomyopathy: results of the Marburg Cardiomyopathy Study. *Circulation*. 2003;108:2883-2891.

6. Theal M, Demers C, Mckelvie RS. The role of angiotensin II receptor blockers in the treatment of heart failure patients. *Congest Heart Fail*. 2003;9:29-34.

7. Clarke CL, Grunwald GK, Allen LA, et al. Natural history of left ventricular ejection fraction in patients with heart failure. *Circ Cardiovasc Qual Outcomes*. 2013;6(6):680-686.

8. Witteles RM, Knowles JW, Perez M, et al. Use and overuse of left ventriculography. *Am Heart J*. 2012;163(4):617-623.

9. Garg N, Dresser T, Aggarwal K, et al. Comparison of left ventricular ejection fraction values obtained using invasive contrast left ventriculography, two-dimensional echocardiography, and gated single-photon emission computed tomography. *SAGE Open Med*. 2016;4:2050312116655940.

10. Khan HA, Wineinger NE, Uddin PQ, Mehta HS, Rubenson DS, Topol EJ. Can hospital rounds with pocket ultrasound by cardiologists reduce standard echocardiography? *Am J Med*. 2014;127(7):669.e1-669.e7.

11. Ryan T, Berlacher K, Lindner JR, Mankad SV, Rose GA, Wang A. COCATS 4 task force 5: training in echocardiography. *J Am Coll Cardiol*. 2015;65(17):1786-1799.

12. Kobal SL, Liel-Cohen N, Shimony S, et al. Impact of point-of-care ultrasound examination on triage of patients with suspected cardiac disease. *Am J Cardiol*. 2016;118(10):1583-1587.

13. Mjølstad OC, Andersen GN, Dalen H, et al. Feasibility and reliability of point-of-care pocket-size echocardiography performed by medical residents. *Eur Heart J Cardiovasc Imaging*. 2013;14(12):1195-1202.

14. Randazzo MR, Snoey ER, Levitt MA, Binder K. Accuracy of emergency physician assessment of left ventricular ejection fraction and central venous pressure using echocardiography. *Acad Emerg Med*. 2003;10(9):973-977.

15. McKaigney CJ, Krantz MJ, La Rocque CL, Hurst ND, Buchanan MS, Kendall JL. E-point septal separation: a bedside tool for emergency physician assessment of left ventricular ejection fraction. *Am J Emerg Med*. 2014;32(6):493-497.

16. Massie BM, Schiller NB, Ratshin RA, Parmley WW. Mitral-septal separation: new echocardiographic index of left ventricular function. *Am J Cardiol*. 1977;39(7):1008-1016.

17. Ahmadpour H, Shah AA, Allen JW, Edmiston WA, Kim SJ, Haywood LJ. Mitral E point septal separation: a reliable index of left ventricular performance in coronary artery disease. *Am Heart J*. 1983;106(1 Pt 1):21-28.

18. Elagha A, Fuisz A. Mitral valve E-point to septal separation (EPSS) measurement by cardiac magnetic resonance imaging as a quantitative surrogate of left ventricular ejection fraction (LVEF). *J Cardiovasc Magn Reson*. 2012;14(suppl 1):P154.

19. Silverstein JR, Laffely NH, Rifkin RD. Quantitative estimation of left ventricular ejection fraction from mitral valve E-point to septal separation and comparison to magnetic resonance imaging. *Am J Cardiol*. 2006;97(1):137-140.

20. Pislaru SV, Pellikka PA. The spectrum of low-output low-gradient aortic stenosis with normal ejection fraction. *Heart*. 2016;102(9):665-671.

21. Yıldırımtürk Ö, Helvacıoğlu FF, Tayyareci Y, Yurdakul S, Aytekin S. Subclinical left ventricular systolic dysfunction in patients with mild-to-moderate rheumatic mitral stenosis and normal left ventricular ejection fraction: an observational study. *Anadolu Kardiyol Derg*. 2013;13(4):328-336.

22. Anderson KL, Jenq KY, Fields JM, Panebianco NL, Dean AJ. Diagnosing heart failure among acutely dyspneic patients with cardiac, inferior vena cava, and lung ultrasonography. *Am J Emerg Med*. 2013;31(8):1208-1214.

23. Aronow WS. Update of treatment of heart failure with reduction of left ventricular ejection fraction. *Arch Med Sci Atheroscler Dis*. 2016;1(1):e106-e116.

24. Woods B, Hawkins N, Mealing S, et al. Individual patient data network meta-analysis of mortality effects of implantable cardiac devices. *Heart*. 2015;101(22):1800-1806. doi:10.1136/heartjnl-2015-307634.

25. McAlister FA, Ezekowitz J, Hooton N, et al. Cardiac resynchronization therapy for patients with left ventricular systolic dysfunction: a systematic review. *JAMA*. 2007;297(22):2502-2514.

26. Yancy CW, Jessup M, Bozkurt B, et al. 2017 ACC/AHA/HFSA focused update of the 2013 ACCF/AHA guideline for the management of heart failure: a report of the American College of Cardiology/American Heart Association Task Force on clinical practice guidelines and the Heart Failure Society of America. *J Am Coll Cardiol*. 2017;70(6):776-803.

27. He J, Ogden LG, Bazzano LA, Vupputuri S, Loria C, Whelton PK. Risk factors for congestive heart failure in US men and women: NHANES I epidemiologic follow-up study. *Arch Intern Med*. 2001;161(7):996-1002.

28. Felker GM, Thompson RE, Hare JM, et al. Underlying causes and long-term survival in patients with initially unexplained cardiomyopathy. *N Engl J Med*. 2000;342(15):1077-1084.

第9章　患者是否有左心室肥大?

Julian Reese，DO and Paul Bornemann，MD，RMSK，RPVI

● 临床病例

患者，男，60岁，骨科医师检测到他有高血压，他从未接受过高血压治疗。患者有骨关节炎，服用止痛所需的布洛芬，每天服用多种维生素。在室内坐着测到的血压是165/90mmHg，5分钟后测量的血压为140/90mmHg。他的代谢和心电图检查是正常的。无法进行室外的血压测量。你想知道患者是否有器官损伤，以确认高血压的诊断。患者是否有左心室肥大?

文献综述

诊室血压容易获得，常用于高血压的诊断和管理。然而经常会发生测量不准确[1]。从而导致高血压的过度治疗或治疗不足。研究表明，20%诊室血压读数升高的患者诊室外血压读数显示正常，多达20%的诊室血压读数正常的患者在诊室外的血压读数升高[2]。此外，另有30%因诊室血压持续升高而接受治疗的患者，在诊室外的血压读数却是正常的[3]。因此，当仅仅使用诊室血压指导治疗时，每4个患者中就有3个治疗不恰当[2]。

诊室外血压测量克服了许多缺陷越来越受到欢迎，因为其准确性比诊室血压更高，并提高了预测长期心血管疾病（cardiovascular disease，CVD）结局的能力。一些指南，包括来自美国预防服务工作组（USPSTF），美国高血压预防、检测、评估和治疗委员会第八次报告（JNC-8），2017年美国心脏病学院/美国心脏协会（ACC/AHA）成人高血压预防、检测、评估和管理指南，建议在诊室外测量血压，以确诊高血压和调节高血压药物[1, 4-7]。诊室外测量的选

择包括动态血压测量（ABPM）和家庭血压测量（HBPM）。ABPM是首选的诊室外测量法，被认为是参考标准。但是，由于无法立即获得结果，价格昂贵且第三方的报销很少，限制了它的使用[8-10]。

当ABPM不可用时，HBPM通常是临床采用的方法。然而，其有效性没有得到很好的证明。事实上，几项研究表明，ABPM与HBPM的检查结果之间缺乏相关性。此外，与ABPM相比，HBPM并不能准确预测未来心血管事件[13]。尽管存在差异，HBPM和ABPM都被证明可以预测高血压靶器官损伤[14]。其预测性因靶器官的不同而不同，动态血压与左室质量（left ventricular mass，LVM）和左室肥厚（left ventricular hypertrophy，LVH）的发展密切相关[15]。

在正常个体中，LVM与体形相关，与胖瘦直接相关。如运动、瓣膜疾病和高血压可能会增加或降低LVM[16]。通过细胞肥大增加心肌质量的过程是对心脏容量或压力负荷增加的代偿反应[17]。不同刺激因素会导致不同的肥厚几何模式。这些模式的基础是相对壁厚（relative wall thickness，RWT），即左室后壁厚度（posterior wall thickness，PWT）和左室内径（left ventricular internal diameter at end diastole，LVID$_d$）的比值[18, 19]（图9-1）。例如，运动员进行有氧运动，如跑步和游泳，会表现出离心性肥大的模式[20, 21]。进行举重和交叉训练等无氧运动的人表现出向心性肥大的模式。在运动员中，肥大是生理性的，代表了Frank-Starling机制的有利表现。

相反，高血压继发的LVH是病理性的，是慢性全身血压升高的结果，这种升高不成比例地增厚左心室壁，缩小其腔室大小[22]。尽管LVH最初具有适应性，但它是由高血压引起的，与心源性猝死、中风、心力衰竭、心肌梗死后死亡的风险

增加有关[23]。

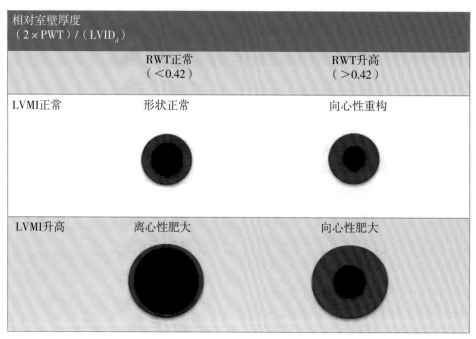

图 9-1　左室重构模式。
LVID_d：左室舒张末内径；LVMI：左室质量指数；PWT：后壁厚度。

在高血压患者中，随着血压的升高，LVM增加[23, 24]。收缩压每升高5mmHg，LVM升高20g[24]。Mancia等人的一项开创性研究首先证明了LVM以逐步方式增加的概念。在该研究中，LVH在正常血压、最近发现的高血压和长期不受控制的高血压患者中的发生率逐渐增高[25]。多项研究也证实了LVM和ABPM之间明确的线性关系[22, 26, 27]。值得注意的是，Devereux等人，证明左室质量与ABPM密切相关，与室内血压或HBPM相关性较差[17, 23, 28]。令人震惊的是，在广泛的血压范围内LVM与动态血压之间都具有相关性[29, 30]。体现体表面积的LVM指数与动态血压的相关性进一步加强。还有一些关于左室指数的其他方法也陆续被报道[31]。指数化的方法旨在排除LVM混淆变量的干扰，可用于建立LVH的超声心动图标准。左室质量指数（Left ventricular mass index，LVMI）女性在95g/m²以上，男性在115g/m²以上定义为左室肥厚[31]（表9-1）。虽然动态血压的增加与LVMI增高和左室肥厚有关，但偶而增加的LVMI并不会达到肥大值，然而，如果血压和LVMI都增高则表明以后发展为左室肥厚的风险更高。据报告，相对风险增加了43%[32]。相反，

在没有血压升高的情况下，LVMI的增加会增加以后患高血压的风险。在弗莱明翰心脏研究（FHS）中，正常血压或边缘高血压且LVM升高的成年人，在后来的随访中发展为了高血压[32]。风险与LVM直接相关，较高的LVM值表明风险较高。随后的研究已经证实，LVM的高基线值能够预测血压升高，且与高血压的标准危险因素无关[33, 34]。因此，LVM的增加和随后的LVH既是高血压的结果，又是高血压的先兆，这表明LVM是评估和管理高血压的理想生物标志物。此外，它有助于识别各种高血压表型，例如白大衣高血压（WCH）、隐蔽性高血压（MH）和不受控制的高血压[35]。

表 9-1　左室质量指数与左室肥大的参考范围

	正常范围（g/m²）	左室肥大（g/m²）
左心室质量评估		
左心室质量/体表面积（BSA），女性	43～95	>95
左心室质量/BSA，男性	49～115	>115

引自欧洲心血管影像协会（EACVI）和美国超声心动图学会

（ASE）。

LVMI和LVH的患病率在MH、WCH、血压正常和高血压的人群中各不相同（图9-2）。孤立性诊室高血压（通常称为WCH）的特征是诊室血压升高，但动态血压正常。它涉及诊室中多达30%的高血压患者。相反，37%～50%的患者有MH，其特征是诊室血压正常或为高血压前期，但动态血压升高。Sega等人在PAMELA研究中证明，WCH患者的LVMI低于MH的患者[25]。他们还证明LVH在诊室高血压和正常动态血压的患者中不常见，在动态血压升高的患者中更常见[20]。该数据也与前述LVMI和ABPM的相关性一致，并且还表明，在血压升高（诊室或诊室外）的情况下，心脏结构发生改变的可能性更大，发生LVH的可能性更高。由此得出，在没有其他刺激的情况下，LVMI和LVH升高代表潜在的高血压。将LVH归因于高血压之前，需要鉴别其他原因，即运动员心脏和肥厚型心肌病（HCM）。运动员有缓慢的静息心率以及训练和运动竞赛的经历。此外，运动员的左室壁厚度很少会超过12mm[36]。左心室壁厚度≥15mm提示HCM可能[37]。高血压LVH也很少接近该值。

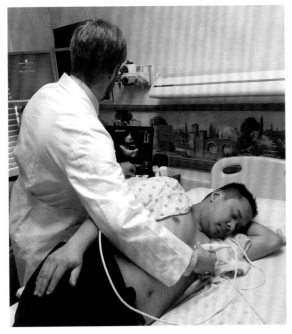

图 9-2 患者左侧卧位。
图片由 Mark Shaffer, MD, and Andrew Vaughan, MD.提供。

从诊断的角度来看，LVH可以通过心电图或

超声心动图检测。心电图廉价，易操作，虽然其特异性高，但其敏感性低，因此心电图不能排除LVH[38]。超声心动图比心电图敏感得多，是评估LVH的首选方法[39,40]。尽管有其优越性，但2017年AHA/ACC指南不支持在高血压初步评估中常规使用超声心动图检测LVH。提出上述建议的主要因素与超声心动图使用不当产生相关的费用有关[31,41]。

用即时超声（POCUS）设备测量左心室质量，节省了与正式超声心动图相关的许多成本。以前认为使用POCUS和有限超声心动图测量LVM仅限于经过专门超声心动图训练的医生。如今，即使是那些不熟悉POCUS的没有经验的初级保健者，也可以通过几个小时的培训快速、准确地测算出LVM[19, 42]。使用POCUS超声对诊断不完全清楚的高血压患者特别有用。ACC/AHA指南建议"对心电图上无LVH的边缘性高血压患者进行LVH评估，以指导治疗决策。为此，可使用有限的目标导向超声心动图[43]。"

LVM的测量需要测量室间隔（IVS）、后壁（PW）和左心室腔的内径。然后使用美国超声心动图学会（ASE）推荐的德弗罗公式计算左心室质量[19]。计算过程：左室心外膜表面包围的体积减左室腔体积，然后乘以密度得出质量（LVM）[19]。LVM与体表面积（见上文）之比为LVMI，再确定LVH的存在与否（表9-1）。RWT的计算确定LVH的模式为向心性还是偏心性（图9-1）。

治疗LVH可提高生存率，降低心血管疾病发病率，改善心肌性能[44,45]。在LIFE研究中检验了有利于LVH治疗的证据[44]。在这项前瞻性研究中，在降压药物治疗期间，LVMI较低的患者心血管疾病发病率和死亡率较低。本试验结果表明，LVMI不仅在治疗LVH，而且在监测方面有作用，类似于糖尿病患者血红蛋白A1C的使用方式。在抗高血压药物中，促进LVH消退的能力有所不同。治疗轻度高血压研究（TOMHS）表明，长效利尿剂氯噻酮比其他药物稍有效[27]。2003年的一项降压药物治疗LVH的Meta分析还表明，血管紧张素受体阻滞剂（ARBs）和血管紧张素转换酶（ACE）抑制剂也是有效的。在血压得到适

当控制下大量患者的LVH发生消退[46]。尽管血压控制最佳，但一组患者仍缺乏LVH消退。这些患者LVH的维持在一定程度上与血压无关，改变生活方式和CVD的危险因素可能会有益[46]。目前的指南没有就LV恢复的治疗提出具体建议[33, 41]。

表9-2 临床实践中应用即时超声的建议		
建议	证据等级	参考文献
使用有限的目标导向超声心动图指导心电图上无左心室肥厚的边缘性高血压患者的治疗。	C	43

A=一致的、质量良好的以患者为导向的证据；B=不一致或质量有限的以患者为导向的证据；C=共识，以疾病为导向的证据，通常的做法，专家意见，或病例系列。有关SORT证据评级系统的信息，请访问http://www.aafp.org/afpsort。

扫查方法

1. 准备工作　患者应处于仰卧位或左侧卧位，左臂上抬于头上方，使心脏接近胸壁，增宽肋间隙（图9-2）。

2. 胸骨旁长轴图像　相控阵探头放置在胸骨左缘第3或第4肋间隙。探头标记应指向患者的右肩。倾斜并滑动探头以获得胸骨旁长轴（PLAX）图像（图9-3）。最佳图像标准：主动脉瓣和二尖瓣正好位于中心位置，左心室壁彼此平行，在近场中可见右心室流出道（图9-4）。

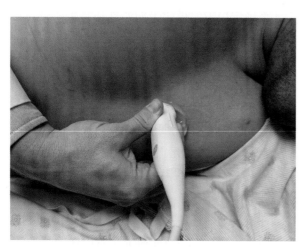

图9-3　左室长轴切面探头放置位置。
由 Mark Shaffer，MD，and Andrew Vaughan，MD提供。

3. 测量LVID_d　左室舒张末期内径PLAX图像中测量。正确获得此图像后，在二尖瓣开放时

冻结图像，此时对应舒张末期，心脏直径最大。将电子卡尺纵向放置在二尖瓣叶的顶端，垂直于LV长轴测量室间隔至左室后壁之间的距离（图9-5）。

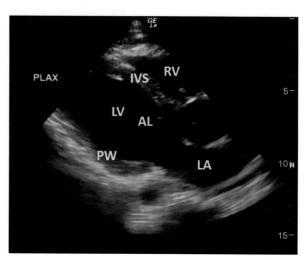

图9-4　胸骨旁左室长轴（PLAX）切面显示正常心脏舒张末期。
AL：二尖瓣前叶；IVS：室间隔；LA：左心房；LV：左心室；PW：左心室后壁；RV：右心室。由 Mark Shaffer，MD，and Andrew Vaughan，MD提供。

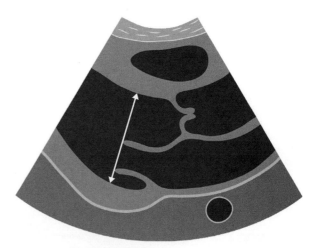

图9-5　左室舒张末期内径。

4. 测量IVS和PWT　测量LVID_d的同时测量左室壁厚度。在左心室心肌壁和心包之间的界面放置电子卡尺测量PWT。在LV和右心室的内腔界面之间放置电子卡尺测量IVS。测量PWT时，必须排除腱索和乳头肌，而在测量IVS时，应排除右心室腔的节制索。测量应垂直于LV的长轴（图9-6和图9-7）。

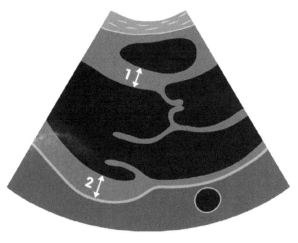

图 9-6　室间隔（1）和左室后壁厚度（2）。

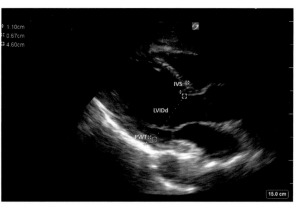

图 9-7　在胸骨旁左室长轴切面进行测量。

IVS：室间隔；$LVID_d$：左室舒张末期内径；PWT：左室后壁厚度。

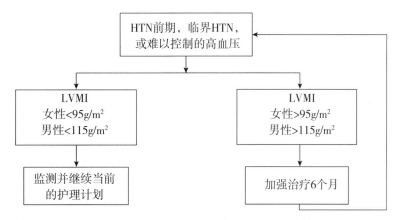

图 9-8　采用左室质量指数（LVMI）评估高血压（HTN）管理流程。

5. LVMI的测定　使用上述IVS、PWT、LVID和德弗罗公式计算LV质量：$[(IVS_d + LVID_d + PWT_d)^3 - (LVID_d)^3] \times 1.05$。建议用LV质量除以患者体表面积，将LV质量与患者体形联系起来。体表面积的公式是BSA（m^2）= $\sqrt{[身高（英寸）\times 重量（磅）]/3131}$。为了方便使用，LVMI的在线计算器是http://www.csecho.ca/wp-content/themes/twentyeleven-csecho/cardiomath/?eqnHD=echo&eqnDisp=lvmlvmi。

患者管理

使用适当的工具测量血压是评估和管理高血压的第一步。一旦准确测量患者的血压，根据血压水平可分为正常高血压、高血压前期、1期高血压或2期高血压。

当诊室血压升高或高血压前期时，建议进行ABPM确认血压值并帮助进一步指导管理。但是，由于它并不常用，并且考虑到LVMI与ABPM直接相关，因此建议在床旁测量LVMI作为替代指标。因此，当没有ABPM且诊室血压升高时，测量LVMI。对于尚未接受治疗的患者，如果证实存在LVH，则应进行治疗。对于LVH患者，记录LVH消退很重要，建议6个月后随访并复测LVMI。如果患者已经接受了高血压和LVH的治疗，那么应该评估治疗的依从性，并应考虑强化降压治疗。如果LVMI低于肥大范围，那么对于目前正在接受高血压治疗的患者，应该维持目前的降压治疗。

当床旁LVMI低于LVH范围时，对于没有高血压病史的诊室血压升高的患者，通常无需进行降压治疗。但是，由于这些患者LVM更易升高以及随后出现高血压和LVH，因此建议在6个月内再次进行LVMI测量。

在血压与预期LVMI不符时，务必考虑其他导致LVH的原因，例如HCM和运动员心脏。运动员的PWT和IVS几乎总是<12mm，通常$LVID_d$

>55mm，静息心率缓慢，并有训练和运动比赛史。相反，如果患者的左心室壁厚超过15mm（任何分段）和/或LVID_d<45mm，则应怀疑是病理性LVH。心源性猝死家族史和心脏收缩期杂音是诊断HCM的线索。在这些情况下，应考虑正规的超声心动图并转诊至专科（图9-8）。

经验分享和要点提示

经验分享

- 清楚显示需要测量的心内膜边界和结构。（不要测量你看不见的东西！）
- 测量不一定要沿一直线，但必须垂直于被测结构并位于心脏的基底段。
- 乳头肌与PW的心内膜边界之间有一空间隔开。LVID_d测量应包括乳头肌，以防数值偏低。
- 一定要上下扫描胸腔，从靠近胸骨开始，然后横向移动。寻找可以清楚显示PLAX图像的最佳声窗。请先多看几个不同的声窗，再选择最好的声窗。
- 如果很难找到一个好的声窗，确保患者处于左侧卧位，然后让他/她慢慢呼气，并在呼气结束时屏住呼吸。这将有助于减少可能掩盖心脏声窗的肺部伪影。

要点提示

- 不能确定心动周期，请在二尖瓣关闭的那一刻（舒末期）进行测量。
- 测量IVS时应包括右心室小梁（节制索）。调节增益和深度，以明确IVS和右心室小梁的心内膜边界。
- 离轴的PLAX图像会导致切面倾斜，高估LVMI结果。确保IVS和PW彼此平行，以避免离轴图像。
- 一些老年人会有S形的IVS，被称为"乙状室间隔"，这是正常的，但会使左心室尺寸的测量变得困难。在这种情况下，稍靠近心尖部测量要比在通常使用的二尖瓣叶尖位置更合理。

参考文献

1. Whelton PK, Carey RM, Aronow WS, et al. 2017 ACC/AHA/AAPA/ABC/ACPM/AGS/APhA/ASH/ASPC/NMA/PCNA guideline for the prevention, detection, evaluation, and management of high blood pressure in adults: executive summary: a report of the American College of Cardiology/American Heart Association Task Force on clinical practice guidelines. *Hypertension*. 2018;71(6):1269-1324.
2. Peacock J, Diaz KM, Viera AJ, Schwartz JE, Shimbo D. Unmasking masked hypertension: prevalence, clinical implications, diagnosis, correlates and future directions. *J Hum Hypertens*. 2014;28(9):521-528.
3. Vongpatanasin W. Resistant hypertension: a review of diagnosis and management. *JAMA*. 2014;311(21):2216-2224. Review. Erratum in: *JAMA*. 2014;312(11):1157.
4. Uhlig K, Balk EM, Patel K, et al. *Self-Measured Blood Pressure Monitoring: Comparative Effectiveness*. Rockville, MD: Agency for Healthcare Research and Quality (U.S.); 2012.
5. Margolis KL, Asche SE, Bergdall AR, et al. Effect of home blood pressure telemonitoring and pharmacist management on blood pressure control: a cluster randomized clinical trial. *JAMA*. 2013;310:46-56.
6. McManus RJ, Mant J, Haque MS, et al. Effect of self-monitoring and medication self-titration on systolic blood pressure in hypertensive patients at high risk of cardiovascular disease: the TASMIN-SR randomized clinical trial. *JAMA*. 2014;312:799-808.
7. Siu AL. Screening for high blood pressure in adults: U.S. Preventive Services Task Force recommendation statement. *Ann Intern Med*. 2015;163:778-786.
8. Krakoff LR. Cost-effectiveness of ambulatory blood pressure: a reanalysis. *Hypertension*. 2006;47(1):29-34.
9. Rickerby J. The role of home blood pressure measurement in managing hypertension: an evidence-based review. *J Hum Hypertens*. 2002;16(7):469-472. Review.
10. Krakoff LR, Eison H, Phillips RH, Leiman SJ, Lev S. Effect of ambulatory blood pressure monitoring on the diagnosis and cost of treatment for mild hypertension. *Am Heart J*. 1988;116(4):1152-1154.
11. Hodgkinson J, Mant J, Martin U, et al. Relative effectiveness of clinic and home blood pressure monitoring compared with ambulatory blood pressure monitoring in diagnosis of hypertension: systematic review. *BMJ*. 2011;342:d3621.
12. Stergiou GS, Salgami EV, Tzamouranis DG, Roussias LG. Masked hypertension assessed by ambulatory blood pressure versus home blood pressure monitoring: is it the same phenomenon? *Am J Hypertens*. 2005;18:772-778.
13. Mancia G, Facchett R, Bombelli M, Grassi G, Sega R. Long-term risk of mortality associated with selective and combined elevation in office, home, and ambulatory blood pressure. *Hypertension*. 2006;47:846-853.
14. Bliziotis IA, Destounis A, Stergiou GS. Home versus ambulatory and office blood pressure in predicting target organ damage in hypertension: a systematic review and meta-analysis. *J Hypertens*. 2012;30(7):1289-1299.
15. Hara A, Tanaka K, Ohkubo T, et al. Ambulatory versus home versus clinic blood pressure: the association with subclinical cerebrovascular disease: the Ohasama Study. *Hypertension*. 2012;59(1):22-28.
16. Katholi RE, Couri DM. Left ventricular hypertrophy: major risk factor in patients with hypertension: update and practical clinical applications. *Int J Hypertens*. 2011;2011:495349.
17. Devereux RB, Roman MJ. Left ventricular hypertrophy in hypertension: stimuli, patterns, and consequences. *Hypertens Res*. 1999;22(1):1-9.
18. Verma A, Meris A, Skali H, et al. Prognostic implications of left ventricular mass and geometry following myocardial infarction: the VALIANT (VALsartan In Acute myocardial iNfarcTion) Echocardiographic Study. *JACC Cardiovasc Imaging*. 2008;1(5):582-591.
19. Marwick TH, Gillebert TC, Aurigemma G, et al. Recommendations on the use of echocardiography in adult hypertension: a report from the European Association of Cardiovascular Imaging (EACVI) and the American Society of

Echocardiography (ASE)†. *Eur Heart J Cardiovasc Imaging*. 2015;16(6):577-605.

20. Morganroth J, Maron BJ, Henry WL, Epstein SE. Comparative left ventricular dimensions in trained athletes. *Ann Intern Med*. 1975;82(4):521-524.

21. Sugishita Y, Koseki S, Matsuda M, Yamaguchi T, Ito I. Myocardial mechanics of athletic hearts in comparison with diseased hearts. *Am Heart J*. 1982;105(2):273-280.

22. Verdecchia P, Carini G, Circo A, et al. Left ventricular mass and cardiovascular morbidity in essential hypertension: the MAVI study. *J Am Coll Cardiol*. 2001;38(7):1829-1835.

23. Devereux RB, Pickering TG, Harshfield GA, et al. Left ventricular hypertrophy in patients with hypertension: importance of blood pressure response to regularly recurring stress. *Circulation*. 1983;68:470-476.

24. Iso H, Kiyama M, Doi M, et al. Left ventricular mass and subsequent blood pressure changes among middle-aged men in rural and urban Japanese populations. *Circulation*. 1994;89(4):1717-1724.

25. Mancia G, Carugo S, Grassi G, et al; Pressioni Arteriose Monitorate E Loro Associazioni (PAMELA) Study. Prevalence of left ventricular hypertrophy in hypertensive patients without and with blood pressure control: data from the PAMELA population. Pressioni Arteriose Monitorate E Loro Associazioni. *Hypertension*. 2002;39(3):744-749.

26. Sokolow M, Werdegar S, Kain H, Hinman AT. Relationship between level of blood pressure measured casually and by portable recorders and severity of complications in essential hypertension. *Circulation*. 1966;34:279-298.

27. Giaconi S, Levanti C, Fommei E, et al. Microalbuminuria and casual and ambulatory blood pressure monitoring in normotensives and in patients with borderline and mild essential hypertension. *Am J Hypertens*. 1989;2:259.

28. Omboni S, Ravogli A, Parati G, et al. Prognostic value of ambulatory blood pressure monitoring. *J Hypertens*. 1991;9(suppl 3):S25-S28.

29. Stanton A, Mullaney PB, Mee F, O'Malley K, O'Brien ET. Fundal blood vessel alterations are associated with mild-to-moderate hypertension. *J Hypertens*. 1991;9(suppl 6):S488.

30. American College of Cardiology Foundation Appropriate Use Criteria Task Force; American Society of Echocardiography; American Heart Association; Douglas PS, Garcia MJ, Haines DE, et al. ACCF/ASE/AHA/ANSC/HFSA/HRS/SCAI/SCCM/SCCT/SCMR 2011 appropriate use criteria for echocardiography. A report of the American college of cardiology foundation appropriate use criteria task force, American society of echocardiography, American heart association, American society of nuclear cardiology, heart failure society of America, heart rhythm society, society for cardiovascular angiography and interventions, society of critical care medicine, society of cardiovascular computed tomography, society for cardiovascular magnetic resonance American college of chest physicians. *J Am Soc Echocardiogr*. 2011;24:229-267.

31. Post WS, Larson MG, Levy D. Impact of left ventricular structure on the incidence of hypertension: the Framingham Heart Study. *Circulation*. 1994;90:179-185.

32. De Simone G, Devereux RB, Roman MJ, Schlussel Y, Alderman MH, Laragh JH. Echocardiographic left ventricular mass and electrolyte intake predict subsequent arterial hypertension in initially normotensive adults. *Ann Intern Med*. 1991;114:202.

33. Sega R, Trocino G, Lanzarotti A, et al. Alterations of cardiac structure in patients with isolated office, ambulatory, or home hypertension: data from the general population (Pressione Arteriose Monitorate E Loro Associazioni [PAMELA] Study). *Circulation*. 2001;104(12):1385-1392.

34. Cuspidi C, Sala C, Tadic M, Rescaldani M, Grassi G, Mancia G. Untreated masked hypertension and subclinical cardiac damage: a systematic review and meta-analysis. *Am J Hypertens*. 2015;28(6):806-813.

35. Pelliccia A, Maron BJ, Spataro A, Proschan MA, Spirito P. The upper limit of physiologic cardiac hypertrophy in highly trained elite athletes. *N Engl J Med*. 1991;324(5):295-301.

36. Maron BJ, Pelliccia A, Spirito P. Cardiac disease in young trained athletes. Insights into methods for distinguishing athlete's heart from structural heart disease, with particular emphasis on hypertrophic cardiomyopathy. *Circulation*.

37. Okin PM, Roman MJ, Devereux RB, Kligfield P. Electrocardiographic identification of left ventricular hypertrophy: test performance in relation to definition of hypertrophy and presence of obesity. *J Am Coll Cardiol*. 1996;27(1):124-131.

38. Klingbeil AU, Schneider M, Martus P, Messerli FH, Schmieder RE. A meta-analysis of the effects of treatment on left ventricular mass in essential hypertension. *Am J Med*. 2003;115(1):41-46.

39. Cuspidi C, Ambrosioni E, Mancia G, et al. Role of echocardiography and carotid ultrasonography in stratifying risk in patients with essential hypertension: the assessment of prognostic risk observational survey. *J Hypertens*. 2002;20:1307.

40. Lee JH, Park JH. Role of echocardiography in clinical hypertension. *Clin Hypertens*. 2015;21:9.

41. Bornemann P, Johnson J, Tiglao S, et al. Assessment of primary care physicians' use of a pocket ultrasound device to measure left ventricular mass in patients with hypertension. *J Am Board Fam Med*. 2015;28(6):706-712.

42. Devereux RB, Dahlöf B, Gerdts E, et al. Regression of hypertensive left ventricular hypertrophy by losartan compared with atenolol: the Losartan Intervention for Endpoint Reduction in Hypertension (LIFE) trial. *Circulation*. 2004;110(11):1456-1462.

43. Cheitlin MD, Armstrong WF, Aurigemma GP, et al. American College of Cardiology; American Heart Association; American Society of Echocardiography. ACC/AHA/ASE 2003 guideline update for the clinical application echocardiography: summary article: a report of the American College of Cardiology/American Heart Association Task Force on Practice Guidelines (ACC/AHA/ASE Committee to Update the 1997 Guidelines for the Clinical Application of Echocardiography). *Circulation*. 2003;108(9):1146-1162.

44. Liebson PR, Grandits GA, Dianzumba S, et al. Comparison of five antihypertensive monotherapies and placebo for change in left ventricular mass in patients receiving nutritional-hygienic therapy in the Treatment of Mild Hypertension Study (TOMHS). *Circulation*. 1995;91:698-706.

45. Pierdomenico SD, Lapenna D, Cuccurullo F. Regression of echocardiographic left ventricular hypertrophy after 2 years of therapy reduces cardiovascular risk in patients with essential hypertension. *Am J Hypertens*. 2008;21(4):464-470.

46. Lønnebakken MT, Izzo R, Mancusi C, et al. Left ventricular hypertrophy regression during antihypertensive treatment in an outpatient clinic (the Campania Salute Network). *J Am Heart Assoc*. 2017;6(3). doi:10.1161/JAHA.116.004152.

第
二
篇

第 10 章 患者有心包积液吗？

Mark E. Shaffer, MD

临床病例

一位来自东非的35岁妇女前来就诊，主诉胸闷、气短和头晕。近期症状有恶化，影响日常活动。检查显示轻度心动过速（HR 109次/分），低血压（BP 80/60mmHg）。呼吸音清晰，心音遥远，颈静脉压升高。有结核病接触史。患者有心包积液吗？

文献综述

心包积液是指心脏周围心包腔内液体达到病理水平。

心包积液的病因很多。在世界范围内，结核病是导致缓慢大量积液和缩窄性心包炎的主要原因。发达国家的常见病因包括肿瘤、创伤、充血性心力衰竭、心肌梗死和主动脉夹层[1, 2]。医生考虑评估心包积液的情况：患者有症状，或者评估已知疾病的无症状并发症，例如获得性免疫缺陷综合征合并结核病。床旁即时超声很容易发现积液，描述积液的特征，并提供有无心脏压塞的证据。

识别并测量积液

在胚胎发育的早期，会形成膜，将我们的身体分成离散的腔室。在我们的优势血管发育成心脏形状之前，它们被束缚在一个原始的心包腔中，周围是纤维性心包[1]。该空腔通常由少量（<50ml）润滑物质填充，在超声心动图上显示为细小无回声带。任何超过这个量的积液都被认为是病理性的，必须加以处理[2]。经床旁超声检查发现心包积液的方法简便，非心脏超声医师可通过床旁超声轻松检测心包积液，其敏感性超过95%[3, 4]。积液量可以通过测量积液的最大深度来描述。液体量超过正常，但最大深度小于1cm，主要位于后房室沟，为少量心包积液，在300ml以下。整个心脏周围1～2cm的积液，是中等量心包积液，为300～700ml。大于2cm，积液量在700ml以上[1]（表10-1）。

表 10-1　超声心动图对心脏压塞的敏感性和特异性

征象	敏感性	特异性	说明
下腔静脉扩张	97%	40%	在很多情况下可见
右心房塌陷	50%～100%	33%～100%	若定义为超过心动周期1/3时长，特异性为100%
右心室舒张期塌陷	48%～100%	72%～100%	对右心室肥厚的敏感性较低

许可转自：Springer: Guntheroth WG. Sensitivity and specificity of echocardiographic evidence of tamponade：implications for ventricular interdependence and pulsus paradoxus. Pediatr Cardiol. 2007；28（5）：358–362. 版权所有：© 2007 Springer Nature.

除积液量外，检查者还必须注意积液的回声性质，以协助鉴别诊断。透声好的积液考虑是浆液性的；而透声差，积液内见颗粒样回声则提示感染性、炎症性或出血性的（表10-2）。

表 10-2　心包积液的病因

病因	举例
肿瘤	心脏肿瘤，白血病/淋巴瘤，肺癌、乳腺癌或黑色素瘤转移
感染性	病毒，细菌，分枝杆菌，寄生虫
创伤性	创伤，医源性，主动脉夹层
心脏病	心肌梗死后，充血性心力衰竭
其他	尿毒症，胶原血管病，放射治疗，特发性

心脏压塞

心脏压塞（心包填塞）是一种突发的、危及生命的情况，心包内的压力已经增加到等于或大于右心室（RV）压力。舒张期右心室充盈受限，导致奇脉和右心衰竭，如颈静脉怒张。随着压力的增加，患者会出现心动过速和低血压，最终导致心力衰竭。如果积液迅速增加，低体积积液（150～200ml）时也可发生心脏压塞，如创伤或心包炎时[5]。虽然确实有亚急性的表现，但许多心脏压塞是真正危及生命的紧急情况，通过床旁超声快速诊断对及时进行救治至关重要，如心包穿刺术。

超声心动图能为临床提供心脏压塞最直观的证据。最敏感的征象是发现扩张的、无塌陷的下腔静脉（IVC），表明右心充盈压力升高。这一现象特异性较差，但考虑到存在心包积液，因此与正在出现的心脏压塞有关。右心房塌陷更具特异性，尤其是持续时间超过心动周期的三分之一时[6]。最具特异性但缺乏敏感性的是右心室塌陷[7]。心室于收缩期收缩，舒张期不立即打开，随着心包收缩，室间隔在左右来回反弹以泵血，而不像正常一样收缩和舒张，呈"弹跳"征或"跳舞"征。在更严重的病例中，左心室也会出现塌陷。总体敏感性和特异性见表10-1[8]。越来越多的数据表明心脏压塞只是心包疾病的一种，即使是少量积液也可能对心输出量产生血流动力学影响。

心包穿刺术

为紧急缓解压塞或明确诊断，需要引流心包积液。包括床旁心包穿刺、心包引流管放置，以及通过视频胸腔镜手术或开胸手术进行心包切开。床旁超声对心包穿刺术有很大的帮助，但只有经过适当培训的医疗专业人员在严密心脏监测下才能进行手术。并发症包括心律失常和心室破裂，可危及生命[9]。

扫查方法

1. **床旁超声心动图检查前准备** 向患者解释检查目的以及可能的发现和局限性。患者左侧卧位，暴露前胸和上腹部。选择心脏探头，腹部探头也可以，但请注意，如果使用腹部预设，则探头标记是反的。涂抹足够量的耦合剂以确保与胸壁接触良好（图10-1）。

表 10-3	在临床实践中应用即时超声的建议		
建议		证据等级	参考文献
床旁超声可有效检测心包积液的存在		A	5
床旁超声可有效检测心脏压塞		A	8，9

A=一致的、质量良好的以患者为导向的证据；B=不一致或质量有限的以患者为导向的证据；C=共识，以疾病为导向的证据，通常的做法，专家意见，或病例系列。有关SORT证据评级系统的信息，请访问http://www.aafp.org/afpsort。

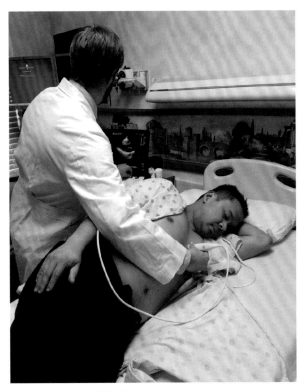

图 10-1 患者左侧卧位。

2. **获取胸骨旁左室长轴切面** 将探头放置在患者的胸部，沿胸骨左缘第3～4肋间进行扫查。探头标记指向患者右肩。

如果无法显示心脏，则向上或向下移动一个肋间。一旦心脏可见，稍微操作探头，以获得胸骨旁左室长轴切面，包括右心室、左心室和左心房。调整深度，确保心脏后缘显示清晰。评估是否有积液，如果有，测量其深度，并注意回声性质。接下来，通过观察RV和左心房充盈以及室间隔运动来评估心脏压塞的迹象（图10-2至图10-4）。

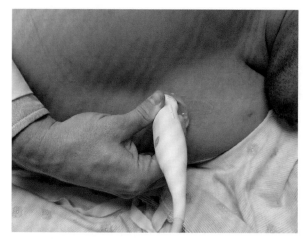

图 10-2　获取胸骨旁左室长轴切面的探头位置。

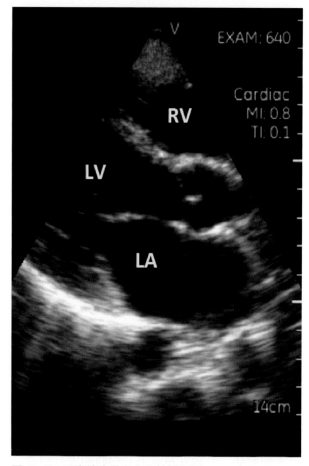

图 10-3　正常的胸骨旁左室长轴切面。
LA：左心房；LV：左心室；RV：右心室。

的心包穿刺术（图10-5至图10-7）。

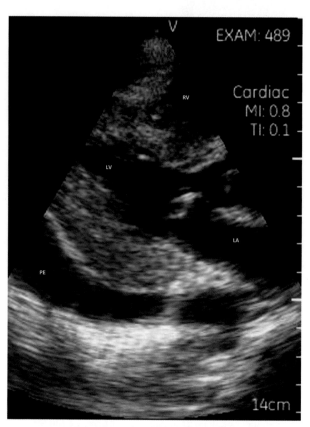

图 10-4　胸骨旁左室长轴切面显示前后心包积液。
LA：左心房；LV：左心室；PE：心包积液；RV：右心室。

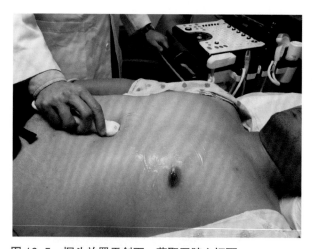

图 10-5　探头放置于剑下，获取四腔心切面。

3. 获取剑下四腔心图像　让患者仰卧，屈膝。将心脏探头放置在剑突下方3～4cm处垂直位置，探头标记指向患者左侧。调整探头的角度，直到显示心脏的四个腔室为止，需要向腹部轻微施加压力，并且前部成角度。此图像利用肝脏作为声窗以显示RVs、LVs以及心房，是观察心包积液最敏感的切面之一，也最常用于超声引导下

4. 获得IVC图像　患者仰卧位，将探头放置在剑突下3～4cm正中偏右的位置，探头标记指向患者的头部。轻轻地向下按压，角度微微向上，观察IVC通过肝脏并进入右心房。测量静止时IVC的直径，该直径＜20mm。在患者进行快速呼吸时观察直径，IVC直径应减小50%以上（图10-8至图10-10）。

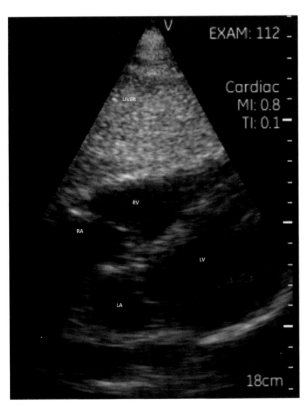

图 10-6 剑突下正常的四腔心切面。
LA：左心房；LV：左心室；RA：右心房；RV：右心室。

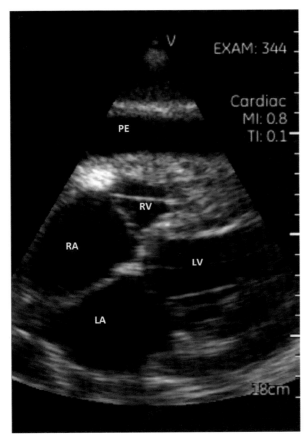

图 10-7 剑突下四腔心切面可见大量心包积液。
LA：左心房；LV：左心室；PE：心包积液；RA：右心房；
RV：右心室。

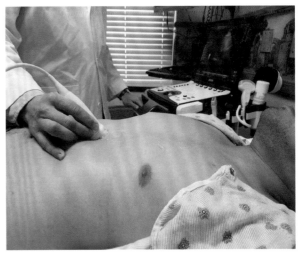

图 10-8 剑突下显示下腔静脉的探头位置。

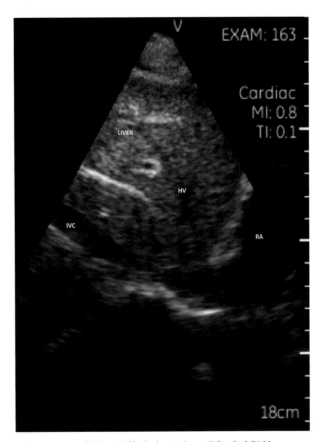

图 10-9 正常的下腔静脉（IVC），吸气试验阳性。
HV：肝静脉；RA：右心房。

患者管理

　　床旁超声检查心包积液，可能有三种结果：无病理性积液、无压塞的病理性积液和有压塞迹象的病理性积液。缩窄性心包炎也可以看到压塞的表现，但这不在本章节的讨论范围之内。

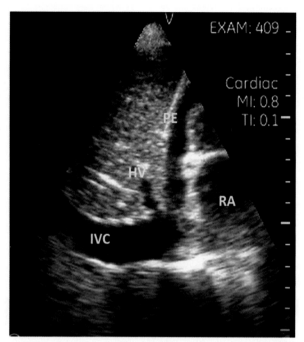

图 10-10 异常、扩张的下腔静脉（IVC），吸气试验阴性。IVC 接近右心房时，发现心包积液。

HV：肝静脉；PE：心包积液；RA：右心房。

超声心动图显示无积液或微量生理性积液，则必须寻找引起临床症状的其他原因。

如果病理性积液没有压塞迹象，则可能不是引起症状的直接原因，必须寻找其他原因。

如果积液很严重，建议定期重新评估压塞，因为患者的病情可能迅速变化，特别是前负荷下降。请记住，液体量与压塞的风险没有直接关系。液体量快速增大可能是更重要的因素。使患者恢复稳定后，必须考虑非紧急心包穿刺术的风险和获益。心包穿刺术可用于诊断或治疗，细菌培养等信息有助于指导治疗。在准备充分的条件下，发生重大并发症的风险较低，为1.2%[9]。超声心动图发现心脏压塞符合患者的临床表现，需进行紧急心包穿刺术。在这种情况下，可以挽救生命，但也有心律失常、心室穿孔和死亡的风险。因此，应由最熟练的操作者在尽可能准备充分的条件下执行。术中超声引导穿刺进入积液最多的位置是最佳的方法。许多病例需要引流或心包切开。请注意，急诊心脏穿刺术不能用于超声提示心脏压塞但临床无症状的患者（图10-11）。

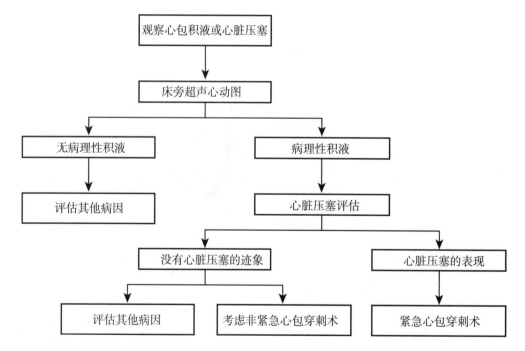

积液的分级

级别	体积	测量
微量	微量	微量，非病理性
少量	<300ml	仅限后方<1cm
中量	300~700ml	1~2cm，环绕心脏周围
大量	>700ml	<2cm，环绕心脏周围

心脏压塞的临床表现

超声	临床表现
扩张的IVC	心动过速
右心房塌陷	低血压
右心室舒张期塌陷	奇脉

图 10-11 心包积液的基本管理流程

IVC：下腔静脉。

经验分享和要点提示

经验分享

● 心包积液位于胸主动脉的前方，胸腔积液位于胸主动脉的后方。从多个切面观察加以区分。

● 心包积液患者是前负荷依赖的，如果担心心脏压塞，应避免利尿。

要点提示

● 心包积液可能存在，但不是患者症状的原因，需要寻找其他原因。

● 许多患者有心包脂肪垫，可能与积液相混淆。它通常仅限于前部，并且部分呈低回声，因此可与少量积液区分（图10-12）。

● 如果因其他原因（肺心病）导致右心压力足够高，即使发生心脏压塞，右心室也不会塌陷。

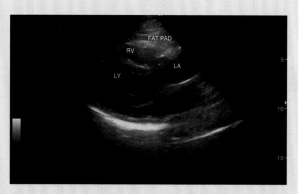

图10-12 正常心脏胸骨旁左室长轴切面显示心包脂肪垫。

LA：左心房；LV：左心室；RV：右心室；FAT PAD：脂肪垫。

参考文献

1. Sadler TW. *Langman's Medical Embryology*. 9th ed. Philadelphia, PA: Lippincott Williams and Wilkins; 2004.

2. Dudzinski DM, Mak GS, Hung JW. Pericardial diseases. *Curr Probl Cardiol*. 2012;37(3):75-118. doi:10.1016/j.cpcardiol.2011.10.002.

3. Mandavia DP, Hoffner RJ, Mahaney K, Henderson SO. Bedside echocardiography by emergency physicians. *Ann Emerg Med*. 2001;38(4):377-382.

4. Labovitz AJ, Noble VE, Bierig M. Focused cardiac ultrasound in the emergent setting: a consensus statement of the American Society of Echocardiography and American College of Emergency Physicians. *J Am Soc Echocardiogr*. 2010;23(12):1225-1230. doi:10.1016/j.echo.2010.10.005.

5. Cummings K, Green D, Johnson W, Javidan-Nejad, C, Bhalla S. Imaging of pericardial diseases. *Semin Ultrasound CT MR*. 2016;37(3):238-254. doi:10.1053/j.sult.2015.09.001.

6. Gillam LD, Guyer DE, Gibson TC, King ME, Marshall JE, Weyman AE. Hydrodynamic compression of the right atrium: a new echocardiographic sign of cardiac tamponade. *Circulation*. 1983;68(2):294-301.

7. Argulian E, Messerli F. Misconceptions and facts about pericardial effusion and tamponade. *Am J Med*. 2013;126(10):858-861. doi:10.1016/j.amjmed.2013.03.022.

8. Guntheroth WG. Sensitivity and specificity of echocardiographic evidence of tamponade: implications for ventricular interdependence and pulsus paradoxus [review]. *Pediatr Cardiol*. 2007;28(5):358-362.

9. Tsang TS, Enriquez-Sarano M, Freeman WK, et al. Consecutive 1127 therapeutic echocardiographically guided pericardiocenteses: clinical profile, practice patterns and outcomes spanning 21 years. *Mayo Clin Proc*. 2002;77(5):429-436.

第二篇

第11章 患者是否有右心劳损？

Mark E. Shaffer，MD and Joseph C. Lai，DO

● 临床病例

一位55岁的男性，有高血压和高脂血症的病史，在经历了大西洋飞行后出现呼吸急促、胸痛和右下肢肿胀，到急诊科就诊。患者生命体征：HR 115次/分，BP 85/49mmHg，R 26次/分，T 37.6℃，SaO$_2$ 85%（高流量吸氧后改善到95%）。心电图显示无ST段抬高，但有非特异性T波异常。临床上担心有肺栓塞（PE）。患者有右心劳损吗？

文献综述

根据严格的定义，右心应变是指右心室（RV）收缩过程中心肌变形的百分比变化[1]。临床医生常用该术语来形容RV收缩功能障碍或右心室肥大。超声在RV劳损患者中的作用是更好地确定病情及下一步的检查，并协助治疗决策。虽然本章重点讨论与PE相关的右心劳损，但必须回顾在初级医疗中常见的慢性右心劳损的超声心动图表现。大多数右心劳损的原因与慢性肺动脉高压有关，慢性肺动脉高压被描述为五种不同的疾病类别（表11-1）。

表 11-1	慢性肺动脉高压的病因分类				
组别	1. 肺动脉高压	2. 左心疾病	3. 慢性肺病/缺氧	4. 慢性血栓栓塞	5. 多因素
疾病举例	先天性、结缔组织疾病、毒素	左室功能障碍、瓣膜病	COPD、睡眠呼吸暂停综合征、间质性肺病	血栓栓塞症	结节病、戈谢病
诊断方法	右心导管检查、超声心动图、疾病特异性检查	超声心动图	PFTs、睡眠研究、胸部X线或CT	胸部CT血管造影	疾病特异性检查

缩写：COPD，慢性阻塞性肺疾病；CT，计算机断层扫描；PFTs，肺功能测试。

慢性肺动脉高压患者的右心功能评估

诊断慢性肺动脉高压包括确认其存在，量化其严重程度，并确定其原因。只要临床怀疑肺动脉高压，都需通过超声心动图进行评估[2]。

因为肺动脉高压症状无特异性，所以通常在疾病的晚期予以诊断。超声心动图用于估计休息和运动期间的肺动脉压力，有助于排除引起肺动脉高压的继发原因，预测预后，并监测特定治疗干预的效果[3]。

在超声心动图上，来自慢性肺动脉高压的右心变化包括RV壁增厚>5mm、右心室扩张和左心室（LV）呈D字形。它可能与周围水肿和扩张的下腔静脉（IVC）有关。这些发现伴随着肺动脉高压的超声特征表现——三尖瓣反流速度增加。虽然三尖瓣反流（TR）很常见，但其严重程度可能是死亡率的独立预测因子[4]。

简单的床边超声心动图与彩色多普勒虽然能显示TR，但不足以估测肺动脉收缩压（PASP）。在完整的超声心动图中，先用脉冲多普勒测量三尖瓣峰值速度，然后通过简化的Bernoulli方程估计右心室收缩压（RVSP）：RVSP（mmHg）=4［V$_{max}$（m/s）］^{2}+RAP（mmHg），其中RAP（右房压）是根据IVC直径和对呼吸的反应来估计的。

假设没有右室流出道病变，如肺动脉狭窄，RVSP则等于PASP。

重要的是，即使在正式的超声心动图上，

PASP也是基于TR速度和IVC动力学的估计的。肺动脉高压只能通过肺动脉导管测量明确诊断。在临床实践中，由于导管检查存在风险和成本，通常只对诊断具有挑战性的病例进行导管检查。

急性肺栓塞引起的右心室劳损评估

PE是急性右心劳损常见和危及生命的原因。小栓塞导致细微的症状，如胸痛和缺氧，而大栓塞会导致肺动脉压的急性升高，甚至会导致急性右心衰竭[5]。与慢性肺动脉高压相比，心室来不及肥大，会过度扩张到收缩力差的地步。RV扩张和功能障碍是与PE患者院内死亡率高2倍和早期结局不良相关的重要因素[6]。超声可用于观察血流动力学改变显著的PE，主要表现是RV扩大至大于LV的大小，RV收缩功能降低，或者偶尔观察到自由漂浮的血栓[7]。观察到严重的右心劳损，再加上临床怀疑，可以对血流动力学不稳定的患者进行更快地识别、诊断和治疗，通常包括溶栓治疗。急性PE的超声心动图征象见表11-2。请注意，IVC扩张常见于慢性肺动脉高压，而在PE中较少见，即使是严重的[8]。此外，RV壁增厚（＞5mm）几乎总是继发于慢性过程。

表11-2	PE 和不稳定 PE 超声心动图表现的发生率	
	所有肺栓塞 （%）	不稳定肺栓塞 （%）
四腔心切面，RVD大 于LVD的90%	20	81
McConnell's征（RV 扩张，保留心尖收缩 力）	19.8	74
室间隔扁平	18.4	69
下腔静脉扩张	13	19
RV内游离血栓	1.8	31

LVD：左心室直径；PE：肺栓塞；RV：右心室；RVD：右心室直径。

已获授权，改编自 Kurnicka K, Lichodziejewska B, Goliszek S, et al. Echocardiographic pattern of acute pulmonary embolism：analysis of 511 consecutive patients. J Am Soc Echocardiogr. 2016；29（9）：907-913. 版权所有：© 2016 by the American Society of Echocardiography.

右室的标准测量

虽然扩张、功能和壁增厚的描述在临床上是有用的，但仍有必要提供统一的心室定量检查指南，这在正式的超声心动图和即时心超中能用到。表11-3为美国超声心动图学会推荐的标准测量及其范围[9]。

表11-3	成人右心的正常测量值
测量部位	成人正常范围（mm）
RV基底段直径	25～41
RV中间段直径	19～35
RV纵向直径	59～83
RV壁厚度	1～5

RV：右心室。

表11-4	在临床实践中应用即时超声的建议		
建议		证据等级	参考文献
床旁超声可有效检测右心功能障碍		A	3，5
疑似肺栓塞和右心功能障碍的不稳定患者应考虑进行溶栓治疗		A	13，14

A=一致的、质量良好的以患者为导向的证据；B=不一致或质量有限的以患者为导向的证据；C=共识，以疾病为导向的证据，通常的做法，专家意见，或病例系列。有关SORT证据评级系统的信息，请访问http：//www.aafp.org/afpsort。

扫查方法

1. 床边超声心动图检查前准备 向患者解释检查的目的，以及可能的发现和局限性。与其他超声心动图检查一样，患者应左侧卧位，暴露前胸和上腹部。使用心脏探头，请注意，若使用腹部探头，探头标记方向相反。在胸壁上涂足量的耦合剂，保证接触良好（图11-1）。

2. 获取胸骨旁左室长轴切面图像 在胸骨左缘第4、5肋间放置低频心脏探头，探头标记指向右肩。操作探头，上下移动，获得最佳切面。

应包括RV、LV、左房和主动脉流出道。观察心脏整体运动和RV大小、收缩性。于舒张末期，观察心室最大径。RV应明显小于LV，RV的前壁应比室间隔薄。右心室膨出或心室壁增厚提示肺动脉压升高（图11-2至图11-4）。

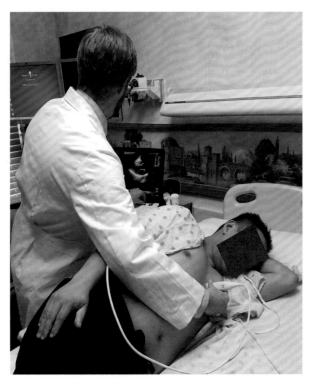

图 11-1 患者左侧卧位。

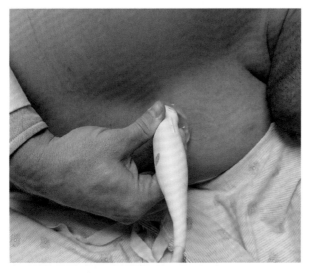

图 11-2 胸骨旁左室长轴切面探头放置位置。

3. 获得胸骨旁短轴切面 从长轴切面将探头聚焦在二尖瓣上，顺时针旋转90°，探头标记现指向左肩。调整探头，以获得心室收缩时的横切面。RV应该呈新月状，包裹着一个"甜甜圈形状"的LV。隆起的RV或"D形"LV表明右心压力高，压迫室间隔[10]（图11-5至图11-7）。

4. 获得心尖四腔切面 将探头移动到患者胸部的最大搏动点，通常在左乳头下方。将探头标

记指向患者的左侧，然后朝向左肩稍微旋转，同时将探头对准心底部（胸骨）。微调探头获得心

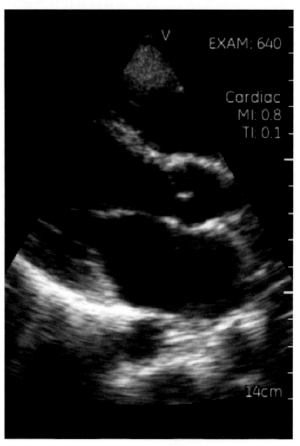

图 11-3 正常心脏胸骨旁左室长轴图像。

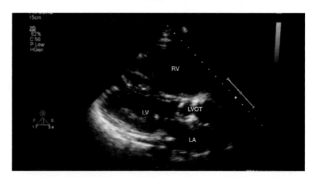

图 11-4 胸骨旁左室长轴切面显示右心劳损。注意右心室占优势，室间隔向左室偏移。
LA：左心房；LV：左心室；LVOT：左心室流出道；RV：右心室。

尖四腔切面，心室在靠近探头的位置，心房在屏幕的远端。看起来心室应几乎对称，左心室是两个心室中较大的、较宽的腔室，壁较厚。观察心脏整体运动和RV收缩性。于二尖瓣关闭前，即舒张末期，心室最大时进行RV测量。应用彩色多普勒评估三尖瓣反流的存在和严重程度。部分

反流可能是正常的。用脉冲多普勒测量三尖瓣反流速度（图11-8至图11-10）。

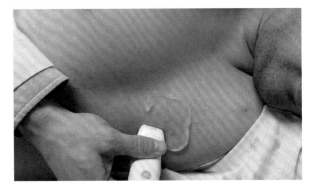

图 11-5 胸骨旁短轴切面探头位置。

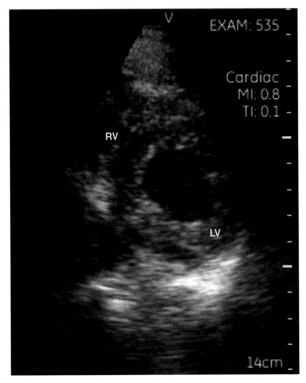

图 11-6 正常心脏胸骨旁短轴切面。注意圆形的左心室和月牙形的右心室。
LV：左心室；RV：右心室。

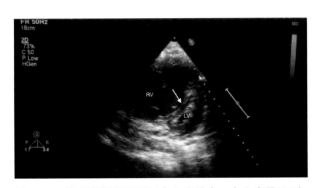

图 11-7 胸骨短轴切面显示右心室扩大，左心室呈 D 形。
LV：左心室；RV：右心室。

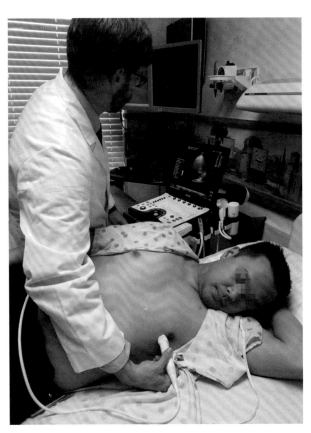

图 11-8 心尖四腔切面探头位置。

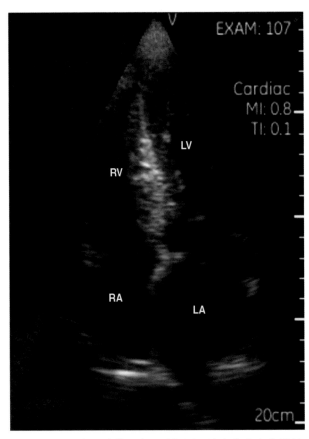

图 11-9 正常心脏的心尖四腔切面。注意左心室占优势（图像右侧）。
LA：左心房；LV：左心室；RA：右心房；RV：右心室。

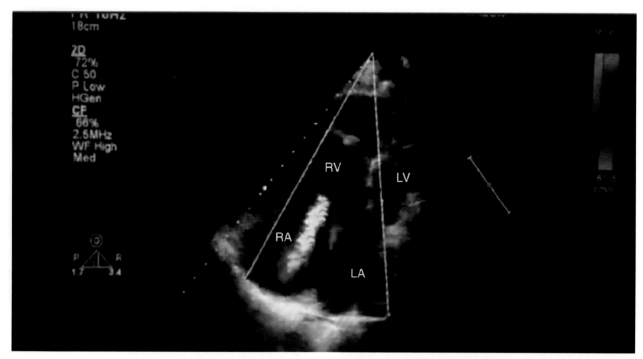

图 11-10 心尖四腔切面显示右心劳损患者右室占优势，彩色多普勒显示三尖瓣反流高速血流束。
LA：左心房；LV：左心室；RA：右心房；RV：右心室。

患者管理

床旁超声对右心功能的评估用于急性和慢性疾病。对于慢性呼吸困难患者，床旁检查发现的异常情况可以指导医生进行更积极的肺动脉高压检查，包括完整的超声心动图、右心导管检查以及根据临床情况对可能的病因进行的检查。慢性肺动脉高压的病因被世卫组织分为五个标准组别，如表11-1所述[11]。

在急性疾病中，对右心功能的评估可能有助于所有急性心脏或呼吸疾病的管理，但在急性PE的管理中具有特殊的作用。首次与患者接触时能够在床旁执行超声检查，可以缩短诊断和实施干预措施的时间，挽救患者生命。

当临床怀疑有PE时，应立即评估其血流动力学稳定性。不稳定的患者给予静脉生理盐水治疗，以增加前负荷和提高血压。然而，在严重的PE中，输液可能会导致扩张的RV更加扩张，恶化症状[12]。

当前的CHEST指南建议对低血压的急性PE患者进行全身溶栓治疗，以恢复灌注，但有许多患者情况太不稳定，无法进行CTA以确诊[13]。床旁心脏超声检查通过确认RV功能障碍来弥合这一差距，在高危患者中，RV功能障碍可以解释为确诊栓塞。溶栓剂是一种能挽救生命但具有风险的干预措施，每18名患者中有1名严重出血，而每78名患者中有1名颅内出血[14]。图11-11中提供的治疗流程反映了当前的指南，但必须根据每个患者的风险、护理目标以及临床设备进行制定。在某些中心，视资源而定，导管介入可能比全身溶栓治疗更可取。

一些数据表明，超声心动图上发现血流动力学稳定的右室功能不全患者也可能从溶栓治疗中获益[14]。即使没有使用溶栓药物，稳定状态的PE患者，RV功能的测量也有助于判断预后，决定初始治疗方案和出院时抗凝治疗的持续时间。最近的研究表明，许多不明原因PE患者仅发作一次，也能在终生的抗凝治疗中获益，这也反映在目前的CHEST指南中[15]。

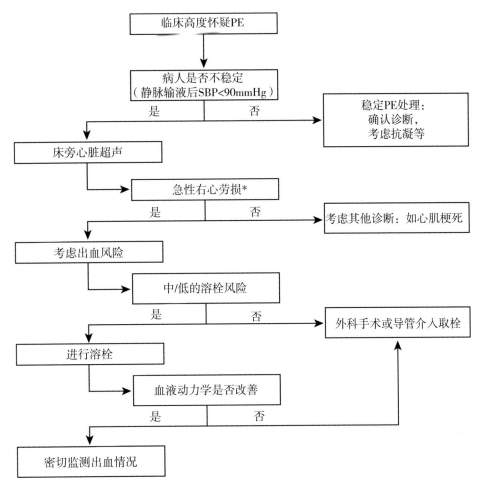

图 11-11 急性肺栓塞的简化管理流程。

IVC：下腔静脉；PE：肺栓塞；RV：右心室；SBP：收缩压。

*急性PE的右心劳损表现包括RV扩张或功能失调，室间隔扁平。慢性右心劳损表现为右室壁增厚和IVC扩张。急性病情稳定后，应采用完整超声心动图对慢性肺动脉高压进行检查。

经验分享和要点提示

经验分享

- 在心尖四腔切面于舒张末期测量 RV 大小最为准确。
- 在吸气时评估三尖瓣反流（TR），此时 TR 的程度最大。
- 右室有调节束，以此可区别于左室，还可以通过二尖瓣、三尖瓣的位置来区别左、右室。
- 急性PE，即使严重，IVC也常不扩张。
- RV壁增厚（>5mm）往往继发于慢性病程。

要点提示

- 反复检查探头设置：心脏模式时，探头标记位于屏幕右侧，与其他超声设置相反。
- 避免仅在一个切面上对RV功能进行测量诊断，测量取决于探头的定位和角度——特别是PLAX。尽可能获取多个切面进行测量确认。
- LV扩张会使RV扩张看起来不那么明显。
- 超声心动图正常不能完全排除PE。

第二篇

参考文献

1. Rudski LG, Lai WW, Afilalo J, et al. Guidelines for the echocardiographic assessment of the right heart in adults: a report from the American Society of Echocardiography. *J Am Soc Echocardiogr.* 2010;23:685-713.
2. McLaughlin VV, Archer SL, Badesch DB, et al. ACCF/AHA 2009 Expert Consensus Document on pulmonary hypertension. *Circulation.* 2009;119(16):2252-2292.
3. Bossone E, Bodini BD, Mazza A, Allegra L. Pulmonary arterial hypertension: the key role of echocardiography. *Chest.* 2005;127(5):1836-1843.
4. Nath J, Foster E, Heidenreich PA. Impact of tricuspid regurgitation on long-term survival. *J Am Coll Cardiol.* 2004;43(4):405-409.
5. Matthews JC, McLaughlin V. Acute right ventricular failure in the setting of acute pulmonary embolism or chronic pulmonary hypertension: a detailed review of the pathophysiology, diagnosis, and management. *Curr Cardiol Rev.* 2008;4(1):49-59.
6. ten Wolde M, Söhne M, Quak E, Mac Gillavry MR, Büller HR. Prognostic value of echocardiographically assessed right ventricular dysfunction in patients with pulmonary embolism. *Arch Intern Med.* 2004;164(15):9-23.
7. Patel AN, Nickels LC, Flach FE, De Portu G, Ganti L. The use of bedside ultrasound in the evaluation of patients presenting with signs and symptoms of pulmonary embolism. *Case Rep Emerg Med.* 2013;2013:312632.
8. Kurnicka K, Lichodziejewska B, Goliszek S, et al. Echocardiographic pattern of acute pulmonary embolism: analysis of 511 consecutive patients. *J Am Soc Echocardiogr.* 2016;29(9):907-913.
9. Lang RM, Badano LP, Mor-Avi V, et al. Recommendations for cardiac chamber quantification by echocardiography in adults: an update from the American Society of Echocardiography and the European Association of Cardiovascular Imaging. *J Am Soc Echocardiogr.* 2015;14(28):1-39.
10. Bleeker GB, Steendijk P, Holman ER, et al. Acquired right ventricular dysfunction. *Heart.* 2006;92(suppl 1):i14-i18.
11. Simonneau G, Gatzoulis M, Adiata I, et al. Updated clinical classification of pulmonary hypertension. *J Am Coll Cardiol.* 2013;62:S34.
12. Wood KE. Review of a pathophysiologic approach to the golden hour of hemodynamically significant pulmonary embolism. *Chest.* 2002;121(3):877-905.
13. Kearon C, Akl EA, Ornelas J, et al. Antithrombotic therapy for VTE disease: CHEST guideline and expert panel report. *Chest.* 2016;149(2):315-352.
14. Chatterjee S, Chakraborty A, Weinberg I, et al. Thrombolysis for pulmonary embolism and risk of all-cause mortality, major bleeding, and intracranial hemorrhage: a meta-analysis. *JAMA.* 2014;311(23):2414-2421.
15. Couturard F, Sanchez O, Pernod G, et al. Six months vs extended oral anticoagulation after a first episode of pulmonary embolism: the PADIS-PE randomized clinical trial. *JAMA.* 2015;314(1):31-40.

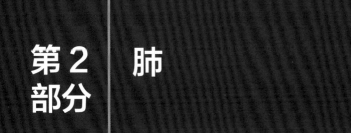

第2部分 | 肺

第12章 患者是否有肺水肿？

Mark E. Shaffer, MD and Andrew D. Vaughan, MD

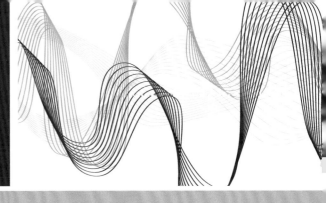

● 临床病例

66岁男性，既往有慢性阻塞性肺疾病、睡眠呼吸暂停、慢性心衰，因过去1周胸闷、呼吸困难、咳嗽加重就诊。接诊后发现患者端坐呼吸、咳痰量大。查体提示心音遥远但无杂音，双肺轻度哮鸣音，双下肢水肿。心电图提示窦性心动过速，肢体导联非特异性T波低平。

该门诊患者的诊断中，没有充分的证据支持哪个是导致上述症状的病因。最有可能的两个病因是慢性阻塞性肺疾病急性加重和心力衰竭加重。鉴别诊断需要回答一个问题：患者是否有肺水肿？

文献综述

体格检查发现肺水肿或肺淤血往往有难度。患者症状明显，但阳性体征不明显。甚至，查体结果如听诊到的相似杂音可导致一定概率的误诊[1-2]。比如，慢阻肺患者可出现湿啰音，心力衰竭导致的肺间隙积液亦可出现哮鸣音。临床多应用胸片检测肺水肿，典型肺淤血和肺间质水肿诊断特异性高，但敏感性低，大约20%的急性失代偿期心衰（ADHF）患者无上述表现[3]。对于同时患有慢阻肺和心力衰竭的患者，症状往往重叠，病情可能会被低估，胸片检查

的准确性更差[4]，利钠肽的最佳使用时机尚不清楚[2]。

肺部超声的"B线"被认为是肺水肿的标志，并被认为与胸片Kelly-B线、肺水肿分数[5]和计算机断层扫描可见的小叶间隔积液以及毛玻璃样混浊相关[6]。B线可反映心衰患者血流动力学改变的程度，其数量增多与肺毛细血管楔压增高[7]、利钠肽应用[8-9]，以及心超所测的舒张功能障碍有关[10]，B线还可提供关于肺泡毛细血管膜完整性的额外信息。相较于人体[7]和动物模型[11-12]中使用的侵入性技术，肺部超声中的B线是一种实时、无创的检测和量化肺水肿（EVLW）的工具，其在症状早期或低氧血症[11-13]出现之前即可检出，并在急性心衰患者适当治疗后或容量负荷过重时[14-15]消失。因此无论门诊还是住院患者，B线可作为理想的肺淤血早期检测和治疗后监测的工具。

肺超声检测肺水肿首先被应用于危重患者中，临床应用后发现其有助于区分急性失代偿期心衰患者（ADHF）和慢阻肺急性加重导致的呼吸衰竭患者[16]。随后，在重症监护室和急诊室[17]进行了大量的研究，最大的多中心研究显示，肺超声区分ADHF和非ADHF引起的呼吸困难敏感性和特异性均超过97%[18]。B线的数量和肺水肿的程度呈线性相关，透析患者在透析后B线数量即时减少[14]。尽管如此，关于肺超声对门诊患者肺水肿诊断准确性的研究还有待进行。肺超声B

线的检测已被证实能有效判断门诊患者的预后。即使使用手持超声设备，肺部超声评估为重度肺淤血也会显著增加死亡或住院的风险，而B线缺失或数量少则能识别出患者不良事件的风险非常低，优于利钠肽[19-21]。这些信息有助于更好地制订、调整治疗方案及后续随访方案，同时更合理地分配医疗资源。

准确鉴别肺水肿的基本条件是认识并识别胸膜表面的结构及组成。与B超的其他用途不同，其他器官或组织看起来与实际解剖的横切面相似，而空气和肋骨的存在会在检查时产生许多伪影。因此，正常的含气肺实质与肺组织不相似，会被伪影所掩盖。因此，伪影的分辨是肺B超检查的关键点。肺水肿初期，液体未进入肺泡，渗出使得肺泡间质增厚。肺密度改变使胸膜表面伪影结构改变。识别伪影的改变使得肺密度检测可行，通俗地讲就是肺变"湿"了。肺B超的病理性"B线"的数量可显著增加双侧弥漫性肺水肿的诊断准确度。同时，B线的缺乏对于排除肺水肿有高度敏感性。

表 12-1	在临床实践中应用即时超声建议	
建议	证据等级	参考文献
在资源有限的情况下，超声应被认为是评价间质综合征的一种有效的诊断方式。	A	21
双侧多发性弥漫性B线提示间质综合征。间质综合征包括以下情况：各种原因的肺水肿；间质性肺炎或肺炎；弥漫性实质性肺疾病（肺纤维化）。	A	21
超声诊断间质综合征优于常规胸片。	A	21
怀疑间质综合征的患者，在排除典型间质综合征方面，超声检查优于常规胸片。	A	21

A=一致的、质量良好的以患者为导向的证据；B=不一致或质量有限的以患者为导向的证据；C=共识，以疾病为导向的证据，通常的做法，专家意见，或病例系列。有关SORT证据评级系统的信息，请访问http://www.aafp.org/afpsort。

扫查方法

1. 患者体位及设备

患者仰卧位，在患者完全躺平的情况下，B线用于肺水肿的诊断更准确。或者，如果不可行，患者可保持直立。如果患者要求，检查时可穿着宽松服饰，但最好是上半身赤裸。如有需要，可外披床单或外套。

选择低频探头：可选择扇形探头或凸阵探头。虽然有一些研究使用了高频线性探头，但大多数使用的是低频探头。设置为肺或胸膜模式，深度为16~18cm；如不行，亦可选择腹部或心脏模式。注意，如果使用心脏模式，则探头标记方向与其他模式相反。

2. 识别肺"主屏幕"和正常声影

因为检查技术和解剖结构是可变的，所以当开始学习肺部超声时，要用固定的关键标志来构建标准的超声图像，以避免遗漏或混淆。这个检查起点或"主屏幕"应该是容易获得的，以及允许使用者迅速从各方面获得检查所需。无论从左还是从右，检查开始时放置探头在前胸第二肋间隙，心脏模式下胸骨外侧标志朝向足侧，非心脏模式朝向头侧（图12-1）。将探头放置在肋骨上，会显示圆形改变，部分回声后方有声影。其次，胸膜线（PL）的回声会出现在肋骨回声之后或肋骨回声之间。当检查方式正确时，PL应该在屏幕中央，上下肋骨回声在左右两侧（图12-2A、B）。PL是静态的壁胸膜和动态的脏胸膜的连接处。正常呼吸时，脏胸膜沿着胸壁运动，导致检查时PL出现微小的移动闪烁点。这一闪烁点通常被描述为"蚂蚁行军线"或者"串珠征"，表明在探头所在位置，脏胸膜和壁胸膜是相反的。正常呼吸的肺显示A线模式，A线是水平的，伪影混合超声回声，以等距离重复的方式出现在后方，并平行于PL（图12-2C）。当探头垂直于PL时，PL和后方的伪影最为明显，因此，为了最大限度地减少伪影，需要巧妙地调整探头的扇形范围及角度。

3. 使用系统检查法

典型的八区检查方法是将两侧胸部各分为4个区域：前胸和侧胸各2个区域。前胸是指胸骨到腋前线的区域，而侧胸是指腋前线到腋后线的区域（图12-3）。每个区域均需检查，排除伪影的干扰，最后才能得出检查结论。

4. 寻找"B线"

在主屏幕上定位后，通过识别每个区域的A线或B线来评估肺水肿。肺水肿早期，肺间质开始增厚，B线开始替代A线。国际超声会议对肺超声B线的定义为：垂直于PL的高回声激光样声影，延伸至屏幕底部不伴衰减，并与呼吸运动一致[22]（图12-4）。对于没有肺水肿的患者，在单个肋间隙有时可观察到1~2条B线，特别是在后外侧区域。可以通过B线估计肺的密度[22]，轻度肺水肿时B线较少较细，而重度疾病时B线较粗，相互融合。如果在一个肋间的纵切面上有3条或3条以上的B线，则认为该区域检查结果为"阳性"或异常。如果存在融合B线，且30%以上区域被B线

占据，亦被认为检查结果"阳性"。在严重疾病中，B线可合并占据整个肋间隙，呈"白肺"改变（图12-5）。"白肺"改变同样被认为是阳性检查结果（表12-2、表12-3）。

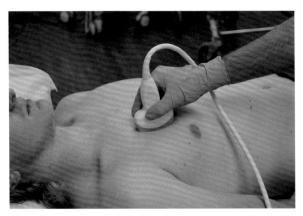

图 12-1　在每一区域，放置低频探头，检查区域在两肋骨之间，探头标记朝向头侧；调整探头，确保探头与肺表面垂直。

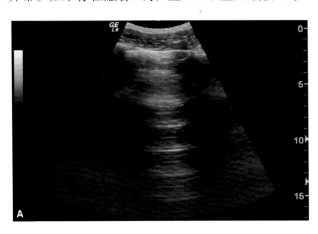

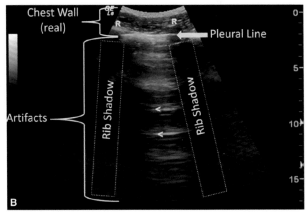

图 12-2　A，无标记的肺超声"主屏幕"。B，有标记的肺超声"主屏幕"，显示两根肋骨（R）在胸膜线（PL）的前面，实时观察显示PL随着呼吸闪烁或滑动。PL上方的区域类似于组织回声，与其他实体器官相似。PL下方的区域都是伪影，并不能真正代表肺实质。C，与探头至PL间距相当的等距重复的水平高回声伪影，称为A线（<），提示检查部位没有肺水肿。利用两根肋骨(R)构建图像。

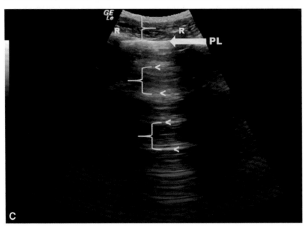

5. 结合临床证据解释B线分布/模式

双侧至少有2个阳性区域（共4个区域）称为"B线模式"，定义为超声弥漫性间质综合征。不符合该标准但有阳性病灶的患者被认为是"局

灶B线模式"。局灶间质综合征可出现于以下疾病：肺炎、肺不张、肺挫裂伤、肺梗死、胸膜疾病和肿瘤[23]。

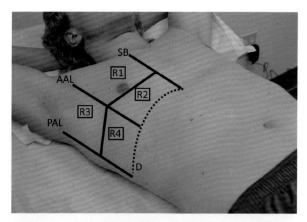

图12-3 Volpicelli等人描述了肺超声检查的区域及分区情况，每一区域分区情况均与图中前胸分区情况相同。完整的肺水肿检查包括8个检查区域。

AAL：腋前线；D：膈（虚线表示近似位置）；PAL：腋后线；R1：右上前区；R2：右下前区；R3：右上外侧区；R4：右下外侧区；SB：胸骨。

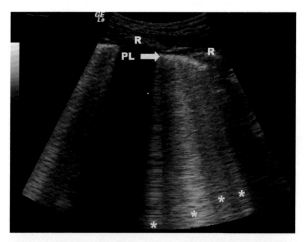

图12-4 图中可见4条垂直于PL延伸的高回声伪影（*）构成阳性区域。左右半胸至少有2个阳性区域为弥漫性B线模式，提示肺水肿。两肋骨（R）之间的检查区域。

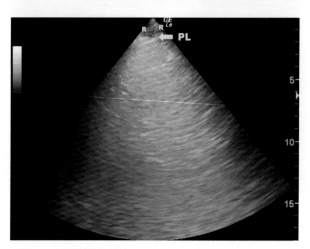

图12-5 严重肺水肿的B线融合，肺呈弥漫性回声，称"白肺"。

PL：胸膜线；R：肋骨

由于静脉压力的增加，临床上"弥漫性B型"最常见的是EVLW。也可见于感染所致间质性炎症和血管通透性增加（非心源性肺水肿）。如果肺水肿的病因不明，检查心脏和下腔静脉是有效的手段。最后，肺纤维化和肺水肿均可听到杂音，肺纤维化和其他可导致肺间质浸润的疾病可出现"B线模式"。诊断肺纤维化的其他证据包括胸膜不规则增厚，伴或不伴小的胸膜下实变（图12-6）。

虽然这些发现对于尚未确诊肺纤维化疾病的患者有益，但这些征象可能影响检查医师对肺水肿的评估，除非是经验丰富的医师。

表12-2	正常声影
胸膜线	在肋骨后方，随呼吸运动的一种高亮白色线状声影
肋骨和肋骨阴影	肋骨的超声回声很强，呈弯曲结构并伴有后方声影。靠近胸骨的软骨部分回声较低，比侧面骨化肋骨后方声影少
肺运动	正常充满气体的肺，在呼吸过程中脏胸膜沿壁胸膜滑动而产生动态伪影。类似"蚂蚁行军"或者移动的"串珠征"
A线	水平的，伪影混合超声回声，以等距离重复的方式出现在后方，并平行于PL。A线间距与探头到胸膜表面的距离相等，常见于正常肺，但也可见于气胸

PL：胸膜线。

表12-3	异常声影
诊断肺水肿的关键是理解正常和异常伪影	
B线	垂直于PL的高回声激光样声影，延伸至屏幕底部不伴衰减，并与呼吸运动一致。通常设置深度＞16cm。是肺水肿和肺纤维化的征象。单个肋间隙存在3条及以上的B线为异常

患者管理

左右两侧至少有2个区域出现B线模式提示肺水肿，特别是对有心力衰竭病史的患者。这一结果与不良预后相关，需要考虑调整治疗方案。相反，弥漫性A线模式（肺活动正常）提示正常肺，提示因心衰入院的患者风险较低。如果患者有症状，高度考虑ADHF，其敏感性高于胸片，应考虑其他病因。

有些虽然有典型B线但不符合弥漫性间质型的患者，例如局灶B线，特别是单侧，可能有肺炎等感染性疾病。若为双侧肺，除外感染，应考虑轻度或早期肺淤血的可能。其他的超声检查对诊断有帮助。双侧胸腔积液提示慢性心力衰竭，

而伴有明显实变的B线提示肺炎（图12-7）。

超声检查心脏和下腔静脉对于局灶B线也很有帮助。图12-8是一个疑似肺水肿的患者的肺超声评估流程。表12-4为需考虑的常见鉴别诊断。

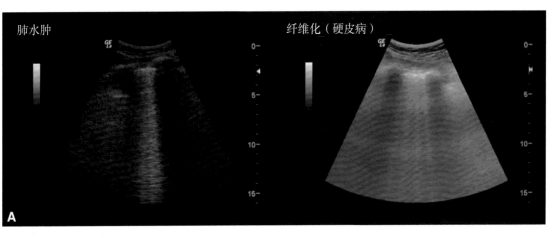

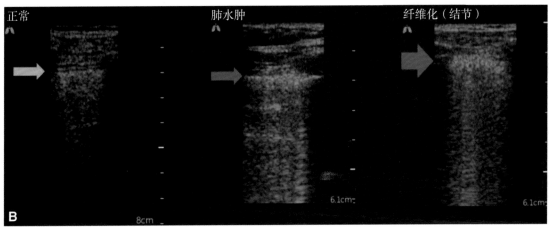

图12-6　A，低频探头显示肺水肿的B线（左）与肺纤维化的B线（右）。B，使用高频探头，可以更清楚地看到胸膜线（箭头）。肺水肿时，PL通常是光滑的，而肺纤维化时PL通常是增厚和不规则的。

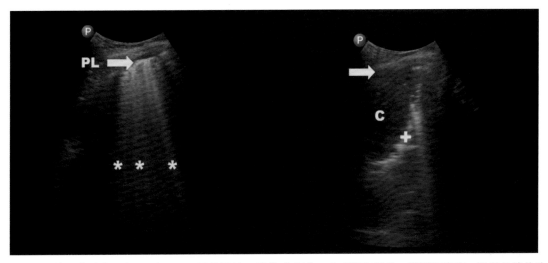

图12-7　局灶B线通常融合。在R3和R4区可见局灶B线模式（*），患者伴有发热、咳嗽和胸痛。利用B线作为信号，将探头向外侧和后方滑动，进一步检查，在局灶B线旁发现一个到达肺表面的实变（C）（箭头）。实变与充气肺其他部分之间的高回声不规则边界常被称为"碎裂征"，这也有助于肺炎的诊断。

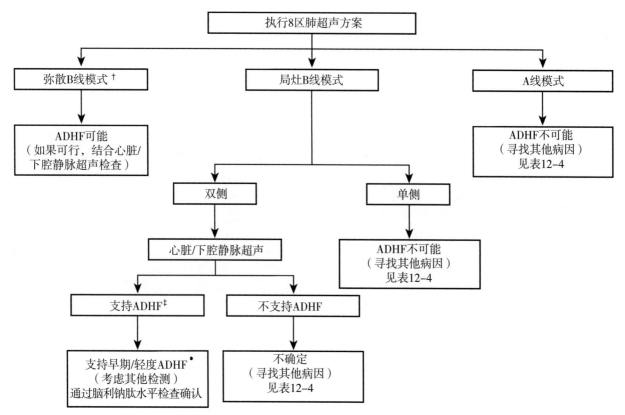

肺水肿诊断流程

　† 左右两胸的阳性区 ≥2。

　‡ IVC扩张（>2.2 cm），左心房增大，+/-左心室功能降低。

　* 对于轻度ADHF患者，B线通常应局限在基底外侧区。

图 12-8　肺超声评估患者体征或症状的流程。

ADHF：急性失代偿性心力衰竭；IVC：下腔静脉。

表 12-4	基于肺部超声对呼吸困难的鉴别诊断
初始肺超声发现	**常见鉴别诊断及辅助超声表现**
双侧弥漫B线	肺水肿 •双侧胸腔积液，与ADHF时下腔静脉和心脏的评估结果符合 　肺纤维化 •胸膜表面增厚且不规则，有或无小的胸膜下实变
单侧局灶B线	肺炎或肺不张 •存在实变（见第15章） 　肺挫伤
双侧局灶（片状）B线	肺炎或肺不张 •存在实变（见第15章） 　早期ADHF •双侧胸腔积液，与ADHF时下腔静脉和心脏的评估结果符合 　肺纤维化 •胸膜表面增厚且不规则，有或无小的胸膜下实变 　急性呼吸窘迫综合征 •胸膜下实变。肺运动缺失或减少。胸膜线不规则增厚或者断裂 　肺出血

初级肺超声发现	常见鉴别诊断及辅助超声表现
弥漫A线	哮喘或慢性阻塞性肺疾病 气胸 •肺滑动征消失（见第14章） 肺梗死 •下肢静脉超声显示深静脉血栓（见第45章）。也可见局灶性B线或楔形胸膜下实变

经验分享和要点提示

经验分享

● 超声波返回探头的数量最大，伪影（A线或B线）的显示最佳。为了确保超声波垂直于肺胸膜表面，探头可能需要略厚或扇形（倾斜），同时检查面可能仍然垂直于皮肤和胸壁。这可以通过更亮的PL和更明显的肺超声声影（更多的回波A线或B线）来证实。

● 传统上我们被告知有B线则必无A线，但根据我们的经验，使用现代的超声设备和口袋设备，这可能并不是绝对的。在轻度疾病中尤其如此。无论A线是否存在，在一个肋间切面出现3条或3条以上的B线应被认为是阳性区域（图12-9）。

● 在解释B线模式时，应该仔细考虑分布。心源性肺水肿开始于相应区域，并向上向前发展，几乎总是双侧的。上、前区有明显的B线，而侧区和相应区没有B线，更可能是非心源性肺水肿。

要点提示

● 在垂直角度不能清晰地看到胸膜表面可能会导致B线缺失。

● B线是增益相关伪像。在对轻度肺水肿或正常肺的检查时最相关。如果增益设置过低，即使B线实际存在，也可能不显示。如果增益设置太高，可能会超过正常的影像。

● 识别必要的解剖标志对这项技术是必不可少的。无意中扫描腹部横膈下部可能导致误读

胃/肠的气液界面为B线。

● 一些无法确诊的病例可能是由于不寻求额外的诊断线索或忽视不支持肺部超声检查的临床数据所造成的。肺超声是一个强大的诊断工具，但只是临床评估患者的一部分。应该作为辅助手段，而不能取代临床医生的判断。

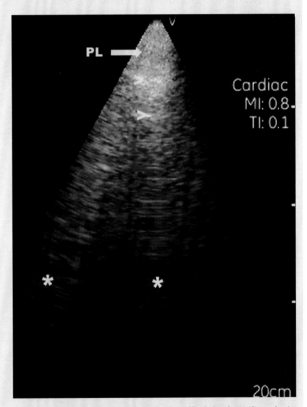

图12-9 放射性肺水肿患者的口袋式超声图像。在实时中，可以看到胸膜线（PL）滑动，B线（*）在其下方。然而，尽管存在B线，仍有一些A线是可见的。

参考文献

1. McGee S. *Evidence-Based Physical Diagnosis*. Philadelphia, PA: WB Saunders; 2001.
2. Wang CS, FitzGerald JM, Schulzer M, Mak E, Ayas NT. Does this dyspneic patient in the emergency department have congestive heart failure? *JAMA*. 2005;294:1944-1956.
3. Collins SP, Lindsell CJ, Storrow AB, Abraham WT; ADHERE Scientific Advisory Committee Investigators and Study Group. Prevalence of negative chest radiography results in the emergency department patient with decompensated heart failure. *Ann Emerg Med*. 2006;47:13-18.
4. Hawkins NM, Petrie MC, Jhund PS, Chalmers GW, Dunn FG, McMurray JJ. Heart failure and chronic obstructive pulmonary disease: diagnostic pitfalls and epidemiology. *Eur J Heart Fail*. 2009;11(2):130-139.
5. Jambrik Z, Monti S, Coppola V, et al. Usefulness of ultrasound lung comets as a nonradiologic sign of extravascular lung water. *Am J Cardiol*. 2004;93:1265-1270.
6. Lichtenstein DA, Meziere G, Biderman P, Gepner A, Barre O. The comet-tail artifact. An ultrasound sign of alveolar-interstitial syndrome. *Am J Respir Crit Care Med*. 1997;156:1640-1646.
7. Agricola E, Bove T, Oppizzi M, et al. Ultrasound comet-tail images: a marker of pulmonary edema: a comparative study with wedge pressure and extravascular lung water. *Chest*. 2005;127:1690-1695.
8. Gargani L, Frassi F, Soldati G, Tesorio P, Gheorghiade M, Picano E. Ultrasound lung comets for the differential diagnosis of acute cardiogenic dyspnoea: a comparison with natriuretic peptides. *Eur J Heart Fail*. 2008;10:70.
9. Liteplo AS, Marill KA, Villen T, et al. Emergency thoracic ultrasound in the differentiation of the etiology of shortness of breath (ETUDES): sonographic B-lines and N-terminal pro-brain-type natriuretic peptide in diagnosing congestive heart failure. *Acad Emerg Med*. 2009;16:201-210.
10. Frassi F, Gargani L, Gligorova S, Ciampi Q, Mottola G, Picano E. Clinical and echocardiographic determinants of ultrasound lung comets. *Eur J Echocardiogr*. 2007;8:474.
11. Gargani L, Lionetti V, Di Cristofano C, Bevilacqua G, Recchia FA, Picano E. Early detection of acute lung injury uncoupled to hypoxemia in pigs using ultrasound lung comets. *Crit Care Med*. 2007;35:2769-2774.
12. Jambrik Z, Gargani L, Adamicza Á, et al. B-lines quantify the lung water content: a lung ultrasound versus lung gravimetry study in acute lung injury. *Ultrasound Med Biol*. 2010;36:2004-2010.
13. Agricola E, Picano E, Oppizzi M, et al. Assessment of stress-induced pulmonary interstitial edema by chest ultrasound during exercise echocardiography and its correlation with left ventricular function. *J Am Soc Echocardiogr*. 2006;19:457-463.
14. Noble VE, Murray AF, Capp R, Sylvia-Reardon MH, Steele DJR, Liteplo A. Ultrasound assessment for extravascular lung water in patients undergoing hemodialysis. Time course for resolution. *Chest*. 2009;135:1433-1439.
15. Volpicelli G, Caramello V, Cardinale L, Mussa A, Bar F, Francisco MF. Bedside ultrasound of the lung for the monitoring of acute decompensated heart failure. *Am J Emerg Med*. 2008;26:585-591.
16. Lichtenstein D, Mezière G. A lung ultrasound sign allowing bedside distinction between pulmonary edema and COPD: the comet-tail artifact. *Intensive Care Med*. 1998;24:1331-1334.
17. Al Deeb M, Barbic S, Featherstone R, Dankoff J, Barbic D. Point-of-care ultrasonography for the diagnosis of acute cardiogenic pulmonary edema in patients presenting with acute dyspnea: a systematic review and meta-analysis. *Acad Emerg Med*. 2014;21:843-852.
18. Pivetta E, Goffi A, Lupia E, et al. Lung ultrasound-implemented diagnosis of acute decompensated heart failure in the ED: a SIMEU multicenter study. *Chest*. 2015;148:202-210.
19. Gustafsson M, Alehagen U, Johansson P. Imaging congestion with a pocket ultrasound device: prognostic implications in patients with chronic heart failure. *J Card Fail*. 2015;21(7):548-554.
20. Platz E, Lewis EF, Uno H, et al. Detection and prognostic value of pulmonary congestion by lung ultrasound in ambulatory heart failure patients. *Eur Heart J*. 2016;37:1244-1251.
21. Miglioranza MH, Gargani L, Sant'Anna RT, et al. Lung ultrasound for the evaluation of pulmonary congestion in outpatients: a comparison with clinical assessment, natriuretic peptides, and echocardiography. *JACC Cardiovasc Imaging*. 2013;6:1141-1151.
22. Volpicelli G, Elbarbary M, Blaivas M, et al; International Liaison Committee on Lung Ultrasound (ILC-LUS) for International Consensus Conference on Lung Ultrasound (ICC-LUS). International evidence-based recommendations for point-of-care lung ultrasound. *Intensive Care Med*. 2012;38(4):577-591.
23. Volpicelli G. Lung sonography. *J Ultrasound Med*. 2013;32:165-171.

第13章 患者是否有胸腔积液？

Kevin Bergman, MD and Jennifer Madeline Owen, MD

一位54岁的外来农民，既往病史未知，渐进性呼吸困难、咳嗽和乏力3周。患者有劳力性呼吸困难，间歇性胸痛。查体发现患者左肺底呼吸音和触觉语颤减弱，无其他肺部杂音。身体检查无其他阳性体征。患者是否有胸腔积液？

文献综述

胸腔积液是在壁胸膜和脏胸膜之间的空隙里过多的液体积聚的病理状态。在美国，每年新增诊断约150万例胸腔积液。其最常见的病因是潜在的充血性心力衰竭（CHF）、肺炎和恶性肿瘤。它们通常是潜在疾病的复杂表现（见表13-

1），及时识别和治疗胸腔积液已被证明可以改善患者的预后。例如，肺炎患者出现胸腔积液通常预示更高的死亡率，但如果及时发现并治疗，通常不会出现并发症。对于癌症患者，出现恶性积液即为4期，预后非常差。

患者通常表现为非特异性的呼吸困难、咳嗽和胸痛[1]。查体两侧胸部扩张不对称，呼吸音减弱或消失，有湿啰音、胸膜摩擦音，触觉语颤减弱，叩诊实音。《美国医学会杂志》（JAMA）的一项综述表明，体格检查提示胸腔积液最准确的结果为叩诊实音（+LR 8.7）和不对称胸部扩张（+LR 8.1），排除积液最准确的结果是触觉语颤正常（-LR 0.21）[2]。然而，仅凭体检结果是不敏感的，需要足够的特异性检测和进一步的检查才能确诊。

表13-1	不同病因胸腔积液的体格检查与超声检查表现	
胸腔积液病因	体格检查	超声检查
充血性心力衰竭	颈静脉怒张、S3、湿啰音、外周水肿	双侧B线，射血分数降低，下腔静脉扩张，二尖瓣反流
肺炎	发热、呼吸音减弱、干啰音	局灶B线，相邻肺泡实变，动态空气支气管影，肺肝样变
恶性肿瘤	体重减轻，淋巴结肿大，局灶呼吸音消失	胸膜厚度>7mm，横膈膜厚＞10mm，胸膜上有结节
肺栓塞	呼吸困难，胸痛，腿痛，咳嗽，新发的心律失常	胸膜下病变，右心衰，下肢深静脉血栓

胸部X线检查是传统的诊断胸腔积液的影像学方法，但有一定的局限性。第一，胸部X线片取决于液体量和不同的拍摄角度。积液≥200ml才能在正位X线片上显示肋膈角变钝，有文献显示即使是500ml的积液也可能在胸部X线片上漏诊。侧位X线片更敏感，因为液体首先积聚在后肋膈隐窝，50ml液体即有阳性表现。检测积液

最敏感的体位是侧卧位，5～20ml的积液即可被检出。第二，胸腔积液在便携式X光机上可被误诊。事实上，Kitazono等人在2010年就证实，对于少量及中等量的积液，放射科医生诊断为两肺纹理不清的概率为45%，漏诊概率为55%。最后，没有办法进一步鉴别积液的性质，无法单独依靠X线片鉴别积液的渗出性或漏出性。

计算机断层扫描（CT）打破了胸部X线检查的许多限制，通常被认为是检测胸腔积液的金标准。然而，即使是CT也不能区分少量积液和肺不张、肿瘤或其他病因所致的胸膜增厚。此外，CT很昂贵，并且需要将患者转运至CT室，而这在紧急情况下是不可能的。由于患者就诊的机构不同，CT也不是随时可做的。最后，CT伴随高剂量的辐射。一次胸部CT扫描使患者暴露在7mSv的辐射中，其辐射剂量相当于拍350次胸片。第七届美国国家科学院关于电离辐射生物效应的报告估计，一次剂量10mSv的辐射会导致1/1000人的罹患实体癌症或白血病。

表13-2 在临床实践中应用即时超声的建议		
建议	证据等级	参考文献
当胸片出现阳性表现时，应使用肺超声，因为它在鉴别积液和实变方面比胸片更准确	A	25
对于胸腔积液的检测，肺部超声比仰卧位胸片更准确，可与CT媲美	A	25
在评估成人胸腔积液，微凸探头是较好的。如果没有，可以使用相控阵或凸阵探头	B	25
检测非分隔胸腔积液的最佳位置是膈上方腋后线	B	25
几乎所有游离积液都有以下两种征象： 　壁胸膜与脏胸膜间空隙（通常无回声） 　积液内肺的呼吸运动（"窦性征"）	A	25
胸腔积液内部有回声提示为渗出或出血。虽然无回声的大多数是漏出液，但有些渗出液也是无回声的，可能需要进一步行胸腔穿刺鉴别	A	25

A=一致的、质量良好的以患者为导向的证据；B=不一致或质量有限的以患者为导向的证据；C=共识，以疾病为导向的证据，通常的做法，专家意见，或病例系列。有关SORT证据评级系统的信息，请访问http://www.aafp.org/afpsort。

即时超声（POCUS）大大提高了胸片诊断的准确性，并避免了许多CT的负面影响。放射科医生用超声来评估胸腔积液已经有几十年了。1976年的一项研究证明了即使使用较老的技术，超声也能够识别仅3～5ml的胸腔积液。2016年的一项荟萃分析发现，超声检测胸腔积液的敏感性和特异性分别为94%和98%，而胸片的敏感性和特异性分别为51%和91%。事实上，超声可以准确地检测到胸腔中20ml的液体，并且对大于100ml的积液检查敏感性为100%。超声还有其他优点，可以比CT更好地看到分隔，识别某些积液的特征，以及准确评估肺实质的胸膜、肺泡或间质病理。此外，超声便携，无辐射，可重复，这可为临床医生在执行和解释治疗方案方面实时提供可靠的信息。研究表明经过短短3个小时的训练，新手超声医师就可以诊断出胸腔积液，并被专家认可。

扫查方法

检查时应使用相控阵或曲线探头。高频（线性）探头用于评估气胸或胸膜线很好，但穿透深度不够，不能充分评估成人胸腔积液。

1. 让患者保持坐位或半卧位

危重患者或卧床患者也可使用仰卧位。重力决定了自由流动的液体积聚在胸腔的哪些部位，在横膈上方的中央区肋膈隐窝最明显。将探头置于腋中线的横膈膜水平（图13-1），探头标记指向头侧，向腋后线扫描（图13-2）。

2. 先确认肝或脾，然后膈，最后肺和胸壁

横膈（图13-3）表现为一个凸的、弯曲的、明亮的白色线覆盖在腹腔脏器上。胸腔积液（图13-4）表现为横膈上方位于肺胸膜脏层和壁层之间的无回声腔。值得注意的是，慢性阻塞性肺疾病（COPD）患者膈肌较低，腹部肥胖患者膈肌较高。

3. 评估横膈上方胸椎

充气的肺实质通常使横膈以上的胸椎模糊不清（图13-3）；然而，胸腔积液或肺实变使脊柱在超声下可见。这被称为"脊柱征"（图13-4），在胸腔积液时可见。

4. 寻找丢失的镜像图像（图13-5、图13-6）

镜像伪影是一种正常伪影，表明膈上方有充气肺，可排除胸腔积液。而缺乏这种标志表示横

膈膜上方有液体。同时寻找丢失的"幕帘征"，即每次呼吸时，肺实质通过呼吸相运动掩盖膈肌和肋膈角。

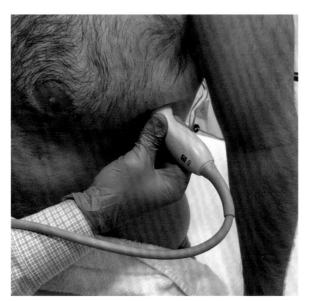

图 13-1 腋中线位置。探头于冠状位，标记指向头侧开始扫描胸腔积液。

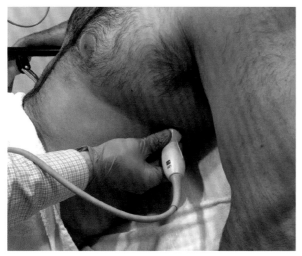

图 13-2 腋后线位置。探头在冠状位，标记指向头侧，沿腋中线向腋后线扫描横膈。

5. 评估积液内肺的呼吸相运动，以排除实性肿块或实变

M模式下见到的这种呼吸相运动，称为"正弦征"（图13-7）。彩色多普勒也可用于帮助确定无回声内容物是否可自由流动（图13-8）。

6. 评估积液量

知道积液量是有用的。如果在侧卧位超声测胸腔积液深度＞1cm，就可以安全地进行胸腔穿刺术。

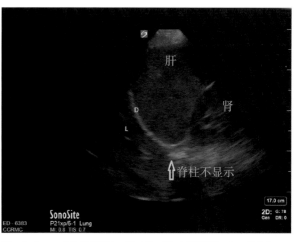

图 13-3 正常的横膈、肝、肺。脊柱征阴性。D：横膈；L：肺。肺、肝、膈正常。脊柱征（此处未见）表现为胸椎在横膈膜以上可见。

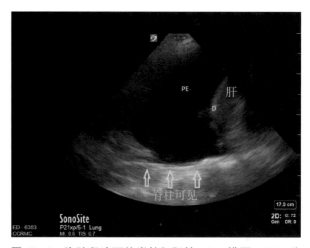

图 13-4 胸腔积液可使脊柱征阳性。D：横膈；PE：胸腔积液。膈上方可见无回声区域，可见积液深处的胸椎。这是脊柱征，胸腔积液使其明显可见。

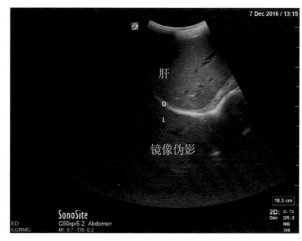

图 13-5 正常肺，有镜像伪影。D：横膈；L：肺。镜像伪影可见于正常肺无胸腔积液，其中镜像的某些肝细节位于横膈胸侧。镜像伪影是正常现象，提示膈上方有充气肺，可排除胸腔积液。

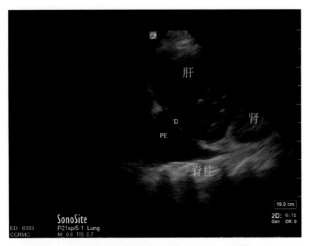

图 13-6 胸腔积液伴镜像伪影消失。D：横膈；PE：胸腔积液。注意横膈上方肝脏镜像伪影丢失，取而代之的是无回声的胸腔积液。

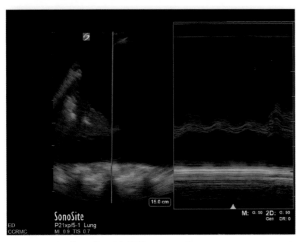

图 13-7 正弦征。正弦征描述了积液内肺呼吸相运动的 M 型征象，表明积液确实是液体，而不是横膈上方的实性肿块或实变。

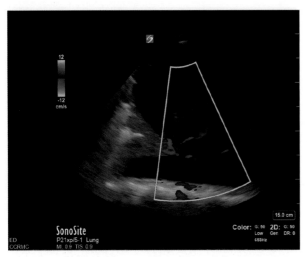

图 13-8 彩色多普勒。与正弦征类似，彩色多普勒也可以用来帮助验证无回声确实是自由流动的液体，而不是固体。

7. 评估特性

确定胸腔积液后，下一步就是确定病因。通常先区分渗出液和漏出液。通过胸腔穿刺术取积液化验得出结论。POCUS检查也可以提供积液性质的线索。积液性质可以通过以下几个指标来确定：单纯与复杂、均质与非均质、回声的大小。一般来说，简单的无回声积液通常是漏出液。复杂积液通常是渗出性的，可以进一步分析有无分隔。均匀回声可能是脓胸或出血性积液。见图 13-9。举例见表13-3，图13-10显示积液分隔。

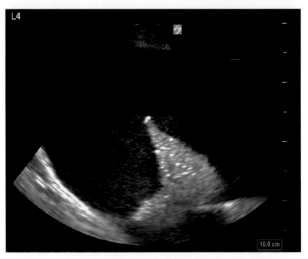

图 13-9 均匀回声性积液。本例为急性血胸，继发于左心室破裂。图片由医学博士 David Schrift 提供。

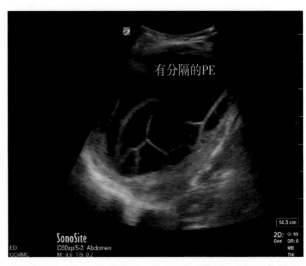

图 13-10 有分隔的积液。PE：胸腔积液。可见复杂胸腔积液中有多个分隔。因此，患者选择了 VATS（视频辅助胸腔镜手术），而不是床旁胸腔穿刺术。

表 13-3 不同超声表现提示的胸腔积液状况	
超声检查	**积液状况**
简单无回声	漏出液常见
复杂的回声，均匀或不均匀，有或无分隔	渗出液常见
不均匀漩涡状回声	细胞含量高，与恶性肿瘤相关
含纤维改变，分隔，局限	渗出性，与肺结核或肺炎相关
肋膈角均匀回声和分层效应（红细胞比容征）	血胸
带有斑点的均匀回声，不随患者体位改变	脓胸
胸膜厚度＞10mm，胸膜结节和横膈厚度＞7mm	潜在的恶性肿瘤

患者管理

由于胸腔积液的体征和症状无特异性，如呼吸困难、咳嗽、胸膜炎性胸痛、呼吸音减弱，我们建议将胸腔积液的评估作为肺超声检查的一部分。一旦通过前述影像学特征确定了胸腔积液，下一步就是将胸腔积液与患者的临床情况联系起来。胸腔积液是潜在疾病的标志，而不是疾病本身，临床诊断可以帮助指导检查和管理治疗。

首先，任何情况不稳定的患者都应该在急诊室或医院环境中进行评估和治疗，特别是那些出现急性呼吸困难、呼吸窘迫或脓毒症的患者。其次，将患者的临床情况归类为液体负荷过多、肺炎、恶性肿瘤或其他是非常有用的。

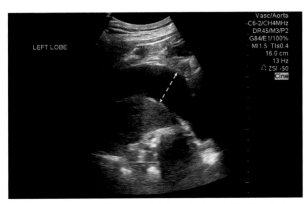

图 13-11 在肺底横切面测量胸腔积液。测量线（黄色测量线）被置在从内脏到胸膜的最远距离。积液量（毫升）可以用这个测量值（cm）乘以 20 来估计。

1. 液体负荷过多

如果慢性心力衰竭（CHF）患者已有呼吸困难、端坐呼吸、肺水肿和双侧对称积液，那么 CHF 失代偿是胸腔积液最可能的病因，尤其是胸腔 B 超发现患者双侧 B 线、射血分数降低和下腔静脉（IVC）扩张。如果患者有肝硬化病史，除了双侧胸腔积液外，还有低蛋白血症和腹水，肝硬化失代偿造成的液体负荷过多是最可能的病因。在这些情况下诊断性胸腔穿刺术通常是非必要的，治疗应集中在利尿和优化治疗基础疾病上。在 3 天内进行临床随访，如果积液不典型或内科治疗不见效，则需进行诊断性或治疗性胸腔穿刺术。

2. 肺炎

如果患者的积液在临床上与咳嗽或发热有关，或伴有肺炎的其他体征和症状，特别是伴有相邻肺泡实变，及时诊断肺旁积液或脓胸是必要的。虽然大多数肺旁积液很小，而且不经引流就会消失，但复杂的肺旁积液或脓胸（由胸膜脓液、位置、液体 pH ＜7.0 或革兰氏染色阳性或培养确定）的患者通常住院时间较长，容易出现诸如纤维化、胸膜炎，总体上增加了发病率和死亡率。在这些病例中，及时诊断和引流至关重要。床旁超声有助于对积液进行及时的初步诊断，积液的特点和多少有助于对这些患者进行风险分层。所有肺旁积液＞1cm 都应做胸腔穿刺和积液检查以进一步分类，复杂的积液或脓胸需要胸腔插管引流。如果在超声上确定位置或分隔，可进行导管引流，代替诊断性胸腔穿刺术。

3. 恶性肿瘤

如果患者有恶性肿瘤的体征和症状，但没有已知的胸膜或肺部受累，则应立即进行胸腔穿刺，以评估积液中恶性细胞的证据或胸腔积液的其他原因。尽管还需完整的检查，但其他的超声发现如胸膜厚度＞10mm，结节性胸膜，横膈厚度＞7mm强烈提示肺恶性肿瘤。最近的一项研究显示阳性和阴性预测值分别为82.8%和81.2%[18]。在那些符合恶性胸腔积液的诊断标准的患者中，肺癌占40%，乳腺癌占25%，淋巴瘤占10%，胃

癌和卵巢癌占5%[19]。恶性胸腔积液的诊断对肺癌患者很重要，因为它使分期变为4期，提示极差的预后。诊断后的平均生存期仅为4～8个月，因此迅速确定诊断有助于适当地指导治疗，通常采取更缓和的治疗策略。

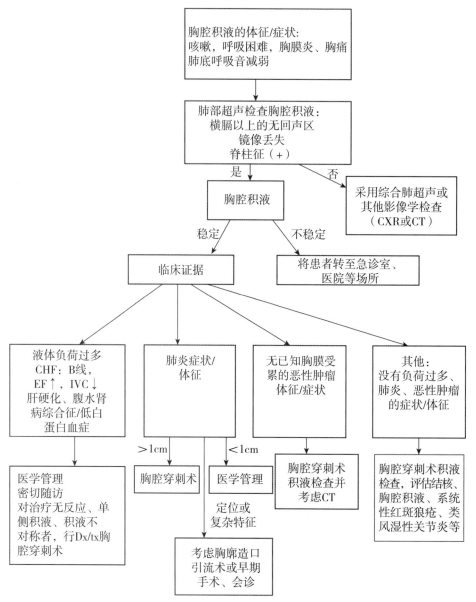

图 13-12　管理流程

4. 其他

至少50种不同的肺部和/或系统性疾病可导致胸腔积液。如果有积液的患者没有液体负荷过多、肺炎或恶性肿瘤的迹象或症状，那么他们将需要做胸腔穿刺积液检查，以帮助确定病因。考虑到广泛的可能性，必须对液体进行彻底的形态学、化学和细胞学检查，包括应用相对容易的标准规则来鉴定为渗出物或漏出液。渗出性积液的

常见的病因包括病毒性胸膜炎、肺栓塞、结核病、冠状动脉搭桥术、系统性红斑狼疮和类风湿性关节炎（见表13-4）。值得注意的是，结核性胸腔积液是结核分枝杆菌肺外的第二常见表现，早期引流可减少残留导致的胸膜增厚。此外，21%～47%的肺栓塞（PE）患者有胸腔积液，其中大多数是单侧的、少量的，胸片可能漏诊，并因此错过重要的诊断线索。一旦积液患者被列入

这些临床分类，可通过床旁超声验证假设诊断。例如，就像我们在CHF的体检中评估啰音、颈静脉怒张（JVD）、外周水肿和心脏杂音一样，我们也可以寻找B线、射血分数降低、下腔静脉扩张和可能与CHF相关的二尖瓣反流。同样，强烈建议评估疑似PE的深静脉血栓形成（DVT）和右心劳损的迹象，邻近肺泡疑似肺炎的实变和局灶B线，可能的恶性肿瘤的胸膜/横膈增厚和结节，以及超声评估阳性征象对疑似患有肺外结核的人类免疫缺陷病毒（HIV）患者进行HIV相关结核病（FASH）检查。这种系统的、集中的和综合的方法将大大提高诊断的敏感性和特异性，并帮助医师有效地做出正确诊断。

表 13-4　初级保健中与胸腔积液相关的常见情况
病毒性感染
腹水
肾病综合征或其他原因引起的低白蛋白血症
肺结核
心脏术后
脓胸
胰腺炎
药物如呋喃妥因、胺碘酮、苯妥因、甲氨蝶呤
类风湿性关节炎
系统性红斑狼疮
心包炎

第二篇

经验分享和要点提示

经验分享

- 胸膜液的估计以毫升为单位，可以通过测量肺底壁胸膜和脏胸膜之间的最大距离（单位是cm）然后乘以20来估计。

要点提示

- 一定要识别横膈。腹水伴横膈升高可被误认为胸腔积液。肝化的肺或复杂的积液可在超声下表现为肝或脾回声。
- 一定要适当调节增益。增益不足可能使肺图像受损，甚至高估渗出的量。增益过大可能会高估胸腔积液的复杂程度。
- 一项研究显示大约有20%的无回声实际上是固体。淋巴瘤和神经源性肿瘤超声表现类似胸腔积液，但实际上是实性的。观察肺实质的呼吸相运动进入积液（"窦性征"）和/或彩色多普勒可有效区分。
- 皮下气肿、气胸、胸膜钙化均可影响胸膜积液的检查，并可能导致假阴性结果。
- 胸壁创伤或覆盖的绷带可能妨碍超声检查胸腔积液。
- 避免过度依赖胸腔积液特征来指导决策，因为简单的积液可能是渗出性的，以及复杂的积液可能是漏出性的。

参考文献

1. Bhatnagar R, Maskell N. The modern diagnosis and management of pleural effusions. *BMJ*. 2015;351:h4520.
2. Wong CL, Holroyd-Leduc J, Straus SE. Does this patient have a pleural effusion? *JAMA*. 2009;301(3):309-317.
3. Blackmore CC, Black WC, Dallas RV, Crow HC. Pleural fluid volume estimation: a chest radiograph prediction rule. *Acad Radiol*. 1996;3(2):103-109.
4. Moskowitz H, Platt RT, Schachar R, Mellins H. Roentgen visualization of minute pleural effusion. An experimental study to determine the minimum amount of pleural fluid visible on a radiograph. *Radiology*. 1973;109(1):33-35.
5. Kitazono MT, Lau CT, Parada AN, Renjen P, Miller WT Jr. Differentiation of pleural effusions from parenchymal opacities: accuracy of bedside chest radiography. *AJR Am J Roentgenol*. 2010;194(2):407-412.
6. Esmadi M, Lone N, Ahmad DS, Onofrio J, Brush RG. Multiloculated pleural effusion detected by ultrasound only in a critically-ill patient. *Am J Case Rep*. 2013;14:63-66.
7. Fazel R, Krumholz HM, Wang Y, et al. Exposure to low-dose ionizing radiation from medical imaging procedures. *N Engl J Med*. 2009;361(9):849-857.
8. Committee to Assess the Health Risks from Exposure to Low Levels of Ionizing Radiation, BEIR VII, National Research Council. *Health Risks from Exposure to Low Levels of Ionizing Radiation*. Washington, DC: National Academies Press; 2006.
9. Gryminski J, Kradowki P, Lypacewicz G. The diagnosis of pleural effusion by ultrasonic and radiologic techniques. *Chest*. 1976;70(1):33-37.
10. Yousefifard M, Baikpour M, Ghelichkhani P, et al. Screening performance characteristic of ultrasonography and radiography in detection of pleural effusion; a meta-analysis. *Emerg (Tehran)*. 2016;4(1):1-10.
11. Kalokairinou-Motogna M, Maratou K, Paianid I, et al. Application of color Doppler ultrasound in the study of small pleural effusion. *Med Ultrason*. 2010;12(1):12-16.
12. Begot E, Grumann A, Duvoid T, et al. Ultrasonographic identification and semiquantitative assessment of unloculated pleural effusions in critically ill

patients by residents after a focused training. *Intensive Care Med*. 2014;40(10): 1475-1480. doi:10.1007/s00134-014-3449-7.

13. Saguil A, Wyrick K, Hallgren J. Diagnostic approach to pleural effusion. *Am Fam Physician*. 2014;90(2):99-104.

14. Soni NJ, Franco R, Velez MI, et al. Ultrasound in the diagnosis and management of pleural effusions. *J Hosp Med*. 2015;10(12):811-816.

15. Yang PC, Luh KT, Chang DB, et al. Value of sonography in determining the nature of pleural effusion: analysis of 320 cases. *AJR Am J Roentgenol*. 1992;159(1):29-33.

16. Mandell LA, Wunderink RG, Anzueto A, et al. Infectious Diseases Society of America/American Thoracic Society consensus guidelines on the management of community-acquired pneumonia in adults. *Clin Infect Dis*. 2007;44(suppl 2):S27-S72.

17. Colice GL, Curtis A, Deslauriers J, et al. Medical and surgical treatment of parapneumonic effusions: an evidence-based guideline. *Chest*. 2000;118(4):1158-1171.

18. Bugalho A, Ferreira D, Dias SS, et al. The diagnostic value of transthoracic ultrasonographic features in predicting malignancy in undiagnosed pleural effusions: a prospective observational study. *Respiration*. 2014;87:270-278.

19. Sahn SA. Malignant pleural effusions. In Fishman AP, Elias JA, Fishman JA, et al, eds. *Pulmonary Disease and Disorders*. 3rd ed. New York, NY: McGraw-Hill; 1998:1429-1438.

20. Light RW. *Pleural Diseases*. 5th ed. Baltimore, MD: Lippincott, Williams and Wilkins; 2007.

21. Porcel JM, Light RW. Diagnostic approach to pleural effusion in adults. *Am Fam Physician*. 2006;73(7):1211-1220.

22. Worsley DF, Alavi A, Aronchick JM, Chen JT, Greenspan RH, Ravin CE. Chest radiographic findings in patients with acute pulmonary embolism: observations from the PIOPED Study. *Radiology*. 1993;189:133-136.

23. Heller T, Wallrauch C, Goblirsch S, Brunetti E. Focused assessment with sonography for HIV-associated tuberculosis (FASH): a short protocol and a pictorial review. *Crit Ultrasound J*. 2012;4(1):21.

24. Balik M, Plasil P, Waldauf P, et al. Ultrasound estimation of volume of pleural fluid in mechanically ventilated patients. *Intensive Care Med*. 2006;32(2):318.

25. Volpicelli G, Elbarbary M, Blaivas M, et al. International evidence-based recommendations for point-of-care lung ultrasound. *Intensive Care Med*. 2012;38(4):577-591.

第14章 如何诊断气胸?

Keith R. Barron, MD, FACP and Michael Wagner, MD, FACP, RDMS

临床病例

患者,男性,77岁,因突发呼吸困难和胸膜炎就诊,晨起剧烈咳嗽后发生右侧胸痛,既往每天使用吸入剂治疗慢性阻塞性肺疾病,有50年的吸烟史。右胸呼吸音不对称减弱。患者有气胸吗?

文献综述

气胸(PTX)是一类因自发或胸部创伤、手术等原因造成胸膜腔内积气的疾病,可能危及生命。男性和女性的发病率分别为0.24‰和0.098‰。

虽然病史和体格检查能提示PTX,但影像学检查对确诊和指导治疗是必不可少的。胸片是过去常用的方式,然而,在基层医疗环境中,胸片的及时性有限。与CT相比,胸片的敏感性是有限的,尤其是当患者仰卧或半卧时。CT仍然是参考标准,但由于成本、便携性、可用性以及辐射问题,其使用受到限制。

尽管早在1986年就首次描述了在马身上用超声诊断气胸,但直到Daniel Lichtenstein的一系列文章描述了其在危重症中心的临床应用后,超声诊断PTX的应用才受到越来越多的关注。21世纪初,在创伤检查的超声集中评估中增加了肺部超声,使得这项技术在急诊科得到广泛应用。之后,多项研究和荟萃分析发现,超声比仰卧胸片(CXR)更敏感,且特异性相同。在急诊和危重症医学中,即时超声(POCUS)诊断PTX的方法方便、准确和安全,已替代电离辐射方法,得到广泛应用。尽管还需要进一步的研究来确定它在这些环境之外的检查特征,但它的使用似乎特别适合基层医疗。

辨认和鉴别胸膜表面的结构和组成是正确识别PTX的关键。不像其他器官或组织在B超中是可视化的,呈现为实际解剖的横切面,空气和肋骨的存在会在胸膜表面产生许多伪影。因此,正常充气肺实质不像肺组织,并被伪影掩盖。在PTX中,空气进入壁胸膜和脏胸膜间隙,反过来改变了在胸膜表面正常伪影。通过伪影变化可以诊断气胸。

详细解释检查的每一步,最终目的是及时确认胸膜表面的正常伪影"肺滑动征"缺失,提示存在气胸。并显示胸腔内确切的过渡点,称为"肺点",它发生在充气肺和气胸胸腔内自由空气之间。肺点是气胸的典型表现。M型超声也有助于诊断,可作为一种选择。

表 14-1	在临床实践中应用即时超声的建议		
建议		证据等级	参考文献
在诊断气胸方面,由专业者操作的肺部超声检查优于胸部计算机断层扫描		A	8,9
肺超声比卧位胸片更能准确地诊断或排除气胸		A	8-10
肺超声应用于气胸的鉴别诊断		A	10

A=一致的、质量良好的以患者为导向的证据;B=不一致或质量有限的以患者为导向的证据;C=共识,以疾病为导向的证据,通常的做法,专家意见,或病例系列。有关SORT证据评级系统的信息,请访问http://www.aafp.org/afpsort。

扫查方法

1.准备工作 患者体位的摆放对诊断气胸至关重要。胸腔内的游离气体会上升到胸腔最高的位置;因此,患者仰卧位,床头放平,保持0°(图14-1)。胸膜内空气应上升到前胸壁,便于检查该区域。此外,这使得在危重症中心或急诊

室中，患者已经平卧的检查技术得以标准化。在其他部位进行检查都可能会降低其敏感性，因为小量

气胸的气体可能上升到锁骨下区域，这很难用超声成像（图14-2）。

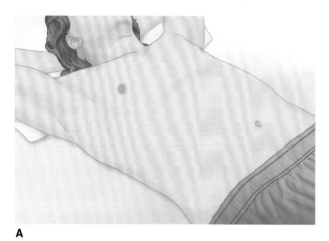

A

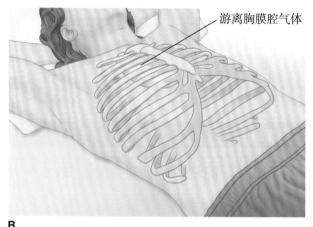

游离胸膜腔气体

B

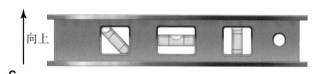

向上

C

图 14-1　A，患者仰卧，床头抬高 0°。B，胸膜内气体上升至前胸壁，便于检查。C，简图示意体位对气泡位置的影响。

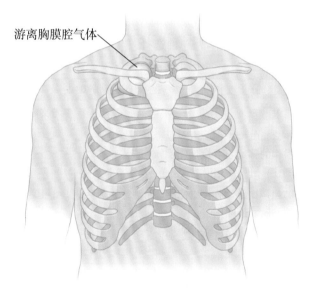

游离胸膜腔气体

图 14-2　患者直立位，气体上升至锁骨下区域，限制超声诊断气胸的能力。

根据医生的习惯、部位和患者的身体状况，可以使用多种探头类型。体型偏瘦者和儿童，胸膜面相当于表浅结构，用高频探头很容易识别。一些权威机构推荐微凸探头，但其他低频探头，如曲线/凸，甚至多相阵列或扇形扫描探头，也可以使用，特别是在需要快速顺序多器官检查的情况下。许多机器现在都有"胸膜"或"肺"预

设，如果有的话就应该使用。其他可以减少图像处理（从而模糊伪影解释）的设置没有显示出对诊断准确性有负面影响，所以如果需要，也可以使用。

2.识别肺的"主屏幕"和正常的伪影　无论是对右侧还是左侧，首先将探头放置在胸骨外侧的第二肋间隙的前胸上，探头标记指向患者头部。将探头置于两根肋骨上，肋骨呈圆形，部分回声结构，后方有阴影。接下来，识别水平胸膜线回声，位于肋骨间及其后。如果构架正确，胸膜线应该在屏幕的中心，上下肋骨分列左右；这个视图即为肺的"主屏幕"，可以识别正常的结构（图14-3）。

胸膜线是静态的壁胸膜和动态的脏胸膜的连接处。脏胸膜在正常呼吸时沿着胸壁移动，这导致胸膜线出现细微的闪烁或微亮。这种滑动，通常被描述为"蚂蚁行军线"或"串珠征"，是正常表现，表明探头所在位置的壁胸膜和脏胸膜是相对的。在正常充气肺中，会出现A线模式。A线是水平的混响伪影，在胸膜线下以等距重复的方式出现，并平行于胸膜线（图14-3）。当探头垂直于胸膜线时，胸膜线和随后的伪影是最明显

的，所以用探头进行巧妙的扇扫或成角可以帮助成像。

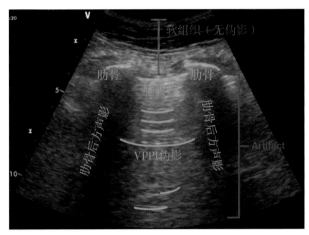

图 14-3 正常充气肺，胸膜线下方出现 A 线模式，此为重复的脏胸膜界面（VPPI）伪影。注意，"主屏幕"构建正确时，可以看到两根肋骨及其后方声影。

3. 寻找肺"滑动"，排除气胸 定位主屏幕后，通过探查胸膜腔气体评估气胸。游离胸膜腔气体通常会迁移到胸廓中最高的部位，在平卧位的患者中，通常在胸前，3～6肋间隙（图14-4）。这些位置存在肺滑动可排除气胸，敏感性高。

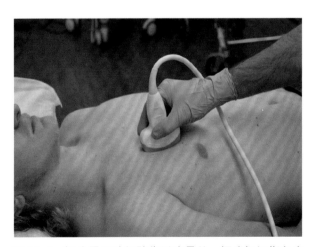

图 14-4 探头置于肋间隙靠近胸骨处，探头标记指向患者头侧。

在气胸患者，胸膜腔的气体使壁胸膜和脏胸膜剥离。超声束被胸壁下胸膜腔气体反射，超声探头探测不到塌陷肺的脏胸膜的运动，导致肺滑动征消失（图14-5，表14-2）。值得注意的是，气胸时A线仍然存在，只是没有肺滑动，因

为当超声波同时遇到正常充气肺和游离胸膜腔气体时，都会出现这种伪影。B线是在胸膜线下出现的激光样垂直伪影，随着呼吸而移动，是间质水肿或纤维化的征象（图14-6和表14-2）。就像肺滑动征一样，它们只能在肺接触胸壁的地方被看到，所以它们的存在也排除了该部位的气胸。

肺滑动缺失是气胸的首要征象，但该征象也可能出现在其他仅有微小脏胸膜运动的情况下，如胸膜粘连或对侧主支气管插管。通常在这些情况下，胸膜线出现一种微妙的、有节奏的、水平的搏动，与心脏周期同步发生，称为"肺脉搏"。这一表现与肺滑动一样，不发生在气胸部位（表14-2）。

4. 如果没有肺滑动，在气胸中找到"肺点" 在没有肺滑动的情况下，将探头在肋间隙的斜平面上成角，沿胸壁外侧扫查，直到发现肺点（图14-7和表14-2）。肺点是部分塌陷的肺和游离胸膜腔气体之间的动态转换点沿胸膜线产生的伪影，从有肺滑动转换到无滑动的A线模式。当新月形气体和部分充气肺相对胸壁移动时，这两种模式可同时存在，且随着呼吸的变化而变化。肺点是气胸的典型表现，由经验丰富的操作人员执行时，特异性接近100%。

一般来说，肺点越靠外侧和后方，气胸可能性越大。在少数病例中，当肺完全沿圆周向远离胸壁的方向塌陷时，无论探头在多远的侧面或后方，都看不到肺滑动或肺点。胸部前侧无肺滑动，肺点不可见，提示可能存在气胸，但不能作为诊断依据。

5. M型可用于辅助诊断 当肺滑动不清楚时，如探头分辨率低或新手医生操作，推荐M型帮助诊断。将探头放置在仰卧位患者前胸最高的部分，在B型下定位胸膜线和主屏幕，然后切换到M型，将线放置在屏幕中央。正常充气肺将生成"沙滩征"：屏幕下部对应随呼吸滑动充气肺，就像海滩一样，而胸膜表面前面更稳定的皮下组织就像波浪一样（图14-8和表14-2）。在没有肺滑动的情况下，波浪线会充满整个屏幕，产生"条形码征"（图14-9和表14-3）。

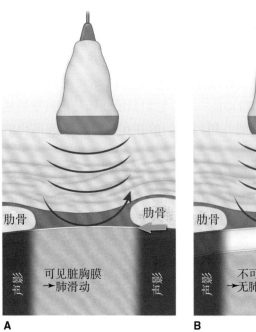
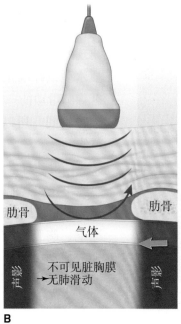
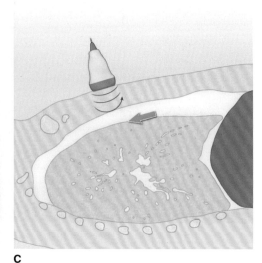

图 14-5 A，正常充气肺和气胸时都可在肺"主屏幕"显示 A 线模式。气胸时，游离气体位于壁胸膜和脏胸膜之间。B，C，因为气体对超声波高度反射，胸膜腔内游离气体导致位于深层的脏胸膜不可见。在动态超声扫描中，脏胸膜不可见表现为肺滑动缺失。

表 14-2	正常现象
理解伪影对于理解胸膜超声至关重要。	
胸膜线	肋骨深处随着呼吸而"滑动"的有回声的或亮白色的线性伪影。
肋骨和肋骨声影	肋骨高度反射超声波，表现为弯曲结构回声，后方声影。靠近胸骨的软骨部分回声较低，声影也较骨化部分少。
滑动	在呼吸过程中，脏胸膜沿胸壁的平移运动而产生的动态伪影。它看起来就像胸膜线在闪烁，就像"蚂蚁行军线"，或者移动"串珠征"。
A 线	胸膜线下方等距重复出现的水平回声伪影。A 线间距与探头到胸膜面的距离相等。常见于充气肺，也可见于气胸。
肺搏动	胸膜面与心动周期同时发生的细微的水平搏动。
沙滩征	M 型的正常表现。在 M 型，肺滑动到胸膜线以下，产生一种典型的颗粒状"沙滩"模式，更稳定的皮下组织和肌肉，产生一种线性的"波浪"模式。

患者管理

仰卧位患者胸部最高位置的区域出现肺滑动无法诊断气胸。没有肺滑动或肺搏动的 A 线模式是诊断气胸的间接征象，应进一步寻找肺点。肺点的存在可证实气胸的诊断。

POCUS 检测到气胸后，对患者的下一步管理取决于病情的稳定性。虽然超声检查结果对气胸的诊断具有特异性，但急诊、床旁胸膜腔引流可能不是首选措施，病情稳定的小量气胸患者适宜给予吸氧和医学观察。

若怀疑危重症、病情不稳定患者发生了张力性气胸，一些有经验的医生在检查到单侧 A 线模式而没有肺滑动时，会进行胸腔闭式引流。实际上，手术也可以在床旁超声引导下进行，而不需要进一步成像。相反，对于病情稳定的患者，尤其是门诊或非危重患者，在没有进一步影像学检查的情况下，需要证实"肺点"以确定气胸的诊断（图 14-10）。

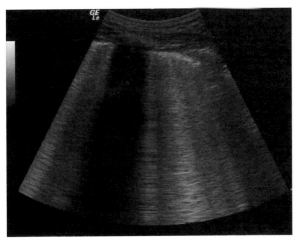

图 14-6　肋间隙的静止图像,B 线是胸膜线下垂直的激光样伪影。它们是间质水肿或纤维化的迹象,可排除该部位的气胸。

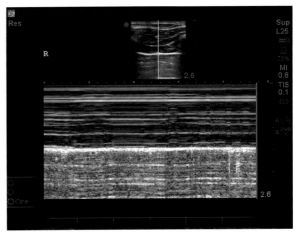

图 14-8　在正常充气肺中,肋间隙 M 型会形成沙滩征,就像波浪(屏幕的上部)拍打沙滩(屏幕的下部)。

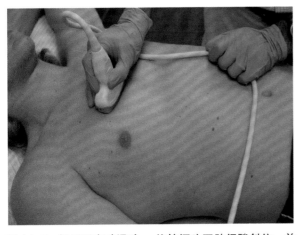

图 14-7　如果没有肺滑动,旋转探头至肋间隙斜位,并横向移动,扫查肺点。

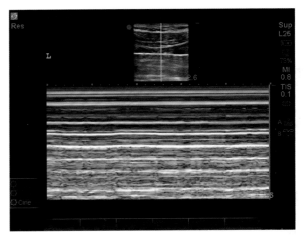

图 14-9　气胸时,肋间隙 M 型会形成条形码征,表现为完整呼吸周期中都有静态线(或波浪线,见图 14-7)充斥屏幕。

表 14-3　异常现象

解释正常和异常伪影是诊断PTX的关键。

滑动消失	当肺壁胸膜和脏胸膜之间有气体时胸膜线没有正常的闪烁。滑动消失的A线模式是诊断气胸的必备条件;然而,滑动消失本身并不是诊断的充分条件,因为其他情况也可能有滑动消失。
肺点	气胸的特异性表现。通常超声探头斜切最能显示"空气新月"或充气肺和胸膜腔气体/气胸之间的动态转换点。
B线	在胸膜线下的垂直回声伪影,随着呼吸而移动,并延伸到界面边缘。是间质水肿或纤维化的征象。可以此排除气胸。
"条形码征"	M型下提示气胸。肺滑动缺失,在M型中,胸膜线下形成类似的模式,就像条形码一样。

　　此前,关于POCUS在评估气胸量方面的作用存在一些分歧,在较大量的气胸中,肺点可能向外侧移动并通过腋中线。对于病情稳定的患者,可能需要进一步的影像学检查来确定气胸量的大小。对于仰卧位患者,超声比X射线检查更敏感,如果需要对气胸进行定量检测,可能需要CT检查,特别是肺气肿患者。

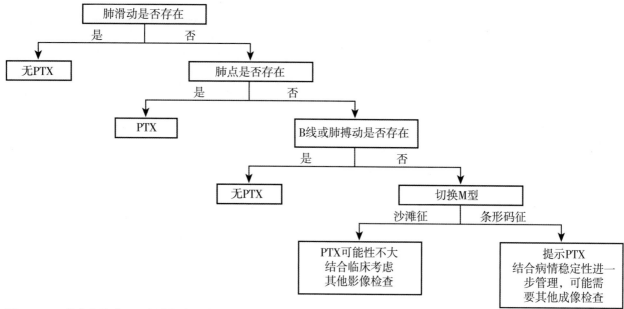

图 14-10　推荐气胸（PTX）诊断流程。

经验分享和要点提示

经验分享

- 在左前胸壁上方，心脏可能掩盖肺滑动。这虽然经常会让学习者感到沮丧，但是如果可见搏动的心肌，而不是静止的 A 线模式，也可排除该部位的气胸。

要点提示

- 肺滑动的缺失提示有气胸，但其他情况如大疱性肺气肿、重症肺炎或对侧主支气管插管也可出现肺滑动缺失或减少。
- 不要将肺与非肺（肋骨、心包、膈）交界处误认为肺点。

- 不要把肋骨皮质误认为胸膜线。对于未经训练的操作者来说，在与胸膜线平行的平面上成像时，肋骨皮质的线性高回声可能与胸膜线相似。M 型下肋骨皮质会形成条形码征。M 型中条形码征的存在本身并不能诊断 PTX。新手经常把这个征象看得太重要了。
- 气胸时仍然可以看到肋间肌的收缩，新手可能会误以为这种与胸壁收缩同时发生的垂直平移运动是肺搏动甚至是肺滑动。

参考文献

1. Light R, Lee YGL. Pneumothorax, chylothorax, hemothorax, and fibrothorax. In: Broaddus VC, ed. *Murray and Nadel's Textbook of Respiratory Medicine*. 6th ed. Philadelphia, PA: Saunders; 2016:1439.e1410-1460.e1410.
2. Gupta D, Hansell A, Nichols T, Duong T, Ayres JG, Strachan D. Epidemiology of pneumothorax in England. *Thorax*. 2000;55(8):666-671.
3. Tocino IM, Miller MH, Fairfax WR. Distribution of pneumothorax in the supine and semirecumbent critically ill adult. *AJR Am J Roentgenol*. 1985;144(5):901-905.
4. Ball CG, Kirkpatrick AW, Laupland KB, et al. Factors related to the failure of radiographic recognition of occult posttraumatic pneumothoraces. *Am J Surg*. 2005;189(5):541-546; discussion 546.
5. Rantanen NW. Diseases of the thorax. *Vet Clin North Am Equine Pract*. 1986;2(1):49-66.
6. Lichtenstein DA, Menu Y. A bedside ultrasound sign ruling out pneumothorax in the critically ill. Lung sliding. *Chest*. 1995;108(5):1345-1348.
7. Lichtenstein D, Mezière G, Biderman P, Gepner A. The "lung point": an ultrasound sign specific to pneumothorax. *Intensive Care Med*. 2000;26(10):1434-1440.
8. Kirkpatrick AW, Sirois M, Laupland KB, et al. Hand-held thoracic sonography for detecting post-traumatic pneumothoraces: the Extended Focused Assessment with Sonography for Trauma (EFAST). *J Trauma*. 2004;57:288-295.
9. Alrajhi K, Woo MY, Vaillancourt C. Test characteristics of ultrasonography for the detection of pneumothorax: a systematic review and meta-analysis. *Chest*. 2012;141(3):703-708.
10. Alrajab S, Youssef AM, Akkus NI, Caldito G. Pleural ultrasonography versus chest radiography for the diagnosis of pneumothorax: review of the literature and meta-analysis. *Crit Care*. 2013;17(5):R208.
11. Volpicelli G, Elbarbary M, Blaivas M, et al. International evidence-based recommendations for point-of-care lung ultrasound. *Intensive Care Med*. 2012;38(4):577-591.

第15章 患者有肺炎吗？

Andrew W. Shannon, MD, MPH and William Chotas, MD

● 临床病例

一名8岁的女孩主诉：咳嗽3天伴加剧。她母亲补充：女孩呼吸急促加剧，并在就诊前一天出现39℃高热。既往史阴性，按常规预防接种。生命体征：T 39.3℃，P 130次/分，R 40次/分，BP 102/75mmHg，血氧饱和度95%（无吸氧）。体格检查：面色正常，呼吸费力，表现为腹式呼吸和肋间凹陷。双肺呼吸音增粗伴减弱。腹部、头部、眼、耳、鼻、喉检查未见明显异常。这个患者有肺炎吗？

文献综述

社区获得性肺炎（CAP）是全世界儿童死亡的最主要原因[1]，而合并流感是成人死亡的第八大原因[2]。在本章中，CAP指的是由细菌或病毒引起的肺炎。

社区获得性肺炎在医疗机构之外发生，是在急诊和门诊遇到的最常见的肺炎形式。过去，医疗保健相关性肺炎（HCAP）是指门诊患者的肺炎，特指暴露于医疗机构的具有耐药菌感染高风险的门诊患者[3]。不过HCAP这个概念在2016年被美国感染性疾病协会（IDSA）从指南中移除，因为研究发现这些患者的病原菌与社区获得性肺炎（CAP）患者相似，而且没有想象中那么高的多重耐药发生[4]。院内获得性肺炎（HAP）是指住院48小时及以后发生的肺炎[3]。初级保健医生主要关注CAP，因此本章将不讨论HAP的诊断和治疗。

经典的肺炎诊断是通过症状、生命体征和胸部听诊结果综合判断出来的。不过已经发现临床表现缺乏胸部影像学的敏感性和特异性，

IDSA的最新指南要求对浸润灶进行影像检查以诊断[5, 6]。指南中并未指定影像检查的类型，但传统上是指X线或计算机断层扫描（CT）。

仅需要门诊治疗的患儿一般不需要胸部影像学检查；但对于有低氧血症、呼吸窘迫或需要住院治疗的儿童推荐检查[7]。对于没有呼吸窘迫综合征，但体温高于39℃或者血清白细胞计数大于20000/μl的高度怀疑肺炎的患儿也同样推荐[8, 9]。尤其推荐抗感染治疗失败或临床情况加剧的需排除胸腔积液、坏死性肺炎或气胸等合并症的患者。

但是，胸片（CXR）和CT也有显而易见的局限性。它们都需要患者暴露在电离辐射下，尤其对儿童和孕妇是很大的问题。而且，CT昂贵、耗时且需要专用设备和解读。因此，无论是在高配还是低配环境中，都需寻求其他诊断方式。

关于肺超声（LUS）在肺炎诊断中的作用，文献报道已有30多年，最早是1986年在1例儿童中的应用[10]。近年来，有多篇关于使用LUS诊断肺炎的荟萃分析发表，其中既有儿童患者，也有成人。结果显示LUS在诊断肺炎有较高的准确性，与CXR或CT相比，敏感性分别为88%～97%，特异性为86%～96%[11-14]。2011年发布的全球共识性文件支持LUS用于肺炎的诊断，提出在成人及儿童中，其准确性可与CXR媲美。还发现LUS比X射线检查快，避免了电离辐射的暴露，并能够区分肺不张和其他病因引起的肺炎[15]。

肺超声检查虽然不断有优点被发现，但也仍然存在一些问题[16]。研究尚未对扫查流程在准确性方面的差异进行直接比较。尽管儿科文献中的大多数研究都采用了由Copetti和Cattarossi建立的流程[17]，但成人研究的文献中缺乏共识，其中描述了了2，8和28个肋间隙方案[15]。最常用的是改良版的Lichtenstein急诊床旁肺部超声检查流程

（BLUE），将LUS应用于诊断多种肺部病理的病因[18]。

　　应用LUS诊断肺炎的推荐和证据等级见表15-1[19]。

表15-1	在临床实践中应用即时超声的建议	
建议	证据等级	参考文献
LUS是联合诊断的有效工具，可以用即时超声	A	11-13，15, 17
LUS可以有效诊断和排除肺炎，不论是成人还是儿童患者	B	11-13，15
LUS速度快于CT及CXR，平均耗时7分钟	C	15, 28

A=一致的、质量良好的以患者为导向的证据；B=不一致或质量有限的以患者为导向的证据；C=共识，以疾病为导向的证据，通常的做法，专家意见，或病例系列。有关SORT证据评级系统的信息，请访问http://www.aafp.org/afpsort。

CT，计算机断层扫描；CXR，胸部X光片；LUS，肺超声。

扫查方法

　　1.患者的体位　患者的前胸可以在仰卧位或直立位进行检查。侧胸和后胸部检查可采用直立、半卧或仰卧，尤其是在患者不能移动的情况下。由于儿童和成年患者的身体大小不同，本文将介绍两种探头放置方案。小儿和成人肺炎的诊断结果和诊断标准是一致的。

　　2.探头的选择　对于儿童患者，因为软组织较薄，胸膜线相对表浅。可选择高频（7.5～10MHz）线性探头，分辨率更高，还可以使用5～7.5MHz的微凸探头，可以更清楚地显示锁骨上胸部区域。成人患者最好使用低频微凸探头或曲线阵列探头，从而可以穿透深部组织，进行检查。

　　3.显示胸膜　将探头放在身体的长轴上，标记指向头侧。可以看到胸膜线深入肋间的胸壁软组织。肋骨的高回声皮质位于胸膜线的浅面，产生的声影可能影响后方结构的显示。正常胸膜线显示肺滑动，这是由于壁层和脏层胸膜的交界处，随着呼吸运动而相对移动造成的。这种滑动可能很明显，也可能只是"微光点"，通常被称为"蚂蚁行军"。肺滑动缺失需考虑气胸可能，但也可能出现在肺炎中。

　　4.扫描胸部　首先扫描腋前线第2肋间水平，

用探头行矢状位扫描。向尾侧扫，直到看到横膈膜。它会显示为一条随呼吸移动的回声线，回声应低于胸膜线。使用高频探头时，横膈膜可能会显示为两条独立的回声线，其间夹着明显的肌肉层（图15-1）。接下来，移动探头，向内侧朝向胸骨继续扫描，标记指向锁骨。胸膜-心包界面在左前胸的胸部位置明显较高，继续向外侧扫描可以有效发现胸膜线的尾部界限。重复探头的这种"上下"运动，完成整个胸部的胸膜-胸壁界面扫描成像（图15-2）。

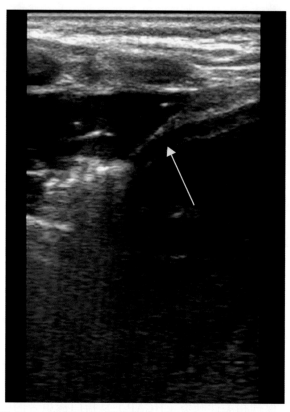

图15-1　高频探头下的横膈膜。请注意，横膈膜显示为两条独立的回声线，其间是明显的肌肉层。箭头处为横膈膜。

　　由于成人胸部的表面积很大，胸膜界线的"上下"追踪不实际，而儿童患者则不同。对儿童，请先扫描前锁骨中线第2或第3肋间的胸壁，探头处于纵向或矢状位（图15-3）。然后，在腋前线第4或第5肋间扫描前外侧胸壁。由于肋骨的弧度，可能需要稍微调整探头到长轴的方向（图15-4）。接下来，将探头移至腋中线肋骨下，以冠状位探查肋膈角。这个角度相当于扩展的创伤超声快速评估法（E-FAST），可以更好观察有无膈上的胸腔积液（图15-5）。如前所述胸膜线–横膈膜交界面应该是可见的。最后是后外侧肺泡和/或呼吸综合征视角，位于腋后线第4或第5肋间[18]（图15-6）。

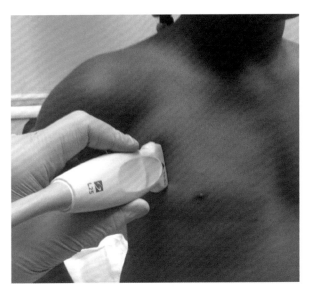

图 15-2 儿童胸部检查技巧。

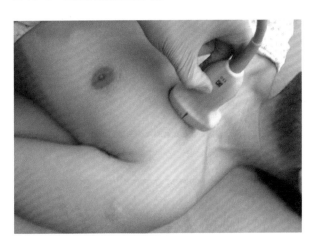

图 15-3 前壁锁骨中线位置。

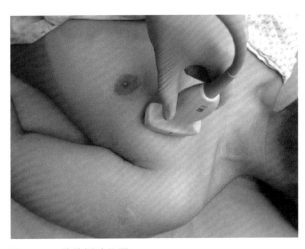

图 15-4 前外侧肺位置。

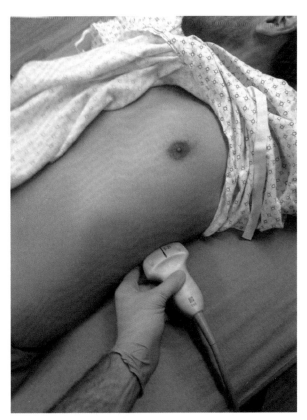

图 15-5 外侧胸膜腔位置。

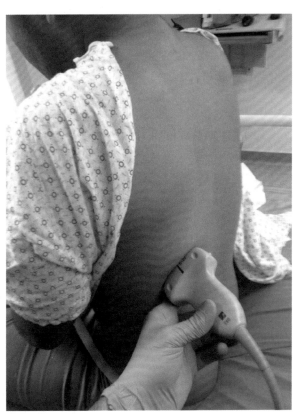

图 15-6 后外侧肺泡和 / 或呼吸综合征探头位置，坐位。

5. 评估胸膜伪影模式 A线是在实时2D扫描时产生的伪影，也可指示正常的解剖结构。它们是胸膜线深面的水平的回声线，信号强度越大，看到的越深（图15-7）。它们由超声波在正常含气肺胸膜线与探头表面来回反射产生的。

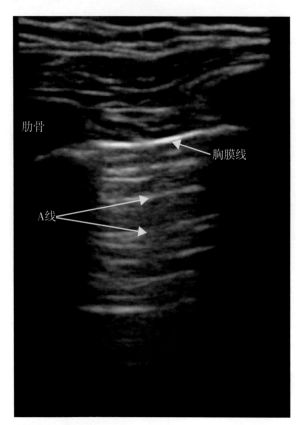

图 15-7　胸部的 A 线。

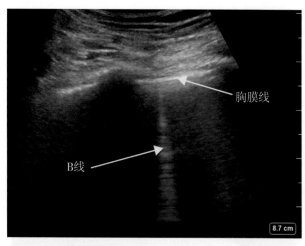

图 15-8　胸部 B 线。

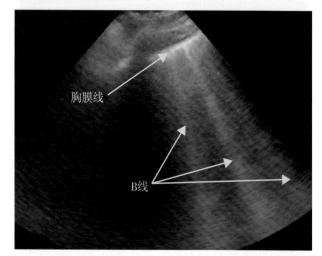

图 15-9　胸部多条 B 线。

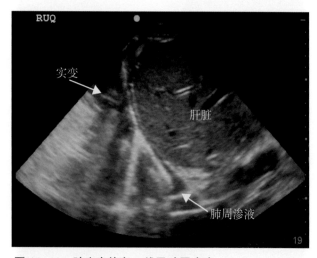

图 15-10　肺实变伴有 B 线及肺周渗液。

B线是从胸膜线向深处延伸的明亮垂直伪影。它们擦除A线并随着肺滑动而移动[20]（图15-8）。有几条B线可能是正常的，特别是在独立的肺窗上，但是当在一个肋间隙中看到3条或3条以上时常被认为代表肺间质的异常增厚（图15-9）。当在两个以上区域的纵向肋间隙观察到3条或更多的B线时，被称为"肺泡间质综合征"，最常见原因是间质性水肿[21]。

当局部区域出现多条B线时，提示可能由肺炎、肺不张、肺梗死、肺挫伤和胸膜疾病引起局灶性间质增厚。多条B线遍布胸部，更能提示非典型性或病毒性间质性肺炎，但也包括细支气管炎、肺水肿和肺纤维化。在实变性肺炎的外围也可以看到B线。

肺炎时肺滑动通常会减弱或消失，胸膜线也可能会失去其独特的回声而变得不那么明显[17]。还会看到邻近肺周渗液（图15-10）。

6.实变的评估　实变表现为胸膜下的从低回声到类似肝脏回声的"组织样"表现（图15-11）。一个常见的发现是空气支气管影[22]。空气支气管影是在均匀的实变组织密度影中看到的明亮的高密度影（图15 12），是在实变的肺实质内看到的支气管树的回声影。在动态支气管空气影中，可以看到支气管树内的空气随着呼吸流动，可以观察到支气树在实变的肺组织中的动态变化。但在肺不张的肺实变中不会观察到这一现象[23]。

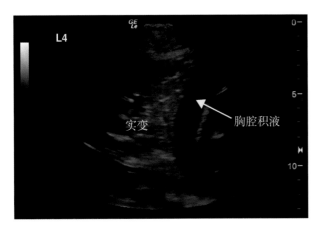

图 15-11　肺实变合并胸腔积液。

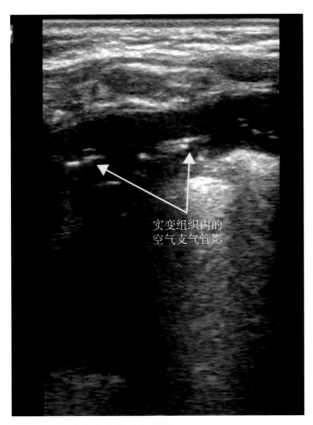

图 15-12　实变和空气支气管影。

患者管理

在儿童患者中，低氧血症和呼吸窘迫的程度决定其需要门诊治疗还是需要住院治疗（图15-13）。3～6月龄以下儿童，平静呼吸下血氧饱和度持续低于90%（海平面）伴有呼吸抑制，或儿童疑似耐甲氧西林金黄色葡萄球菌（或其他高毒力的致病菌）感染的均需住院治疗，而那些需要有创治疗的患者应收入重症监护室（ICU）。

那些外观表现良好，没有呼吸窘迫并且血氧饱和度均高于90%的疑似肺炎的患者，不需要常规的影像学检查。尽管这些患者根据指南可以接受门诊治疗，但基于LUS的准确性并且没有辐射，我们推荐行LUS检查进一步明确诊断，也有利于抗生素的合理使用。需要住院治疗的患儿均需行影像学检查明确渗出情况，并观察有无其他需要进一步治疗的潜在并发症，比如肺周渗液、坏死性肺炎以及气胸。近期至少有一项前瞻性的儿童研究发现，LUS替代胸部影像学检查在减少辐射的同时无不良事件增加[24]。

在成人患者中，临床决策工具，如CURB-65或肺炎严重程度指数可以帮助确定哪些患者可以在门诊治疗[25]。需要血管加压素治疗的感染性休克患者，需要机械通气的患者，以及其他指标升高提示器官功能衰竭的患者，需要ICU级别的护理[5]。所有疑似肺炎的成年人都应接受影像学检查，以确定是否存在肺炎[5]。

对于肺炎的患者，应经验性地给予抗生素治疗，并根据可疑的或者明确的病原菌调整抗生素。建议的经验性抗生素方案详见表15-2[7]和表15-3[5]

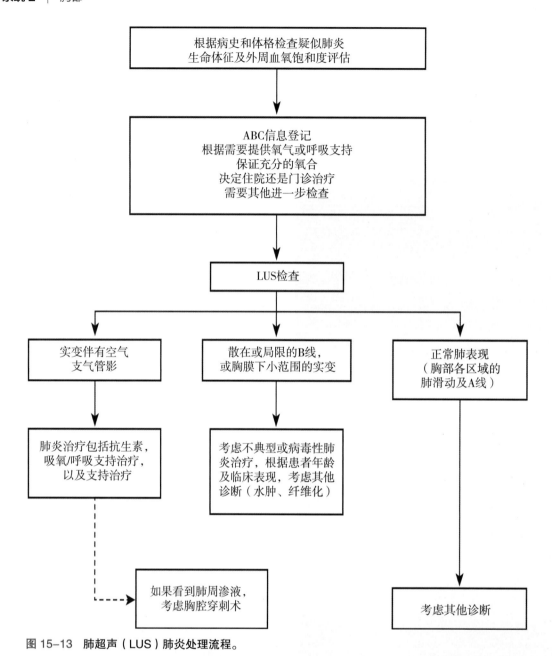

图 15-13　肺超声（LUS）肺炎处理流程。

表 15-2	社区感染性肺炎的经验性抗生素应用方案（儿童版）	
患者特征	疑诊为细菌性肺炎	疑诊为不典型肺炎
门诊患者		
5岁	阿莫西林，口服 其他：阿莫西林克拉维酸盐	阿奇霉素，口服 其他：口服克拉红霉素或红霉素
＞5岁	阿莫西林，口服 其他：阿莫西林克拉维酸盐 ± 大环内酯	阿奇霉素，口服 口服克拉红霉素、红霉素、多西环素（＞7岁）
住院患者		
完全免疫 （B型流感嗜血杆菌及肺炎链球菌）；对青霉素部分耐药的侵袭性肺炎球菌	氨苄西林或青霉素G；头孢曲松或头孢噻肟；如怀疑为CA-MRSA，再加入万古霉素或克林霉素	阿奇霉素 ± β-内酰胺类 其他：克拉霉素，红霉素；多西环素或左氧氟沙星用于大龄儿童

续表

患者特征	疑诊为细菌性肺炎	疑诊为不典型肺炎
非完全免疫 （B型流感嗜血杆菌及肺炎链球菌）；对青霉素部分耐药的侵袭性肺炎球菌	头孢曲松或头孢噻肟 其他：左氧氟沙星；如怀疑为CA-MRSA，用万古霉素或克林霉素	阿奇霉素 ± β-内酰胺类 其他：克拉霉素，红霉素；多西环素或左氧氟沙星用于足月儿

CA-MRSA：社区相关耐甲氧西林金黄色葡萄球菌；PCN：青霉素
已获IDSA授权，引自Bradley JS, Byington CL, Shah SS, et al. The management of community-acquired pneumonia in infants and children older than 3 months of age: clinical practice guidelines by the Pediatric Infectious Diseases Society and the Infectious Diseases Society of America. Clin Infect Dis. 2011;53(7):e25-e76。

表 15-3 社区感染性肺炎的经验性抗生素应用方案（成人版）

患者特征	抗生素选择	推荐级别
既往体健 既往3个月未使用抗生素治疗	大环内酯类 多西环素	强烈推荐；Ⅰ类证据 一般推荐，Ⅲ类证据
有合并症（心、肺、肝或肾的慢性病；糖尿病；酒精中毒；恶性肿瘤；无脾症；免疫抑制状态或免疫抑制药物的使用）	吸入氟喹诺酮［莫西沙星，吉米沙星，左氧氟沙星（750mg）］	强烈推荐；Ⅰ类证据
3个月内有抗生素使用（选择不同类型的药物）	β-内酰胺类联合大环内酯类	强烈推荐；Ⅰ类证据
住院患者，非ICU	吸入氟喹诺酮 β-内酰胺类联合大环内酯类	强烈推荐；Ⅰ类证据 强烈推荐；Ⅰ类证据

已获IDSA授权，引自Mandell LA, Wunderink RG, Anzueto A, et al. Infectious Diseases Society of America/American Thoracic Society consensus guidelines on the management of community-acquired pneumonia in adults. Clin Infect Dis. 2007;44(suppl 2):S27-S72.

经验分享和要点提示

经验分享

- 动态空气支气管影，可以帮助鉴别肺不张和肺炎引起的肺实变。
- 若局灶性、病理性 B 线和小于1cm的胸膜下实变同时出现，高度提示病毒性肺炎（图15-14）[26]。

要点提示

- 当LUS排除肺炎、气胸或其他间质综合征时，别忘了考虑其他诊断，包括肺栓塞和心肌梗死。
- 注意短的垂直回声线，比如I线或Z线，它们可能与 B 线混淆。它们也来自胸膜或者就在胸膜线下，但是都比较短，不会延续到屏幕的底部。它们和肺的病变没有关系[15-27]。

- 实变未及胸膜，很少见，LUS可能漏诊，可以通过CXR发现。
- 左下肺叶的小块实变区可能被忽略或与脾脏混淆。

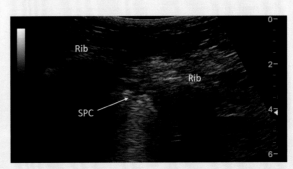

图 15-14 **小型胸膜下实变（SPC），为儿童病毒性肺炎特有。**

参考文献

1. Liu L, Hill K, Oza S, et al. Levels and causes of mortality under age five years. In: Black RE, Laxminarayan R, Temmerman M, Walker N, eds. *Reproductive, Maternal, Newborn, and Child Health: Disease Control Priorities.* Vol 2, 3rd ed. Washington, DC: The International Bank for Reconstruction and Development/The World Bank; 2016.
2. National Center for Health Statistics (US). *Health, United States, 2015: With Special Feature on Racial and Ethnic Health Disparities.* Hyattsville, MD: National Center for Health Statistics (US); 2016. https://www.ncbi.nlm.nih.gov/books/NBK367640.
3. American Thoracic Society; Infectious Diseases Society of America. Guidelines for the management of adults with hospital-acquired, ventilator-associated, and healthcare-associated pneumonia. *Am J Respir Crit Care Med.* 2005;171(4):388-416. doi:10.1164/rccm.200405-644ST.
4. Kalil AC, Metersky ML, Klompas M, et al. Management of adults with hospital-acquired and ventilator-associated pneumonia: 2016 Clinical Practice Guidelines by the Infectious Diseases Society of America and the American Thoracic Society. *Clin Infect Dis.* 2016;63(5):e61-e111. doi:10.1093/cid/ciw353.
5. Mandell LA, Wunderink RG, Anzueto A, et al. Infectious Diseases Society of America/American Thoracic Society consensus guidelines on the management of community-acquired pneumonia in adults. *Clin Infect Dis.* 2007;44(suppl 2):S27-S72. doi:10.1086/511159.
6. Wipf JE, Lipsky BA, Hirschmann JV, et al. Diagnosing pneumonia by physical examination: relevant or relic? *Arch Intern Med.* 1999;159(10):1082-1087.
7. Bradley JS, Byington CL, Shah SS, et al. The management of community-acquired pneumonia in infants and children older than 3 months of age: clinical practice guidelines by the Pediatric Infectious Diseases Society and the Infectious Diseases Society of America. *Clin Infect Dis.* 2011;53(7):e25-e76. doi:10.1093/cid/cir531.
8. Murphy CG, van de Pol AC, Harper MB, Bachur RG. Clinical predictors of occult pneumonia in the febrile child. *Acad Emerg Med.* 2007;14(3):243-249. doi:10.1197/j.aem.2006.08.022.
9. Bachur R, Perry H, Harper MB. Occult pneumonias: empiric chest radiographs in febrile children with leukocytosis. *Ann Emerg Med.* 1999;33(2):166-173.
10. Weinberg B, Diakoumakis EE, Kass EG, Seife B, Zvi ZB. The air bronchogram: sonographic demonstration. *Am J Roentgenol.* 1986;147(3):593-595. doi:10.2214/ajr.147.3.593.
11. Pereda MA, Chavez MA, Hooper-Miele CC, et al. Lung ultrasound for the diagnosis of pneumonia in children: a meta-analysis. *Pediatrics.* 2015;135(4):714-722. doi:10.1542/peds.2014-2833.
12. Chavez MA, Shams N, Ellington LE, et al. Lung ultrasound for the diagnosis of pneumonia in adults: a systematic review and meta-analysis. *Respir Res.* 2014;15:50. doi:10.1186/1465-9921-15-50.
13. Hu QJ, Shen YC, Jia LQ, et al. Diagnostic performance of lung ultrasound in the diagnosis of pneumonia: a bivariate meta-analysis. *Int J Clin Exp Med.* 2014;7(1):115-121.
14. Long L, Zhao HT, Zhang ZY, Wang GY, Zhao HL. Lung ultrasound for the diagnosis of pneumonia in adults: A meta-analysis. *Medicine (Baltimore).* 2017;96(3):e5713. doi:10.1097/md.0000000000005713.
15. Volpicelli G, Elbarbary M, Blaivas M, et al. International evidence-based recommendations for point-of-care lung ultrasound. *Intensive Care Med.* 2012;38(4):577-591. doi:10.1007/s00134-012-2513-4.
16. Zar HJ, Andronikou S, Nicol MP. Advances in the diagnosis of pneumonia in children. *BMJ.* 2017;358:j2739.
17. Copetti R, Cattarossi L. Ultrasound diagnosis of pneumonia in children. *Radiol Med.* 2008;113(2):190-198. doi:10.1007/s11547-008-0247-8.
18. Lichtenstein DA, Mezière GA. Relevance of lung ultrasound in the diagnosis of acute respiratory failure: the BLUE protocol. *Chest.* 2008;134(1):117-125. doi:10.1378/chest.07-2800.
19. Ebell MH, Siwek J, Weiss BD, et al. Strength of recommendation taxonomy (SORT): a patient-centered approach to grading evidence in the medical literature. *Am Fam Physician.* 2004;69(3):548-556.
20. Lichtenstein DA. Ultrasound in the management of thoracic disease. *Crit Care Med.* 2007;35(5 suppl):S250-S261. doi:10.1097/01.ccm.0000260674.60761.85.
21. Lichtenstein DA, Mezière GA, Lagoueyte JF, Biderman P, Goldstein I, Gepner A. A-lines and B-lines: lung ultrasound as a bedside tool for predicting pulmonary artery occlusion pressure in the critically ill. *Chest.* 2009;136(4):1014-1020. doi:10.1378/chest.09-0001.
22. Copetti R, Cattarossi L. Lung ultrasound in newborns, infants, and children. In: Mathis G, ed. *Chest Sonography.* Berlin, Heidelberg: Springer Berlin Heidelberg; 2011:241-245.
23. Lichtenstein D, Mezière G, Seitz J. The dynamic air bronchogram. A lung ultrasound sign of alveolar consolidation ruling out atelectasis. *Chest.* 2009;135(6):1421-1425. doi:10.1378/chest.08-2281.
24. Jones BP, Tay ET, Elikashvili I, et al. Feasibility and safety of substituting lung ultrasonography for chest radiography when diagnosing pneumonia in children: a randomized controlled trial. *Chest.* 2016;150(1):131-138. doi:10.1016/j.chest.2016.02.643.
25. Lim W, van der Eerden MM, Laing R, et al. Defining community acquired pneumonia severity on presentation to hospital: an international derivation and validation study. *Thorax.* 2003;58(5):377-382. doi:10.1136/thorax.58.5.377.
26. Tsung JW, Kessler DO, Shah VP. Prospective application of clinician-performed lung ultrasonography during the 2009 H1N1 influenza A pandemic: distinguishing viral from bacterial pneumonia. *Crit Ultrasound J.* 2012;4(1):16. doi:10.1186/2036-7902-4-16.
27. Lee FC. Lung ultrasound: a primary survey of the acutely dyspneic patient. *J Intensive Care.* 2016;4(1):57. doi:10.1186/s40560-016-0180-1.
28. Shah VP, Tunik MG, Tsung JW. Prospective evaluation of point-of-care ultrasonography for the diagnosis of pneumonia in children and young adults. *JAMA Pediatr.* 2013;167(2):119-125. doi:10.1001/2013.jamapediatrics.107.
29. Physician Fee Schedule Search [database online]. Baltimore MD: U.S. Centers for Medicare and Medicaid Services; 2013. https://www.cms.gov/apps/physician-fee-schedule/search/search-criteria.aspx. Accessed April 14, 2017.
30. CPT Assistant; May, 2009;19(5).

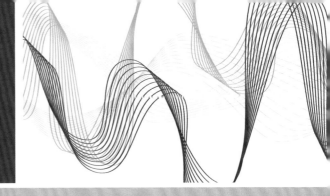

第3部分 乳房

第16章 患者的乳房肿块需要活检吗?

Esther Kim, MD, Andrew Kim, MD, John Rocco MacMillan Rodney, MD, FAAFP, RDMS, and William MacMillan Rodney, MD, FAAFP, FACEP

● 临床病例

一名42岁的女性到门诊就诊,主诉左乳可及一枚肿块,已在当地医院接受钼靶筛查,当地建议复诊。查体发现肿块位于乳晕后方,约3cm×3cm,触诊腺体不对称,但没有乳头凹陷或表面皮肤改变。这位患者的乳房肿块需要穿刺活检吗?

文献综述

乳腺影像学检查有多种,主要为钼靶、磁共振(MRI)和超声。美国放射协会(ACR)BI-RADS 第五版推荐,可采用三种检查进行乳腺癌风险评估。在乳腺病灶的评估中,钼靶是最常规的推荐项目。钼靶结果可以决定是否需要超声检查,但基于患者年龄以及风险,也可以不做钼靶,只做超声检查。见表16-1。

近20年来超声技术进步显著,因此乳腺病灶的超声诊断非常常用。最开始,超声主要用于诊断乳腺囊肿,现在已经用于检查各种乳腺病灶并评估恶性风险。Stavros等人的研究最早发现超声在乳腺病灶良恶性鉴别方面的阴性预测值达99.5%。随后,多项研究发现,超声的BI-RADS分类结果和钼靶是一致的。而BI-RADS分类决定了患者是否需要乳腺活检。

现如今,乳腺超声主要有三方面的应用。第一方面是作为钼靶的辅助诊断,对钼靶上的异常病灶进一步评估。第二方面是乳腺肿块的检查和诊断。第三方面是超声引导下的乳腺经皮活检,表16-2罗列了需要活检的情况。如果经皮活检不可及,那么超声也可以为切开活检做术前定位。

超声检查一般不作为乳腺癌的筛查手段,除非钼靶不可及。已有很多关于乳腺超声是否应作为钼靶后的二重筛查的研究。在乳腺癌钼靶筛查后增加超声检查虽然增加了敏感性,特别是对于致密性乳腺组织,但同样增加了假阳性,从而产生一大批乳房良性病灶的活检。因此,超声一般不作为筛查的常规推荐,更多的是用于对钼靶异常病灶的进一步评估。

表16-1 在临床实践中应用即时超声的建议		
建议	证据等级	参考文献
乳腺超声可以用来准确地鉴别良性病变	A	1, 2, 4, 6, 11
30岁以下伴有可触及乳房肿块的女性应该接受超声检查而不是钼靶检查	C	12-15

A=一致的、质量良好的以患者为导向的证据;B=不一致或质量有限的以患者为导向的证据;C=共识,以疾病为导向的证据,通常的做法,专家意见,或病例系列。有关SORT证据评级系统的信息,请访问http://www.aafp.org/afpsort。

表 16-2	超声引导下乳腺介入操作的指征
病灶类型	何时行活检
单纯和复杂囊肿	1.有症状 2.无法确定是复杂囊肿还是实性病灶
复杂囊肿和实性团块	1.肿块超声BI-RADS 分类为Ⅳ或Ⅴ 2. 多中心分布的病灶中性质可疑病灶＞1个 3.肿块被评估为BI-RADS Ⅲ类，但临床有怀疑或短期随访存在困难 4.超声检查发现的肿块与乳房MRI增强扫描时发现的可疑区域相关
微钙化	定向超声发现的与乳腺钼靶下的可疑钙化一致
腋窝或腋尾淋巴结	已知或疑似恶性肿瘤

MRI，磁共振成像。

引自 Newell MS, Barke LD, Argus AD, et al. ACR Practice Parameter for the Performance of Ultrasound-guided Percutaneous Breast Interventional Procedures. American College of Radiology. https://www.acr.org/-/media/ACR/Files/Practice-Parameters/US-GuidedBreast.pdf. Accessed November 26, 2016.

扫查方法

1.准备　患者贴身穿检查服。检查全程另有一名人员陪同。一般仰卧位进行超声检查。为获得更佳图像，也可用其他体位，包括坐位和对侧卧位以减小乳房密度。如果患者曾经有过影像学检查（乳腺钼靶，MRI等），可以根据结果引导检查。询问患者在哪个位置可以更明显地触摸到肿块，可以在该位置进行超声检查。

2.设备　我们建议使用线阵探头，频率为10～15MHz。探头中心聚焦病变。对于浅表肿块，可以厚涂耦合剂，使肿块位于探头的聚焦区域，避免部分容积效应（图16-1）。

3.扫描乳房组织　皮肤是高回声的，厚度通常＜2mm。皮下脂肪，位于乳腺浅筋膜的前方，内包含高回声悬韧带（也称为库珀韧带）。乳腺层，即乳房实质，在皮下脂肪的深面，也是大多数检测到乳腺癌的区域。乳腺层通常是高回声的，但可能是异质的。它包含15～20个腺叶，乳腺导管显示为细线的管道，充满液体时也可以是管状低回声。接下来是乳房后层，主要由脂肪组成，并含有胸深筋膜。在这一层之后可以看到肋骨、胸大肌、肋间肌以及肺胸膜（图16-2至图16-4）。

4.记录　图片应标记清楚，如右或左乳房，使用钟面符号表示病变的位置，距乳头的距离以及探头的方向。避免测量距乳晕的距离，因为乳晕的大小不同（图16-5）。病变的大小至少要在两个切面测量；一般而言，推荐正交平面，但不是必需。彩色多普勒可用于评估病灶的血管情况。因为乳房血管很容易受压，所以使用彩色多普勒检查血管时应尽量减少压迫。像乳腺钼靶中使用的BI-RADS分类一样，使用BI-RADS分类描述肿块的超声特征。

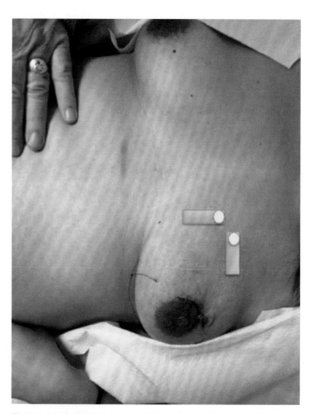

图 16-1　患者左侧卧位。探头标记指向尾侧或指向患者的右侧。

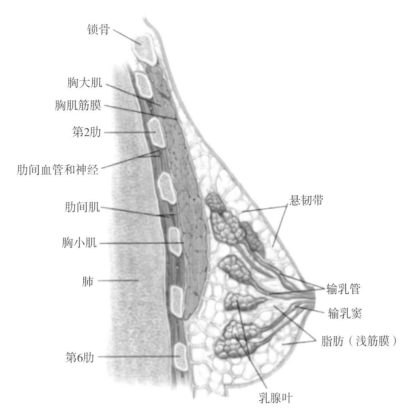

图 16-2 正常乳房解剖。

经Tank PW许可转载：Lippincott Williams & Wilkins Atlas of Anatomy. Philadelphia, PA: Wolters Kluwer Health/Lippincott Williams & Wilkins; 2009. Plate 2-10.

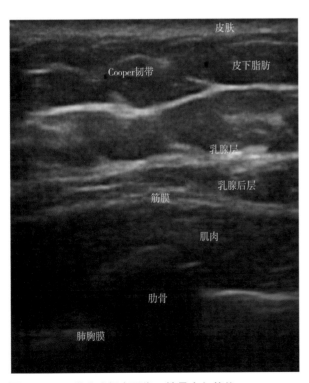

图 16-3 正常乳腺超声图像。锁骨中矢状位。

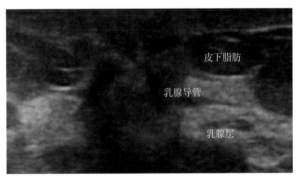

图 16-4 正常乳腺超声图像。乳头位于矢状切面。

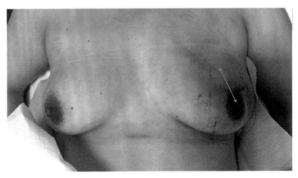

图 16-5 记录时，注意标明肿块至乳头的距离，而不是到乳晕的距离。

第二篇

患者管理

可触及的肿物均应接受超声检查，尽管尚不清楚触诊在恶性肿瘤中的敏感性[9]。年龄对于评估患者的风险以及判断是否需要钼靶检查至关重要，因为致密乳腺在钼靶上判断困难。例如，ACR特别建议对于30岁以下，无乳腺癌高风险的患者首选超声检查[10]。

是否对乳房肿块进行活检主要取决于疑似诊断和恶性肿瘤的可能性。BI-RADS分类允许基于恶性的可能性进行处理（表16-3）。BI-RADS 分类为 Ⅰ 和 Ⅱ 的，恶性可能为0%，不需要进行穿刺；BI-RADS 分类为 Ⅲ 的恶性可能为0%～2%，需要6个月后的短期随访；BI-RADS 分类为4或5，恶性可能＞2%，需要活检[1]。图16-6为基于BI-RADS 分类的对于可触及乳房肿块的处理流程。表16-4 至表16-6综合罗列了超声图像上的良性、可能良性或可疑病灶对应的BI-RADS分类。表16-7（图16-6 至图16-9）罗列了乳腺超声的常见诊断。

表16-3 超声 BI-RADS 评估分类及处理	
BI-RADS 分类	处理
0类：无法评估，需要其他影像学评估	增加影像学检查
Ⅰ类：阴性	常规筛查
Ⅱ类：良性	常规筛查
Ⅲ类：可能良性	短期随访（6个月）
Ⅳ类：可疑 ·4A：低度恶性可能 ·4B：中度恶性可能 ·4C：高度恶性可能	组织学检查
Ⅴ类：高度提示恶性	组织学检查
Ⅵ类：穿刺活检证实为恶性	临床许可的情况下行外科手术

经许可转自：Mendelson EB, Böhm-Vélez M, Berg WA, et al. ACR BI-RADS® Ultrasound. In: D'Orsi CJ, Sickles EA, Mendelson EB, Morris EA,eds. ACR BI-RADS® Atlas, Breast Imaging Reporting and Data System. 5th ed. Reston, VA: American College of Radiology; 2013.

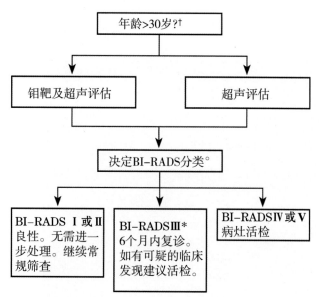

†年龄决定选择有所不同
°如果是BI-RADS 0，患者需要进一步的检查。如果是BI-RADS Ⅵ，是否活检取决于前次的检查结果。
*如果随访6个月、12个月、24个月病灶均稳定，结果改为BI-RADS Ⅱ。

图 16-6 可触及病灶的处理流程。

表 16-4	良性表现

良性超声表现（相当于 BI-RADS Ⅱ 类）

- 没有任何可疑发现
- 明显的高回声（相对于脂肪）
- 可能是等回声或中低回声
- 边缘清晰
- 平行于皮肤（横径大于纵径）
- 椭圆形（可能有 2 个或 3 个起伏）
- 薄的假包膜
- 内部均匀低回声
- 无声影
- 无微钙化
- 没有明确的囊性变化

表 16-5	可能良性表现

可能良性的超声表现（相当于 BI-RADS Ⅲ 类）

- 低回声椭圆形实性肿块或边界清楚的轻度分叶肿块
- 椭圆形或圆形肿块
- 有轻度或无分叶的肿块
- 界限清晰且平行于横轴
- 复杂性囊肿
- 簇状微囊肿

表 16-6	可疑表现

超声可疑表现（相当于 BI-RADS Ⅳ 或 Ⅴ 类）

- 边缘毛刺
- 非平行于皮肤（纵径大于横径）
- 边缘模糊，成角或微分叶
- 有后方声影
- 明显低回声
- 相关钙化（可见有回声病灶）
- 多普勒显示血流丰富
- 导管扩张

表 16-7	常见诊断

常见表现

单纯囊肿	·无回声，边界清晰，低回声包膜，后方回声增强 ·如果有症状或无法行钼靶检查，可以穿刺抽液 ·符合BI-RADS Ⅱ类
复杂囊肿	·具有内部回声或液—液平面，其他与单纯性囊肿相似 ·鉴别：积乳囊肿，血肿，油性囊肿，脓肿 ·符合BI-RADS Ⅲ类

常见表现

复合囊肿	·与复杂囊肿相似，但是它具有散在的实性成分 ·鉴别：血肿，脂肪坏死，脓肿，恶性肿瘤 ·符合BI-RADS Ⅳ类
纤维腺瘤	·最常见的良性乳腺肿瘤 ·临床表现为质韧、可移动的肿块 ·椭圆形，边界清楚，均匀低回声 ·平行方向 ·可能有小分叶 ·可能为等回声

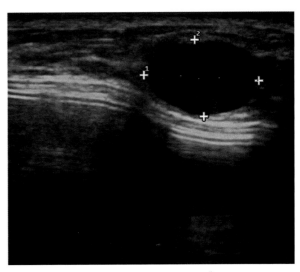

图 16-7 无回声，边界清楚，低回声包膜，后方回声增强。单纯囊肿，相当于 BI-RADS 分类 Ⅱ。

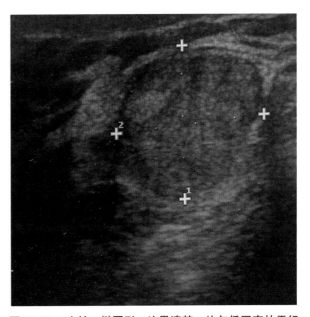

图 16-8 实性，椭圆形，边界清楚，均匀低回声的平行方向的肿块。纤维腺瘤，相当 BI-RADS 分类 Ⅲ。

第二篇

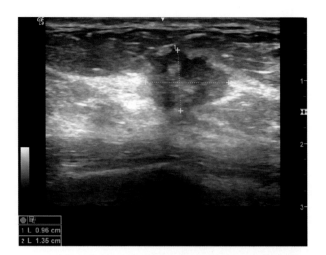

图 16-9　模糊，成角，后方声影和异质结构。可疑肿块，考虑为 BI-RADS V类。活检显示浸润性导管癌。

经验分享和要点提示

经验分享

- 所有可触及肿块均行超声检查。
- 可触及肿块最常见的诊断是纤维腺瘤。
- 异常发现至少取 2 个切面的图像。

要点提示

- 在决定穿刺前别忘了考虑临床表现及体格检查情况。BI-RADS分类仅基于影像学发现。
- 避免用超声行原发性乳腺癌的筛查，除非钼靶不可及。

参考文献

1. Mendelson EB, Böhm-Vélez M, Berg WA, et al. ACR BI-RADS® Ultrasound. In: D'Orsi CJ, Sickles EA, Mendelson EB, Morris EA, eds. *ACR BI-RADS® Atlas, Breast Imaging Reporting and Data System*. Reston, VA: American College of Radiology; 2013.

2. Stavros AT, Thickman D, Rapp CL, Dennis MA, Parker SH, Sisney GA. Solid breast nodules: use of sonography to distinguish between benign and malignant lesions. *Radiology*. 1995;196:123-134.

3. Lee S, Jung Y, Bae Y. Synchronous BI-RADS Category 3 lesions on preoperative ultrasonography in patients with breast cancer: is short-term follow-up appropriate? *J Breast Cancer*. 2015;18(2):181-186.

4. Hong AS, Rosen EL, Soo MS, Baker JA. BI-RADS for sonography: positive and negative predictive values of sonographic features. *AJR Am J Roentgenol*. 2005;184:1260-1265.

5. Graf O, Helbich TH, Hopf G, Sickles EA. Probably benign breast masses at US: is follow-up an acceptable alternative to biopsy? *Radiology*. 2007;244(1):87-93.

6. Heinig J, Witterler R, Schmitz R, Kiesel L, Steinhard J. Accuracy of classification of breast ultrasound findings based on criteria used for BI-RADS. *Ultrasound Obstet Gynecol*. 2008;32(4):573.

7. Nelson HD, Tyne K, Naik A, et al. Screening for breast cancer: an update of the U.S. Preventive Services Task Force. *Ann Intern Med*. 2009;151(10):727.

8. Berg WA, Blume JD, Cormack JV, et al. Combined screening with ultrasound and mammography vs mammography alone in women at elevated risk of breast cancer. *JAMA*. 2008;299(18):2151-2163.

9. Shin JH, Han BK, Ko EY, Choe YH, Nam SJ. Probably benign breast masses diagnosed by sonography: is there a difference in the cancer rate according to palpability? *AJR Am J Roentgenol*. 2009;192(4):W187-W191.

10. Newell MS, Barke LD, Argus AD, et al. *ACR Practice Parameter for the Performance of a Breast Ultrasound Examination*. American College of Radiology. https://www.acr.org/-/media/ACR/Files/Practice-Parameters/US-Breast.pdf. Accessed November 26, 2016.

11. Soo MS, Rosen EL, Baker JA, Vo TT, Boyd BA. Negative predictive value of sonography with mammography in patients with palpable breast lesions. *AJR Am J Roentgenol*. 2001;177:1167-1170.

12. Miyake KK, Ikeda DM. *Breast Imaging: The Requisites*. St. Louis, MO: Elsevier Inc; 2017:chap 4.

13. Loving VA, DeMartini WB, Eby PR, Gutierrez RL, Peacock S, Lehman CD. Targeted ultrasound in women younger than 30 years with focal breast signs or symptoms: outcomes analyses and management implications. *AJR Am J Roentgenol*. 2010;195(6):1472.

14. Morrow M, Wong S, Venta L. The evaluation of breast masses in women younger than 40 years of age. *Surgery*. 1998;124:634.

15. Lehman CD, Lee AY, Lee CI. Imaging management of palpable breast abnormalities. *AJR Am J Roentgenol*. 2014;203:1142-1153.

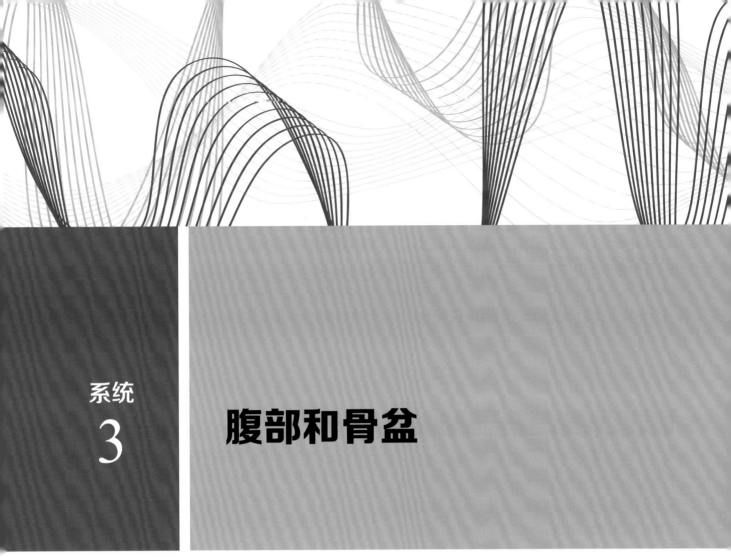

系统
3

腹部和骨盆

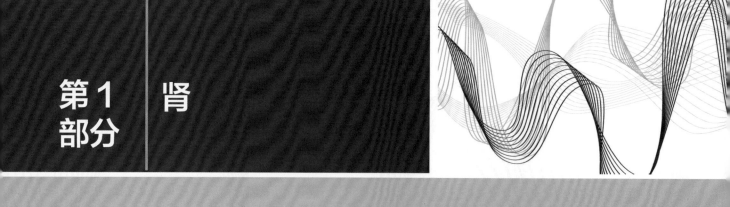

第17章 患者有肾结石吗?

David Flick, MD, Holly Beth Crellin, MD, and Nicholas Adam Kohles, MD

●临床病例

患者,男,38岁,右侧腹疼痛6小时,主诉疼痛到引起恶心甚至呕吐。无发热、寒战、排尿困难及睾丸不适等症状。在此之前,身体无任何不适,并在前一天参加夏季徒步旅行。过去因肾结石而有类似的症状发作。家族史有高血压和糖尿病。患者生命体征稳定,体格检查无殊,尿检有血尿。患者有肾结石吗?

文献综述

肾结石是常见病,每年多达270万人因此就诊[1, 2]。据估计,13%的男性和7%的女性在一生中会经历肾结石[1, 2]。这种情况多见于中年、低收入群体和非西班牙裔白人。其他危险因素包括体重指数增高、肥胖、痛风、糖尿病和家族史[3]。肾结石复发率高,高达50%的患者有第二次发作史[1, 2]。在工业化国家中,肾结石的发病率一直在上升,代谢综合征的发病率也在上升[1-3]。

绝大多数的肾结石含有钙,其中约75%由草酸钙或磷酸钙组成[1, 2]。尿酸结石不太常见,约占肾结石的10%,常见于痛风患者,其在射线下是可透的。磷酸铵镁(Struvite)结石约占肾结石的10%,是一种特殊情况,因为这些结石更多地存在于产脲酶的细菌中,并且更有可能发生

并发症。半胱氨酸结石较少,仅占所有肾结石的1%[1, 2]。

肾结石通常发生在肾乳头上或集合管中,一般无症状,直到卡在输尿管中才引起症状。虽然肾结石可以在尿路的任何地方滞留,但最常见的部位是输尿管膀胱交界处、肾盂输尿管移行部和盆腔边缘[4]。肾结石≤5mm,大约90%会自发通过,而当肾结石达到8mm时,只有5%能通过。肾结石在输尿管中停留,对周围组织造成刺激,引起水肿,阻碍尿液排出,导致近端输尿管和肾盂扩张[5]。

患者通常表现为剧烈的痉挛性疼痛,与输尿管刺激引起的蠕动增加有关。由于肾盂扩张,出现腹股沟放射痛或持续性腹痛。其他典型症状和体征包括恶心、呕吐、肋脊角痛和血尿,不典型症状包括发热、寒战、低血压、睾丸压痛或腹部包块[1, 4]。

在过去的20年里,随着计算机断层扫描(CT)的出现,肾结石的诊断发生了巨大的变化。在CT之前,静脉肾盂造影(IVP)是诊断的金标准,腹部X线通常用于监测治疗[6]。在1995年,Smith等人提出,非对比增强CT(NCCT)在诊断肾结石方面优于IVP[7]。CT的优点还包括能够用于鉴别诊断。目前包括美国放射学学院在内的指南将NCCT列为大多数患者诊断肾结石的标准[8]。然而,最近人们开始越来越关注电离辐射暴露的累积影响,尤其是年轻的结石患者接受较

多的辐射。

　　使用超声检测肾结石最早的记录是在1961年，当时Schlegel描述了术中使用A型超声检测肾结石[9]。从那以后，支持使用超声检查的证据不断增加。2014年，一项大型多系统研究显示，与NCCT相比，无论是正式超声还是即时超声，在主要并发症、急诊折返率、严重不良事件、住院时间甚至整体疼痛方面均无差异[10]。其减少了辐射暴露，并缩短了急诊时间。

　　与CT相比，虽然超声波在检测肾结石方面并不那么敏感，但它在检测和量化肾盂积水的程度方面却非常敏感[11]。肾积水程度与肾结石大小有关。小石头不会造成肾积水或造成轻度肾积水，很可能自行排出。较大的结石会导致肾积水，并且不太可能自行排出[12, 13]。考虑到这一点，即时超声在肾结石治疗中的真正用途是筛查出结石可能自行通过的患者，或那些不需要用CT进一步成像的患者[10]。对于孕妇、儿童和一些特殊人群，如对比剂过敏或肾功能不全患者的肾结石，超声是一线检查方法[8, 10, 14]。尽管NCCT是大多数人的首选，但超声仍然是一种可被接受的检查方法[10]。总之，尽管超声不如NCCT那么敏感，

但其优势在于没有电离辐射、能在床旁实时成像以及对结石能否自行排出进行分类，并且可以评估肾盂积水的存在与否和程度。

表 17-1	在临床实践中应用即时超声的建议		
建议		证据等级	参考文献
床旁有限的肾脏超声检查可有效地帮助诊断肾结石和相关肾积水		A	6，8，10，15，16
非超声科医师经过简单的培训，就可以进行即时超声检查，以评估肾结石和肾积水		A	5，8-10，16

A=一致的、质量良好的以患者为导向的证据；B=不一致或质量有限的以患者为导向的证据；C=共识，以疾病为导向的证据，通常的做法，专家意见，或病例系列。有关SORT证据评级系统的信息，请访问http://www.aafp.org/afpsort。

扫查方法

　　1. 准备工作　患者仰卧位。侧卧位时能从侧后方更广的范围扫查肾脏（图17-1）。将超声设备放置在患者床旁，选择探头：凸阵探头视野大，但有多个肋骨声影；相控阵探头视野较小，但可以放置在肋间，无肋骨声影（图17-2）。两种探头频率均较低，保证足够的扫描深度。

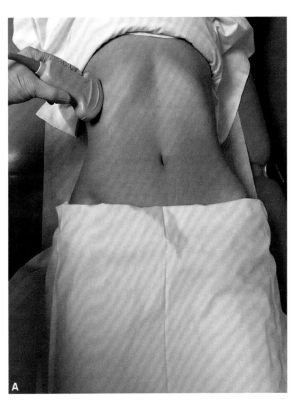
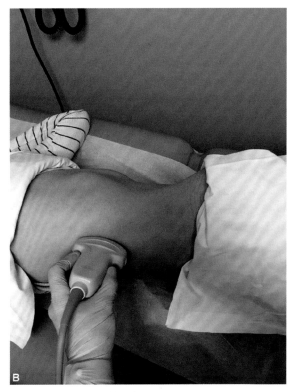

图 17-1　标准仰卧位扫查右肾。侧卧位能提供更广的侧后方扫查空间，有助于肾脏成像。

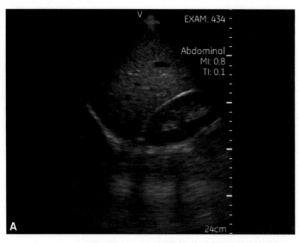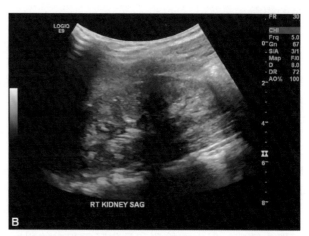

图 17-2　A，用相控阵探头扫查肾脏。视野较小，但无肋骨声影。B，用凸阵探头扫查肾脏。视野较大，但存在肋骨声影。

2. 右肾

a. 纵切图像。将探头放置在右下肋间隙（10～11肋）腋前线，标记指向患者的头侧（图17-1A）。探头应稍向后方扫查，因为肾脏是腹膜后结构。以肝脏为声窗，通过向后向下滑动探头定位肾脏。必要时调整探头，使图像与肾轴对齐。通过上下摆动探头，检查整个肾脏的长度，包括上下两极。来回摆动探头从后到前检查肾脏。从长轴切面看，肾脏似"蚕豆"的形状（图17-3）。

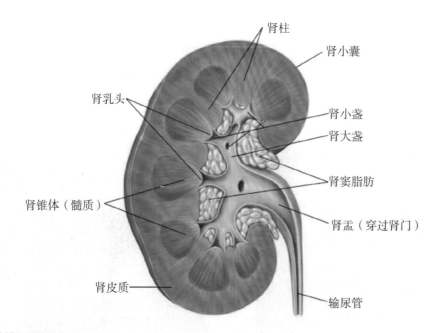

图 17-3　肾脏横切面解剖。

获授权转载自 The abdomen. In：Gest TR，ed. Lippincott Atlas of Anatomy. 2nd ed. Philadelphia，PA：Wolters Kluwer；2020：266. Plate 5-34.

正常肾脏与肝脏之间有一个尖锐、清晰的界面，称为肝肾间隙或莫里森袋。正常肾脏皮质回声与肝脏相近，髓质回声略高于皮质。在皮质和髓质交界处的肾锥体呈低回声或无回声。在梗阻的情况下，可见肾积水，表现为扩张、气球样、杯状无回声区（图17-4）。严重肾积水的特点是肾盂明显扩张，肾皮质变薄。正常肾皮质厚度通常大于1cm。

肾内结石表现为明亮的回声灶，伴后方声影（图17-5）。肾内结石通常无症状，为偶然发现。肾脏中存在结石并不一定会发展为尿路结石。

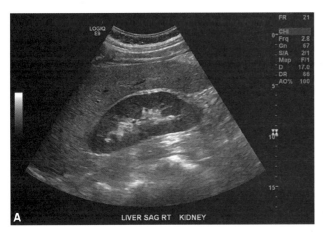

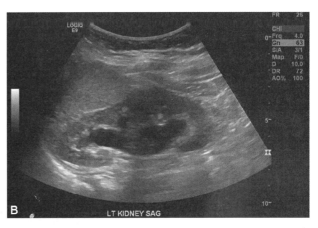

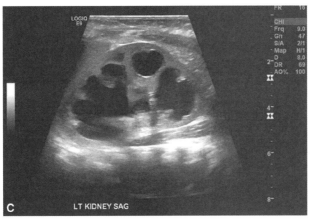

图 17-4　A，正常右肾长轴切面。注意使用肝脏作为声窗，提供良好的对比（来自 LWW 解剖图集）。B，左肾中度积水。可见扩张的无回声肾盂。C，重度肾积水。肾盂肾盏扩张，肾皮质因受压而变薄（＜1cm）。扩张的肾盂肾盏呈"熊爪"样外观。

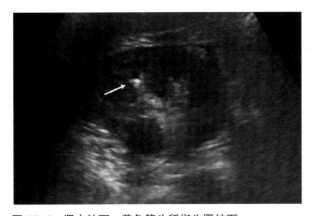

图 17-5　肾内结石。黄色箭头所指为肾结石。

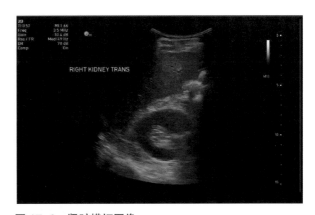

图 17-6　肾脏横切图像。

　　b. 横切图像。横切图像是对纵切图像中所见内容的补充观察，并用以测量肾脏横径，但并不是必需的。完成纵切成像后，将探头逆时针旋转90°，标记应朝向患者的右后背。调整探头，获得肾脏的横切图，此切面中，肾脏呈马蹄形，低回声皮层包裹在稍高回声的髓质周围（图17-6）。从上极到下极扫描肾脏。

　　3. 左肾

　　a. 纵切图像。左肾位于左下肋间（9～10肋）腋前线稍高位置。探头应稍微向后倾斜，探头标记指向头侧（图17-7）。此时，脾脏可作为透声窗，扫查方法与右肾相同。

　　4. 输尿管　输尿管通常是不明显的，如果扩张，可以看到其与肾盂相连续。在纵切面上，表现为无回声的管状结构（图17-8）。

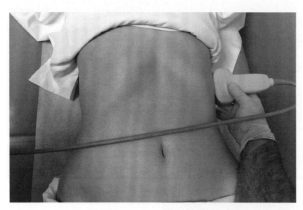

图 17-7 标准仰卧位扫查左肾。注意探头的后部位置。在床上扫描时，将小指放在检查台上作为支点。

5. 膀胱 肾结石患者，需要检查膀胱，以评估梗阻迹象。可以显示输尿管膀胱处的结石，也可显示输尿管内尿液流入膀胱（图17-9）。

如果输尿管被结石阻塞，就不会显示尿液流入膀胱。任何探头都可以用于膀胱检查，但凸阵探头视野最大。首先横切检查膀胱，标记指向患者的右边（图17-10）。从上至下扫查膀胱，以寻找膀胱后部的"鞍状"外观，这是输尿管进入膀胱三角区的位置。正常膀胱显示为一个大的，充满液性暗区的盒状结构。膀胱后方，男性的是前列腺，女性的是子宫。患者喝水憋尿平躺，切换到彩色多普勒模式，将取样框置于膀胱的后部。等待一会儿，正常情况下，内可见液体喷射入膀胱（图17-11）。有梗阻的一侧，将无法观察到尿液喷射现象。严格地说，暂无文献显示该操作可增加诊断或预后价值，因此为了节省时间可以略过。

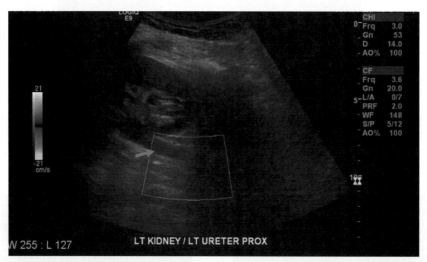

图 17-8 输尿管近端扩张（蓝色箭头），呈无回声管状结构。管腔内未见血流信号，以区别于肾血管。

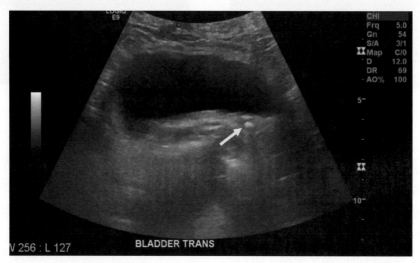

图 17-9 可见肾结石位于左侧输尿管膀胱交界处（黄色箭头）。这张图片显示了导致图 17-8 所示肾积水的结石。

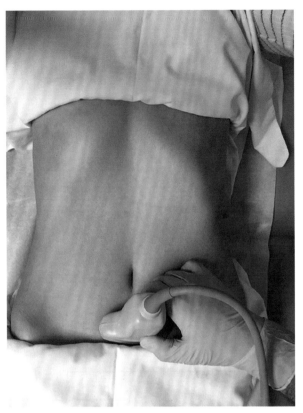

图 17-10 仰卧位评估膀胱。

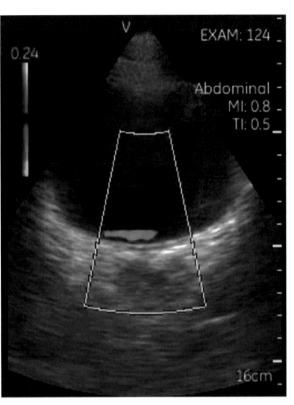

图 17-11 便携式超声设备捕获的图像,在彩色多普勒模式下可以看到右侧输尿管射流。

患者管理

传统的肾结石治疗方法选择主要是基于NCCT显示的肾结石的大小。5mm或更小的肾结石很可能自行排出,通常保守治疗。如前所述,利用超声评估肾积水的程度来推断肾结石的大小。如果只有轻度或中度肾积水,那么肾结石自行排出的可能性很高。急性治疗的主要方法是控制疼痛。由于肾结石会引起明显的疼痛,通常需要使用阿片类镇痛药,联用或不联用非甾体抗炎药物。

若无感染迹象,疼痛得到控制,仅见轻度或中度肾积水,可保守治疗。患者应开始进行排石治疗(见表17-2),每天至少喝2L水。嘱患者过滤尿液,若收集到结石,送检分析。大多数结石会在1~4周内排出,期间应安排定期评估。如果患者出现感染或肾积水加重的迹象,或者观察后肾结石没有自行排出,则需用 NCCT成像和转诊到泌尿外科[14-21]。图17-12展示了借助床旁超声分步评估和管理可疑肾结石的流程。

表 17-2 肾结石急性治疗方法[16-24]		
治疗方法	治疗	剂量
药物排石疗法 (解痉剂)[c]	**α 阻滞剂**[a]	
	坦索罗辛[b]	每日0.4mg PO(成人和2岁以上儿童)
	多沙唑嗪	每日4mg PO
	特拉唑嗪	每日5mg PO,最多2周
	钙通道阻滞剂	
	硝苯地平	每日30mg PO
液体	口服或静脉注射生理盐水(口服不耐受时)	每天至少3L 如果血压低用生理盐水溶液;对钙尿患者考虑减少氯化钠 (5%葡萄糖水溶液和0.45%氯化钠溶液)

续表

治疗方法	治疗	剂量
疼痛管理[d]	**阿片类药物**	
	可待因/对乙酰氨基酚	根据需要，每4~6小时口服1~2片（5~10mg可待因/325~500mg对乙酰氨基酚）
	氢可酮/对乙酰氨基酚（维柯丁）	根据需要，每4~6小时口服5~10mg 儿童：<50kg，根据需要，氢可酮每4~6小时一次，每次0.1~0.2mg/kg

[a] 药物排石疗法的首选药物。[b] 儿科人群的首选药物。[c] 通常给药治疗4周后做影像学检查确认结石是否排出。[d] 注意：使用非甾体抗炎药物可能减少肾小球滤过。

IV，经静脉给药；PO，口服。

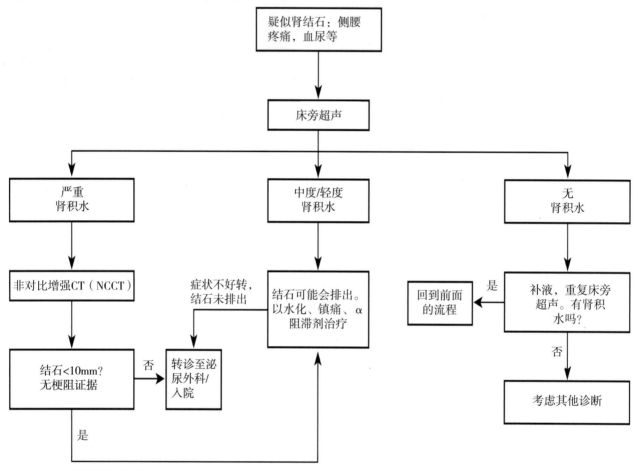

图 17-12 肾结石诊疗流程。

经验分享和要点提示

经验分享

- 相控阵探头通过小声窗（例如肋间）观察。凸阵探头提供了较大的视野来观察肾脏，但有肋骨声影。将凸阵探头对准与肋骨平行的倾斜平面可以帮助消除肋骨声影。

- 如果肋间声窗不满意，将探头放置在第12肋以下，并嘱患者深吸一口气并屏住呼吸将肾脏推向探头。
- 对于轻度肾盂积水的情况，请扫查未受影响的肾脏以供参考。

- 为了区分积水和肾血管，应用彩色多普勒，积水无血流信号显示。

要点提示

- 轻度肾盂积水可能是正常现象。如果是这种情况，则双侧可见肾积水，而没有阻塞的迹象。水中毒和怀孕是两个潜在的原因。
- 单纯性肾囊肿易与肾积水混淆。肾囊肿是有完整包膜的，而肾积水往往与其周围集合系统相通，借此区分两者。
- 慢性肾脏疾病会改变肾脏的外观和回声，导致正常结构识别困难（图17-13）。
- 梗阻最初不会出现肾积水，可能需要几天才

会出现，尤其在脱水的情况下。静脉输液可以提高扫查的敏感性[25]。

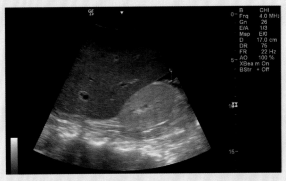

图 17-13 慢性肾病。肾脏体积变小，结构模糊，回声增强。肾脏的下极有少量肾周积液。

参考文献

1. Pearle MS, Calhoun EA, Curhan GC. Urologic diseases of America Project: urolithiasis. *J Urol.* 2005;173(3):848-857.
2. Ziemba JB, Matlaga BR. Epidemiology and economics of nephrolithiasis. *Investig Clin Urol.* 2017;58(5):299-306.
3. Scales CD, Smith AC, Hanley JM, Saigal CS, and Urologic Diseases in America Project. Prevalence of kidney stones in the United States. *Eur Urol.* 2012;62(1):160-165.
4. Menckhoff C. Nephrolithiasis. In: Adams JG, Barton ED, Colling JL, DeBlieux P, Gisondi MA, Nadel ES, eds. *Emergency Medicine Clinical Essentials.* Philadelphia, PA: Elsevier/Saunders; 2013:P976-P983.
5. Dalziel PJ, Noble VE. Bedside ultrasound and the assessment of renal colic: a review. *Emerg Med J.* 2013;30(1):3-8.
6. Nobel VE, Brown DFM. Renal ultrasound. *Emerg Med Clin N Am.* 2004;22:641-659.
7. Smith RC, Rosenfield AT, Kyuran AC. Acute Flank pain: comparison of non-contrast enhanced CT and Intravenous urography. *Radiology.* 1995;194:789-794.
8. Moreno Coursey C, Beland MD, Goldfarb S, et al. *Expert Panel on Urologic Imaging. ACR Appropriateness Criteria Acute Onset Flank Pain—Suspicion of Stone Disease (urolithiasis).* Reston, VA: American College of Radiology; 2015:11.
9. Schlegel JU, Diggdon P, Cuellar J. The use of ultrasound for localizing renal calculi. *J Urol.* 1961;86:367-369.
10. Smith-Bindman R, Aubin C, Bailitz J, et al. Ultrasonography versus computed tomography for suspected nephrolithiasis. *N Engl J Med.* 2014;371(12):1100-1110.
11. Fowler KA, Locken JA, Duchesne JH, Williamson MR. US for detecting renal calculi with nonenhanced CT as a reference standard. *Radiology.* 2002;222(1):109-113.
12. Goertz JK, Lotterman S. Can the degree of hydronephrosis on ultrasound predict kidney stone size? *Am J Emerg Med.* 2010;28(7):813-816.
13. Moak JH, Lyons MS, Lindsell CJ. Bedside renal ultrasound in the evaluation of suspected ureterolithiasis. *Am J Emerg Med.* 2012;30(1):218-221. doi:10.1016/j.ajem.2010.11.024.

14. Masselli G, Weston M, Spencer J. The role of imaging in the diagnosis and management of renal stone disease in pregnancy. *Clin Radiol.* 2015;70(12):1462-1471.
15. Daniels B, Gross CP, Molinaro A, et al. STONE PLUS: evaluation of emergency department patients with suspected renal colic, using a clinical prediction tool combined with point-of-care limited ultrasonography. *Ann Emerg Med.* 2016;67(4):439-448.
16. Chu DI, Tasian, GE, Copelovitch L. Pediatric kidney stones—avoidance and treatment. *Curr Treat Options Peds.* 2016;2:104.
17. Frassetto L, Kohlstadt I. Treatment and prevention of kidney stones: an update. *Am Fam Physician.* 2011;84(11):1234-1242.
18. Gurbuz MC, Polat H, Canat L, et al. Efficacy of three different alpha 1-adrenergic blockers and hyoscine N-butylbromide for distal ureteral stones. *Int Braz J Urol.* 2011;37(2):195-200.
19. Mokhless I, Zahran AR, Youssif M, Fahmy A. Tamsulosin for the management of distal ureteral stones in children: a prospective randomized study. *J Pediatr Urol.* 2012;8(5):544-548.
20. Preminger GM, Tiselius HG, Assimos DG, et al; EAU/AUA Nephrolithiasis Guideline Panel. 2007 guideline for the management of ureteral calculi. *J Urol.* 2007;178(6):2418-2434.
21. Tasian GE, Copelovitch L. Evaluation and medical management of kidney stones in children. *J Urol.* 2014;192(5):1329-1336.
22. Tasian GE, Cost NG, Granberg CF, et al. Tamsulosin and spontaneous passage of ureteral stones in children: a multi-institutional cohort study. *J Urol.* 2014;192(2):506-511.
23. Veláquez N, Zapata D, Wang HH, et al. Medical expulsive therapy for pediatric urolitiasis: systemic review and meta-analysis. *J Pediatr Urol.* 2015;11(6):321-327.
24. Xu H, Zisman AL, Coe FL, Worcester EM. Kidney stones: an update on current pharmacological management and future directions. *Expert Opin Pharmacother.* 2013;14(4):435-447.
25. Henderson SO, Hoffner RJ, Aragona JL, Groth DE, Esekogwu VI, Chan D. Bedside emergency department ultrasonography plus radiography of the kidneys, ureters, and bladder vs intravenous pyelography in the evaluation of suspected ureteral colic. *Acad Emerg Med.* 1998;5(7):666-671.

第 18 章　患者有慢性肾病吗?

Melissa Ferguson，MD and Jason Reinking，MD

● 临床病例

患者，男，62岁，有原发性高血压病史，随访中实验室检查显示肌酐为176.8μmol/L（2.0mg/dl）。无其他不适症状，查体正常。无之前的实验室检查数据。考虑其不是急性病例，但其肾病的病因和发病时间尚不清楚。这个患者有慢性肾病吗?

文献综述

慢性肾病（chronic kidney disease，CKD）是指超过3个月的肾结构或功能异常。在美国CKD（1～5阶段）发生率约为15%，而且在过去几十年里该患病率一直没变过[1]。CKD的危险因素包括高血压、糖尿病、年龄增长和社会经济地位低。该病致死率和发病率高，是一个世界性的公共卫生问题。早期识别和干预对治疗这种疾病很有价值。

传统上，CKD主要分为三类：肾前性（肾灌注减少）、肾性（血管或间质的病理改变）和肾后性（梗阻）。在发达国家，CKD最常见的病因与糖尿病肾病和高血压肾硬化有关[2]。

CKD常在实验室筛查中偶然发现，或因出现CKD的非特异性症状而被发现。确定CKD病因需要彻底检查，包括多次实验室检查、成像和活检。在这里，我们将讨论如何使用即时超声来辅助临床诊断。

超声是CKD最理想的成像方式，因为其安全、价格低、易于可视化和解读结果。应该对所有病因不明确的肾衰竭患者进行超声检查（正常肾脏解剖见图18-1）。但有一点很重要，虽然超声通常有助于CKD检查，但不能明确诊断。尽管可以通过超声清楚地观察到某些肾衰竭的病因，例如慢性肾积水（阻塞）、多发囊肿（多囊肾）、肿块（肾癌）或不对称（肾血管疾病），但从统计学上讲，此类诊断仅占整个CKD的一小部分。无论CKD的病因是什么，肾皮质变薄，高回声小肾脏，以及进行性不可逆的病程，都是CKD的表现。

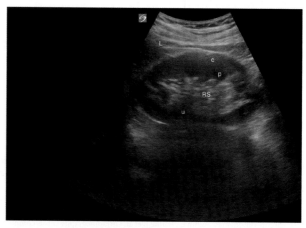

图 18-1　正常的肾脏超声解剖。
c：皮质；L：肝脏；p：肾锥体；RS：肾窦；u：输尿管。

与CKD相关的最有用的超声表现是肾的大小、皮质的回声和实质厚度（表18-1）。纵向测量时，正常肾脏大小为9～13cm（图18-2）[4]。

表 18-1	与慢性肾病（CKD）相关的超声表现		
	正常	非糖尿病CKD	糖尿病肾病
肾脏大小：纵切时长径	9～13cm	<9cm（即，小肾脏）	>13cm（疾病早期肾肿大）或 <9cm（疾病晚期肾缩小）
皮质回声	等于或低于肝脏回声	高于肝脏回声	多变，类似于非糖尿病CKD晚期改变

续表

	正常	非糖尿病 CKD	糖尿病肾病
实质厚度	15～20mm	<15mm	多变，类似于非糖尿病CKD晚期改变
其他： ·囊肿 ·肾盂积水 ·诊断不明的肿块 ·不对称	囊肿	多发囊肿，肿块，不对称（双肾差异＞2cm），病理性肾积水，应有进一步检查	类似于非糖尿病CKD

引自Dietrich C. EFSUMB—European Course Book. EFSUMB. 2011；Sanusi A，Arogundade FA，Famurewa OC，et al. Relationship of ultrasonographically determined kidney volume with measured GFR，calculated creatinine clearance and other parameters in chronic kidney disease（CKD）. Nephrol Dial Transplant. 2009；24:1690-1694；Fiorini F，Barozzi L. The role of ultrasonography in the study of medical nephropathy. J Ultrasound. 2007；10（4）:161-167；Lucisano G，Comi N，Pelagi E，Cianfrone P，Fuiano L，Fuiano G. Can renal sonography be a reliable diagnostic tool in the assessment of chronic kidney disease? J Ultrasound Med. 2015；34:299-306；O'Neil W. Renal relevant radiology: use of ultrasound in kidney disease and nephrology procedures. Clin J Am Soc Nephrol. 2014；9:373-381.

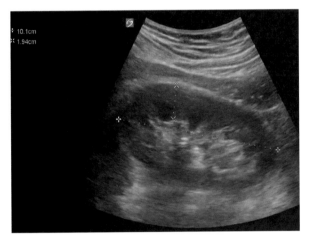

图 18-2　33岁男性，肾功能及肾脏大小正常（10.1cm），肾皮质回声低于肝脏回声，肾实质厚度正常（19mm）。

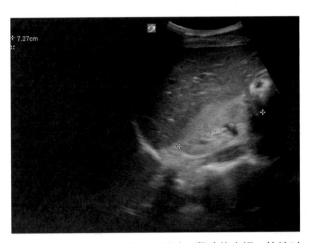

图 18-3　18岁男子，恶心，呕吐，肾功能衰竭，持续时间不明（尿素氮/肌酐为80/8.0）。小肾脏（7.27cm），皮髓质分界不清。

研究表明肾大小与肾功能呈正相关[5, 6]，纵向长度＜9cm被专家普遍认为是异常的（图18-3）[7]。肾皮质回声一般与邻近肝脏回声相当或减低，而皮质回声增高常见于慢性疾病（图18-3和表18-2）[8, 9]。肾实质厚度（测量肾锥体和皮质）的正常范围为15～20mm[8]。研究表明，CKD患者肾实质厚度＜15mm（图18-4）[10]。具体来说，不可逆CKD最具提示性的表现是小肾脏和实质变薄（图18-5和表18-1）。值得注意的是，皮层厚度变薄和CKD也密切相关。但是，由于肾髓质的外观通常不清楚，导致操作者之间和操作者本人复测都存在很大的测量误差，因此这种测量在技术上具有挑战性[11]。

表 18-2　肾实质回声的分类

回声	定义	意义
低回声	低于肝脏实质回声	正常
等回声	与肝脏实质回声相同	正常
高回声	高于肝脏实质回声	病态——与慢性肾病相关

经允许转自 Fiorini F，Barozzi L. The role of ultrasonography in the study of medical nephropathy. J Ultrasound. 2007；10（4）：161-167. Copyright © 2007 Elsevier Masson Srl.

第二篇

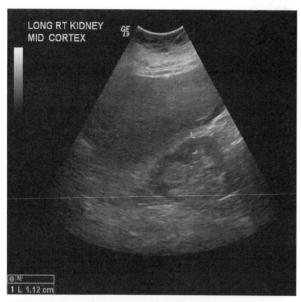

图 18-4　64 岁妇女，慢性肾病，肾实质厚度变薄（11mm）。

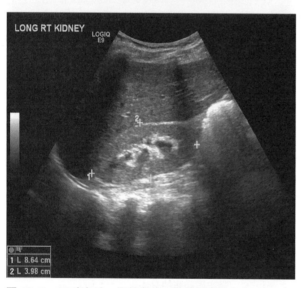

图 18-5　68 岁妇女，慢性肾病，肾脏形态缩小（8.6cm），皮质回声高于肝脏回声，肾实质厚度变薄。

　　任何上述表现中的单独一项往往是非特异性的，单独使用，有可能产生误导。例如，与单独使用任何一个参数相比，小肾脏合并回声增强可以大大提高 CKD 诊断的特异性[12]。此外，应对肾脏大小进行多次测量以确保准确性，因为它是评估的一个重要参数[13]。见表 18-3。

　　超声发现存在晚期肾功能衰竭的表现，表明患者迫切需要转诊和换肾治疗[14]。如果为不可逆性疾病，则可以排除活检的必要性。尽管超声可以提供不可逆性疾病的证据，但是要注意超声

　　表现为正常肾脏或大肾脏并不能完全排除慢性疾病的可能。这在糖尿病性肾病中尤其如此，疾病早期肾肿大（纵向长度＞13cm），随着疾病的进展再缩小（图 18-6）。因此，在糖尿病性肾病中仅凭成像可能难以预测终末期肾脏疾病。应当指出，多达 20% 的糖尿病患者会发展为非糖尿病性肾病，表现出前面提到的典型过程[15]。

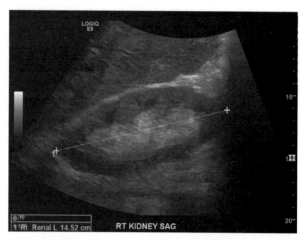

图 18-6　肾脏肿大。

表 18-3	在临床实践中应用即时超声的建议		
建议		证据等级	参考文献
即时超声可以通过肾脏大小、皮质回声和实质厚度来评估 CKD		C	10, 13
当使用即时超声测量肾脏大小时，医生应该多次测量来确定纵径最大值		C	10, 13

A=一致的、质量良好的以患者为导向的证据；B=不一致或质量有限的以患者为导向的证据；C=共识，以疾病为导向的证据，通常的做法，专家意见，或病例系列。有关 SORT 证据评级系统的信息，请访问 http://www.aafp.org/afpsort。

扫查方法

　　1. 准备工作　患者仰卧位。适当固定超声设备，选择低频（腹部）探头。如果没有，也可以使用相控阵探头。

　　2. 评估右肾　将探头放在右腋中线最后一个肋间中心位置，探头标记朝向患者的头侧（图 18-7）。使用肝脏作为透声窗，探头稍稍向后方

扫查。轻轻摆动探头以获得肾脏图像，确保可以看到全长以进行正确的测量。

3. 评估左肾 由于左肾通常比右肾偏后，因此将探头放置在腋后线肋间隙中，略高于右侧，探头标记指向患者头侧（图18-8）。如有必要，请从腋后线向前方倾斜扫查。

4. 测量肾脏大小 定位肾脏后，使用屏幕卡尺在纵向平面上从上缘到下缘测量肾脏的长度（图18-2）。当肾脏位置倾斜时，在垂直轴上旋转探头以找到最大长径。

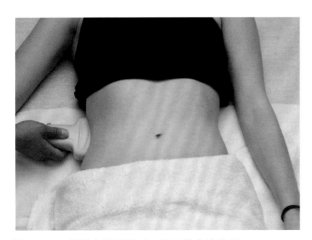

图 18-7 获取右肾图像时，探头的大致位置。

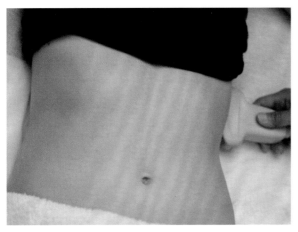

图 18-8 获取左肾图像时，探头的大致位置。

5. 评估肾皮质的回声 首先评估右肾的回声。获取多个肾皮质图像，并与肝脏对比，主观评估其为低回声、等回声或高回声（图18-3和表18-2）。比较左侧肾脏与脾脏。

6. 评估肾实质厚度 在纵向平面上测量肾实质厚度。实质厚度包括皮质和髓内肾锥体到肾窦的边界（图18-2）。

7. 评估有无其他异常情况 通过横向和纵向各切面扫查，以完整检查肾实质评估，肾囊肿、肾积水和肿块。

患者管理

当患者出现病因不明的持续性肌酐升高时，可以使用即时超声来确定进一步诊断性检查的必要性，如肾脏活检。超声应首先评估双肾的对称性、肾盂积水和有无肿块，每一项都应认真检查。当无上述情况时，应该观察肾脏大小和回声，以帮助病因学诊断。

在非糖尿病患者中，肾实质变薄的小肾脏通常与不可逆的慢性硬化有关，应考虑肾活检。对于具有正常大小肾脏（9～13cm）的非糖尿病患者，进一步检查可能会揭示病因。对于那些疑似糖尿病肾病的患者，尽管病理学上明确诊断为慢性肾病，但超声上很难有所发现。具体来说，糖尿病患者在疾病早期通常肾脏形态正常或肾脏增大（＞13cm）。在糖尿病肾病中，很难根据影像学来预测其可逆性[13]。此外，糖尿病患者可能会患上非糖尿病肾病，因此考虑临床背景和病因是极为重要的[16]。即时超声对CKD的管理流程见图18-9。

应该注意的是，对于疾病早期且没有病理证据的患者，当疾病进展时，后续检查结果与基线超声相比更有用。连续超声检查在已确诊的CKD中的效用有限，除非疾病有所进展或有新的症状出现。然而，在急性或慢性疾病下，重复超声检查可能有助于确定急性的可逆病因，如低血容量或梗阻。最终，CKD超声的时间和频率应根据患者个体化而定[17]。

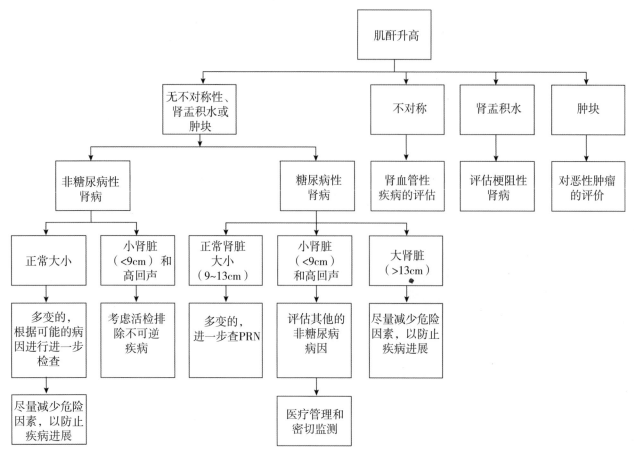

图 18-9　即时超声对慢性肾病的管理流程。

经验分享和要点提示

经验分享

● 肾脏属于超声检查新手容易成像的结构之一，然而，由于肋骨声影，很难获得清晰的视野。如果发生这种情况，嘱咐患者深吸气后屏住呼吸，膈肌下移可使肾脏图像清晰。

　如果仍然显示不清，从"肋骨窗"进行扫查，让患者上举同侧手臂至头上，从而增大肋间隙。

● 使用"指关节抵床"技术可以最佳地显示左肾及双肾后方。让握住探头的手指关节接触床，向前倾斜探头以检查左肾。

● 通常右肾比左肾更易获得图像，因此建议从右肾开始扫查，然后逐渐向左扫查。以右肾为基线，左肾通常比右肾更高、更偏后。

● 在获得肾脏的初始图像后，请摆动探头以获得最大长径的平面，从而确保肾脏被对称地"一分为二"。肾脏长度测量取决于获取图像的准确性，其数值与预后密切相关。

要点提示

● 正常肾脏图像并不能排除CKD的存在。

● 平均肾大小与多个变量有关，最显著的是长径[18]。

● 重要的是，要记住长径的极值会影响CKD的诊断。

● 肾囊肿有时会被误认为肾盂积水。请记住，囊肿通常发生在实质内，壁薄，光滑，呈圆形，与肾盂或集合系统不相通。

参考文献

1. Centers for Disease Control and Prevention. Chronic kidney disease surveillance system—United States. CDC Website. http://nccd.cdc.gov/CKD

2. Hernandez GT, Nasri H. World Kidney Day 2014: increasing awareness of chronic kidney disease and aging. *J Renal Inj Prev*. 2014;3(1):3-4.

3. Snyder S, Pendergraph B. Evaluation and detection of chronic kidney disease. *Am Fam Physician*. 2005;72(9):1723-1732.

4. Dietrich C. EFSUMB—European Course Book. EFSUMB. 2011.

5. Makusidi MA, Chijioke A, Braimoh KT, Aderibigbe A, Olanrewaju TO, Liman HM. Usefulness of renal length and volume by ultrasound in determining severity of chronic kidney disease. *Saudi J Kidney Dis Transpl*. 2014;25(5):1117-1121.

6. Yaprak M, Çakır Ö, Turan MN, et al. Role of ultrasonographic chronic kidney disease score in the assessment of chronic kidney disease. *Int Urol Nephrol*. 2017;49(1):123-131.

7. Sanusi A, Arogundade FA, Famurewa OC, et al. Relationship of ultrasonographically determined kidney volume with measured GFR, calculated creatinine clearance and other parameters in chronic kidney disease (CKD). *Nephrol Dial Transplant*. 2009;24:1690-1694.

8. Fiorini F, Barozzi L. The role of ultrasonography in the study of medical nephropathy. *J Ultrasound*. 2007;10(4):161-167.

9. Hricak H, Cruz C, Romanski R, et al. Renal parenchymal disease: sonographic-histologic correlation. *Radiology*. 1982;144(1):141-147.

10. Lucisano G, Comi N, Pelagi E, Cianfrone P, Fuiano L, Fuiano G. Can renal sonography be a reliable diagnostic tool in the assessment of chronic kidney disease? *J Ultrasound Med*. 2015;34:299-306.

11. Meola M, Petrucci I, Ronco C. Ultrasound imaging in acute and chronic kidney disease. *Karger*. 2016;188:I-VIII.

12. Moghazi S, Jones E, Schroepple J, et al. Correlation of renal histopathology with sonographic findings. *Kidney Int*. 2005;67(4):1515-1520.

13. O'Neil W. Renal relevant radiology: use of ultrasound in kidney disease and nephrology procedures. *Clin J Am Soc Nephrol*. 2014;9:373-381.

14. Buturovic-Ponikvar J, Visnar-Perovic A. Ultrasonography in chronic renal failure. *Eur J Radiol*. 2003;46(2):115-122.

15. Ritz E, Orth SR. Nephropathy in patients with type 2 diabetes mellitus. *N Engl J Med*. 1999;341:1127-1133.

16. Remuzzi G, Schieppati A, Ruggenenti P. Nephropathy in patients with Type 2 diabetes. *N Engl J Med*. 2002;346:1145-1151.

17. Meola M, Petrucci I. Ultrasound and color Doppler applications in chronic kidney disease. *G Ital Nefrol*. 2012;29(6):699-715.

18. Raza M, Hameed A, Khan MI. Sonographic assessment of renal size and its correlation with body mass index in adults without known renal disease. *J Ayub Med Coll Abbottabad*. 2011;23(3):64-68.

第二篇

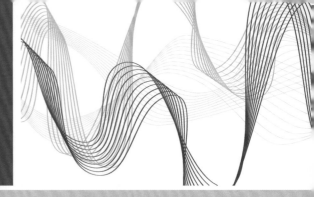

第⑲章 患者是否有肝脾肿大？

Androuw Carrasco, MD

● 临床病例

患者，女，16 岁，喉咙痛5天，伴干咳，恶心。患者否认发热、声音变化，否认病源接触史。体格检查，有发热，可触及后颈部淋巴结肿大，双侧扁桃体渗出和肿胀，触诊无肝脾肿大。快速链球菌检测呈阴性。你怀疑是急性病毒性咽炎，或单核细胞增多症。患者的母亲想知道女儿是否可以参加体育运动。该患者是否有肝脾肿大？

文献综述

研究表明，体格检查肝脾肿大的结果变异很大，非常依赖于检查者的能力[1-4]。影像学检查效果更好。计算机断层扫描和磁共振成像可以很好地评估脾脏和肝脏。然而，超声检查有一定的优势，包括实用性、无电离辐射和费用低。

肝脾肿大本身不是诊断，而是疾病发生过程中的继发性反应，如果体检发现肝脾肿大，需要进一步的检查。肝脾肿大的病因鉴别范围很广，反映肝脏的多种生理过程：免疫功能、髓外造血、不同的循环途径和多种代谢功能。根据临床怀疑将肝脾肿大的病因分为肝炎、血液异常、单核细胞增多症和其他系统疾病，这对基层医疗服务者来说很有用。

肝炎与肝肿大相关，病因包括病毒感染、酒精中毒、非酒精性脂肪性肝炎、药物中毒和自身免疫问题等。超声检查有助于区分这些病因，但是这种评估超出了本章的范围[5, 6]。本章主要进一步探讨肝脾肿大的检测对患者结局的影响。

传染性单核细胞增多症与其他引起咽喉痛的疾病相鉴别时，脾肿大是所有检查结果中最具诊断特异性的[7]。青少年单核细胞增多症患者中，50%～60%有脾肿大。由于脾大有破裂的危险，而且青少年经常参与运动，确定是否存在脾肿大至关重要。此类患者发病后至少3～4周内不应参加剧烈运动。

白血病等血液系统疾病常常由初级保健医生首次发现。大约50%的成人急性淋巴细胞白血病出现肝脾肿大[8]。在一项大型回顾性研究中，75%的慢性粒细胞白血病患者有脾肿大[9]。因此，如果存在一定程度的临床怀疑和脾肿大，建议做全血计数（complete blood count, CBC）和外周血涂片进一步评估。这些检查将确定白血病、镰状细胞病、球形细胞增多症和其他遗传性溶血性贫血症。真性红细胞增多症（Polycythemia vera, PV）是一种慢性骨髓增生性疾病，是一种超声可以辅助诊断的血液系统疾病。据报道，每年每10万人中有2.3人患病[10]。因此，家庭医生在其职业生涯中能够遇到PV。该疾病未经治疗，预期寿命为6～18个月。诊断采用真性红细胞增多症研究小组制定的标准，包括红细胞数量升高、氧饱和度正常和可触及的脾肿大。众所周知,触诊缺乏敏感性,因此该小组讨论了超声的用途,不过通过超声检查的发现被归为次要标准,其重要性目前尚未确定[11]。见表19-1。

目前正在研究通过即时超声快速诊断疾病的流程,并且与当前的诊断方法配合使用,以确定其实用性。一项在坦桑尼亚成年人亚群中的研究发现,肝脾肿大具有足够高的特异性,可以将患者归类为患有"严重疟疾",并指导治疗决策[12]。对于美国的初级医疗保健人员,应该对来自流行地区,反复发烧,脾肿大,疲劳,面色苍白或贫血和血小板减少症的难民进行疟疾检查[13]。

表19-1	在临床实践中应用即时超声的建议		
建议		证据等级	参考文献
超声在识别肝脾肿大方面比体格检查更可靠		A	1~4

A=一致的、质量良好的以患者为导向的证据;B=不一致或质量有限的以患者为导向的证据;C=共识,以疾病为导向的证据,通常的做法,专家意见,或病例系列。有关SORT证据评级系统的信息,请访问http://www.aafp.org/afpsort。

扫查方法

1. 准备工作 患者仰卧位,使用3~5MHz凸阵探头检查肝脏,探头置于锁骨中线右上腹肋缘下纵切方向(图19-1A)。仰卧位,用3~5MHz凸阵探头检查脾脏,将探头置于腋中线第10肋间隙冠状切面(图19-1B)。正常肝脾回声均匀,肝脏回声比肾脏皮质回声略高,但与脾脏相比,回声略低(图19-2)。

2. 评估肝肿大 为了优化图像,缓慢摆动探头以尽可能垂直于肝穹顶,获得视野最清晰的肝边缘和膈肌穹顶的图像(图19-3和图19-4)。通过此图像可以测量肝脏的长度。

前瞻性研究证实,沿锁骨中线测量肝脏上下长径足以评估肝肿大,并且定义长径超过16cm为肝肿大[14]。

3. 评估脾肿大 最大脾脏长径是斜向的,探头应斜向肋间隙,以避免肋骨遮挡。为了获得清晰的图像,沿冠状面缓慢前后摆动探头以找到脾脏最大长径(图19-5和图19-6)。有时,在肋膈角,可见肠气、胃气和肺的覆盖。嘱患者右

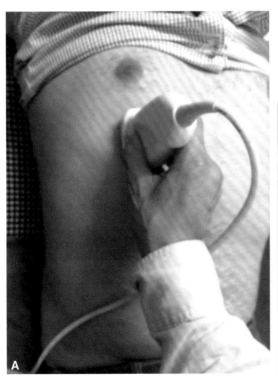
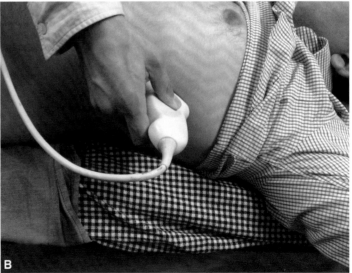

图19-1 A,评估肝肿大时患者和探头位置。B,评估脾肿大时患者和探头位置。

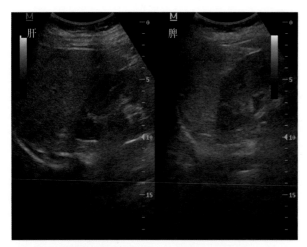

图 19-2 肝脏和脾脏在超声上具有相似的回声。

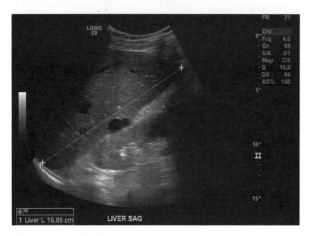

图 19-3 正常肝长径。

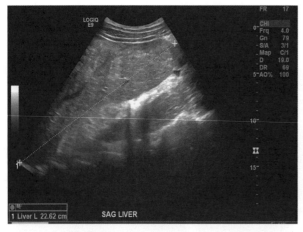

图 19-4 肝脏肿大。

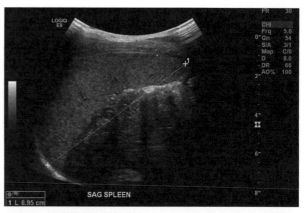

图 19-5 正常脾脏长径。

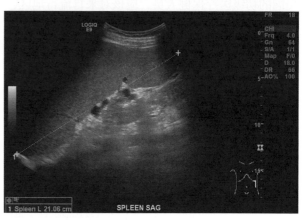

图 19-6 脾脏肿大。

表 19-2	超声测量儿童脾长径
年龄（岁）	脾脏平均长径（cm）±1SD
5～8	8.5 ± 1.0
9～10	8.6 ± 1.1
11～12	9.7 ± 1.0
13～14	10.1 ± 1.2
15～16	10.1 ± 1.0

儿童脾脏大小[16]。

患者管理

　　肝脾肿大的临床意义取决于首诊医生对特定疾病的怀疑及其在社区中的流行程度。如前所述，重要的是要考虑到各种疾病的诊断标准历来是基于脾脏可触及。因此，超声检查脾脏"肿大"但触诊不明显，其临床或诊断意义尚不清楚，还在研究中。我们提出一种基于疾病病因学的诊断流程，可以通过超声检查验证可触及的肝脾肿大（图19-7）。考虑到脾破裂的风险，在

　　侧卧位并吸气屏住呼吸，有助于图像的显示。从膈肌到脾尖测量脾脏长度＞13cm，诊断为脾肿大。这个阈值考虑了患者的身高差异和进食的内在变化[15]。重要的是，当遇到儿童单核细胞增多症时，正常值的上限略有不同[16]（表19-2）。

疑似单核细胞增多症的病例中，若患儿存在脾肿大，应建议禁止剧烈活动3～4周。体重减轻或

盗汗的患者存在肝脾肿大，应提示首诊医生进行CBC和血液涂片，并进一步检查。

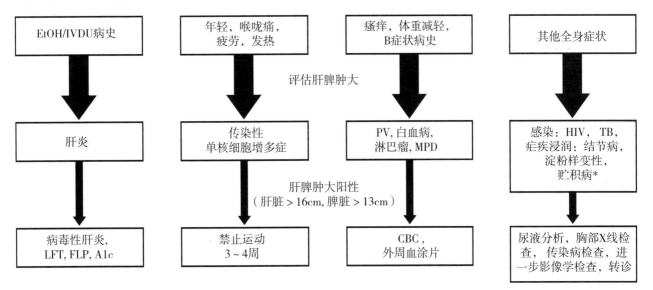

图 19-7 肝脾肿大分类评估，并根据临床怀疑进行治疗。
*贮积病包括脂质，糖原，溶酶体/Goucher氏病，α1-抗胰蛋白酶疾病，血色素沉着病。
A1c：血红蛋白A1c；CBC：全血细胞计数；EtOH：酒精；FLP：空腹血脂水平；HIV：人类免疫缺陷病毒；HSM：肝脾肿大；IVDU：静脉吸毒者；LFT：肝功能检查；MPD：骨髓增生性疾病；PV：真性红细胞增多症；TB：结核病。

经验分享和要点提示

经验分享

● 在评估肝肿大时，吸气后屏住呼吸可以最好地检查肝穹顶。

● 在评估肝肿大时，即使其回声不同，也应包括整个肝脏跨度。这通常发生在非酒精性肝硬化，各叶段之间回声分布不均匀。

● 脾肿大、肝边缘呈结节状和腹水的存在表明患者有肝硬化和门静脉高压。

要点提示

● 当评估脾肿大时，如果患者吸气过深，肺可能下降产生伪影。因此嘱患者适度吸气。

参考文献

1. Tamayo SG, Rickman LS, Mathews WC, et al. Examiner dependence on physical diagnostic tests for the detection of splenomegaly: a prospective study with multiple observers. *J Gen Intern Med*. 1993;8(2):69.

2. Joshi R, Singh A, Jajoo N, Pai M, Kalantri SP. Accuracy and reliability of palpation and percussion for detecting hepatomegaly: a rural hospital-based study. *Indian J Gastroenterol*. 2004;23(5):171-174.

3. Gupta K, Dhawan A, Abel C, Talley N, Attia J. A re-evaluation of the scratch test for locating the liver edge. *BMC Gastroenterol*. 2013;13:35.

4. Olson AP, Trappey B, Wagner M, Newman M, Nixon LJ, Schnobrich D. Point-of-care ultrasonography improves the diagnosis of splenomegaly in hospitalized patients. *Crit Ultrasound J*. 2015;7(1):13.

5. Loria P, Adinolfi LE, Bellentani S, et al; NAFLD Expert Committee of the Associazione Italiana per lo studio del Fegato. Practice guidelines for the diagnosis and management of nonalcoholic fatty liver disease. A decalogue from the Italian Association for the Study of the Liver (AISF) Expert Committee. *Dig Liver Dis*. 2010;42(4):272-282.

6. Ma X, Holalkere NS, Kambadakone RA, Mino-Kenudson M, Hahn PF, Sahani DV. Imaging-based quantification of hepatic fat: methods and clinical applications. *Radiographics*. 2009;29(5):1253-1277.

7. Aronson MD, Komaroff AL, Pass TM, Ervin CT, Branch WT. Heterophil antibody in adults with sore throat: frequency and clinical presentation. *Ann Intern Med*. 1982;96:507.

8. Cornell RF, Palmer J. Adult acute leukemia. *Dis Mon*. 2012;58(4):219-238.

9. Savage DG, Szydlo RM, Goldman JM. Clinical features at diagnosis in 430 patients with chronic myeloid leukaemia seen at a referral centre over a 16-year period. *Br J Haematol*. 1997;96(1):111-116.

10. Tefferi A. Polycythemia vera: a comprehensive review and clinical recommendations. *Mayo Clin Proc*. 2003;78:174-194.

11. Pearson TC. Evaluation of diagnostic criteria in polycythemia vera. *Semin Hematol*. 2001;38(1 suppl 2):21-24.

12. Zha Y, Zhou M, Hari A, et al. Ultrasound diagnosis of malaria: examination of the spleen, liver, and optic nerve sheath diameter. *World J Emerg Med*. 2015;6(1):10-15.

13. Barnett ED. Infectious disease screening for refugees resettled in the United States. *Clin Infect Dis*. 2004;39(6):833-841.

14. Niederau C, Sonnenberg A, Muller JE, et al. Sonographic measurements of the normal liver, spleen, pancreas, and portal vein. *Radiology*. 1983;149:537-540.

15. Spielmann AL, DeLong DM, Kliewer MA. Sonographic evaluation of spleen size in tall healthy athletes. *AJR Am J Roentgenol*. 2005;184:45-49.

16. Dittrich M, Milde S, Dinkel E, Baumann W, Weitzel D. Sonographic biometry of liver and spleen size in childhood. *Pediatr Radiol*. 1983;13(4):206-211.

第 20 章　患者有脂肪肝吗？

Gina Bornemann，MMIS，MS and Paul Bornemann，MD，RMSK，RPVI

临床病例

男性，59岁，因高脂血症随访，平时口服他汀类药物。血压140/90mmHg，体重指数（BMI）为29。体检未见明显异常。空腹血糖110mg/dl；胆固醇213mg/dl；甘油三酯146mg/dl，低密度脂蛋白（LDL）129mg/dl，高密度脂蛋白（HDL）55mg/dl。有肥胖、高脂血症史，最近服用阿莫西林/克拉维酸治疗耳部感染。否认酗酒史。服用他汀类药物前的肝功能检测显示：天冬氨酸转氨酶（AST）和丙氨酸转氨酶（ALT）略有升高；急性病毒性肝炎组呈阴性。该患者是否有脂肪肝？

文献综述

转氨酶升高常在体检中偶然发现，非酒精性脂肪肝（nonalcoholic fatty liver disease，NAFLD）是引起转氨酶升高的最常见原因[1]。NAFLD是一种消化系统疾病，其特征是肝脏中甘油三酯的积累，临床称为肝脂肪变性。NAFLD是一种肝脂肪变性，但不是由其他肝损害引起的，如饮酒或病毒性肝炎。NAFLD是一个变化过程，从相对良性的非酒精性脂肪肝（nonalcoholic fatty liver，NAFL）到严重的非酒精性脂肪性肝炎（nonalcoholic steatohepatitis，NASH）。NAFL肝内炎症较轻，发展为肝硬化的风险很小。而NASH与肝细胞炎症相关，有较高的肝纤维化和肝硬化的风险。继发于NASH或与脂肪变性相关的肝硬化称为NASH肝硬化[2]。肝硬化一旦发生，通常是不可逆的，并伴有很高的并发症发生率，包括肝衰竭、静脉曲张破裂出血、感染和肝细胞癌。

全球NASH相关的发病率和死亡率不断上升。据估计，目前美国多达30%的成年人有NAFLD，其中多达10%的成年人有NASH[1]。慢性肝病和肝硬化是全球死亡率和发病率上升的原因之一，美国肝病被疾病预防和控制中心（Centers for Disease Control and Prevention，CDC）列为2015年第12位主要死亡原因。2015年，美国约有490万成年人被诊断为肝病。这个数字预计将会增加[3-6]。此外，肝病也可能导致其他器官的损害。肝病患者还特别容易罹患心血管疾病，而在美国，后者为人群死亡主要原因[7]。

NAFLD的病因尚不完全清楚，但可了解其潜在的风险因素，它与肥胖、高血压、血脂异常和胰岛素抵抗高度相关[8]。虽然它可以发生在任何年龄段，包括儿童，但主要发生在中年人。诊断NAFLD必须先排除肝脂肪变性的其他病因，详见表20-1。饮酒是肝脂肪变性的另一个常见原因，排除酗酒史的患者才能考虑NAFLD。大量饮酒是指酒精摄入量女性超过20g/d或＞14次/周，男性超过30g/d或＞21次/周[3, 9, 10]。

肝活检是诊断NAFLD，鉴别良性脂肪病变和NASH或肝硬化的金标准。然而，活检是一种侵入性的技术，存在发生并发症和取样错误的风险[11]。目前已在寻找侵入性较小的诊断方法。NAFLD患者血清转氨酶通常呈阳性，然而，其缺乏敏感性和特异性。计算机断层扫描、磁共振成像和超声波对检测肝脏脂肪变性具有敏感性和特异性。在一项Meta分析中，超声在诊断脂肪病方面具有84.8%的敏感性和93.6%的特异性[12]。此外，以五项标准指导进行20分钟训练的即时床旁超声（POCUS）已显示出对诊断中度至重度脂肪肝的敏感性为80%，特异性为99%[13]。超声图像很难区分NAFL和NASH，但如果看到肝脏表面结节性硬化，那么就可以自信地诊断肝硬化。超声评估肝结节性改变对诊断肝硬化的敏感性和特异性分别为54%和95%[14]。因此,包括POCUS在内的影像学方法可以有效地诊断肝脂肪变性,但仍然受到无法区分NAFL和NASH的限制。见表20-2。

表20-1	肝脂肪变性的鉴别诊断

- 非酒精性脂肪肝
- 过量饮酒
- 丙型肝炎
- 药物(胺碘酮、甲氨蝶呤、他莫昔芬、皮质类固醇、丙戊酸盐、抗逆转录病毒药物)
- 威尔逊病
- 脂肪代谢障碍
- 饥饿
- 肠外营养
- β脂蛋白血症
- 瑞氏综合征
- 妊娠急性脂肪肝
- HELLP(溶血、肝酶升高、低血小板计数)综合征
- 先天性代谢缺陷

引自 Chalasani N, Younossi Z, Lavine JE, et al. The diagnosis and management of nonalcoholic fatty liver disease: practice guidance from the American Association for the Study of Liver Diseases. Hepatology. 2018;67(1):328-357. Copyright © 2017 by the American Association for the Study of Liver Diseases. Reprinted by permission of John Wiley & Sons, Inc.

表20-2	在临床实践中应用即时超声的建议	
建议	证据等级	参考文献
即时超声是评估非酒精性脂肪肝(NAFLD)敏感和特异的检查方法	B	23
NAFLD纤维化评分是一种有效的无创评估方法,可以分层确定NAFLD患者发生严重纤维化或肝硬化的风险	A	15
所有被诊断为NAFLD的患者都应接受生活方式改变的咨询,目标是体重减轻5%~7%	A	17

A=一致的、质量良好的以患者为导向的证据;B=不一致或质量有限的以患者为导向的证据;C=共识,以疾病为导向的证据,通常的做法,专家意见,或病例系列。有关SORT证据评级系统的信息,请访问http://www.aafp.org/afpsort。

利用血清标志物的非侵入性评分系统已显示出确定包括NAFLD在内的各种肝脏疾病发生纤维化风险的能力。如美国肝病研究协会指南推荐的NAFLD纤维化评分(NFS)和FIB-4指数[2]。我们更喜欢NFS,因为NFS应用于NAFLD的证据更多[15]。NFS考虑年龄、AST、ALT、血小板(PLT)计数、BMI、血糖和白蛋白。评分结果在最高或最低时最有价值。NFS评分<-1.455对排除晚期肝纤维化的敏感性为90%,而评分>0.676对诊断晚期纤维化的特异性为97%[15]。但是,当结果在中间范围(-1.455~0.676)时,其诊断作用会减弱。在这种情况下,如果条件允许,可以选择进一步的非侵入性检查,例如剪切波弹性成像(shear wave elastography,SWE)。SWE是一种特殊类型的超声波,目前大多数初级保健机构无法提供。它测量肝脏硬度,数值与肝脏纤维化程度相关。当结果很高或很低时,往往最有价值。但与无创性血清标志物一样,SWE的结果也无法确定[16]。如果无法进行SWE或检查结果仍无法确定,可以考虑进行肝活检。

扫查方法

1. 准备工作 患者仰卧位,确保患者隐私,如有必要可采用右侧卧位。使用凸阵探头和线阵探头相结合,以更好地对肝脏进行成像。先从凸阵探头(2~5MHz)开始,选择"腹部"预设。为使患者感到舒适,应尽可能预热耦合剂(图20-1)。

2. 矢状切面评估肝脏 探头从胸骨下方开始扫查,头部倾斜,探头标记应指向患者的头侧。找到肝脏的左叶,缓慢地滑动探头,扫查整个左右叶,以完整地显示肝脏(图20-2至图20-5)。

3. 横切面评估肝脏 在右上腹肋缘下方,将探头旋转到横切面,探头标记指向患者的右侧。尽可能倾斜探头,观察右心室旁的肝脏上缘。慢慢地向下扫查到右肾的水平。观察整个肝脏在横切面上的成像(图20-6至图20-10)。

第二篇

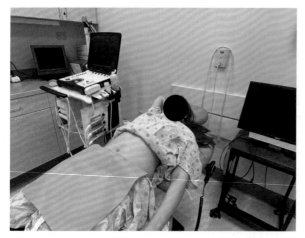

图 20-1　患者仰卧位，右臂抬高。

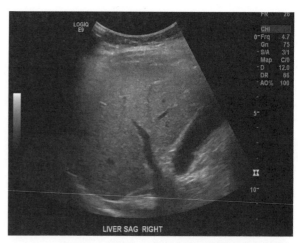

图 20-4　矢状面，肝脏中部。在左右肝叶之间可见胆囊和肝门。

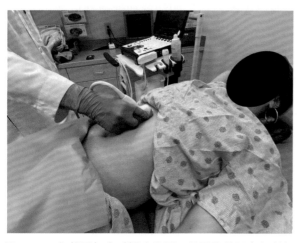

图 20-2　矢状面扫查时探头位置。位于胸骨下方倾斜探头。探头标记指向患者头侧。

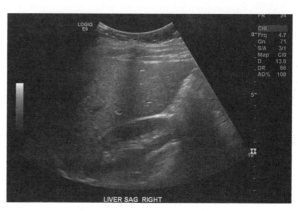

图 20-5　矢状面，肝右叶。经右肾完成整个肝脏右叶矢状面扫查。

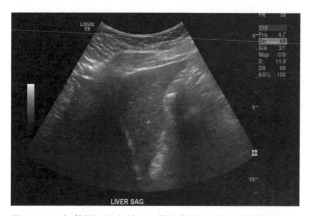

图 20-3　矢状面，肝左叶。这是矢状切面扫查的起始位置。

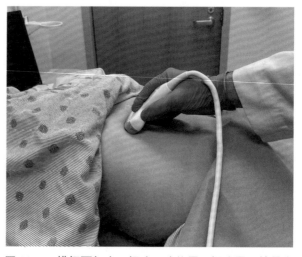

图 20-6　横切面扫查，探头正确位置。探头置于锁骨中线第 12 肋水平以下，向上倾斜，探头标记指向患者右侧。

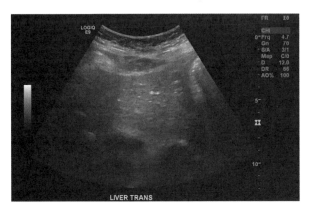

图 20-7 横切面,肝脏上部。可见心脏紧邻肝脏。这是横向扫查的起始位置。

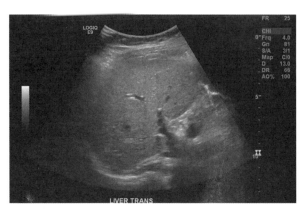

图 20-9 横切面,肝脏中部。继续向下扫查,肝门和胆囊在肝静脉和下腔静脉的下方。

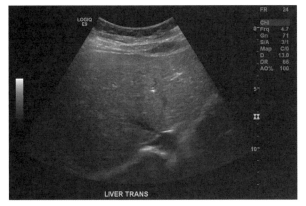

图 20-8 横切面,肝脏中部。继续向下扫查,可见肝静脉和下腔静脉。

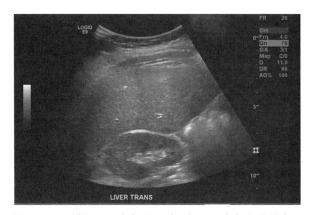

图 20-10 横切面,右肾处肝脏下部。经右肾完成整个肝脏的横切面扫查。

4. 评估脂肪变性征象 将探头放置于右上腹第10或第11肋间,获取肝脏横切面,并按照POCUS方案中得到证实的五种脂肪变性的图像特点进行评估(图20-11)[13]。

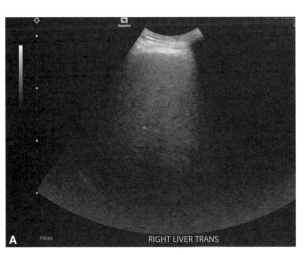

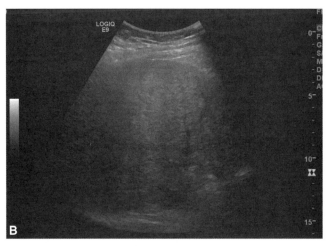

图 20-11 A,横切面,肝脏中部,脂肪变性的图像特征。肝脏图像突然衰减。肝实质呈弥漫性高回声,回声均匀。皮下软组织厚度> 2cm。可与图 20-8 中正常肝脏图像进行比较。B,与图 20-11A 相似的肝脏回声,具有相同的脂肪变性特征,但衰减较少。

(1)在4~5cm的深度,肝脏图像会突然衰减,难以可视化。

(2)至少在前2cm深度内肝实质呈弥漫性高回声。

(3)肝实质回声弥漫性增粗增强,欠均匀。

（4）在近场可见至少2cm厚的皮下组织。

（5）肝脏肿大，充满整个视野（有用，但不是诊断必需的）。

5. 评估肝硬化征象　用凸阵探头评估整个肝脏表面的结节性。切换到高频线阵探头，评估肝脏表面的结节性（图20-12至图20-14）。

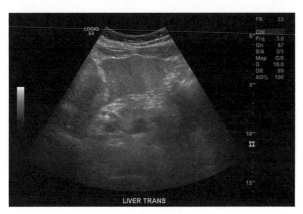

图 20-12　结节性肝硬化的低频超声图像。

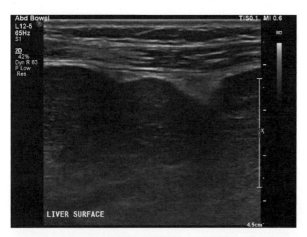

图 20-13　肝硬化时高频超声图像。对发现肝脏结节性改变，高频探头比低频探头更敏感。

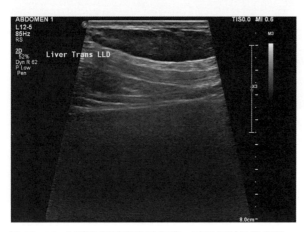

图 20-14　正常肝脏高频超声图像，可见肝脏边缘光整。

患者管理

对NAFLD的诊断性评估通常在患者出现转氨酶非特异性升高时开始。第一步是了解潜在的危险因素，包括接触肝毒素，如药物、补充剂或酒。如果病史存在接触肝毒素或饮酒，应嘱患者停用几个月后进行复查。可以进行重复测试。如果不知道患者的状况，建议先检测乙型或丙型肝炎。因为其具有流行性和感染传播的风险，并能有效治疗，尤其是丙型肝炎。

如果患者没有酗酒史或接触肝毒素史，且病毒性肝炎检测呈阴性，下一步是对脂肪变性进行POCUS评估。如果发现了脂肪变性，那么诊断结果很可能是NAFLD。如果通过超声发现肝硬化，那么就不需要进一步的纤维化评估。如果没有，仍然存在纤维化或肝硬化的可能性，应进行无侵入性血清标志物检测进行纤维化风险评估。NFS 是首选的方法，可以在初级保健机构进行。NFS 在线计算方法 http://gihep.com/calculators/hepatology/nafld-fi brosis-sc ore/.。如果NFS评分<-1.455，就不太可能有明显的纤维化。如果NFS评分>0.676，患者可能有明显的纤维化和肝硬化。在这种情况下，可转诊进行活检或仅接受肝硬化的治疗。结果不确定的患者（-1.455～0.676）可参考SWE或肝活检进行进一步评估。

POCUS未确诊NAFLD的患者中，临床医生应该考虑进一步的实验室评估，寻找不常见的病因，包括威尔逊病、血色素沉着病、自身免疫性肝炎、原发性胆汁性肝硬化、α1-抗胰蛋白酶和乳糜泻。

对于所有诊断为NAFLD的患者，应该建议其改变生活方式。到目前为止，对NAFLD最有效的干预措施是减肥。体重下降5%～7%与NAFL和NASH的改善有关[17]。活检证实的NASH患者中，服用维生素E（800IU/d）和吡格列酮（30mg/d）都可以在组织学上起到改善作用，不过目前缺乏以患者为导向的结局数据。维生素E仅适用于无糖尿病患者，而吡格列酮可用于糖尿病或无糖尿病患者[2]。

除了上述具体治疗外，任何肝硬化患者都应

考虑额外的治疗方案。由于急性肝炎存在肝损伤，不良预后的风险很高，应接种甲型和乙型肝炎疫苗。鉴于感染的风险增加，建议常规接种肺炎球菌（PPSV23）疫苗和流感疫苗。所有肝硬化患者应内镜检查食管静脉曲张，如果发现曲张，用β受体阻滞剂或套扎进行预防性治疗可以降低大出血的风险。此外，所有肝硬化患者患肝癌的风险都增加，应每6个月进行肝脏超声筛查。失代偿性肝硬化表现为静脉曲张出血、腹水、自发性细菌性腹膜炎、肝癌、肝肾综合征或肝肺综合征。当出现

失代偿时，应根据终末期肝病的研究模型（model for end-stage liver disease，MELD）进行评分，以确定总体预后[18]。MELD评分来自实验室发现，包括国际标准化比率（International normalized ratio，INR）、胆红素和肌酐，可预测与肝衰竭相关的死亡率。在线计算：https://www.mayoclinic.org/medi-cal-professionals/tran splant-medicine/calculators/meld-model/itt-20434705。如果MELD评分≥15，应到移植中心评估肝移植（图20-15）[19]。

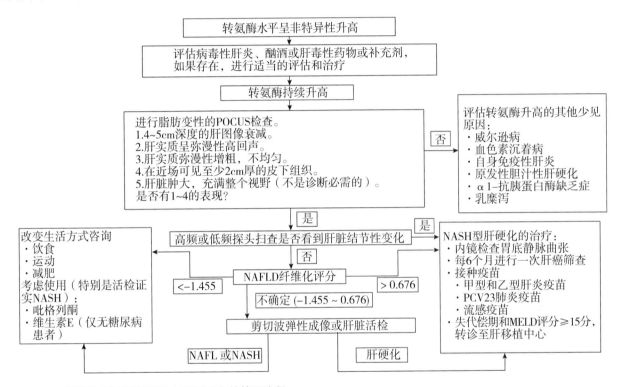

图 20-15　疑似非酒精性脂肪肝（NAFLD）的管理流程。
MELD：终末期肝病模型；NAFL：非酒精性脂肪肝；NASH：非酒精性脂肪性肝炎。

经验分享和要点提示

经验分享

● 强烈建议患者在检查前禁食4～6小时。

● 通过肋间获得肝脏图像时，探头稍微倾斜并平行于肋骨可以减少图像中的肋骨声影。

● 轻度脂肪变性可能很难检测到，并且没有前面提到的任何征象。在这种情况下，肝脏可能仅表现出轻度的回声增强。肝脏通常比肾皮质回声高，因此无法很好地进行比较。但

是，肝脏通常比脾脏回声低，可以使用相同的增益设置获得肝脏和脾脏的分屏图像进行比较（图20-16）。

要点提示

● 当探头与肝脏完全垂直时，正常的肝脏表面也会表现出结节状。可通过倾斜探头与肝脏表面垂直，多角度来确认结节。

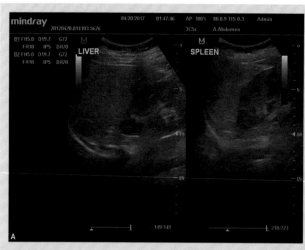
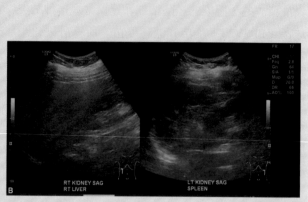

图 20-16　A，正常肝脏和脾脏分屏图像。注意，肝脏回声高于肾皮质回声，但低于脾脏回声。B，肝脏轻度脂肪变性的分屏图像。注意，肝脏回声高于肾皮质及脾脏回声。

- NAFLD的肝脏可能有局灶性脂肪变性或局灶性疏松区域，易被误认为肿瘤。病灶区域往往涉及胆囊、肝门、左背叶或尾状叶周围的区域。

参考文献

1. Torres DM, Harrison SA. Diagnosis and therapy of nonalcoholic steato-hepatitis. *Gastroenterology.* 2008;134(6):1682-1698.
2. Chalasani N, Younossi Z, Lavine JE, et al. The diagnosis and management of nonalcoholic fatty liver disease: Practice guidance from the American Association for the Study of Liver Diseases. *Hepatology.* 2018;67(1):328-357.
3. Severson TJ, Besur S, Bonkovsky HL. Genetic factors that affect nonalcoholic fatty liver disease: a systematic clinical review. *World J Gastroenterol.* 2016;22(29):6742-6756. doi:10.3748/wjg.v22.i29.6742.
4. Kochanek KD, Murphy SL, Xu J, Tejada-Vera B. National vital statistics report. *Natl Vital Stat Rep.* 2016;65(4). https://www.cdc.gov/nchs/data/nvsr/nvsr65/nvsr65_04.pdf.
5. Chronic liver disease and cirrhosis. Centers for Disease Control and Prevention Website. https://www.cdc.gov/nchs/fastats/liver-disease.htm. Updated October 6, 2016.
6. Younossi ZM, Stepanova M, Afendy M, et al. Changes in the prevalence of the most common causes of chronic liver diseases in the United States from 1988 to 2008. *Clin Gastroenterol Hepatol.* 2011;9(6):524.e1-530.e1. doi:10.1016/j.cgh.2011.03.020.
7. Misra VL, Khashab M, Chalasani N. Nonalcoholic fatty liver disease and cardiovascular risk. *Curr Gastroenterol Rep.* 2009;11(1):50-55. doi:10.1007/s11894-009-0008-4.
8. Marchesini G, Bugianesi E, Forlani G, et al. Nonalcoholic fatty liver, steatohepatitis, and the metabolic syndrome. *Hepatology.* 2003;37(4):917-923. Erratum in: *Hepatology.* 2003;38(2):536.
9. Brunt EM, Janney CG, Di Bisceglie AM, Neuschwander-Tetri BA, Bacon BR. Nonalcoholic steatohepatitis: a proposal for grading and staging the histological lesions. *Am J Gastroenterol.* 1999;94(9):2467-2474. doi:10.1111/j.1572-0241.1999.01377.x.
10. Younossi ZM, Koenig AB, Abdelatif D, Fazel Y, Henry L, Wymer M. Global epidemiology of nonalcoholic fatty liver disease-Meta-analytic assessment of prevalence, incidence, and outcomes. *Hepatology.* 2016;64(1):73-84. doi:10.1002/hep.28431.
11. Regev A, Berho M, Jeffers LJ, et al. Sampling error and intraobserver variation in liver biopsy in patients with chronic HCV infection. *Am J Gastroenterol.* 2002;97(10):2614-2618. doi:10.1016/S0002-9270(02)04396-4.
12. Hernaez R, Lazo M, Bonekamp S, et al. Diagnostic accuracy and reliability of ultrasonography for the detection of fatty liver: a meta-analysis. *Hepatology.* 2011;54(3):1082-1090. doi:10.1002/hep.24452.
13. Riley TR, Mendoza A, Bruno MA. Bedside ultrasound can predict nonalcoholic fatty liver disease in the hands of clinicians using a prototype image. *Dig Dis Sci.* 2006;51(5):982-985. doi:10.1007/s10620-006-9343-6.
14. Colli A, Fraquelli M, Andreoletti M, Marino B, Zuccoli E, Conte D. Severe liver fibrosis or cirrhosis: accuracy of US for detection—analysis of 300 cases. *Radiology.* 2003;227:89-94.
15. Musso G, Gambino R, Cassader M, Pagano G. Meta-analysis: natural history of non-alcoholic fatty liver disease (NAFLD) and diagnostic accuracy of non-invasive tests for liver disease severity. *Ann Med.* 2011;43:617-649.
16. Tapper EB, Challies T, Nasser I, Afdhal NH, Lai M. The performance of vibration controlled transient elastography in a US cohort of patients with nonalcoholic fatty liver disease. *Am J Gastroenterol.* 2016;111:677-684.
17. Musso G, Cassader M, Rosina F, Gambino R. Impact of current treatments on liver disease, glucose metabolism and cardiovascular risk in non-alcoholic fatty liver disease (NAFLD): a systematic review and meta-analysis of randomised trials. *Diabetologia.* 2012;55:885-904.
18. Kamath PS, Wiesner RH, Malinchoc M, et al. A model to predict survival in patients with end-stage liver disease. *Hepatology.* 2001;33(2):464-470.
19. Selvaggi G. Patient selection in liver transplant: when is it the right time to list? *Mayo Clin Proc.* 2008;83(2):140-142.

第21章 患者有腹水吗？

Erin Stratta，MD and Kendra Johnson，MD

● 临床病例

　　一名55岁的男性患者，刚从其他州搬迁过来，到诊所就诊。主诉其体重逐渐增加，尤其是腹部明显增大，过去1周出现呼吸困难。这是他多年来第一次看医生。患者承认有多年的酗酒史。主诉："我觉得肚子很大，像怀孕了！"查体发现皮肤黄染，腹部膨隆。该患者有腹水吗？

文献综述

　　腹水是腹膜腔内液体的异常积聚。最常见病因是门静脉高压。在美国，超过80%的腹水病例是由肝硬化（尤其因饮酒）引起的，其次是丙型肝炎和非酒精性脂肪性肝炎（NASH）。其他少见病因包括恶性肿瘤、心力衰竭、肺结核、肾脏疾病、血管阻塞或感染[1, 2]（见表21-1）。

　　诊断腹水需要结合病史和体格检查。需要临床医生鉴别诊断，确定患者有无腹水及腹水的病因。近期的创伤史应考虑腹部积血，而不是腹水。相反，长期的饮酒史，缓慢进行性的外周水肿和腹胀，是典型的腹水表现。

　　在体格检查中，典型的腹水体征包括腹部膨胀，触诊时出现波动感（图21-1）。然而，并非所有腹水患者都会有明显的征象。这就需要临床医生结合患者病史和临床表现综合考虑，使用即时超声（POCUS）来评估腹水。

　　由于超声进行腹水检查几乎没有什么弊端，因此临床医生可将其作为体检的一部分。例如，患者有新发或进行性腹胀，黄疸，重度饮酒史，外周水肿，腹痛，呼吸急促和/或充血性心力衰竭，可从床旁评估腹水。由于超过50%的肝硬化患者会在10年内出现腹水，因此对这些患者的超

声检查也很有必要[3]。

表 21-1	文献报道腹水的病因和发生率
腹水病因	发生率（%）
肝硬化	81
恶性肿瘤	7～10
结核病	2～7
心力衰竭	3
肾病综合征	1
透析	1
胰腺炎	1
其他	2

注意，发生率会因为疾病潜在病因的地域流行性而发生变化，如结核病。引自 BA. Care of patients with ascites. N Engl J Med. 1994；330（5）:337-342. Copyright © 1994 Massachusetts Medical Society. Reprinted with permission from Massachusetts Medical Society；Shaikh MA, Khan J, Almani S, Dur-e-Yakta, Saikh D. Frequency of causes of ascites in patients at a medical unit of a tertiary medical care facility. J Ayub Med Coll. 2019；22（2）:88-92.

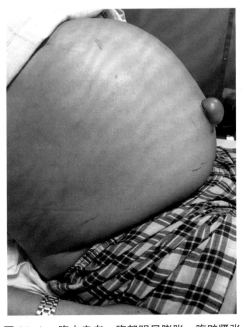

图 21-1　腹水患者，腹部明显膨胀，腹壁紧张。

腹水通常根据液体所含成分进行分类，因此穿刺或腹水取样对诊断很重要。腹腔穿刺术对许多人来说还有治疗作用，因为它可以缓解严重腹水引起的呼吸急促。超声可检查腹水的存在，确定穿刺最佳位置并在手术过程中提供实时引导。

常规超声一直用于检测腹水，可检测到100ml的液体[4]。多项研究表明，即使只经过短暂的训练，POCUS也是检测腹水的一种可靠和有效的方法。一项研究对12名医学院学生进行基本的腹部超声检查培训，包括腹水的评估。经过这次简短的培训，学生对识别5名住院患者有无腹水有100%的敏感性和特异性[5]。在另一项研究中，31位医生被随机分为两组，一组进行4小时的腹部超声检查培训，另一组没有进行培训。完成培训的小组准确诊断出腹水的比率为82%，对照组为43%[6]。

除了常规超声，便携式超声装置也可以有效地确定腹水。在急诊室的研究发现，便携式超声的敏感性为0.96，特异性为0.82[7]。

除了可靠地诊断或排除腹水外，多项研究还显示，在穿刺术中使用超声引导可以提高成功率，降低并发症的发生率。在急诊室进行的一项前瞻性随机研究中发现，随机分配到床旁超声辅助的腹水患者，成功穿刺的比例为95%，而基于传统标志进行穿刺术的，成功率只有61%[8]。另一项研究发现，超声引导下穿刺术，可将术后出血并发症的风险降低68%[9]。超声引导穿刺术详见第55章。见表20-2。

表 20-2	在临床实践中应用即时超声的建议	
建议	证据等级	参考文献
经过简短的培训后，医生可以有效地使用即时超声进行腹水的评估	A	6，7
应用超声波引导进行腹腔穿刺术能提高其成功率和降低并发症发生率	A	9，10

A=一致的、质量良好的以患者为导向的证据；B=不一致或质量有限的以患者为导向的证据；C=共识，以疾病为导向的证据，通常的做法，专家意见，或病例系列。有关SORT证据评级系统的信息，请访问http://www.aafp.org/afpsort。

文献支持在各种临床环境中使用床旁超声诊治腹水，包括急诊室、住院部[10]和姑息治疗室[11]。同样，对于非卧床患者，通过超声快速诊断腹水可指导临床决策。本章将探讨何时以及如何使用POCUS来检测和治疗腹水。

扫查方法

1. 准备工作 根据患者的舒适度，将患者置于半卧位、仰卧位或侧卧位进行扫查。腹水因重力作用集中于下腹部，因此，大多数医生会嘱患者半卧位（图21-2）。选择腹部预设，低频（2～5MHz）凸阵探头，也可以使用相控阵探头。

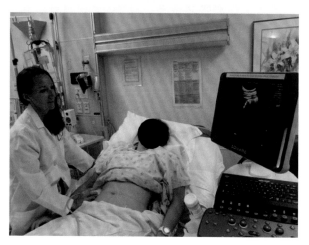

图 21-2 进行腹水检查时患者的体位。

2. 扫查 腹水超声检查的技术类似于创伤超声快速评估法（FAST）或eFAST检查的集中评估，涉及对腹部四个象限和耻骨上区域进行扫描。

仔细扫查每个象限，获得足够深度的图像，减少漏诊异常结构和游离液体的可能。如，扫查右上象限，显示膈肌、肝脏、肾脏的图像（图21-3）。在某些患者中，无论是由于肥胖还是由于大量腹水，都需要增加深度以显示所有结构。应予以纵向（矢状）和横向联合扫查。探头尝试采用不同的压力水平，小范围逐渐移动探头以获得最佳图像。腹水比周围的结构都要暗（黑色），因其不受周围结构束缚，会出现漂浮或自由流动。

3. 评估右上象限（图21-4） 将探头置于腋中线肋缘下方，并朝锁骨中线移动。根据需要上下肋间隙调整探头位置，以获得右上象限中的结构图像。确定膈肌、肝脏和肾脏。评估肝脏和肾脏周围或膈肌下方的无回声暗区（图21-5）。

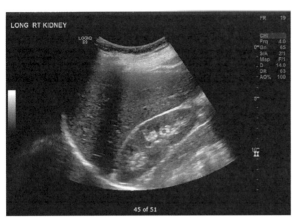

图 21-3　右上象限正常解剖，包括膈肌、肝脏和肾脏。

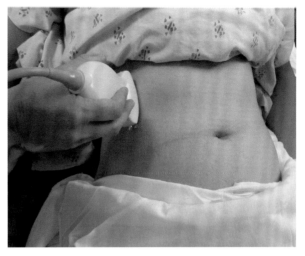

图 21-4　评估右上象限时探头位置。

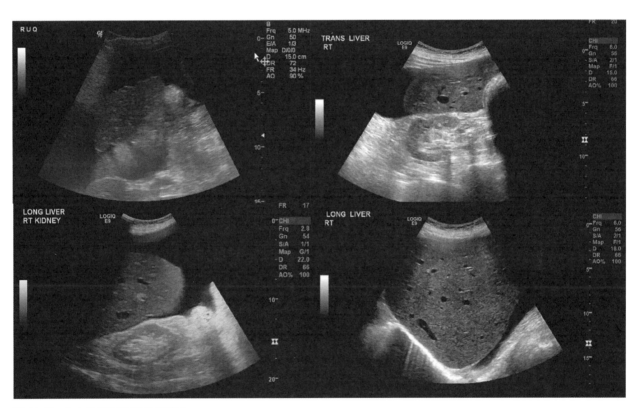

图 21-5　右上象限扫查显示有腹水。

4. 评估左上象限（图21-6和图21-7）　探头移动到左侧腋中线肋缘下。根据需要调整探头至合适的肋间隙。识别膈肌、脾脏和肾脏。确保双肾都能清晰显示。

5. 评估左右下象限（图21-8至图21-11）　识别肠间隙可能存在的游离液体。肠管通常是连续的、漂浮在液体中，或被液体推至一侧。让患者改变体位，然后重复评估，可更好地观察腹部游离液体。探头缓慢地从右下象限一直扫查到右上

象限，左侧也进行同样地连续扫查。

6. 评估耻骨上窝（图21-12）　首先确定膀胱，膀胱为耻骨联合上方规则的无回声区。评估横切面和矢状面（图21-13）。

如果患者刚排尿，膀胱可能因为缩小而显示不清（图21-14）。对女性患者，确定子宫，可在直肠子宫陷凹探及积液。该区域的液体可出现在充盈膀胱的附近（图21-15）或在膀胱显示不清的情况下探查到该处积液（图21-16）。

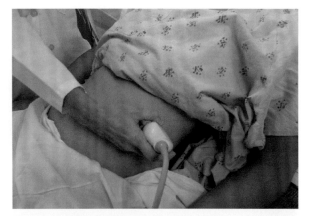

图 21-6 评估左上象限时探头位置。

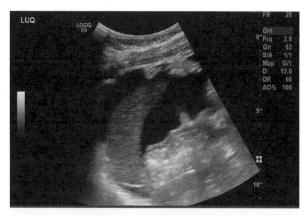

图 21-7 左上象限扫查显示脾周积液。

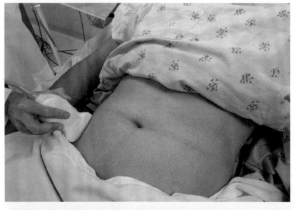

图 21-8 评估右下象限时探头位置。

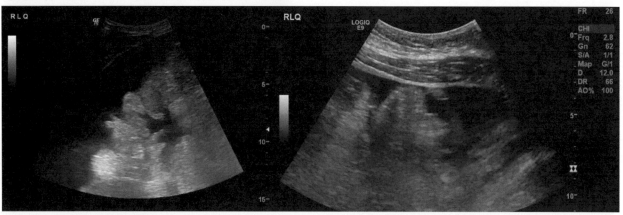

图 21-9 右下象限扫查探及腹水。

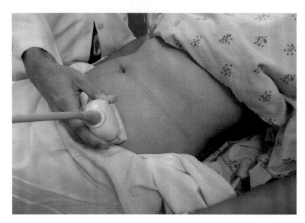

图 21-10 评估左下象限时探头位置。

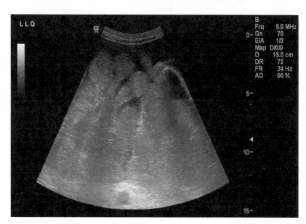

图 21-11 左下象限扫查探及腹水。

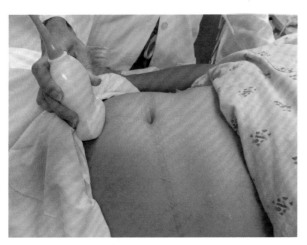

图 21-12 评估耻骨联合上区域探头位置。

7. 评估积液的深度 如果探及积液，可采用屏幕一侧的标尺（cm）估测深度（图21-17）。还可以通过选择卡尺功能（caliper）来精确测量距离（图21-18）。测量液体与肠道等底层结构之间的距离。扫查腹部，找到液体最深的地方，这通常是首选穿刺点（详见第71章）。注意附近可能有漂浮在表面的肠管（图21-19）。

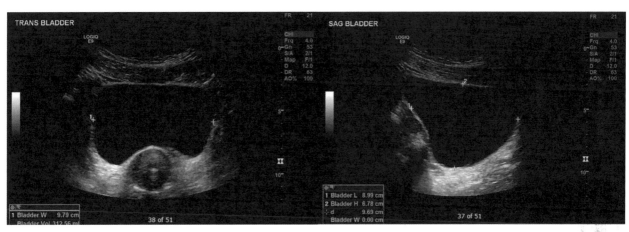

图 21-13 正常膀胱在横切面和矢状面的图像。注意在横切面图像中，宫颈位于膀胱后方。

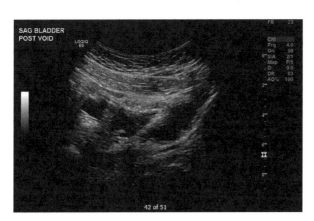

图 21-14 同一患者排尿后的膀胱图像。膀胱已经收缩变小，难以清晰显示。该患者没有腹水，避免将收缩的膀胱中的少量液体混淆为游离积液。

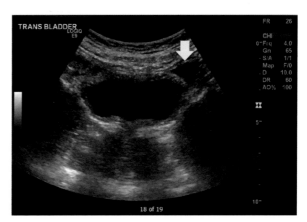

图 21-15 膀胱横切面图像，显示膀胱壁增厚。膀胱左外侧可见少量游离积液（箭头）。

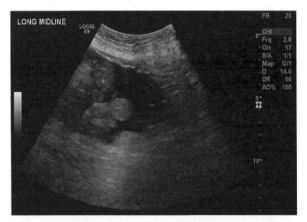

图 21-16 中线处的腹水。该病例膀胱未显示。

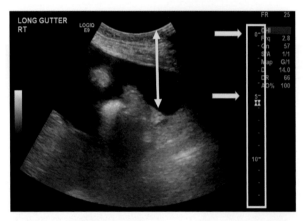

图 21-17 屏幕侧方有测量标尺，单位为 cm。箭头分别指向 0 和 5cm 的深度。在本例中，从皮肤到肠管的距离为 5 ～ 6cm。

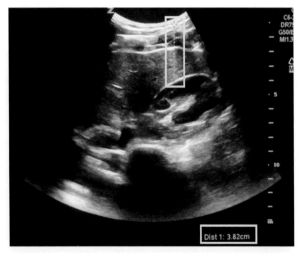

图 21-18 卡尺功能（cliper）可以用于精确测量距离，如距皮肤的深度。

患者管理

腹水患者的管理取决于几个关键问题，这些问题决定了如何治疗这些患者（图 21-20）。

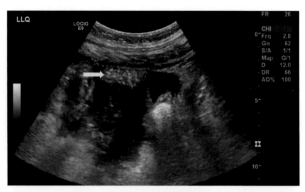

图 21-19 有腹水，请注意肠管漂浮区域（箭头），该区域是穿刺术的危险部位。

首先，考虑这是否为新诊断。有 15% 的病例为非肝性腹水，诊断性腹腔穿刺术对新诊断腹水的患者至关重要[12]。液体分析和培养可以确定腹水的病因并指导下一步的治疗。常规检测包括培养和革兰氏染色，细胞计数，总蛋白和白蛋白的测定。可以根据病史和危险因素进行细胞学检查、乳酸脱氢酶检查、胆红素检查和结核病检查。血流动力学不稳定、感染、低钠血症、肾小球滤过率（GFR）降低、呼吸窘迫或意识模糊的患者应住院治疗。

其次，考虑患者是否有症状。如果不是新发的腹水，治疗取决于症状和临床怀疑。如果患者无症状，且生命体征和实验室数值稳定，则无须穿刺。治疗通常着重于逆转腹水的病因，例如戒酒，治疗肝炎，限制食盐和应用利尿剂（螺内酯和/或速尿）[12]。这些患者通常可以在门诊就诊。有些患者即使没有症状，临床医生也应监测可能需要住院治疗的失代偿征象，例如血钠下降、血肌酐升高、生命体征不稳定或精神状态改变。

接下来，考虑患者的肝硬化是难治性的还是失代偿性的。不幸的是，腹水发展是发病率和死亡率的预测指标。腹水患者 1 年死亡率为 15%，5 年死亡率为 44%[13]。因此，许多患者在某个时候会出现失代偿的症状。在这些患者中，为了诊断或治疗，通常需要穿刺，并且往往需要住院治疗。穿刺可提供重要的诊断信息，同时通过排出多余的液体缓解患者症状。如果没有其他并发症，部分患者可以通过常规的穿刺大量放腹水（large volume paracentesis，LVP）来缓解症状。

部分患者可能会发生失代偿性肝硬化的并发症，例如自发性细菌性腹膜炎（spontaneous bacterial peritonitis，SBP）或肝肾综合征（hepatorenal syndrome，HRS）。

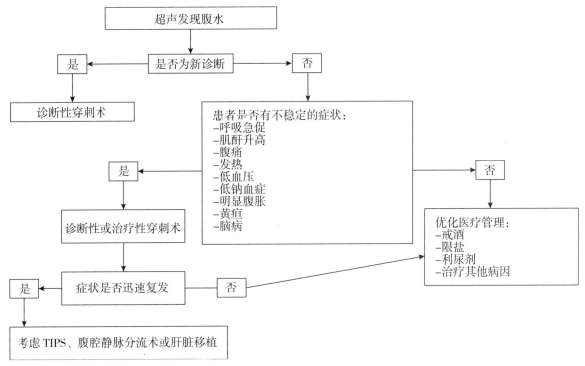

图 21-20 腹水治疗流程。
TIPS：经颈静脉肝内门体分流术。

肝硬化患者会出现危及生命的感染，叫作 SBP。因此，临床医生对已知或疑似肝硬化和腹水的患者，行诊断性穿刺术的门槛应较低。SBP 的症状可能很轻微，也可能有发热、腹痛和精神状态的改变。在阳性体液培养环境下，腹水中中性粒细胞计数＞250/mm³可诊断为SBP，需要尽快静脉应用抗生素治疗[12]。抗生素应根据腹水培养病原体的敏感性进行选择。患者一旦被诊断为 SBP，就需要预防性使用抗生素，以防止复发。

肝硬化，血清肌酐在基线水平上升高＞1.5倍或急性恶化时，应怀疑肝肾综合征[14]。这些患者通常需要行穿刺术，再用白蛋白、奥曲肽和升压药（如米多君）治疗。最后，超声在腹水患者中发挥着关键作用。尽管频繁进行LVP和最佳的药物治疗，但液体仍快速积聚，提示不良预后。药物治疗和穿刺术已无法解决问题时，临床医生可以使用超声来确定。此时，许多患者需要转诊，考虑经颈静脉肝内门体分流术（TIPS）、腹腔静脉分流术或肝移植[12, 15]。

经验分享和要点提示

经验分享

- 在评估腹腔积液时，可让患者稍微调整体位，确保在每个位置都获得图像，可施加一定的压力来获得最佳图像。
- 确保患者处于舒适的体位。严重腹水患者经常呼吸困难，平躺会觉得不舒服，同时也不安全。

- 在评估穿刺部位时，让患者稍微向左或向右侧卧位，使液体积聚在某个区域，有助于穿刺。
- 在穿刺前必须识别腹壁血管。晚期肝硬化患者可能有浅静脉扩张（脐周静脉曲张），需要识别和避免。

第二篇

- 获得膀胱排尿前后的图像，确保膀胱和盆腔器官的充分显示，并与积液相鉴别。

要点提示

- 并非所有的腹腔积液都是腹水。在进行超声评估之前，了解患者病史和全面的体格检查可以缩小鉴别诊断的范围，并有助于重点检查。
- 区分膀胱与腹水：在耻骨上区域扫查时，如果看到无回声区，应确定是膀胱还是位于膀胱后方的游离液体（图21-13至图21-16）。
- 请记住，超声波只能识别腹部是否存在液体，而不能确定液体的类型。如果有外伤史，则腹部的无回声液体首先考虑是血液。结合临床是关键。
- 在女性患者中，腹腔游离液体应考虑妇科原因，如异位妊娠或卵巢囊肿破裂。
- 肥胖患者腹壁很厚，增加了腹水评估的难度。结合临床，并获取不同深度的多个图像，可以提高其准确性。
- 肠道积气通常易被误认为腹水，需要结合患者病史和仔细的体格检查如叩诊来排除。如果患者有肠梗阻征象，在穿刺前应合理评估并排除。
- 超声很难发现腹部手术后粘连，这会增加穿刺术的复杂性。

参考文献

1. Hou W, Sanyal AJ. Ascites: diagnosis and management. *Med Clin North Am.* 2009;93:801-817.
2. Runyon BA. Ascites and spontaneous bacterial peritonitis. In Sleisenger MH, Feldman S, Friedman LS, Brandt LJ, eds. *Sleisenger and Fordtran's Gastrointestinal and Liver Disease Pathophysiology/Diagnosis/Management.* 10th ed. Philadelphia, PA: Saunders/Elsevier; 2016:1554.
3. Ginés P, Quintero E, Arroyo V, et al. Compensated cirrhosis: natural history and prognostic factors. *Hepatology.* 1987;7:122-128.
4. Golberg BB, Clearfield HR, Goodman GA, Morales JO. Ultrasonic determination of ascites. *Radiology.* 1970;96:15-22.
5. Garcia de Casasola Sanchez G, Torres Macho J, Casas Rojo JM, et al.; Working Group SEMI Clinical Ultrasound. Abdominal ultrasound and medical education. *Rev Clin Esp.* 2014;3:131-136.
6. Todsen T, Jensen ML, Tolsgaard MG, et al. Transfer from point-of-care Ultrasonography training to diagnostic performace on patients—a randomized controlled trial. *Am J Surg.* 2016;211:40-45.
7. Keil-Rios D, Terrazas-Solis H, Gonzalez-Garay A, Sanchez-Avila JF, Garcia-Juarez I. Pocket ultrasound device as a complement to physical examination for ascites evaluation and guided paracentesis. *Intern Emerg Med.* 2016;11:461-466.
8. Nazeer SR, Dewbre H, Millder A. Ultrasound-assisted paracentesis performed by emergency physicians vs the traditional technique: a prospective randomized study. *Am J Emerg Med.* 2005;23:363-367.
9. Mercaldi CJ, Lanes SF. Ultrasound guidance decreases complications and improves cost of care among patients undergoing thoracentesis and paracentesis. *Chest.* 2013;143:532-538.
10. Soni NJ, Lucas BP. Diagnostic point-of-care ultrasound for hospitalists. *J Hosp Med.* 2015;10:120-124.
11. Gishen F, Trotman I. Bedside Ultrasound—experience in a palliative care unit. *Eur J Cancer Care.* 2009;18:642-644.
12. Biecker E. Diagnosis and therapy of ascites in liver cirrhosis. *World J Gastroenterol.* 2011;17(10):1237-1248.
13. Planas R, Montoliu S, Ballesté B, et al. Natural history of patients hospitalized for management of cirrhotic ascites. *Clin Gastroenterol Hepatol.* 2006;4:1385-1394.
14. Arroyo V, Ginès P, Gerbes AL, et al. Definition and diagnostic criteria of refractory ascites and hepatorenal syndrome in cirrhosis. International Ascites Club. *Hepatology.* 1996;23:164-176.
15. Runyon BA. Care of patients with ascites. *N Engl J Med.* 1994;330(5):337-342.

第22章 患者是否有胆石症或胆囊炎？

Matthew Fentress，MD，MSc，DTM&H

● 临床病例

患者，女，45岁，肥胖，右上腹疼痛伴恶心2天。疼痛发生在脂餐后1小时，并进行性加重，自觉发热。曾有类似症状发作史，未经治疗，症状通常在1天内能自行消失。无疾病史，无药物服用史。患者是否有胆石症或胆囊炎？

文献综述

在美国，估计超过2000万人患有胆囊疾病[1]。胆结石的发病率在种族和性别上差异很大，非西班牙裔黑人男性的发病率为5.3%，而墨西哥裔美国女性的发病率为26.7%[1]。来自欧洲的大量研究表明，也有类似的情况，妇女的总体患病率为18.8%，男性为9.5%[2]。在胆石症患者中，每年有1%~4%会发生胆绞痛，如果不及时治疗，大约20%会发展为急性胆囊炎[3]。总的来说，近1/10的无症状胆石症患者可能会在5年内需要治疗[4]。

腹部超声快速，无辐射，是评估胆囊疾病的一线影像学方法[5]。1966年至1992年的一项大型meta分析中，右上腹的常规超声对诊断胆石症的敏感性和特异性分别为84%和99%[6]。对于急性胆囊炎，常规超声的敏感性为81%~88%，特异性为80%~88%[6, 7]。尽管胆道造影比超声更能准确诊断急性胆囊炎，其敏感性为97%，特异性为90%[6]，但耗时长，有辐射，通常适用于超声检查模糊不清，但仍高度怀疑胆囊炎的患者。

大量研究表明，超声室的常规超声成像与非超声医师进行的即时超声成像进行对比，胆石症和胆囊炎的诊断准确性相似[8-12]。例如，Ross等

人近期对8篇文章（涉及710名受试者）的系统性回顾显示，急诊医生用即时超声检查有症状的胆石症的敏感性和特异性分别为89.8%和88%。一些文献甚至表明，检查的某些方面，如超声墨菲征，由训练有素的床旁超声医生检查可能比普通的超声医生有更高的敏感性[10, 12]。总体而言，这些研究和其他类似研究提供了有力的证据基础，支持非超声医生使用即时超声诊断可疑的胆囊疾病。

胆囊即时超声检查最重要的方面是检查患者是否患有胆石症。超声显示胆囊结石是胆囊腔内高回声的、可活动的、与重力相关的团块，后伴声影。绝大多数急性胆囊炎患者伴有胆结石；无结石性胆囊炎仅占5%~10%，通常与严重疾病相关[13]。然而，大多数胆石症患者并没有胆囊炎。因此，通过超声诊断急性胆囊炎不仅需要识别超声检查结果，还需要识别这些征象。

另外四个征象也有助于诊断：墨菲征、胆囊壁增厚、胆囊周围积液、胆总管（common bile duct，CBD）扩张。这些征象单独出现对诊断的作用很弱[12]，但结合起来，对诊断有很高的提示作用。例如，超声墨菲征和胆结石对急性胆囊炎的阳性预测值（positive predictive valuate，PPV）为92.2%，而两者均无则有95%的阴性预测值（negative predictive value，NPV）[14]。胆结石的胆囊壁增厚和超声墨菲征只增加PPV到93.8%[14]。要注意，超声墨菲征定义为超声探头在超声定位的胆囊上施压引起的腹部压痛最重[7, 15]。这不同于查体的墨菲征，后者是通过深压右上腹引起腹痛。

其他的三个征象是检查的一部分，但它们比胆结石和超声墨菲征对胆囊炎诊断的敏感性稍低。不过，其确实具有很高的特异性。例如，胆囊壁增厚的敏感性和特异性分别为65%和91%。

胆囊周围积液的敏感性更低，敏感性和特异性分别为26%和94%[12]。对CBD的评估是床旁超声检查中最困难的部分，尤其是对于经验有限的医生来说。对于床旁超声检查者来说，它可能也是最没有帮助的信息。最近的一项回顾性研究表明，只有不到1%的确诊为胆囊炎或胆总管结石的患者发生了孤立的CBD扩张，而没有胆囊壁增厚、超声墨菲征、胆囊周围积液或实验室检查异常[16]。CBD测量并不能提高即时超声评估胆囊疾

病的准确性。但我们仍然建议在可行的情况下评估CBD，因为CBD扩张可能提示其他疾病，例如胆总管结石症，应立即进行下一步评估，这不在本章所述范围之内。

对右上腹疑似胆道疾病进行即时超声检查应扫查前述五个超声表现。表22-1中详细列出了这些超声表现。

在临床实践中应用即时超声的建议见表22-2。

表 22-1　急性胆囊炎的即时超声征象

超声征象	敏感性（%）	特异性（%）	阴性比例	阳性比例
胆结石	100	54	<0.01	2.2
超声墨菲征	65	82	0.43	3.5
胆囊壁增厚	65	91	0.38	7.2
胆囊周围积液	26	94	0.78	4.6
胆结石合并超声墨菲征（两者都有为阳性，两者都无为阴性）	93	95	0.08	17
胆结石合并胆囊壁增厚（两者都有为阳性，两者都无为阴性）	96	97	0.05	28

表 22-2　在临床实践中应用即时超声的建议

建议	证据等级	参考文献
临床医生用即时超声诊断胆结石和急性胆囊炎的准确性与常规超声检查相似，可以缩短诊断时间	B	8~12，18
胆囊超声检查显示正常可有效排除急性结石性胆囊炎和加快检查速度	B	8，12，14，16~18

A=一致的、质量良好的以患者为导向的证据；B=不一致或质量有限的以患者为导向的证据；C=共识，以疾病为导向的证据，通常的做法，专家意见，或病例系列。有关SORT证据评级系统的信息，请访问http://www.aafp.org/afpsort。

扫查方法

1. **准备工作**　患者仰卧位。将超声设备放置在患者右侧，并选择具有"腹部"预设的低频（2.5~5MHz）凸阵探头。偶尔，也需要接触面较小的低频相控阵探头在肋间隙进行扫查成像。如果仰卧位不容易看到胆囊，患者可转向左侧卧位。这使胆囊更靠近腹壁，改变充气肠管的位置，更容易获得图像。

2. **获得胆囊的纵切图像**　从肋下开始扫查，将探头置于剑突下，探头标记指向患者的头侧或右肩（图22-1）。沿肋缘斜线横向移动探头，横扫直到获得胆囊的图像（图22-2）。患者深吸气并屏住呼吸有助于将胆囊推到肋缘以下，改善可视性。胆囊为位于肝实质后方的无回声管状或

圆形结构。如果使用这种方法难以定位胆囊，请使用"X-7"技术（图22-1）。将探头置于剑突下，并在肋骨上横向滑动约7cm，以便在肋间隙获得声窗（肋间声窗）。无论使用哪种方法，一旦确定胆囊，就要停止大幅度运动，仅对探头进行微调即可获得胆囊的长轴图像。长轴视图中胆囊看起来像一个感叹号，中叶裂在肝门三管征和胆囊之间延伸（图22-3）。

3. **评估胆石症**　一旦确定了胆囊，沿长轴和短轴从头到尾完整扫查胆囊。为获得短轴图像，先将超声波长轴图像显示在超声屏幕上，然后旋转探头90°。在长轴和短轴扫查胆囊时，注意寻找腔内的胆结石。结石与重力有关，通常是可移动的高回声团块，伴声影（图22-4）。偶尔，这些石头可能难以显示，特别是嵌顿在颈部的，声

影可能是主要表现（图22-4C）。其他易与胆结石混淆的异常回声包括息肉和胆泥。息肉呈高回声，不可移动，不伴声影（图22-5）。胆泥是与重力相关的物质，回声多变，不伴有声影。

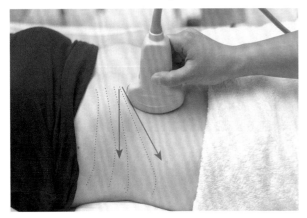

图22-1 胆囊成像探头位置。箭头显示了肋下扫描和X-7技术的探头运动轨迹。

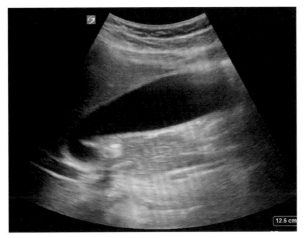

图22-2 正常胆囊长轴视图。注意靠近胆囊颈部的胆囊壁皱褶。

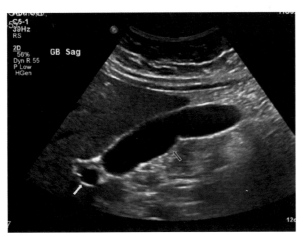

图22-3 胆囊和门静脉，由主叶裂连接，形成一个容易识别的感叹号。
实心箭头：门静脉；空心箭头：胆囊。

4. 评估超声墨菲征 将胆囊底置于超声屏幕的中央，向下压胆囊的同时询问患者是否疼痛。在某些情况下，可能需要检查右上腹的多个点，予以确认。真正的超声墨菲征阳性仅在胆囊上疼痛。如果胆囊和其他多个部位疼痛，或者没有引起疼痛，则超声墨菲征为阴性。通过肋间声窗（例如通过"X-7"技术获得的声窗）完成该检查的结果并不都可靠。在检查超声墨菲征过程中如果要求患者屏住呼吸，则可以让其举手指以表示最大的压痛点。

5. 测量胆囊前壁的厚度 正常胆囊壁厚度 ≤3mm。该测量只在前壁进行，因为后壁可能由于声学增强而出现假性增厚。获取长轴或短轴上的胆囊图像，并测量最前部的胆囊壁（图22-6）。胆囊壁厚>3mm合并其他阳性征象是急性胆囊炎的预测因素[12]。然而，还有许多其他原因导致胆囊壁增厚，包括餐后胆囊收缩和引起全身或局部水肿的疾病（如充血性心力衰竭、腹水、肝炎、艾滋病、胰腺炎、慢性肾病）。

6. 评估胆囊周围积液 扫查胆石症时，请按照前面所述探查整个胆囊。胆囊周围积液通常表现为细条状的低回声液体包绕着发炎的胆囊壁（图22-7）。如果发现了可疑的液体，请仔细评估以区分边缘伪影和腹水。

7. 测量胆总管的直径 CBD为有壁的管状结构，与门静脉平行。从内壁测量其直径，通常为2～6mm。CBD的大小会随着年龄的增长而增大，所以经验性标准是，直径应该小于患者年龄的1/10。短轴中的肝门部三管征为前面描述的感叹号的"点"。门静脉为"头部"，CBD和肝动脉是"两只耳朵"，这就形成了"米老鼠"的标志（图22-8）。如果有疑问，可以使用彩色多普勒区分肝动脉和CBD：肝动脉有血流充盈，可探及动脉搏动，而CBD内无血流信号。CBD在长轴图像中显示为与门静脉平行走行（图22-9）。

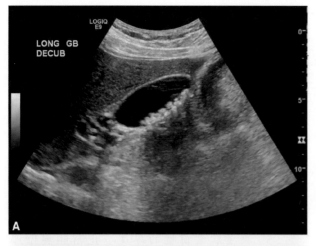

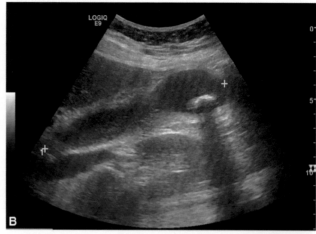

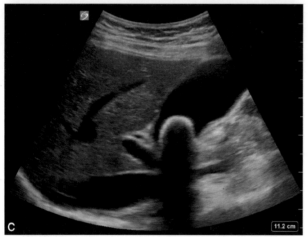

图 22-4　A，多发胆囊结石伴后方声影，无其他胆囊炎征象。B，急性胆囊炎，胆囊壁增厚，胆囊内见大结石伴后方声影。C，胆囊颈部结石。

患者管理

任何疑似胆道疾病患者都应进行右上腹床旁超声检查。有症状性胆结石病史，目前无急性症状或体征的患者，仅超声检查发现胆结石，可将患者转诊给普通外科医生进行胆囊切除术。

是否进行常规超声检查可由送诊医生和外科医生共同决定。通过这种方法可以大大提升患者的诊疗速度。如果床旁超声检查完全正常，则需要考虑其他诊断。

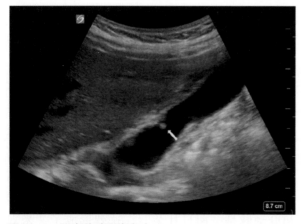

图 22-5　胆囊前壁胆囊息肉。
箭头：息肉。

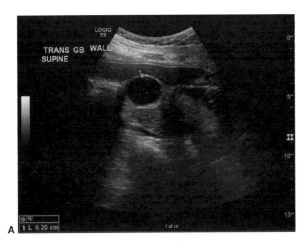

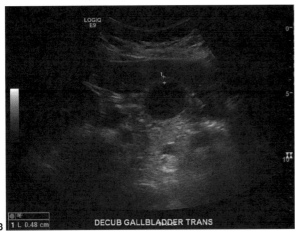

图 22-6 A，胆囊壁正常。B，胆囊壁增厚。

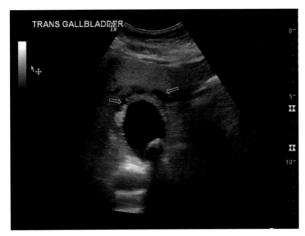

图 22-7 急性胆囊炎患者短轴图显示胆囊周围积液、胆囊壁增厚、胆结石。
箭头：周围的液体。

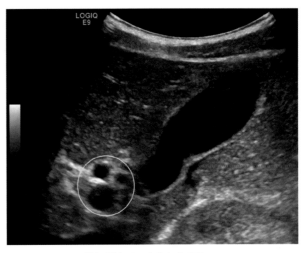

图 22-8 胆总管短轴切面形成米老鼠征。

出现急性症状或阳性体征提示胆道疾病的患者，床旁超声检查最有助于排除急性胆囊炎。图 22-10为管理流程图。中低度怀疑的患者超声检查阴性（无胆石症，无超声墨菲征，无胆囊壁增厚，无胆囊周围积液或CBD无扩张），则胆囊炎的可能性极低，可以有效地排除。如果对临床中高度怀疑胆囊炎的患者进行超声检查发现上述表现中的任何一项呈阳性，特别是胆结石合并超声墨菲征，则应行外科手术探查。如果检查阴性但仍然高度怀疑，或者检查结果模棱两可，则需要进一步评估以明确诊断，例如胆囊造影、常规超声检查和/或实验室检查。严格来说，此处介绍的流程更倾向于是急性胆囊炎的排查，但它是一个很好的病史和体检的辅助手段。例如，回想一下之前提到的无胆结石和无超声墨菲征的患者急性胆囊炎的可能性很小，NPV为95%[14]，因此，在正确的临床背景下，没有这两个表现就足以排除急性胆囊炎的诊断。

第二篇

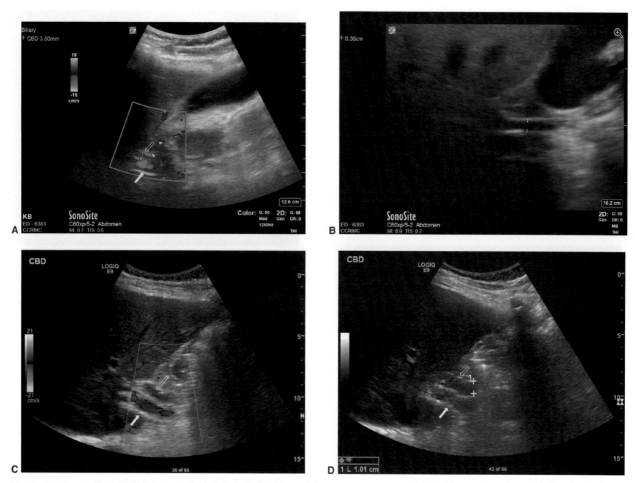

图 22-9　A，正常胆总管（CBD）长轴彩色多普勒图像，内径 3.6mm。B，正常胆总管二维长轴图像，内径 3.6mm。C，扩张胆总管长轴彩色多普勒图像。D，扩张胆总管二维长轴图像，内径 10.1mm。
空心箭头：胆总管；实心箭头：门静脉。

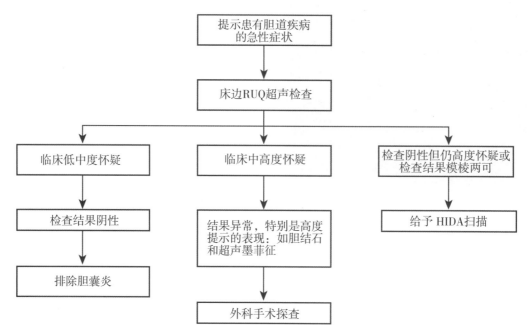

图 22-10　即时超声对门诊疑似胆道疾病患者的管理流程。
HIDA：肝胆亚氨基二乙酸；RUQ：右上象限。

经验分享和要点提示

经验分享

- 如果在仰卧位，60秒内未找到胆囊，不要花太多时间，请嘱咐合作的患者左侧卧位。这会使肝脏和胆囊下降到肋缘以下，并移开充满气体的肠管。
- 请务必仔细检查胆囊颈部。颈部的结石会引起明显症状，但超声显示有难度，仔细观察后方声影。
- 只在胆囊前壁测量厚度，因后方增强效应，胆囊后壁经常会出现假性增厚。
- 充满胆结石的胆囊超声会表现出WES征（Wall-Echo-Shadow-sign），即胆囊壁弧形强回声伴后方浓密声影（图22-11）。

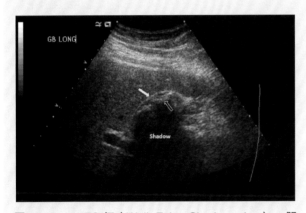

图 22-11 WES 征（Wall-Echo-Shadow-sign）。胆囊里充满小结石，能看到胆囊壁、少量的囊内液体、结石的表面及其后方声影。
实心箭头：胆囊壁；空心箭头：结石表面。

- 使用彩色多普勒来帮助区分肝动脉和CBD。

要点提示

- 息肉很容易被误认为结石。息肉是不可移动的，无声影。如果有疑问，可嘱咐患者转到不同的位置。结石因重力作用，通常会在胆囊腔内移动，而息肉则保持在一个固定的位置。
- 非结石性胆囊炎占胆囊炎的5%~10%，通常在严重疾病下。如果患者没有胆石症，但仍高度怀疑胆道疾病，请进行其他常规成像。
- 十二指肠和下腔静脉都可被误认为胆囊。获得"感叹号"图像（图22-3），以确保看到的是胆囊，而不是其他器官。
- 请不要把胆囊皱襞误认为胆结石。
- 右上象限的游离积液偶尔会被误认为胆囊周围积液。
- 边缘伪影可能被误认为胆石症甚至胆囊周围积液。保持使用二维图像，如果仍有疑问，改变患者的体位以查看异常是否仍然存在。

参考文献

1. Everhart JE, Kare M, Hill M, Maurer KR. Prevalence and ethnic differences in gallbladder disease in the United States. *Gastroenterology.* 1999;117:632.
2. Attili AF, Carulli N, Roda E, et al. Epidemiology of gallstone disease in Italy: prevalence data of the Multicenter Italian Study on Chlolelithiasis (MICOL). *Am J Epidemiol.* 1995;141:158-165.
3. Strasberg, SM. Acute calculous cholecystitis. *N Engl J Med.* 2008;358:2804-2811.
4. Halldestam I, Enell E-L, Kullman E, Borch K. Development of symptoms and complications in individuals with asymptomatic gallstones. *Br J Surg.* 2004;91:734-738. doi:10.1002/bjs.4547.
5. Bree RL, Ralls PW, Balfe DM, et al. Evaluation of patients with acute right upper quadrant pain. American College of Radiology. ACR Appropriateness Criteria. *Radiology.* 2000;215(suppl):153-157.
6. Shea JA, Berlin JA, Escarce JJ, et al. Revised estimates of diagnostic test sensitivity and specificity in suspected biliary tract disease. *Arch Intern Med.* 1994;154(22):2573-2581.
7. Kiewiet JJS, Leeuwenburgh MMN, Bipat S, Bossuyt PMM, Stoker J, Boermeester MA. A systematic review and meta-analysis of diagnostic performance of imaging in acute cholecystitis. *Radiology.* 2012;5(3):708-720. doi:10.1148/radiol.12111561.
8. Ross M, Brown M, McLaughlin K, et al. Emergency physician-performed ultrasound to diagnose cholelithiasis: a systematic review. *Acad Emerg Med.* 2011;18(3):227-235.
9. Scruggs W, Fox JC, Potts B, et al. Accuracy of ED bedside ultrasound for identification of gallstones: retrospective analysis of 575 studies. *West J Emerg Med.* 2008;9(1):1-5.
10. Kendall JL, Shimp RJ. Performance and interpretation of focused right upper quadrant ultrasound by emergency physicians. *J Emerg Med.* 2001;21(1):7-13.
11. Rosen CL, Brown DFM, Chang Y, et al. Ultrasonography by emergency physicians in patients with suspected cholecystitis. *Am J Emerg Med.* 2001;19:32-36.
12. Summers SM, Scruggs W, Menchine MD, et al. A prospective evaluation of emergency department bedside ultrasonography for the detection of acute cholecystitis. *Ann Emerg Med.* 2010;56:114-122.

13. Huffman JL, Schenker S. Acute acalculous cholecystitis: a review. *Clin Gastro-enterol Hepatol*. 2010;8:15-22.

14. Ralls PW, Colletti PM, Lapin SA, et al. Real-time sonography in suspected cholecystitis: prospective evaluation of primary and secondary signs. *Radiology*. 1985;155:767-771.

15. Bree RL. Further observations on the usefulness of the sonographic Murphy sign in the evaluation of suspected acute cholecystitis. *J Clin Ultrasound*. 1995;23:169-172.

16. Becker BA, Chin E, Mervis E, Anderson CL, Oshita MH, Fox JC. Emergency biliary sonography: utility of common bile duct measurement in the diagnosis of cholecystitis and choledocholithiasis. *J Emerg Med*. 2014;46(1):54-60.

17. Villar J, Summers SM, Menchine MD, Fox JC, Wang R. The absence of gall-stones on point-of-care ultrasound rules out acute cholecystitis. *J Emerg Med*. 2015;49(4):475-480. doi:10.1016/j.jemermed.2015.04.037.

18. Blaivas M, Harwood RA, Lambert MJ. Decreasing length of stay with emergency ultrasound examination of the gallbladder. *Acad Emerg Med*. 1999;6(10):1020-1023.

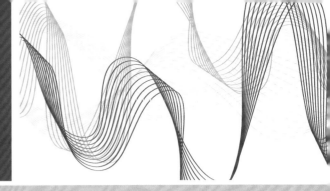

第3部分 肠道

第23章 患者是否有肠梗阻?

Margaret R. Lewis, MD and Vivek S. Tayal, MD

● 临床病例

患者，女，52岁，3小时前突发腹痛，到诊所就诊。患者主诉疼痛很严重，呈弥漫性腹痛，并伴有轻度呕吐。患者有高血压病史，服药物控制，有阑尾切除手术史和右卵巢畸胎瘤切除手术史。患者有肠梗阻吗?

文献综述

肠梗阻及其相关的腹痛是急诊科（emergency departments，EDs）的常见病，占ED一年中腹痛患者的6.5%，小肠梗阻（small bowel obstruction，SBO）占所有ED患者的2%[1]。每年估计有30万人因SBO住院治疗[2]。SBO的危险因素包括腹部手术、便秘、肠鸣音异常和/或腹胀[3]。SBO发生并发症的风险很高，包括高达30%的肠绞窄和高达15%的肠坏死[4]。这可能会导致肠穿孔、败血症和死亡[5]。并发症多发于高龄，有合并症或诊断延迟超过24小时[4]。SBO有高达24%的患者需要接受手术治疗，包括粘连松解、疝修补、小肠切除[6]。

考虑到并发症的风险，早期诊断是关键。X线、CT、核磁共振成像和超声波都是用于评估疑似SBO患者的影像方法。在这些影像学检查中，X线的实用性最低，与CT和MRI相比，诊断SBO阳性率较低。CT是评估ED中SBO的主要检查，但需要接触放射线，并存在造影剂引起严重过敏反应的风险[3]。尽管只有一些研究评估了超声在SBO中的应用，但与其他影像学检查相比，常规超声和即时超声有相似的阳性检出率（表23-1）[3]。检查肠梗阻时，超声与腹部X线同样灵敏，但特异性更高[7]。此外，超声波评估SBO相对比较容易学习。在一项研究中，接受6小时培训的急诊医生与超声科医生对诊断SBO有同样的准确性，kappa值为0.81[8]。与肠梗阻相关的超声检查表现包括扩张的、充满液体的肠管，液体管腔内可见高回声的气体。其他相关表现包括肠壁增厚（大于3mm）、增厚的环形皱襞（通常达2mm），以及肠道内容物的来回运动[9]。需要早期手术的超声表现包括腹腔积液、肠壁厚度大于4mm，以及机械性梗阻导致的肠蠕动减少或消失[9]。此外，肠间隙游离积液逐渐增加与机械性肠梗阻的恶化相关[10]。见表23-2。

表 23-1	影像学检出小肠梗阻的比例	
影像学方法	阳性比例	阴性比例
腹部X线检查	1.64	0.43
CT 扫描	3.6	0.18
MRI	6.77	0.12
超声波（超声医生）	14.1	0.13
超声波（即时）	9.55	0.04

引自 Taylor MR, Lalani N. Adult small bowel obstruction. Acad Emerg Med. 2013；20（6）:528-544.

表 23-2	在临床实践中应用即时超声的建议	
建议	证据等级	参考文献
腹部超声可以有效排除 SBO	C	3，7
通过短暂的培训，急诊医生可使用即时超声检查SBO	C	8

A=一致的、质量良好的以患者为导向的证据；B=不一致或质量有限的以患者为导向的证据；C=共识，以疾病为导向的证据，通常的做法，专家意见，或病例系列。有关SORT证据评级系统的信息，请访问http://www.aafp.org/afpsort。

超声检查其他征象

　　除了直接从肠道中寻找肠梗阻的超声影像学证据外，还可从其他超声检查寻找证据，例如检查腹股沟、肠套叠、腹内疝和肿块等。腹内疝和中肠扭转，因肠系膜扭曲，可引起"漩涡"征的出现[11]。见第25章和第44章。

扫查方法

　　1. 准备工作　患者仰卧位[12]。如果仰卧位有困难，可处于半卧位，暴露腹部。选择具有腹部预设的3.5～5MHz凸阵探头（图23-1）。

　　2. 评估腹部4个象限　在上腹部横向放置凸阵探头，开始进行检查。温和加压挤开腹腔气体，评估扩张的肠管。评估完上腹部后，将探头纵向放置在左右两侧，以评估肠道是否扩张。最后，将探头横向放置于耻骨联合上区域，以评估扩张的肠管。探头位置见图23-2。通过寻找交替的高回声和低回声线，以及蠕动来评估正常肠管（图23-3）。当使用超声探头进行分级加压时，正常的肠管可被压缩。通过肠管扩张>2.5cm（图23-4）、肠内容物的来回运动（图23-5）以及识别凸向肠腔的环形齿状结构来评估肠梗阻，也称为琴键征（图23-6）。同时还需评估肠梗阻的晚期并发症，包括肠蠕动减少或消失（图23-7）和小肠间的游离积液（图23-8）。

　　3. 评估整个腹部　如果超声检查腹部4个象限没有发现肠梗阻，那么应评估整个腹部。凸阵探头横向放置在右下象限，然后使用分级加压的方法向上腹部移动，来回扫查，类似于修剪草坪的顺序，扫查直至左下象限（图23-9）。按步骤2中提到的方法评估正常肠管和肠梗阻症状。

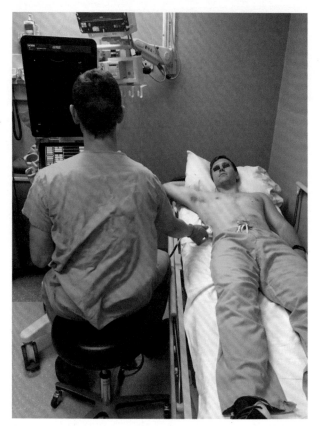

图 23-1　腹部超声评估时超声仪的位置及探头的选择。

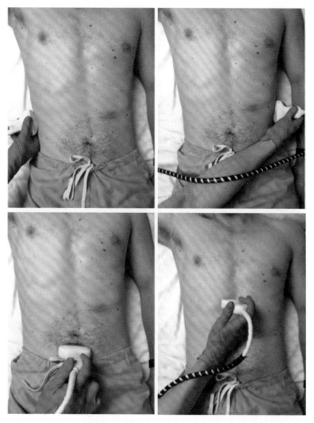

图 23-2　超声扫查腹部四个象限评估肠梗阻时的探头位置。

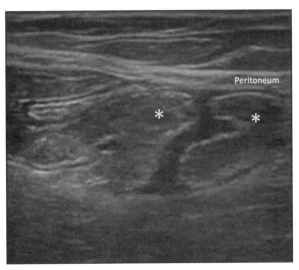

图 23-3　正常肠管呈低回声线与高回声线交替（＊）。

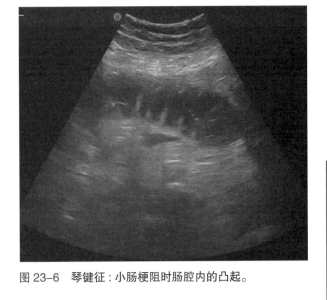

图 23-6　琴键征：小肠梗阻时肠腔内的凸起。

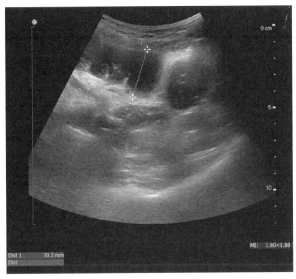

图 23-4　小肠梗阻时，肠管扩张＞ 2.5cm。

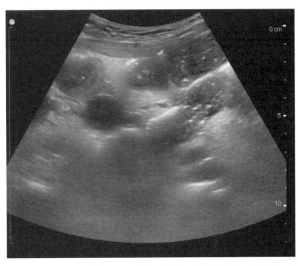

图 23-7　小肠扩张，肠腔内可见内容物漂浮。建议在此切面观察肠蠕动 5 ～ 10 秒。

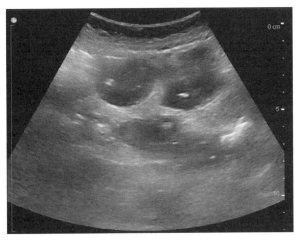

图 23-5　小肠扩张，肠腔内可见内容物漂浮。

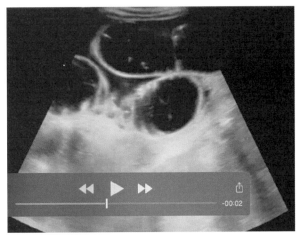

图 23-8　小肠梗阻晚期，可见肠间隙游离积液。
图像由Claire Abramoff，MD提供。

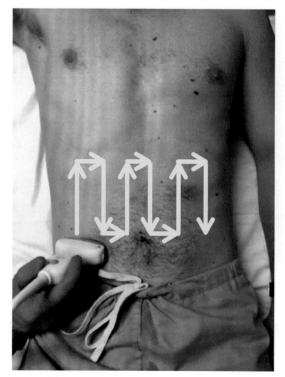

图 23-9 全腹扫查评估小肠梗阻。

患者管理

在评估腹痛患者时，必须首先考虑是否可能存在肠梗阻。与SBO相关的病史包括腹部手术史、便秘、腹胀和/或肠鸣音异常。对于患复杂SBO高风险的患者，如有腹膜炎体征、生命体征不稳定或其他重要危险因素，应立即到ED进行评估和治疗。如果超声在不延迟患者转移的情况下进行，则有助于对患者进行早期治疗，包括静脉输液、肠道休息和鼻胃管减压。

对于患SBO风险较低的患者，应考虑引起腹痛的其他原因。如果SBO的概率低于1.5%，那么针对SBO的检查弊大于利[3]。但是，应考虑其他进一步的检查。

对于患SBO中等风险的患者，即时超声有助于确定启动治疗的时间和转诊到ED进行进一步检查及是否需要入院。如果即时超声显示SBO呈阴性，需考虑患者其他的SBO风险，如年龄、生命体征、腹部手术史以及腹膜炎，以确定患者是需要进一步影像学检查，还是密切随访。如果患者上述检查均无明显异常，可考虑出院，进行密切随访和复查。如果超声检测到SBO，则需要肠道休息、静脉输液、鼻胃管胃肠减压，并转诊到ED继续治疗，包括CT评估和手术探查（图23-10）。

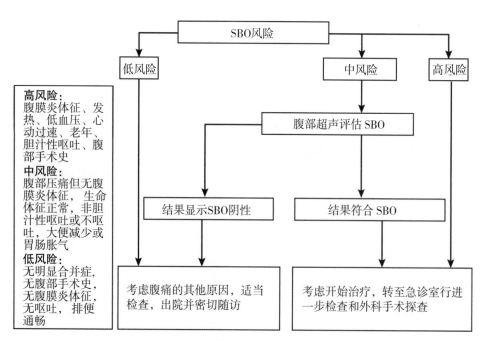

图 23-10 使用即时超声评估疑似肠梗阻患者的管理流程图。

经验分享和要点提示

经验分享

- 根据患者体形选择合适的探头。腹围大的患者采用频率较低的探头，较瘦的患者或儿科患者采用频率较高的探头。
- 使用加压法评估肠道情况。扩张、阻塞的肠管不可压缩。
- 注意停留观察肠蠕动5～10秒钟再进行下一步的扫描。
- 如果患者疼痛严重无法平躺，或持续恶心呕吐，应首先对症治疗。
- 探查肠管扩张与肠管塌陷的交接点。
- 通过小肠皱襞（小肠腔内指状凸起）来确认小肠。
- 使用髂嵴等腹部标志来识别腹部的具体位置。

要点提示

- 对患者的疼痛和恶心不予治疗，会加大图像获取的难度。
- 为更好地评估腹部情况，采用适度加压的方法排开气体。
- 系统扫查整个腹部（4个象限），以全面评估SBO。
- 考虑引起肠管扩张的其他原因，如肠梗阻。

参考文献

1. Hastings RS, Powers RD. Abdominal pain in the ED: a 35 year retrospective. *Am J Emerg Med*. 2011;29(7):711-716.
2. Irvin TT. Abdominal pain: a surgical audit of 1190 emergency admissions. *Br J Surg*. 1989;76(11):1121-1125.
3. Taylor MR, Lalani N. Adult small bowel obstruction. *Acad Emerg Med*. 2013;20(6):528-544.
4. Fevang BT, Fevang J, Stangeland L, et al. Complications and death after surgical treatment of small bowel obstruction: a 35-year institutional experience. *Ann Surg*. 2000;231(4):529-537.
5. Cheadle WG, Garr EE, Richardson JD. The importance of early diagnosis of small bowel obstruction. *Am Surg*. 1988;54(9):565-569.
6. Foster NM, McGory ML, Zingmond DS, Ko CY. Small bowel obstruction: a population-based appraisal. *J Am Coll Surg*. 2006;203(2):170-176.
7. Ogata M, Mateer JR, Condon RE. Prospective evaluation of abdominal sonography for the diagnosis of bowel obstruction. *Ann Surg*. 1996;223(3):237-241.
8. Unlüer EE, Yavaşi O, Eroğlu O, Yilmaz C, Akarca FK. Ultrasonography by emergency medicine and radiology residents for the diagnosis of small bowel obstruction. *Eur J Emerg Med*. 2010;17(5):260-264.
9. Hefny AF, Corr P, Abu-Zidan FM. The role of ultrasound in the management of intestinal obstruction. *J Emerg Trauma Shock*. 2012;5(1):84-86.
10. Grassi R, Romano S, D'Amario F, et al. The relevance of free fluid between intestinal loops detected by sonography in the clinical assessment of small bowel obstruction in adults. *Eur J Radiol*. 2004;50(1):5-14.
11. Zhou H, Yan Y, Li C. The whirlpool sign: midgut volvulus. *Emerg Med J*. 2014;31(12):1015.
12. Nylund K, Ødegaard S, Hausken T, et al. Sonography of the small intestine. *World J Gastroenterol*. 2009;15(11):1319-1330.

第二篇

第 24 章 患者是否有阑尾炎?

David Flick, MD, Maria G. Valdez, MD, RDMS, and Aaron C. Jannings, MD

● 临床病例

　　一名14岁平素体健的男孩到门诊就诊。患儿进行性厌食3天，伴有恶心、呕吐。母亲诉在家测得口腔温度为38.3℃，服用对乙酰氨基酚后没有缓解。该男孩无其他病史，在检查中没有发现明显的异常，但他却一直想躺着，腹肌紧张，有压痛和反跳痛，尤以右下腹明显。该患儿有阑尾炎吗?

文献综述

　　长期以来，急性阑尾炎被认为是危及生命的急症，需要尽早进行外科手术干预。它是目前急诊腹部手术最常见的病因[1]。白人、男性以及10～19岁年龄段的患病率较高。男性患阑尾炎的风险为8.6%，女性为6.7%[2]。在儿科导致住院时间长（大于5天）的疾病中，阑尾炎超过了其他疾病，其占儿科所有入院原因的第二位，仅次于先天性异常[3]。在妊娠期，阑尾炎是最常见的外科急症，766例中就有1例发生。显然，产科并发症也增加了，在孕早期进行阑尾切除术有33%导致自然流产，而在孕中期进行阑尾切除术有14%导致早产[4]。

　　快速诊断急性阑尾炎是确保及时干预的关键。多年来，诊断技术不断发展。体格检查作为诊断基础已有100多年的历史，但缺乏敏感性，导致对许多阑尾正常的患者进行了手术[5]。为了提高急性阑尾炎的临床评估准确性，制定了临床诊断评分。最著名的是1986年发表的Alvarado评分（表24-1）。Alvarado评分纳入了病史3个要素：转移性右下腹痛（RLQ）（1分），厌食（1分），恶心伴呕吐（1分）。3种体格检查结果：RLQ压痛（2分），反跳痛（1分）和体温升

高（1分）；还有2个实验室发现：白细胞增多（2分）和中性粒细胞核左移（1分）。最高得分为10分。得分为0～4分排除阑尾炎的敏感性为99%[6]。

表 24-1 Alvarado 评分

症状	评分
转移性右侧髂窝疼痛	1
恶心、呕吐	1
厌食	1
体征	
右侧髂窝压痛	2
右侧髂窝反跳痛	1
发热	1
实验室检查	
白细胞增多	2
中性粒细胞核左移	1
总分	10

5～6分：可疑阑尾炎；7～8分：可能是阑尾炎；9～10分：阑尾炎可能性极大。

　　此外，还为儿科患者人群开发了类似的评分系统。小儿阑尾炎评分（PAS）如下：咳嗽时伴右下腹疼痛、叩击痛或反跳痛（2分）、厌食（1分）、发热（1分）、恶心或呕吐（1分）、右侧髂窝压痛（2分）、白细胞增多 > 10×10^9/L（1分）、左移（1分）、转移性右下腹痛（1分）。研究显示可根据评分来评估阑尾炎的可能性。多学者认为，分数≤3分代表发生阑尾炎的风险很小，可以出院回家。若分数≥7～8分，往往需要急诊外科手术处理[7-9]。

　　虽然这些评分系统有助于急性阑尾炎的临床评估，但计算机断层扫描（CT）成像已经取代了临床评估，成为诊断的金标准。CT使用率的增加已经使阴性阑尾切除术的发生率降低，减少了

穿孔的风险[10]。然而，人们对CT安全性和辐射暴露风险的担忧促使了对使用超声的替代诊断模式的进一步研究，尤其在儿科和产科患者人群中[11]。

超声提供了一种替代CT的方法，可以在床旁快速扫描，并且没有辐射。最常用的超声技术是逐级加压法。Puylaert在1986年首次描述了这种方法，此后得到了广泛的研究和改进[12]。逐级加压法是使用探头逐渐施加压力，推开充气的肠管，使阑尾更接近腹壁和探头，以提高阑尾的显示率。阑尾常常会在腹壁与腰大肌之间显示。

超声对阑尾炎的敏感性为85%，特异性为90%，而CT分别为95%和96%[13-15]。超声的局限性在于部分阑尾探查不清，无法显示，尤其是当阑尾正常的时候。此外，超声检查的准确性取决于操作者，经验丰富者检出率会更高[16]。经验缺乏者特异性仍然很高，但敏感性似乎较低。一项Meta分析发现，在急诊医生手中，用即时超声评估儿童急性阑尾炎是准确的（敏感性=80%，特异性=92%），尽管敏感性低于专业医生检查（敏感性=91%，特异性为97%）[16, 17]。尽管有这一局限性，但证据表明，通过集中培训，然后进行指导性的扫描，非专业医生也可获得较准确的诊断结果。一项小型研究跟踪了急诊科的新手医生，在为期一天的集中培训课程之后，他们在急诊科进行超声检查，将结果与超声科医生的成像进行对比。最初的准确性较差，但在20次检查之后，将超声科医生的结果作为标准，他们的检查敏感性达90%，特异性达93%[18]。即时超声的应用建议见表24-2。

表 24-2	在临床实践中应用即时超声的建议		
建议		证据等级	参考文献
床旁超声可作为评价急性阑尾炎的准确诊断工具		A	16-18
非专业人员在集中训练后，可使用床旁超声对急性阑尾炎做出准确诊断		B	18

A=一致的、质量良好的以患者为导向的证据；B=不一致或质量有限的以患者为导向的证据；C=共识，以疾病为导向的证据，通常的做法，专家意见，或病例系列。有关SORT证据评级系统的信息，请访问http://www.aafp.org/afpsort。

扫查方法

1. 准备工作　充分镇痛，以减少患者在检查期间的不适。探头对腹部施压会导致患者疼痛。让患者处于仰卧位，膝盖弯曲，放松腹部肌肉。用凸阵探头（2～5MHz）和线阵探头（5～10MHz）获取图像[19]。一般来说，探头的选择取决于患者的体形。线阵探头穿透力较差，分辨力强，用于体形较瘦的年轻患者。凸阵探头穿透力较强，视野更广，因此通常用于肥胖的患者[20]。

2. 探头位置　阑尾常位于右下腹麦氏点，也就是脐部至右侧髂前上棘连线中外1/3交界处[21]（图24-1）。阑尾的位置是可变的，并不总位于麦氏点。如果患者的疼痛局限在其他地方，则探头应置于患者最大压痛点处。若患者有广泛的右下腹痛，那么探头标记朝向患者右侧，从右侧肋缘下开始扫查。

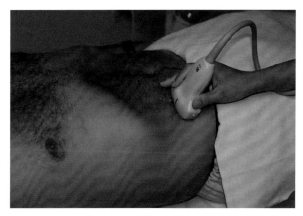

图 24-1　探头置于麦氏点进行扫查。

3. 扫查腹部　上下移动探头，每隔1cm进行横向和纵向扫查，发现升结肠袋时，用探头持续加压，将周围肠管推开，使腹壁与腰大肌相接触。注意探头要持续给压力，因为一旦放松，肠管和气体就会使图像模糊。沿腹壁向下滑动探头扫查，并观察右侧髂窝内搏动的髂血管（图24-2）

4. 显示阑尾（图24-3A）　盲肠末端即为阑尾，阑尾呈一盲端。为了提高可视性，嘱患者左侧卧位，并沿右侧冠状面扫描，并将声束对准后侧（图24-3B）。左侧卧位容易显示回盲部，避免结肠气体干扰，帮助探查后位阑尾[22]。除了对前腹壁加压，还可以同时对后腰部进行加压抬高，以提高阑尾的检出率（图24-3C）。

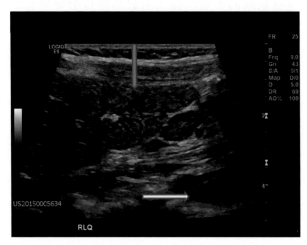

图 24-2 对右下腹进行加压，尽可能消除气体干扰，使腹直肌（蓝色箭头）向下靠近腰大肌（白色箭头）。

5. 阑尾炎直接征象（图24-4） 正常的阑尾平均长度为5～10cm，可压缩，有气体、液体或粪便填充，血供不丰富。发炎的阑尾表现为管径大于6mm、不可压缩、有盲端的管状结构。阑尾异常的间接征象包括充血（多普勒超声呈典型"火环"征），管壁厚度＞3mm，以及"靶环"征（其中央为充满液体的低回声，被高回声肌层包围）。

6. 阑尾炎间接征象 当没有探查到阑尾时，积极评估炎症的间接征象很重要。这些非特异性表现包括阑尾周围积液，透声欠佳。穿孔或破裂的阑尾会表现出黏膜下层回声中断，并伴有周围积液[24]。还可以表现为混合回声团块的脓肿。见表24-3阑尾炎的异常超声表现。

表 24-3 阑尾炎的异常超声表现
阑尾不可压缩，单壁厚度＞3mm或双壁厚度＞6mm
阑尾充血
阑尾周围积液
粪石嵌顿
探头加压阑尾有明显疼痛

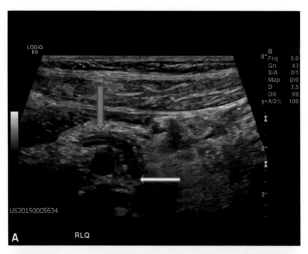

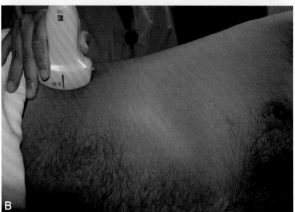

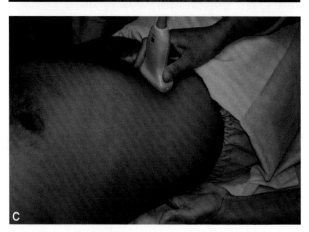

图 24-3 A，正常阑尾在其长轴上表现为管状结构（蓝色箭头）。注意管壁及盲端（白色箭头）。B，左侧卧位可以帮助观察阑尾，尤其是后位阑尾。C，增加后方压力可以促使阑尾靠近超声探头。

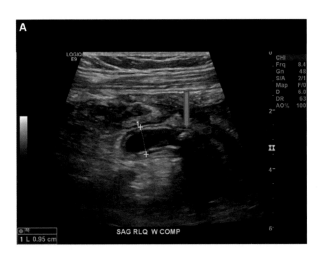

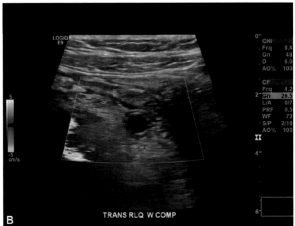

图 24-4　A，阑尾炎长轴图像，注意加压后内径大于6mm，并可见粪石回声（蓝色箭头）。图片提供者：Meghan Smith，RDMS。B，阑尾炎短轴图像，呈靶环状。图片提供者：Meghan Smith，RDMS。

患者管理

　　超声是儿童和孕妇怀疑阑尾炎的首选影像学方法[25]（图24-5）。此外，超声检查可以作为所有疑似阑尾炎患者的一线影像学检查方法。因

为它没有电离辐射，不需要造影剂，廉价，便捷[26]。如果经过完整的病史采集、体格检查和实验室检查并计算Alvarado评分（见表24-1）或PAS评分（表24-4），疑似急性阑尾炎，则可以进行超声检查[27]。如果阑尾扫查正常，可以建议24小时内门诊随访复查。如果扫查到病理性阑尾（不可压缩的管状结构，内径＞6mm），建议外科评估处理。如果没有探查到阑尾，也没有炎症的间接征象，可在24小时以内或更短时间内再次进行全面评估，或可考虑留院观察。如果超声无法显示阑尾，也可以考虑使用腹部和盆腔CT。如果腹部和盆腔CT证实了阑尾炎，就需要进行手术治疗。如CT上阑尾正常，可在24小时内进行门诊随访。如果腹部和盆腔CT不确定，可以在24小时内重新评估患者或留院观察[25, 28, 29]。

表 24-4　儿童阑尾炎评分

症状	评分
转移性右下腹痛	1
食欲缺乏	1
恶心、呕吐	1
体温＞38℃	1
右髂窝压痛	2
咳嗽时疼痛、叩击痛、反跳痛	2
白细胞计数＞10×10^9/L	1
中性粒细胞数＞7.5×10^9/L	1
总分	10

评分＜5分，不太可能是阑尾炎；5分，可能是阑尾炎；≥6分，很可能是阑尾炎。

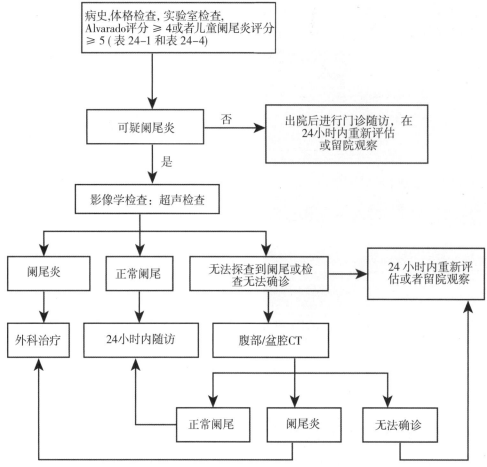

图 24-5　右下腹疼痛患者的管理流程。

经验分享和要点提示

经验分享

- 阑尾通常出现在髂血管之上。当观察阑尾出现困难时，应沿着髂血管从主动脉分叉处扫查至腹股沟韧带。
- 仰卧位如果无法探查到阑尾，可嘱患者弯曲膝盖，将右腿搭在左腿之上，使阑尾更靠近腹壁。
- 患者左侧卧位有助于发现后位阑尾。
- 如果女性患者左侧卧位仍无法发现阑尾，则应考虑采用经阴道B超扫查是否有盆腔位阑尾。

要点提示

- 不要把回肠末端当作阑尾，回肠末端也会呈管状，但会蠕动，并且不是盲端。
- 阑尾可长达5cm，易与小肠混淆，应确保沿着阑尾长轴连续扫查直至盲端。
- 许多医生倾向于多涂抹耦合剂，大量耦合剂有助于操作者保持恒定的压力，最大限度地推开肠管和气体，提高阑尾显示率。
- 未显示阑尾盲端，可能会导致阑尾炎漏诊，因为阑尾炎的盲端往往是阑尾炎发病的初始部位，而此时阑尾的其他部位可正常。

参考文献

1. Brown MA. Imaging acute appendicitis. *Semin Ultrasound CT MRI.* 2008;29:293-307.
2. Addiss DG, Shaffer N, Fowler BS, et al. The epidemiology of appendicitis and appendectomy in the United States. *Am J Epidemiol.* 1990;132(5):910-925.
3. Henderson J, Goldacre MJ, Fairweather JM. Conditions accounting for substantial time spent in hospital in children aged 1-14 years. *Arch Disease Childhood.* 1992;67:83-86.
4. Andersen B, Nielsen TF. Appendicitis in pregnancy: diagnosis, management and complications. *Acta Obstet Gynecol Scand.* 1999;78(9):758-762.
5. Alverado A. A practical score for the early diagnosis of acute appendicitis. *Ann Emerg Med.* 1986;15:557-564
6. Ohle R, O'Reilly F, O'Brien KK, et al. The Alvarado score for predicting acute appendicitis: a systematic review. *BMC Med.* 2011;9:139
7. Goldman RD, Carter S, Stephens D, et al. Prospective validation of the pediatric appendicitis score. *J Pediatr.* 2008;153(2):278-282.
8. Hatcher-Ross K. Sensitivity and specificity of the pediatric appendicitis score. *J Pediatr.* 2009;154(2):308.
9. Zuniga RV, Arribas JL, Montes SP, et al. Application of pediatric appendicitis score on the emergency department of a secondary level hospital. *Pediatr Emerg Care.* 2012;28(6):489-492.
10. Drake FT, Flum DR. Improvement in the diagnosis of appendicitis. *Adv Surg.* 2013;47:299-328.
11. Rosen MP, Ding A, Blak MA, et al. ACR appropriateness criteria right lower quadrant pain—suspected appendicitis. *J Am Coll Radiol.* 2011;8:749-755.
12. Puylaert JB. Acute appendicitis: US evaluation using graded compression. *Radiology.* 1986;158(2):355-360.
13. Dahabreh IJ, Adam GP, Halladay CW, Steele DW, Daiello LA. *Diagnosis of right lower quadrant pain and suspected acute appendicitis.* AHRQ Comparative Effectiveness Reviews. Rockville (MD): Agency for Healthcare Research and Quality (US); 2015. Report No.: 15(16)-EHC025-EF.
14. Keyzer C, Zalcman M, De Maertelaer V, et al. Comparison of US and unenhanced multi-detector row CT in patients suspected of having acute appendicitis. *Radiology.* 2005;236(2):527-534.
15. Kaewlai R, Lertlumsakulsub W, Srichareon P. Body mass index, pain score and Alvarado score are useful predictors of appendix visualization at ultrasound in adults. *Ultrasound Med Biol.* 2015;41(6):1605-1611.
16. Benabbas R, Hanna M, Shah J, Sinert R. Diagnostic accuracy of history, physical examination, laboratory tests, and point-of-care ultrasound for pediatric acute appendicitis in the emergency department: a systematic review and meta-analysis. *Acad Emerg Med.* 2017;24(5):523-551.
17. Matthew Fields J, Davis J, Alsup C, et al. Accuracy of point-of-care ultrasonography for diagnosing acute appendicitis: a systematic review and meta-analysis. *Acad Emerg Med.* 2017;24(9):1124-1136.
18. Kim J, Kim K, Kim J, et al. The learning curve in diagnosing acute appendicitis with emergency sonography among novice emergency medicine residents. *J Clin Ultrasound.* 2018;46(5):305-310.
19. Quigley AJ, Stafrace SS. Ultrasound assessment of acute appendicitis in paediatric patients: methodology and pictorial overview of findings seen. *Insights Imaging.* 2013;4(6):741-751.
20. Mallin M, Craven P, Ockerse P, et al. Diagnosis of appendicitis by bedside ultrasound in the ED. *Am J Emerg Med.* 2015;33:430-432.
21. Hagen-Ansert SL. The gastrointestinal tract. In *Textbook of Diagnostic Ultrasonography,* vol 1, 6th ed. Mosby; 2006:chap 9.
22. Ung C, Chang ST, Jeffrey RB, Patel BN, Olcott EW. Sonography of the normal appendix: its varied appearance and techniques to improve its visualization. *Ultrasound Q.* 2013;29(4):333-341.
23. Lee JH, Jeong YK, Park KB, et al. Operator-dependent techniques for graded compression sonography to detect the appendix and diagnose acute appendicitis. *AJR Am J Roentgenol.* 2005;184(1):91-97.
24. Sanchez TR, Corwin MT, Davoodian A, Stein-Wexler R. Sonography of abdominal pain in children: appendicitis and its common mimics. *J Ultrasound Med.* 2016;35(3):627-635.
25. Old JL, Dusing RW, Yap W, Dirks J. Imaging for suspected appendicitis. *Am Fam Phys.* 2005;71(1):71-78.
26. Pinto F, Pinto A, Russo A, et al. Accuracy of ultrasonography in the diagnosis of acute appendicitis in adult patients: review of the literature. *Crit Ultrasound J.* 2013;5 Suppl 1:S2.
27. Wagenaar AE, Tashiro J, Wang B, et al. Protocol for suspected pediatric appendicitis limits computed tomography utilization. *J Surg Res.* 2015;199(1):153-158.
28. Toorenvliet BR, Wiersma F, Bakker RF, et al. Routine ultrasound and limited computed tomography for the diagnosis of acute appendicitis. *World J Surg.* 2010;34(10):2278-2285.
29. Mostbeck G, Adam EJ, Nielsen MB, et al. How to diagnose acute appendicitis: ultrasound first. *Insights Imaging.* 2016;7(2):255-263.

第 25 章　患者是否有肠套叠?

Aun Woon（Cindy）Soon, MD, FAAP, FRACP and Peter James Snelling, BSc, MBBS（Hons）, MPHTM, GCHS, CCPU, FRACP, FACEM

● 临床病例

　　患儿，男，10个月，来诊所就诊，间歇性腹痛6小时，每隔10～15分钟发作一次。今天呕吐3次，为非胆汁性呕吐物。无特殊既往史。其6岁的哥哥也有类似的症状，因此考虑可能为病毒感染。在让他回家前首先要排除该患儿是否有肠套叠?

文献综述

　　肠套叠是指近端肠管内翻套入远端的管腔（如伸缩式望远镜）[1]。它是引起小儿胃肠道梗阻和急腹症的常见原因[2]。好发于3个月至6岁的男性婴幼儿，大多数出现在2岁之前。在美国，每年的发生率约为56/100 000[3]。

　　肠套叠主要是特发性的，可能继发于肠系膜淋巴结的增生[4]。病毒感染被认为是淋巴结肿大的主要原因。大约10%的病例可以找到明确的病因（如梅克尔憩室、淋巴瘤）[5]。90%的儿童肠套叠发生在回盲部，回肠通过回盲瓣套入升结肠内[1, 4]。肠套叠造成肠梗阻，导致肠嵌顿缺血坏死。虽然有自行复位的可能，但更多的进展为肠穿孔、脓毒症和死亡[2, 4]。

　　肠套叠的典型症状是急性发作的阵发性腹部绞痛。然而，肠套叠诊断仍具有困难，间歇性腹痛，暗红色果冻样大便（晚期表现），呕吐是典型的症状，只有40%的患者可触及腹部肿块[6]。因此对临床有怀疑的患者进行影像学检查是很有必要的[7]。腹部X线虽然容易操作，但准确性有待商榷，而且有辐射[8-10]。超声已被证明是诊断肠套叠的一种较好的方法，有报告其敏感性为98%～100%，特异性为88%～100%[4, 6, 11, 12]。

　　因此，采用即时超声（POCUS）诊断肠套叠是一种理想的方法，可以避免并发症的发生[13, 14]。

　　POCUS在诊断肠套叠上显示出巨大的作用，即使是由经验有限的医生进行操作也如此[15, 16]。Riera等人的一项前瞻性研究中，超声新手能够在1小时的训练后，使用POCUS诊断回结肠肠套叠，敏感性为85%（95%置信区间为54%～97%），特异性为97%（95%置信区间为89%～99%）[17]。根据目前文献，POCUS应作为经验不足的超声医生一项常规检查，而不是一项排除检查，以免漏诊。需要进行更大规模的试验来评估POCUS对肠套叠诊断的准确性和有效性。

表 25-1	在临床实践中应用即时超声的建议	
建议	证据等级	参考文献
通过简单的培训，即时超声可以有效地评估回结肠肠套叠。	B	17

A=一致的、质量良好的以患者为导向的证据；B=不一致或质量有限的以患者为导向的证据；C=共识，以疾病为导向的证据，通常的做法，专家意见，或病例系列。有关SORT证据评级系统的信息，请访问http://www.aafp.org/afpsort。

扫查方法

　　1. 准备工作　患者平卧位。扫查这个年龄段的患儿是具有挑战性的，应该采取措施确保患儿的舒适，利于扫描成功。选择高频线阵探头，并根据患儿体形选择适当的深度设置。

　　2. 评估大肠

　　a. 结肠和升结肠。将探头横向放置于右下腹，探头标记指向患儿的右侧。找到腰大肌，这是扫查的起始标志（图25-1）。一旦确定腰大肌，慢慢地将探头向患儿的右上腹移动，直到看到肝脏和胆囊（图25-2和图25-3A）。应用分级加压的方法排除肠气,按压覆盖在上面的软组织。

　　b. 横结肠。当在右上腹扫查到肝脏时,顺时针旋转探头90°,标记指向患儿的头侧,慢慢

移动探头到患儿左上腹,以评估横结肠(图25-3B)。

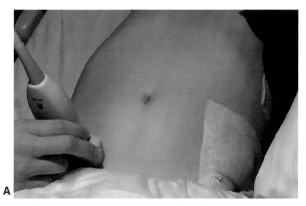

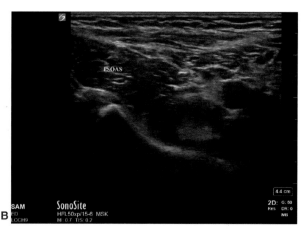

图 25-1　A,探头横向放置于右下腹。B,腰大肌(PSOAS)的图像;这是扫查的起始标志。

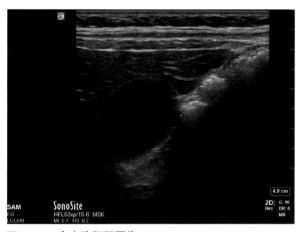

图 25-2　右上腹肝胆图像。

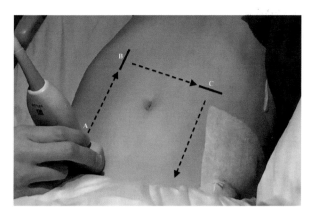

图 25-3　A,探头横向放置于右下腹。B,探头纵向放置于右上腹。C,探头横向放置于左上腹。

　　c. 降结肠。探头到达左上腹,逆时针旋转探头90°,探头标记指向患儿右侧。慢慢地移动探头至左下腹,完成降结肠的扫查和评估(图25-

3C)。

　　3. 回结肠肠套叠　回结肠肠套叠常见于右上腹或肝脏下方,呈"同心圆"征和"假肾"征(图25-4)。回结肠肠套叠大于小肠肠套叠,直径至少为2.5cm(图25-5)[18, 19]。一旦确定肠套叠,彩色多普勒成像可以用来评估肠灌注。

患者管理

　　在过去的10年中,用超声诊断肠套叠在很大程度上取代了其他诊断方式,证明了它在检测回结肠肠套叠方面的高敏感性和特异性[11]。在社区和农村,急诊超声检查往往很有限,导致医生只能根据患儿的临床情况作出怀疑和判断。POCUS不仅能够协助医生进行临床决策,而且有可能减少进行诊断和适当治疗的时间[13]。

　　重要的是我们要认识到缺乏经验如何影响POCUS的准确性。POCUS扫查到肠套叠是非常有助于临床决策的,但对于高度怀疑的患儿,即使缺乏经验的超声医生没有扫查到肠套叠,仍需进一步检查。

　　在规划患者管理时,重要的是确定超声的可用性和临床关注的程度。Weihmiller等人提出了一种临床决策导图,对可能是肠套叠的患儿进行风险分层[20]。年龄超过5个月的患儿,腹部X线片阴性,无胆汁性呕吐,有腹泻,被确

第二篇

定为肠套叠低风险，敏感性为97%（95%CI：86%～100%），阴性预测值为99%（95%CI：93%～100%）。尽管POCUS扫描阴性，临床中高度怀疑肠套叠的患儿将需要进一步检查。迄今为止，尚未将POCUS作为可疑肠套叠患儿管理过程的一部分进行研究，但是，基于现有的最佳

证据，我们在此提出一种患者管理流程（图25-6）。

如果诊断肠套叠，空气灌肠为首选治疗方法。灌肠不成功，或伴有肠穿孔等并发症，则需要手术干预。

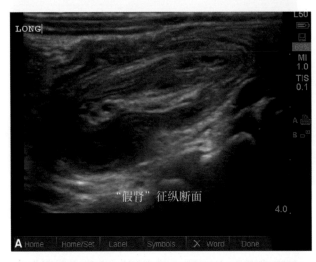

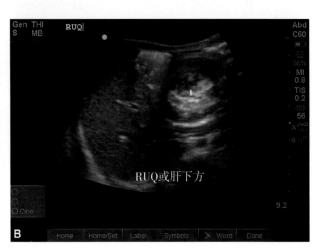

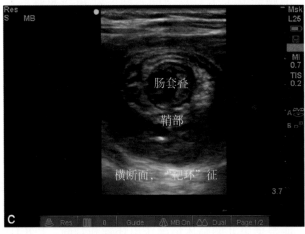

图 25-4 肠套叠的图像。A，纵切呈"假肾"征。B，肠套叠位于右上腹肝下方。C，横切面呈"靶环"征。
I：肠套叠；RUQ：右上腹。

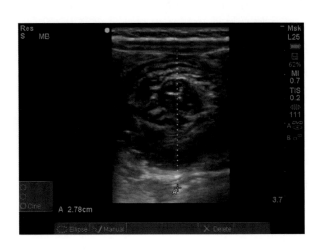

图 25-5 肠套叠，前后径 2.78cm。

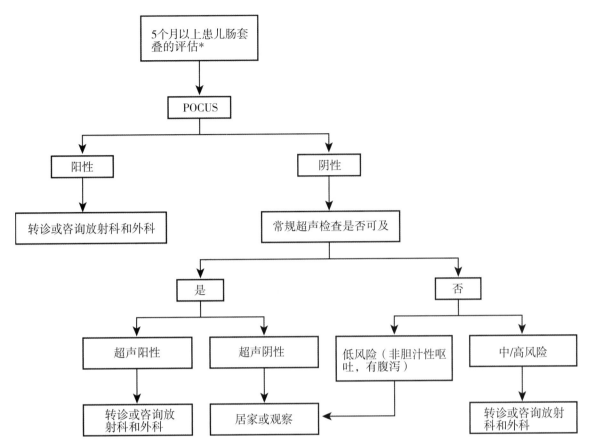

图 25-6 **肠套叠管理流程。**

*不满5个月的婴儿几乎不会发生肠套叠。

经验分享和要点提示

经验分享

- 确保患儿舒适，将患儿仰卧在父母的膝盖上，并使用温热的超声耦合剂。
- 使用分散注意力的方法，可以咨询儿科专家。
- 起始扫查深度为4～7cm。
- 使用分级加压的方法推开视野中肠道气体。

要点提示

- 使用低频凸阵探头，扫描太浅或太深，可能导致成像质量差。
- 由于肠内容物、肠壁增厚（如小肠结肠炎）、扭转、肠系膜疾病或错误识别肾脏和腰大肌回声，可出现假阳性的情况[13, 16, 21]。
- 考虑到经验不足的医生诊断敏感性较低，如果未扫查到肠套叠，仍应谨慎处理[17]。

致谢

我们要感谢 Dr Russ Horowitz 对本章的贡献。

参考文献

1. Lopes J, Huddart SN. Intussusception. *Surgery (Oxford)*. 2013;31(12):626-630.
2. Fischer TK, Bihrmann K, Perch M, et al. Intussusception in early childhood: a cohort study of 1.7 million children. *Pediatrics*. 2004;114:782-785.
3. Parashar UD, Holman RC, Cummings KC, et al. Trends in intussusception-associated hospitalizations and deaths among US infants. *Pediatrics*. 2000;106:1413-1421.
4. Mandeville K, Chien M, Willyerd A, Mandell G, Hostetler MA, Bulloch B. Intussusception; clinical presentations and imaging characteristics. *Pediatr Emerg Care*. 2012;28(9):842-844.
5. Justice FA, Nguyen LT, Tran SN, et al. Recurrent intussusception in infants. *J Paediatr Child Health*. 2011;47(11):802-805.
6. Waseem M, Rosenberg HK. Intussusception. *Pediatr Emerg Care*. 2008;24:793-800.
7. Territo HM, Wrotniak BH, Qiao H, Lillis K. Clinical signs and symptoms associated with intussusception in young children undergoing ultrasound in the emergency room. *Pediatr Emerg Care*. 2014;30:718-722.
8. Klein EJ, Kapoor D, Shugerman RP. The diagnosis of intussusception. *Clin Pediatr (Phila)*. 2004;43:343-347.
9. Hernandez JA, Swischuk LE, Angel CA. Validity of plain films in intussusception. *Emerg Radiol*. 2004;10:323-326.
10. Roskind CG, Ruzal-Shapiro CB, Dowd EK, Dayan PS. Test characteristics of the 3-view abdominal radiograph series in the diagnostics of intussusception. *Pediatr Emerg Care*. 2007;23:785-789.
11. Hryhorczuk AL, Strouse PJ. Validation of US as a first-line diagnostic test for assessment of pediatric ileocolic intussusception. *Pediatr Radiol*. 2009;39(10):1075-1079.
12. Bhisitkul DM, Listernick R, Shkolnik A, et al. Clinical application of ultrasonography in the diagnosis of intussusceptions. *J Pediatr*. 1992;121:182-186.
13. Chang YJ, Hsia SH, Chao HC. Emergency medicine physicians performed ultrasound for pediatric intussusceptions. *Biomed J*. 2013;36(4):175-178.
14. Losek JD. Intussusception: don't miss the diagnosis. *Pediatr Emerg Care*. 1993;9:46-51.
15. Doniger SJ, Salmon M. Point-of-care ultrasonography for the rapid diagnosis of intussusception. A case series. *Pediatr Emerg Care*. 2016;32(5):340-342.
16. Alletag MJ, Riera A, Langhan ML, Chen L. Use of emergency ultrasound in the diagnostic evaluation of an infant with vomiting. *Pediatr Emerg Care*. 2011;27(10):986-989.
17. Riera A, Hsiao AL, Langhan ML, Goodman TR, Chen L. Diagnosis of intussusception by physician novice sonographers in the emergency department. *Ann Emerg Med*. 2012;60:264-268.
18. Park NH, Park SI, Park CS, et al. Ultrasonographic findings of small bowel intussusception, focusing on differentiation from ileocolic intussusception. *Br J Radiol*. 2007;80(958):798-802.
19. Lioubashevsky N, Hiller N, Rozovsky K, Segev L, Simanovsky N. Ileocolic versus small-bowel intussusception in children: can US enable reliable differentiation? *Radiology*. 2013;269(1):266-271.
20. Weihmiller SN, Buonomo C, Bachur R. Risk stratification of children being evaluated for intussusception. *Pediatrics*. 2011;127(2)e296-e303.
21. Dean AJ, Lafferty K, Villanueva TC. Emergency medicine bedside ultrasound diagnosis of intussusception in a patient with chronic abdominal pain and unrecognized Peutz-Jeghers syndrome. *J Emerg Med*. 2003;24:203-210.

第26章 患者是否有幽门狭窄？

Aun Woon（Cindy）Soon, MD, FAAP, FRACP and Peter James Snelling, BSc, MBBS（Hons），MPHTM, GCHS, CCPU, FRACP, FACEM

● 临床病例

一名5周大的婴儿来诊所就诊，近1周呕吐非胆汁性物体，呈喷射状，有嗜睡和体重减轻。无特殊围产期病史。查体：轻度脱水，右上腹可触及一小肿块。患者有幽门狭窄吗？

文献综述

婴幼儿肥厚性幽门狭窄（infantile hypertrophic pyloric stenosis，IHPS）是幽门肌层病理性增厚，导致进行性胃出口梗阻。通常发生在2～8周大的孩子，每1000例活产儿中有2～3.5例[1, 2]。具体病因不明，好发于男性，头胎和早产婴儿[2, 3]。

IHPS的典型表现是持续饥饿的婴儿在进食后立即出现非胆汁性、强烈呕吐。可表现为脱水、右上腹一个明显的"橄榄状"肿块。可有明显的反向蠕动和体重减轻。实验室检查显示胃酸流失引起的低氯低钾代谢性碱中毒[4]。

鉴于临床检查的局限性，经腹超声是诊断IHPS的首选方法[5]。有经验的超声医生检查IHPS敏感性为98%～100%，特异性为99%～100%[6]。幽门肌层厚>3mm，幽门管长>14mm，提示IHPS[7, 8]。胃内容物不能通过幽门也支持诊断。

Sivitz等人的一项前瞻性研究显示，超声新手医生能够在45分钟的训练后使用即时超声（POCUS）诊断IHPS，敏感性为100%（95%CI为62%～100%），特异性为100%（95%CI为92%～100%）[9]。在其他研究中，虽然执行POCUS的急诊医生和外科住院医生无法进行超声

特征描述，但他们证明POCUS是可行的[10, 11]。虽然即时超声用处极大，但需要进行更大规模的试验来验证这些结论。

表 26-1　在临床实践中应用即时超声的建议

建议	证据等级	参考文献
超声新手医生可使用即时超声有效评估特发性肥厚性幽门狭窄	B	9

A=一致的、质量良好的以患者为导向的证据；B=不一致或质量有限的以患者为导向的证据；C=共识，以疾病为导向的证据，通常的做法，专家意见，或病例系列。有关SORT证据评级系统的信息，请访问http://www.aafp.org/afpsort。

扫查方法

1. **准备工作**　尽管仰卧位也可以，但理想情况下，患者应该右侧斜卧位（左侧抬高）。扫查这个年龄组的患者具有挑战性，应该采取措施确保患者舒适，有助于扫查成功。选择高频线阵探头，并根据患者体形选择适当的深度。确保母亲备好葡萄糖水或牛奶，以便在扫查时喂给孩子。

2. **找到幽门**[9]　将探头横向放在剑突下（图26-1）。定位肝脏边缘和胃前壁（图26-2）。向患者的右侧和尾侧追踪胃壁，直到找到幽门。一旦找到幽门，测量肌层厚度和幽门管的长度（图26-3和图26-4）。观察幽门5～10分钟，可见胃内容物通过幽门（图26-5）。同时观察幽门肌层厚度在此期间的变化，幽门痉挛时厚度也会增加。

3. **幽门狭窄**　肥厚的幽门有时可位于胆囊下方。肌层厚度>3mm，幽门管长度>14mm为阳性（图26-6和图26-7）。如果厚度和长度测量有差异，则应优先考虑厚度测量[8]。观察到胃内容

物通过放松扩张的幽门，则为阴性。

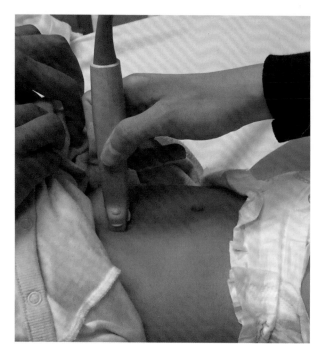

图 26-1 探头横向放在上腹部剑突下。

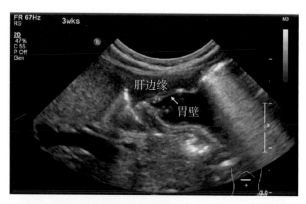

图 26-2 肝脏边缘和胃前壁图像。

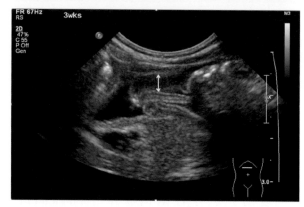

图 26-3 幽门肌层厚度测量（纵切面）。

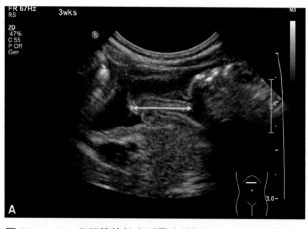

图 26-4 A，幽门管的长度测量（纵切面）。B，幽门肌层的厚度测量（横切面）。

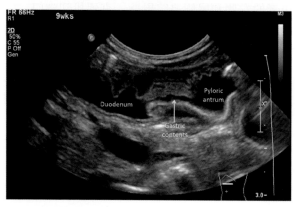

图 26-5 胃内容物通过幽门。

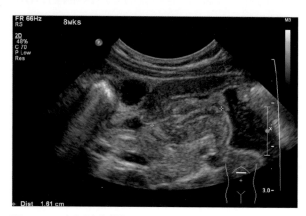

图 26-6 幽门狭窄纵切图。

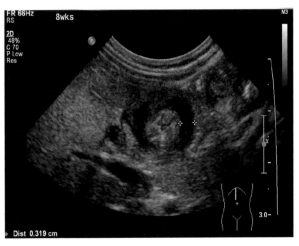

图 26-7 幽门狭窄横切面。

患者管理

在规划患者管理时，重要的是确定超声的可用性和临床关注度。到目前为止，有证据表明超声新手医生使用POCUS检测IHPS具有较高的特异性，使其成为一个可接受的常规检查[9]。然而，重要的是要认识到超声新手医生的局限性，当临床高度怀疑时，即使扫查结果是阴性的，也应该进一步检查或咨询（图26-8）。

如果诊断肥厚性幽门狭窄，应该进行儿科手术。幽门切开是首选的标准治疗方法。选择开放手术还是腹腔镜手术取决于外科医生，因为目前没有强有力的证据支持哪一种手术更好[13]。大多数婴儿通常在手术后2天左右出院。

第二篇

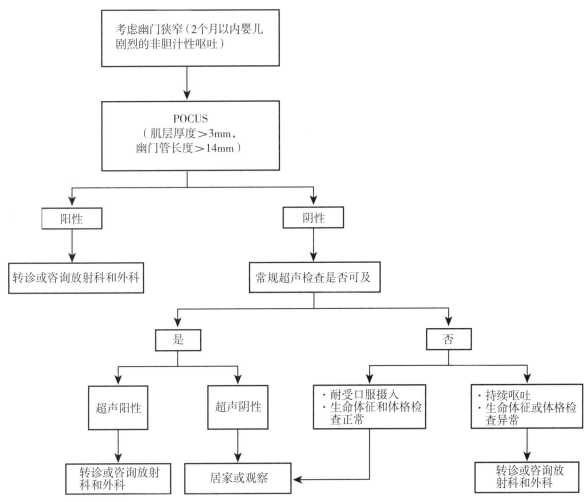

图 26-8 幽门狭窄处理流程。

经验分享和要点提示

经验分享

- 确保患者的舒适的措施：使用加温的耦合剂、温暖的房间、准备葡萄糖水、父母在场等。
- 如果可以触及包块，则将探头直接放置于"橄榄"状的包块上进行扫查[10]。
- 胃气或肠气会影响幽门的显影，给孩子服用液体可减少胃气的干扰，提高幽门的显示率。

要点提示

- 注意，由于蠕动或幽门痉挛可引起幽门肌肉暂时性增厚，可能误诊为IHPS[14]。如果怀疑幽门痉挛，应观察幽门3分钟，或者在5～10分钟内重复测量[15]。
- 把胃壁或十二指肠壁误认为幽门可导致假阴性的发生。
- 如果深度不够，会导致无法探查到幽门[9]。

致谢

感谢南澳大利亚州阿德莱德妇幼医院儿科超声主任Roger Gent对本章的贡献。

参考文献

1. To T, Wajja A, Wales PW, Langer JC. Population demographic indicators associated with incidence of pyloric stenosis. *Arch Pediatr Adolesc Med.* 2005;159(6):520-525.
2. Krogh C, Fischer TK, Skotte L, et al. Familial aggregation and heritability of pyloric stenosis. *JAMA.* 2010;303(23):2393-2399.
3. Zhu J, Zhu T, Lin Z, Mu D. Perinatal risk factors for infantile hypertrophic pyloric stenosis: a meta-analysis. *J Pediatr Surg.* 2017;52:1389-1397.
4. Touloukian RJ, Higgins E. The spectrum of serum electrolytes in hypertrophic pyloric stenosis. *J Pediatr Surg.* 1983;18(4):394-397.
5. Godbole P, Sprigg A, Dickson JA, Lin PC. Ultrasound compared with clinical examination in infantile hypertrophic pyloric stenosis. *Arch Dis Child.* 1996;75:335-337.
6. Hernanz-Schulman M. Pyloric stenosis: role of imaging. *Pediatr Radiol.* 2009;39(2):S134-S139.
7. Kofoed PE, Høst A, Elle B, Larsen C. Hypertrophic pyloric stenosis: determination of muscle dimensions by ultrasound. *Br J Radiol.* 1988;61:19.
8. Rohrschneider WK, Mittnacht H, Darge K, Tröger J. Pyloric muscle in asymptomatic infants: sonographic evaluation and discrimination from idiopathic hypertrophic pyloric stenosis. *Pediatr Radiol.* 1998;28:429.
9. Sivitz AB, Tejani C, Cohen SG. Evaluation of hypertrophic pyloric stenosis by pediatric emergency physician sonography. *Acad Emerg Med.* 2013;20:646-651.
10. Malcom GE III, Raio CC, Rios MD, Blaivas M, Tsung JW. Feasibility of emergency physician diagnosis of hypertrophic pyloric stenosis using point-of-care ultrasound: a multi-center case series. *J Emerg Med.* 2009;37(3):283-286.
11. McVay MR, Copeland DR, McMahon LE, et al. Surgeon-performed ultrasound for diagnosis of pyloric stenosis is accurate, reproducible, and clinically valuable. *J Pediatr Surg.* 2009;44:169-171.
12. Levine D, Wilkes DC, Filly RA. Pylorus subjacent to the gallbladder: an additional finding in hypertrophic pyloric stenosis. *J Clin Ultrasound.* 1995;23(7):425-428.
13. Sathya C, Wayne C, Gotsch A, Vincent J, Sullivan KJ, Nasr A. Laparoscopic versus open pyloromyotomy in infants: a systematic review and meta-analysis. *Pediatr Surg Int.* 2017;33(3):325-333. doi:10.1007/s00383-016-4030-y.
14. Dias SC, Swinson S, Torrao H, et al. Hypertrophic pyloric stenosis: tips and tricks for ultrasound diagnosis. *Insights Imaging.* 2012;3:247-250.
15. Blumer SL, Zucconi WB, Cohen HL, Scriven RJ, Lee TK. The vomiting neonate: a review of the ACR appropriateness criteria and ultrasound's role in the workup of such patients. *Ultrasound Q.* 2004;20:79-89.

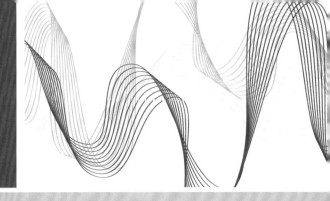

第4部分 | 产 科

第27章 患者是否有存活的宫内妊娠？

Benjamin J. F. Huntley, MD, FAAFP, Francis M. Goldshmid, MD, FAAFP, and Erin S. L. Huntley, DO

● 临床病例

　　一名23岁妇女，怀孕4次，顺产3次，早产0次，流产1次，成活胎儿3名，停经2~3个月，妊娠试验阳性，首次产前检查时主诉新发阴道流血。她的血红蛋白正常，血型为O型RH阳性，宫颈明显闭合，窥阴器检查无活动性出血证据。患者是否有存活的宫内妊娠？

文献综述

　　妊娠早期阴道流血是常见的主诉。流血可能无痛或疼痛，量可能从点滴流血到明显流血，伴或不伴血凝块和组织排出。基础病因可能是良性的，也可能是危及生命的（表27-1）。无论出现何种症状，在得到证实之前，首先应将其视为急症，这是很重要的。超声在这些情况下极为有用，因为它能够快速确定孕囊位置和评估生存力。

表 27-1　孕早期阴道流血鉴别诊断

异位妊娠

妊娠失败（见表27-3）

先兆流产

阴道炎/性传播感染

性交后出血

宫颈和子宫内膜息肉

肌瘤

创伤

异位妊娠

　　当受精卵在正常宫内环境以外着床时，就会发生异位妊娠。最常发生于输卵管，也可发生于子宫角、子宫颈、卵巢、既往子宫切开瘢痕或腹腔[1]。

　　在美国所有妊娠中有2%为异位妊娠。孕妇在孕早期出现腹痛、阴道流血或两者兼有的患病率高达18%[2]。异位妊娠是孕早期死亡的主要原因，占所有妊娠相关死亡的6%[3, 4]。异位妊娠的主要风险因素包括既往异位妊娠、盆腔炎性疾病史、既往盆腔手术（尤其是既往输卵管结扎、中断或闭塞）和同时使用宫内节育器（IUD）的妊娠史。然而，重要的是要注意，至少有一半的异位妊娠妇女没有可识别的危险因素或明确的体格检查结果，因此在孕早期出现流血或腹痛的患者中，高度怀疑是至关重要的[9]。应尽快用超声检查评估。

明确宫内妊娠

　　如果超声检查显示宫内妊娠（IUP），则不太可能发生异位妊娠。宫内妊娠和异位妊娠并存的发生率低于1/30 000[10]。IUP的明确诊断需要显示妊娠囊内的胚芽或卵黄囊。可见空妊娠囊提示IUP，但不能证实。这是因为异位妊娠可能表现为假妊娠囊——子宫腔内非特异性积液。异位妊娠女性中出现假妊娠囊的概率约为10%[3]。后陷凹游离液体是另一非特异性表现。虽然它可以是异位妊娠破裂的征象，但也可见于健康女性整个月经周期的各个阶段[11]。

正常情况下，早期IUP通常经超声检查无法确认，卵黄囊或胚芽可能尚不可见。在这些情况下，定量血清β人绒毛膜促性腺激素（β-hCG）可作为有用的辅助检查。β-hCG阈值称为分界区，高于该阈值则经阴道超声应可见IUP。β-hCG水平高于1500mIU/ml时，可检出80%的存活妊娠。当使用β-hCG临界值2000mIU/ml时，敏感性提高至91%。在β-hCG水平为2000mIU/ml时，多胎妊娠和罕见的正常单胎妊娠可能不可见。最佳的循证方法将分界区确定为3510mIU/ml，此时99%的宫内妊娠可被看到[12]。定量β-hCG＞3510mIU/ml、妊娠部位不明，通常应视为异常妊娠，直至证实其他情况。

一旦确认宫内位置，应进一步将IUP细分为存活、死亡或活力不确定。生存能力由胎儿心脏活动性决定，应在顶臀长度（CRL）至少为7mm的所有胎儿中观察到[13, 14]。在确认生存能力之前，妊娠被称为未知生存能力的IUP。

如果胎儿无心脏活动且CRL测量值小于7mm，则活力不确定，需要在7～14天内重复超声检查。如果在第一次超声检查后11天仍无心跳，则确认胎儿无活力。此外，其他超声特征可用于确认无活力，见表27-2。

表 27-2	早孕期流产的诊断
CRL≥7mm且无心跳	
MSD≥25mm且无胎芽	
超声显示无卵黄囊的妊娠囊后≥2周胚芽仍无心跳	
超声显示有卵黄囊的妊娠囊后≥11天胚芽仍无心跳	

CRL：顶臀长度；MSD：平均孕囊直径。
引自 Doubilet PM, Benson CB, Bourne, T. Diagnostic criteria for nonviable pregnancy in first trimester.N Engl JMed.2013；369:1443-1451.

如果胎儿不能存活，则将妊娠诊断为自然流产，或大部分患者更熟悉的——流产。自然流产的主要风险因素包括既往自然流产史、高龄产妇、吸烟、腹部或盆腔创伤、感染和孕前产妇血压升高。自然流产最常见的原因是染色体异常如非整倍体、先天性异常、致畸暴露和创伤等。孕早期自然流产可分为四类：稽留流产、不全流产、完全流产和难免流产（表27-3）。

表 27-3	流产分类及定义
分类	定义
自然流产	自然发生的妊娠失败
人工流产	故意药物或手术终止妊娠
选择性流产	患者要求人工流产
治疗性流产	因医学原因人工流产
先兆流产	与宫内妊娠相关的任何出血
难免流产	阴道流血、子宫颈扩张、妊娠产物排出尚未开始
不完全流产	阴道流血、子宫颈扩张、妊娠产物尚未完全排出
完全流产	阴道出血，宫颈多变，已完全排出妊娠产物
稽留流产	胎儿或胚胎死亡，留在子宫内，子宫颈闭合
流产合并感染	胎儿或胚胎死亡，并感染

a. 难免流产。当宫口开大但未见妊娠产物时，诊断为难免流产。无任何组织排出史，但通常有阴道流血史（可能有血块），伴或不伴盆腔疼痛。尽管通常检测不到胎儿心脏活动，但在技术上，难免流产的诊断与心跳无关。尽管宫颈口开放，妊娠产物尚未排出，但仍可能存在心跳。在这种情况下，不可能阻止即将发生的流产。

b. 不完全流产。当IUP不能存活时，诊断为不全流产，有部分组织排出史或无菌窥阴器检查时，部分组织存在于阴道或宫口。宫颈可以是开放的，也可以是闭合的，但在这两种情况下，子宫内仍有组织残留。在超声上，有证据表明IUP无活性，子宫内膜扭曲，并出现回声不均匀的碎片。这可能导致子宫内膜回声增厚（图27-1）。患者通常主诉阴道流血，并可能有持续的盆腔疼痛。

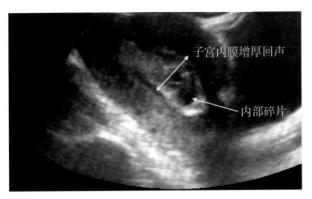

图 27-1 不完全流产伴碎片和子宫内膜增厚回声。

c. 完全流产。子宫完全排出无活力的 IUP 后，宫颈关闭，诊断为完全流产。患者的妊娠试验仍将呈阳性，β-hCG 值暂时呈下降趋势。患者主诉阴道流血，并报告血凝块或组织排出史。经阴道超声将显示子宫内膜回声较薄，如子宫内有极少量残留，超声也可显示。阴道检查可显示轻度阴道流血。

d. 先兆流产。患者出现阴道流血，通过超声诊断为存活的 IUP，则诊断为先兆流产。发现宫颈闭合，没有解释出血的其他原因如宫颈炎、外伤、宫颈息肉或癌症，观察绒毛膜下血肿（图 27-2）有助于确定出血的病因。阴道流血在所有妊娠中的发生率为 25%，是后续流产的危险因素[20]。然而，在大多数出现先兆流产的患者中，妊娠将持续且没有并发症[21]。在出血后 8 周，继续妊娠成功者的流产率将降至 3%[22]。

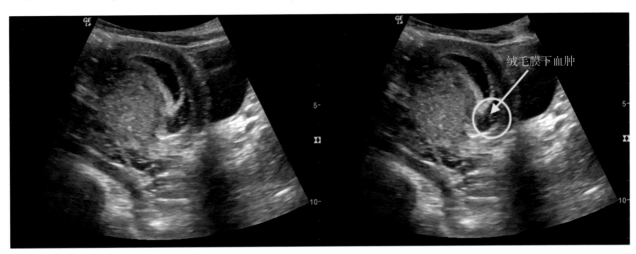

图 27-2 经腹超声显示绒毛膜下血肿。

位置不明的妊娠

位置不明的妊娠指超声不能明确显示 IUP 或异位妊娠，妊娠期出现阴道流血。临床可能性：①未显影的异位妊娠，②尚不能通过超声显影的早期妊娠，或③未出现卵黄囊或胎芽的无活力妊娠。

扫查方法

经腹超声

1. 安置患者 确保患者舒适地躺在检查床上，床头抬高 30° 或患者选的高度（图 27-3）。

表 27-4 在临床实践中应用即时超声的建议

建议	证据等级	参考文献
当 β-人绒毛膜促性腺激素水平达到 3510mIU/ml（3510IU/L）时，正常妊娠应表现出妊娠囊，当胚胎顶臀长≥7mm 时，应表现出心脏活动	C	12-14
不全流产的非手术治疗很可能成功；然而，米索前列醇或手术治疗比期待疗法更有效	A	36

A=一致的、质量良好的以患者为导向的证据；B=不一致或质量有限的以患者为导向的证据；C=共识，以疾病为导向的证据，通常的做法，专家意见，或病例系列。有关 SORT 证据评级系统的信息，请访问 http://www.aafp.org/afpsort。

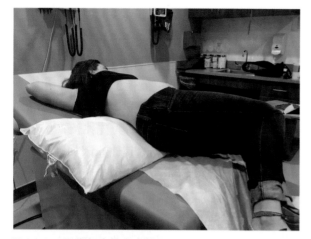

图 27-3　经腹超声的患者体位。

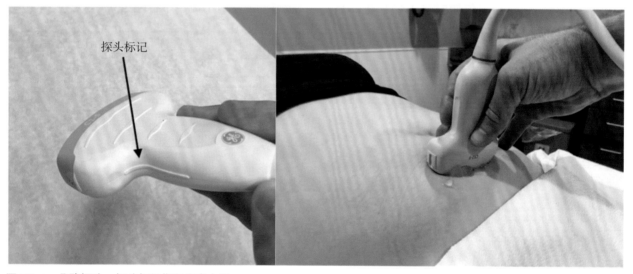

图 27-4　凸阵探头，探头标记指向患者右侧。

2. 查找基本的定位标志　第一步是使用床旁超声的经腹凸阵探头，探头一侧标记与超声监视器上的指示点相对应。将探头置于患者身体横切面上，使探头标记指向患者右侧（图27-4）。旋转探头标记向头侧，以转成矢状面。将探头置于耻骨联合正上方，系统地扫描整个骨盆，识别关键结构：子宫、膀胱、宫颈和附件。在母体矢状面中线观察时，子宫更像是一个棉签的头端，子宫颈近端有一个狭窄的颈部，底部较宽，似乎向屏幕左侧弯曲（图27-5）。狭窄的宫颈潜入盆腔，移行为宫颈前后唇。由于耻骨联合的声影，经腹超声常难以看到宫颈。

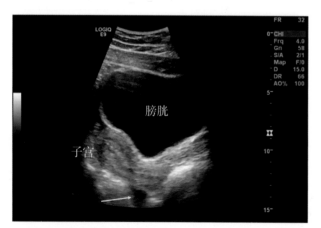

图 27-5　经腹超声的子宫影像。标记处分别为子宫和膀胱。箭头指向游离液体积聚的小无回声区。

如果意外发现为孕中期或孕晚期妊娠，则要评估胎儿方位、羊水、胎儿心脏活动、胎盘位置和胎儿数量。详见第28章中的"五大因素"。然而，除了胎儿数量和可能的心脏活动，这些特征中的大多数直到妊娠后期才会出现或具有临床意义。

3. 评估盆腔游离液体　在矢状位上，密切注意子宫下方的间隙。这是直肠子宫陷凹，又称后陷凹，此处可见游离液体。如果存在，增加异位妊娠怀疑。当患者仰卧时，骨盆中的所有液体都会因为重力而积聚在这里，根据患者的表现，液体的存在可能是有帮助的诊断工具。图27-5中有少量游离液体，更多例子见第50章。

4. 识别宫内内容物　评估子宫内内容如下。如果确定了IUP，记录妊娠囊总数、胚胎总数、有无心跳，并对任何异常着床进行评价。详见后文"经阴道超声"。

经阴道超声

1. 安置患者 检查开始前让患者排空膀胱。确保患者取背侧截石位，铺巾覆盖身体下半部分（图27-6）。

用充满耦合剂的无菌套覆盖经阴道探头。在探头尖端套外涂无菌耦合剂。让患者将其下臀部靠近检查床边缘，使探头的移动性最大。将探头轻轻插入阴道，或让患者自己插入探头。探头标记指向天花板，在检查开始时显示矢状面。用空膀胱的顶端作为标志，位于子宫颈正前方，易于显示。在矢状面上，子宫表现为几乎无回声的三角形结构，其中一个顶端指向子宫宫颈交界处。使用不同水平的压力和深度帮助获得理想的图像和识别重要结构，如附件、卵巢和宫颈。

2. 查找基本的定位标志 插入后，逆时针旋转经阴道探头90°，以获得矢状面和冠状面的图像（图27-7）。

在矢状面定位子宫中线，在宫底任一上外侧极找到宫角。侧向扫描以识别相应的附件。卵巢呈椭圆形，包膜薄，通常充满多个低回声滤泡，周围有一圈血管，彩色多普勒显示为"巧克力饼干"样外观（图27-8）。卵巢常被覆髂外静脉。记录是否识别出卵巢。在妊娠囊位置不明的情况下发现附件包块，尤其是伴有盆腔游离液体，提示异位妊娠，除非证实为其他[23]。

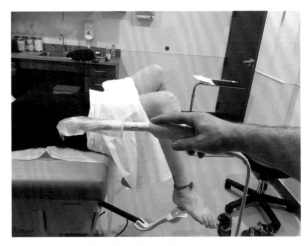

图 27-6 经阴道超声的患者体位。

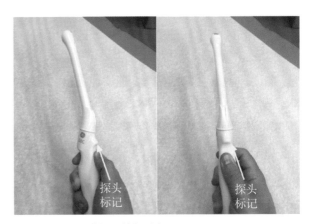

图 27-7 经阴道探头的探头标记。

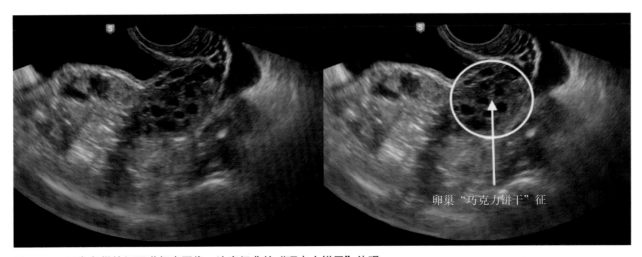

图 27-8 正常卵巢的经阴道超声图像。注意经典的"巧克力饼干"外观。

在矢状位上，子宫表现为Q-Tip的末端一样，与上述经腹超声所见相似，但分辨力更高且细节更多（图27-9）。识别宫颈，如果临床上需要测量宫颈长度，请注意探头压力过大容易使该组织变形，导致宫颈偏长和偏薄（图27-10）。扇扫子宫体部——从侧壁到侧壁和从宫颈到宫底，一并扫查附件，寻找IUP、宫外妊娠或包块的证据。

3. 评估盆腔游离液体　当使用经阴道探头评估后陷凹的游离液体时（图27-11），冠状位和矢状位都有帮助。从矢状面中线开始，扫查整个子宫。在屏幕上，注意存在于子宫下方的潜在低回声区，通常在子宫颈正下方。这是后陷凹所在的位置。如果该区出现大量无回声游离液体，则在保持子宫直肠陷凹视图的同时逆时针旋转探头

90°，在冠状视图中评估相同的区域。在这个视图中，子宫会出现在屏幕的上部，任何游离液体都会进入视野下部。通过测量冠状面和矢状面的液体高度、宽度和深度，量化游离液体量。该区存在的凝血，将沉积在屏幕下部（直肠顶部）。与新鲜血液相比，凝块具有强回声碎屑样外观，新鲜血液则位于其上方但低于子宫后壁。

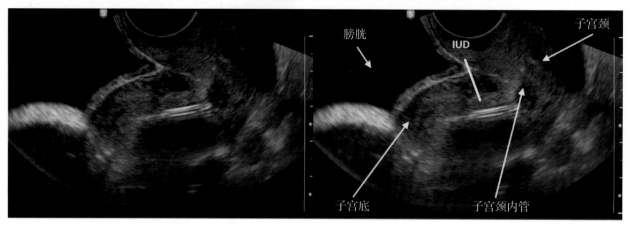

图 27-9　正常子宫矢状面经阴道超声图像。另外，在宫底下方可以看到有混响伪影的宫内节育器（IUD）（见第 34 章）。

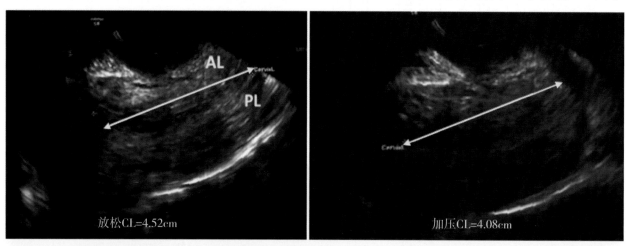

图 27-10　经阴道超声观察宫颈，加压和放松时的前、后唇。
AL：宫颈前唇；PL：宫颈后唇。

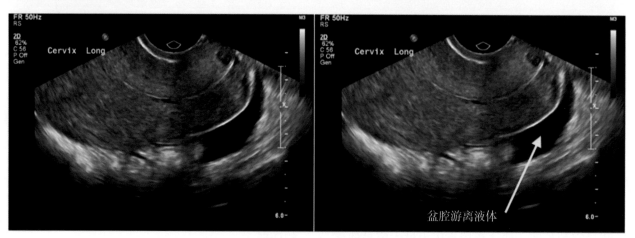

图 27-11　经阴道超声可见盆腔内游离液体。这种液体似乎位于阴道后穹隆，因为在宫颈尖端附近可见。

4. 识别宫内内容物 评估子宫内容物。识别无回声的圆形或椭圆形的液体集合的孕囊[24, 25]（如果存在）。请注意，妊娠囊通常在5周时可见[26, 27]。扫查妊娠囊并识别卵黄囊，卵黄囊是位于子宫内相对于中线偏侧的低回声环，在妊娠囊内发育5～6周，直径通常为3～5mm[14]；卵黄囊常局限在光滑、厚、均匀强回声组织带，其称为蜕膜环。最后，扫查子宫内的内容物以评估胎芽，胎芽出现在胎龄6周左右，在妊娠早期通常紧贴卵黄囊[26]（图27-12）。通过观察胎芽中线的扑动，确定是否存在胎芽心脏活动。M型可用于记录心脏活动的静态图像[27]（图27-13）。有关操作M型的更多详细信息，参见第28章中的"五大因素"。

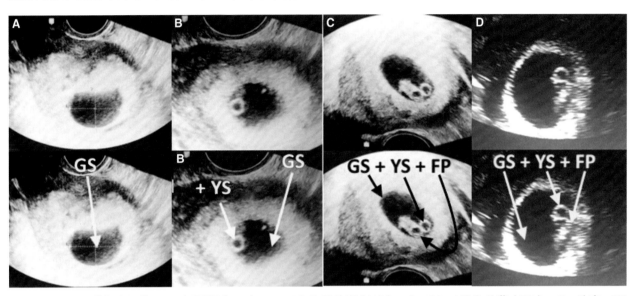

图 27-12 经阴道超声图像。A，妊娠囊（GS）。B，GS和卵黄囊（YS）。C，GS、YS和胎芽（FP）。D，注意，YS与FP相邻的静态图像被误认为胎儿头部。

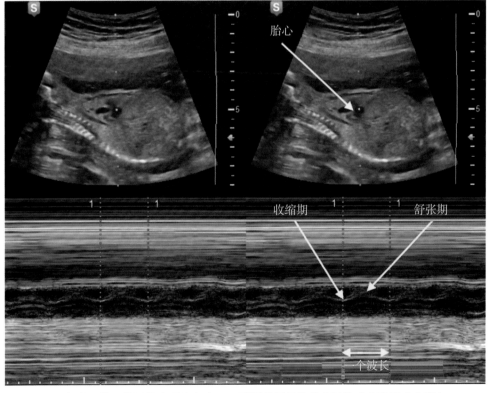

图 27-13 在胎儿的二维图像（顶窗）中，M型用于显示胎儿心脏的动态波形（底窗）。

患者管理

任何已知处于妊娠早期或新近妊娠试验阳性的阴道流血患者均应视为妊娠早期出血。评估患者的首要目标是确定其血流动力学是否稳定。任何心动过速、低血压或表现出其他休克体征的患者均应立即置入两根大口径静脉导管，并通过等渗液体输注进行复苏。应联系急诊机构，并将患者转移到能够提供急诊医疗和手术护理的最近地点。对于血流动力学稳定的患者，目标是确定妊娠位置和胚胎生存能力。最初应通过经腹超声检查进行评估，如果无法确定妊娠位置，则通过经阴道超声检查进行评估。如果可用，应做定量 β–hCG 检查。IUP 的诊断需要显示含有卵黄囊或胎芽的妊娠囊；当不显示时，应高度怀疑异常妊娠。如果 β–hCG 高于分界区（3510mIU/ml），则尤其应该怀疑。最值得考虑的诊断是异位妊娠，尽管 IUP 失败或早期 IUP 活力未确定的可能性也存在差异。

所有孕早期出血的病例以及一般妊娠期间出血的病例，均应进行母体血型评估，以评价 Rho（D）免疫球蛋白的潜在需求。

异位妊娠的诊断

如果患者血流动力学稳定，随访有保障，并且无高度可疑的异位妊娠体征或症状，可以在门诊进行非诊断性经阴道超声检查。如果不符合所有标准，则应考虑在住院环境中进行监测。有必要在 2～3 天内重复超声检查，并向患者适当说明异位妊娠的可能性。当超声复查未能识别异位妊娠或 IUP 时，应复查定量 β–hCG。在正常 IUP 中，β–hCG 水平应每 48 小时增加至少 80%[23]。β–hCG 下降与妊娠失败一致，可能是自然流产或自发消退的异位妊娠。这些患者可接受系列 β–hCGs 随访，如下文所述。

一些患者的 β–hCG 水平既不会正常升高，也不会下降。在这些情况下，48 小时内

β–hCG 升高低于 53% 证实为异常妊娠，敏感性为 99%[28]，但不能提供鉴别异位妊娠和 IUP 失败的信息，这些患者可以根据治疗经验推测异位妊娠。然而，考虑到可能不必要地暴露于甲氨蝶呤，指南建议考虑吸刮宫术以寻找绒毛膜绒毛[29]。操作者应与患者讨论此类手术的风险和获益，以及经验性治疗的风险和获益。

如果进行抽吸且存在绒毛膜绒毛，则确认 IUP 失败，无需进一步诊断检查。然后可以对这些患者进行自然流产治疗，如下文所述。然而，如果未发现绒毛膜，则需要密切随访并在 12～24 小时内复查 β–hCG。如果 β–hCG 升高或达到平台期（即下降仅 10%～15%），这可能是由于 IUP 失败后未完全排出或存在持续性异位妊娠[29]。鉴于不治疗持续性异位妊娠的风险，应提供明确的异位妊娠治疗[29]。然而，如果 β–hCG 水平下降超过 50%，这最有可能是 IUP 失败，这些患者可以通过一系列 β–hCG 进行临床密切监测[29-31]。对于 β–hCG 下降 15%～50% 的患者，必须使用一系列 β–hCG 进行密切随访。尽管这些患者中的大多数将被确定为 IUP 失败，但也存在异位妊娠未显影的中风险[29, 30]。

异位妊娠的处理

异位妊娠可以通过药物或手术治疗，大多数患者符合甲氨蝶呤药物治疗的标准。标准包括无或轻度症状、定量 β–hCG＜5000mIU/ml（一些专家建议＜2000mIU/ml）[32]、无胎儿心脏活动和妊娠囊＜3.5～4cm[11, 29, 32, 33]。开始治疗前，患者应进行基线 β–hCG 检查、全血细胞计数（CBC）及分类计数、肝功能检查、肾功能检查、血型和抗体筛查[33]。

甲氨蝶呤的给药剂量如下[29]：

- 甲氨蝶呤在第 1 天单次肌内给药，剂量为 50mg/m² 体表面积。在第 4 天检查 β–hCG 水平，并在第 7 天再次检查。
- 如果第 4 天和第 7 天的 β–hCG 水平下降超

过15%，继续每周检查β-hCG水平，直至不可测。

- 如果第4至7天的β-hCG降幅低于15%，可再次注射相同剂量的甲氨蝶呤，随后测量β-hCG。
- 如果第2次给药后第4至7天β-hCG水平没有下降15%，建议手术治疗。
- 请注意，在治疗第1天和第4天之间观察到β-hCG升高至治疗前水平是正常的，但此后水平应开始按预期下降[29]。β-hCG水平消退至非妊娠水平通常需要2~4周，也可能需要长达8周[29]。

甲氨蝶呤不应用于血流动力学不稳定、异位妊娠破裂或有医学禁忌证的患者。禁忌证包括活动性肺疾病或消化性溃疡病、哺乳期患者，或具有临床意义的血液学、肾脏、肝脏实验室检查结果异常的患者[29, 33]。这些病例和初始尝试药物治疗失败的患者，应考虑外科会诊。

很少有疑似异位妊娠的表现稳定的患者可以采取单纯期待治疗。只有在符合以下标准的情况下，并且在详细告知患者输卵管破裂、出血风险和紧急手术的可能性后，才考虑期待疗法。标准包括经阴道超声无胎儿心脏活动、妊娠囊和子宫外包块；无可能输卵管破裂的体征；β-hCG水平低和正在降低；保证密切随访。

诊断为流产

超声证实IUP后，下一步是确定活力。历史上，经阴道超声诊断自然流产有三个广泛的标准：①胚胎达到一定的CRL，心脏活动消失；②妊娠囊内没有高于平均囊直径阈值的胚胎；③初次超声一定时间后复查仍没有胚胎心跳[14]。

在《新英格兰医学杂志》上，超声放射医师学会多专业小组最近的一篇关于妊娠早期诊断流产及排除宫内妊娠的系统综述建议，将无心脏相关活动、CRL临界值为7mm作为自然流产的诊断

标准，有100%的特异性和接近100%的可测量阳性预测值[14]。

诊断妊娠失败的标准建议：无卵黄囊或胎芽的妊娠囊平均直径以25mm为临界值，特异性为100%，可测量阳性预测值接近100%[14]。

一些自然流产可能永远不会出现达到25mm的妊娠囊或发育到7mm的胚胎。因此，同一系统综述推荐了第三组也是最后一组无活力的诊断标准：①初次扫描显示妊娠囊无卵黄囊且至少14天后的复查未能显示胚胎有心跳，或者，②初次扫描显示妊娠囊有卵黄囊且至少11天后的复查未能检测到胚胎有心跳，则可诊断为明确的早期妊娠失败[14]。请注意，这两个标准与任一扫描时间测量的CRL或平均妊娠囊直径无关。

自然流产的管理

稽留流产可采用期待疗法、药物疗法或手术疗法。大多数稽留流产会在1~2周内排出妊娠物，对患者的危害极小。4周后，感染的风险显著增加，如果患者希望继续保守治疗，应安排密切随访。可为患者提供更有利的解决方案，使用米索前列醇进行药物治疗，或考虑使用负压吸引或吸刮术进行手术治疗。

根据美国妇产科医师学会的难免、不完全和稽留流产指南，米索前列醇的给药剂量如下[34]：

- 米索前列醇800μg经阴道给药。
- 如果妊娠物仍未排出，可考虑在7天后第二次给药。

世界卫生组织也发布了米索前列醇给药指南[35]：

- 对于稽留流产，可经阴道给药一次800μg或口服给药一次600μg；
- 对于不完全流产，口服给药一次600μg。

这些给药方案可以在家庭环境中完成，需向患者提供有关出血、症状恶化或改变以及其他潜在并发症的适当且充分的咨询（图27-14）。

第二篇

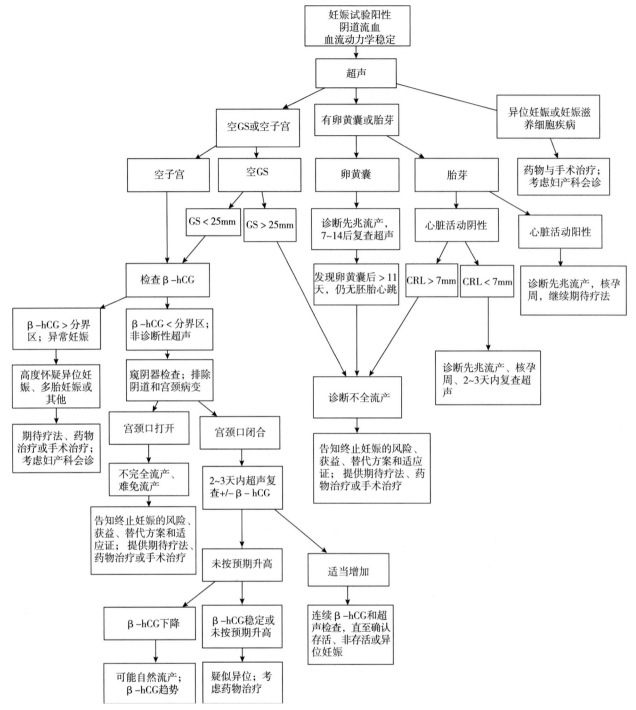

图 27-14　血流动力学稳定患者的管理流程图

CRL：顶臀长度；GS：妊娠囊；hCG：人绒毛膜促性腺激素。

经验分享和要点提示

经验分享

- 让患者将臀部尽量靠近检查床边缘，便于经阴道探头进入，提高舒适度。
- 经阴道超声检查时，通过探头施加不同压力

和进入深度有助于识别结构，特别是子宫颈和附件如卵巢。

- 膀胱可作为参考点，因为在所有切面它都位于子宫前。

- 与宫内妊娠失败患者交谈应细腻、周到、富有同情心，如无更多办法，情感、精神支持与医疗支持同等重要。大多数患者希望知道是否因为自己做了什么导致妊娠失败。重要的是，向她们保证，事实上几乎无关。

要点提示

- 如果卵黄囊和胚芽同时存在，一定不要把靠近小胎芽的卵黄囊误认为是胎颅骨。确保在测量 CRL 时排除。如果您不确定，让患者在 1 周内复查。

- 不要把异位妊娠的假囊误认为 IUP 的妊娠囊。
- 确保全面扫查子宫和附件的内容物。
- 不要将肠误认为附件或卵巢。区分两者的简单方法是通过探头向下施加压力，易压缩充满颗粒状、缓慢移动的组织很可能是内有粪便的肠道，而卵巢是不可压缩的。
- 接受过辅助生殖治疗者，异位妊娠的发生率增加，并且宫内妊娠可见不能排除并发异位妊娠。

参考文献

1. Bouyer J, Coste J, Fernandez H, Pouly JL, Job-Spira N. Sites of ectopic pregnancy: a 10 year population-based study of 1800 cases. *Hum Reprod.* 2002;17(12):3224-3230.
2. Barnhart KT, Sammel MD, Gracia CR, Chittams J, Hummel AC, Shaunik A. Risk factors for ectopic pregnancy in women with symptomatic first-trimester pregnancies. *Fertil Steril.* 2006;86:36-43.
3. Doubilet PM, Benson CB. First, do no harm…to early pregnancies. *J Ultrasound Med.* 2010;29:685-689.
4. Chang J, Elam-Evans LD, Berg CJ, et al. Pregnancy-related mortality surveillance—United States, 1991-1999. *MMWR Surveill Summ.* 2003;52:1-8.
5. Bouyer J, Coste J, Shojaei T, et al. Risk factors for ectopic pregnancy: a comprehensive analysis based on a large case-control, population-based study in France. *Am J Epidemiol.* 2003;157:185.
6. Ankum WM, Mol BW, Van der Veen F, Bossuyt PM. Risk factors for ectopic pregnancy: a meta-analysis. *Fertil Steril.* 1996;65:1093.
7. Cheng L, Zhao WH, Meng CX, et al. Contraceptive use and the risk of ectopic pregnancy: a multicenter case-control study. *PLoS One.* 2014;9:e115031.
8. Li C, Zhao WH, Zhu Q, et al. Risk factors for ectopic pregnancy: a multicenter case-control study. *BMC Pregnancy Childbirth.* 2015;15:187.
9. American College of Obstetricians and Gynecologists. ACOG practice bulletin no. 94: medical management of ectopic pregnancy. *Obstet Gynecol.* 2008;111:1479-1485.
10. De Voe RW, Pratt JH. Simultaneous intrauterine and extrauterine pregnancy. *Am J Obstet Gynecol.* 1948;56:1119-1126.
11. Davis JA, Gosink BB. Fluid in the female pelvis: cyclic patterns. *J Ultrasound Med.* 1986;5(2):75-79.
12. Connolly A, Ryan DH, Stieber AM, Wolfe HM. Reevaluation of discriminatory and threshold levels for serum beta-hCG in early pregnancy. *Obstet Gynecol.* 2013;121(1):65-70.
13. American College of Obstetricians and Gynecologists. ACOG practice bulletin no. 175: ultrasound in pregnancy. *Obstet Gynecol.* 2016;128:e241-e256.
14. Doubilet PM, Benson CB, Bourne T. Diagnostic criteria for nonviable pregnancy in first trimester. *N Engl J Med.* 2013;369:1443-1451.
15. Nobles CJ, Mendola P, Mumford SL, Naimi AI, Yeung EH. Preconception blood pressure levels and reproductive outcomes in a prospective cohort of women attempting pregnancy. *Hypertension.* 2018;71:904-910.
16. Nybo Andersen AM, Wohlfahrt J, Christens P, Olsen J, Melbye M. Maternal age and fetal loss: population based register linkage study. *BMJ.* 2000;320(7251):1708.
17. Regan L, Braude PR, Trembath PL. Influence of past reproductive performance on risk of spontaneous abortion. *BMJ.* 1989;299(6698):541.
18. Chatenoud L, Parazzini F, di Cintio E, et al. Paternal and maternal smoking habits before conception and during the first trimester: relation to spontaneous abortion. *Ann Epidemiol.* 1998;8(8):520.

19. Kline J, Levin B, Kinney A, Stein Z, Susser M, Warburton D. Cigarette smoking and spontaneous abortion of known karyotype. Precise data but uncertain inferences. *Am J Epidemiol.* 1995;141(5):417.
20. Paspulati RM, Bhatt S, Nour SG. Sonographic evaluation of first-trimester bleeding. *Radiol Clin North Am.* 2008;46(2):437.
21. Deaton JL, Honoré GM, Huffman CS, Bauguess P. Early transvaginal ultrasound following an accurately dated pregnancy: the importance of finding a yolk sac or fetal heart motion. *Hum Reprod.* 1997;12(12):2820.
22. Simpson JL, Mills JL, Holmes LB, et al. Low fetal loss rates after ultrasound-proved viability in early pregnancy. *JAMA.* 1987;258:2555.
23. Deutchman M, Tubay AT, Turok DK. First trimester bleeding. *Am Fam Physician.* 2009;79(11):985-992.
24. Benson CB, Doubilet PM, Peters HE, Frates MC. Intrauterine fluid with ectopic pregnancy: a reappraisal. *J Ultrasound Med.* 2013;32:389-393.
25. Barnhart K, van Mello NM, Bourne T, et al. Pregnancy of unknown location: a consensus statement of nomenclature, definitions, and outcome. *Fertil Steril.* 2011;95:857-866.
26. Bree RL, Edwards M, Böhm-Velez M, Beyler S, Roberts J, Mendelson EB. Transvaginal sonography in the evaluation of normal early pregnancy: correlation with hCG level. *AJR Am J Roentgenol.* 1989;153:75-79.
27. Goldstein I, Zimmer EA, Tamir A, Peretz BA, Paldi E. Evaluation of normal gestational sac growth: appearance of embryonic heartbeat and embryo body movements using the transvaginal technique. *Obstet Gynecol.* 1991;77:885-888.
28. Barnhart KT, Sammel MD, Rinaudo PF, Zhou L, Hummel AC, Guo W. Symptomatic patients with an early viable intrauterine pregnancy: HCG curves redefined. *Obstet Gynecol.* 2004;104:50-55.
29. American College of Obstetricians and Gynecologists. ACOG practice bulletin no. 193: tubal ectopic pregnancy. *Obstet Gynecol.* 2018;131:e91-e103.
30. Shaunik A, Kulp J, Appleby DH, Sammel MD, Barnhart KT. Utility of dilation and curettage in the diagnosis of pregnancy of unknown location. *Am J Obstet Gynecol.* 2011;204:130.e1-130.e6.
31. Rivera V, Nguyen PH, Sit A. Change in quantitative human chorionic gonadotropin after manual vacuum aspiration in women with pregnancy of unknown location. *Am J Obstet Gynecol.* 2009;200:e56-e59.
32. Barash JH, Buchanan EM, Hillson C. Diagnosis and management of ectopic pregnancy. *Am Fam Physician.* 2014;90(1):34-40.
33. Practice Committee of American Society for Reproductive Medicine. Medical treatment of ectopic pregnancy: a committee opinion. *Fertil Steril.* 2013;100(3):638-644. doi:10.1016/j.fertnstert.2013.06.013.
34. Committee on Practice Bulletins—Gynecology. The American College of Obstetricians and Gynecologists Practice Bulletin no. 150. Early pregnancy loss. *Obstet Gynecol.* 2015;125(5):1258.
35. Weeks A, Faúndes A. Misoprostol in obstetrics and gynecology. *Int J Gynaecol Obstet.* 2007;99 (suppl 2):S156-S159.
36. American College of Obstetricians and Gynecologists. Medical management of first-trimester abortion. Practice Bulletin No. 143. *Obstet Gynecol.* 2014;123:676-692.

第二篇

第 28 章 如何确认胎龄？

Erin S. L. Huntley, DO and Benjamin J. F. Huntley, MD, FAAFP

● 临床病例

一名 32 岁的孕妇 G4，P2-0-1-2，有肥胖和月经稀发病史，初次就诊接受治疗。自测妊娠试验呈阳性并于诊所复查确认，但她不记得其末次月经。胎龄是多少？

文献综述

预产期（EDD）的传统计算方法是末次月经（LMP）的第一天的日期加上 280 天。该方法基于假设周期规律为 28 天，排卵发生在第 14 天。然而，高达 29% 的女性每年至少有一个月经周期变短或长，这导致报告的 LMP 和 EDD 计算不准确[1]。此外，还有许多因素与 LMP 不准确有关（表 28-1）[2, 3]。由于这些原因，在妊娠早期通过超声测量来确认 EDD 非常重要。在妊娠早期对胚胎或胎儿进行超声测量是确定胎龄的最准确方法，每次妊娠都应检查[4]。在孕期进行超声检查的时间越晚，准确度越低。在妊娠 22 周之后尤其如此。因此，当患者就诊时间晚于孕早期时，谨慎的做法是在第一次产前检查时进行超声检查以减少不准确性。

在妊娠早期，超声成像指标会在可预期的时间轴上出现，可以可靠地估计胎龄。大约 4 周时可以看到妊娠囊，并且在第 9 周之前，平均直径（MSD）增长速度为 1mm/d。到第 5.5 周时，卵黄囊出现，到第 6 周，胎芽明显。在第 6.5 周前或头臀长度（CRL）测量为 7mm 时观察到胎儿心脏活动。使用这些指标有助于在孕早期确定胎龄（图 28-1）。

表 28-1	LMD 不准确相关因素
1. 年龄较小	
2. 文化程度较低	
3. 低保	
4. 非白人种族	
5. 未婚	
6. 产前检查晚或没有产前检查	

Pearl M, Weir ML, Kharrazi M. Assessing the quality of last menstrual period date on California birth records. Pediatr Perinat Epidemiol. 2007;21(Suppl 2):50–61; Buekens P, Delvoye P, Wollast E, Robyn C. Epidemiology of pregnancies with unknown last menstrual period. J Epidemiol Community Health. 1984;38:79–80.

当胚芽可见时，估计胎龄最准确的方法是结合 CRL 测量。测量 CRL 越早，越准确，孕早期可在 5 天内或 7 天内估计胎龄。更早期时，可能无法通过经腹超声准确显示胚芽，此时经阴道成像可能是必要的。然而，只要可以通过经腹途径看到胚芽，由此测量并估计胎龄与经阴道超声的一样准确[5]。在妊娠后期，无论采用何种方法，基于 CRL 估计孕周都不准确。因此，CRL 只能用于孕 14 周前或对应的 CRL 为 84mm 的孕周估计[6]。

超过 14 周，使用完整的胎儿生物测量法计算更准确。美国超声医学会目前推荐的测量方法包括 4 个指标（表 28-2）：双顶径（BPD）、头围（HC）、股骨长度（FL）和腹围（AC）[7]。由于胎儿体积较大且 14 周后可见明显的解剖细节，生物特征测量常通过经腹超声。在胎儿未进入骨盆更深处之前，胎儿的生物特征最容易测量。因此，孕 18～20 周是生物特征初始评估的理想胎龄。

在孕中期早期，HC 是估计孕周最可靠的独立参数。孕周为 14～20 周时误差在 1 周以内。随着进入孕晚期，准确度下降，误差为 ±3 周。FL 通常是最容易获得的值，在孕中期早期最准确，

误差为 ± 1 周，但随着胎龄增加准确性下降。孕晚期后期，FL测量估计的胎龄误差为 ± 3.5 周。AC在四个指标中变化最大。利用AC估计胎龄的准确性随着胎龄的增加显著下降，并且在孕晚期

后期可靠性最差，误差 ± 4.5 周。AC反映胎儿体重最准确。历史上，曾采用多种公式来估计胎儿体重。在美国，最常用的公式是 Hadlock 公式，其精确到实际出生体重的15% 以内[7]。

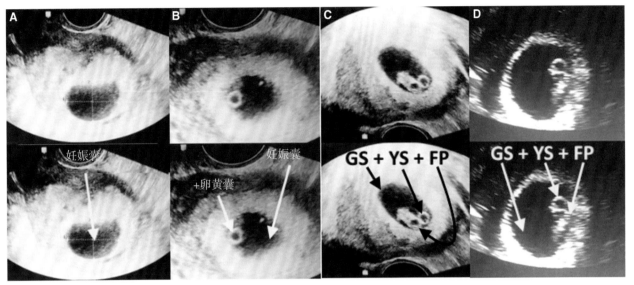

图 28-1　经阴道超声显示胎儿发育标志物的进展。A，空妊娠囊（GS）对应孕周4 ~ 5周。B，GS、卵黄囊（YS）、无胚芽（FP）对应胎龄5 ~ 5.5周。C，GS、YS 和 FP 对应胎龄6周，尽管头臀长（CRL）测量是确定胎龄的最准确方法。D，GS、YS、FP。请注意，如果不小心，YS 可能被误认为胎头并错误地纳入 CRL。

表 28-2　生物特征测量扫查切面概述

头臀长（CRL）
- 正中矢状切面
- 胎儿脊柱纵切面
- 胎儿中位屈曲位置
- 从头骨到臀的最大径线

双顶径（BPD）和头围（HC）
- 经第三脑室和丘脑
- 垂直于顶骨
- 颅骨对称
- 沿前颅骨外缘至后颅骨内缘测量BPD
- 用椭圆围绕整个颅骨外缘测量HC

腹围（AC）
- 胎儿横切面
- 肾脏上方
- 心脏下方
- 胃可见
- 脐静脉/门静脉呈"曲棍球棒"
- 围绕皮肤的椭圆

股骨长度（FL）
- 探头沿股骨长轴扫查
- 理想情况下，股骨与探头平行

引自AIUM practice guideline for the performance of obstetric ultrasound examinations.

尽管每个生物特征参数都有其自身的优点和局限性，但将四种生物特征结合使用来估计胎龄的准确性最高，推荐用此方法。目前市面上大多数超声仪都可以在获得生物特征测量值后进行这种计算。综合所有生物特征参数的计算结果通常被称为平均超声年龄（AUA）。由于置信区间会随着胎龄的增加而扩大，因此，通过超声首次确认胎龄后，预产期就不应再改变——以后的生物测定是监测胎儿生长的指标。

五大因素

每次进行产科超声检查时，如有可能，应评估五个关键组成部分。这些组成部分在妊娠管理中都发挥重要作用，并且可以通过超声检查快速轻松地评估。我们将其称为五大因素。五大因素包括胎位、羊水、胎儿心脏活动、胎盘位置和胎儿数量（表28-3）。胎位通过位于骨盆入口上方的胎儿部位来定义。在孕晚期这是最重要的，因为对于臀位者需要在分娩前进行计划。心脏活动最好通过视频或M型记录。通过评估心脏活动以确定胎儿的健康状况和生存能力是很重要的。羊

水可以通过最大羊水深度或羊水指数来量化，或者由经验丰富的评估者定性报告为充足或不足，是监测胎儿健康与否的良好指标。应评估胎盘位置，确定其未靠近子宫颈的内口。低置胎盘或前置胎盘者需要监测，如果持续到孕晚期，可能需要剖腹产。最后，根据胎儿数量报告单胎或多胎，并酌情报告各自的胎盘、羊水、胎儿心脏活动和胎位。

表 28-3　床旁产科超声的基本组成部分

五大因素：
1. 胎位
2. 羊水
3. 胎儿心脏活动
4. 胎盘位置
5. 胎儿数量

改编自AIUM practice guideline for the performance of obstetric ultrasound examinations.

表 28-4　在临床实践中应用床旁超声的建议

建议	证据等级	参考文献
孕早期是确定胎龄的最佳时间，是孕妇的必检项目	A	6
妊娠时均建议进行超声检查。在任何孕周，它都是确定胎龄、胎儿数量、存活能力和胎盘位置的准确方法	A	13
应与每位患者进行谈话，详细说明超声的局限性和优势	C	14
孕18～22周是单次超声检查的最佳时机，无需其他特定指征	C	14

A=一致的、质量良好的以患者为导向的证据；B=不一致或质量有限的以患者为导向的证据；C=共识，以疾病为导向的证据，通常的做法，专家意见，或病例系列。有关SORT证据评级系统的信息，请访问http://www.aafp.org/afpsort。

扫查方法

1. 定位　从腹部探头扫查开始。嘱患者仰卧，向左侧倾斜，使子宫从母体腔静脉分开，母体右侧静脉充分回流，维持心输出量和子宫胎盘灌注。经腹扫查时，保持膀胱充盈，可将肠道移出骨盆，并作为液体窗口来观察子宫。如果结构太小无法准确测量，则可以使用经阴道扫查。经阴道扫查时，嘱患者排空膀胱，以防止子宫移位远离探头。

2. 探头和图像方向　为了最大限度地提高准确图像采集和判读的可能性，将超声置于床的同侧，每次扫查方式相同，以便将手眼协调与基底神经节控制的自主运动联系起来。

传统上，使用腹部凸阵探头，设置为产科模式，获取经腹产科超声图像。按照惯例，当对母体结构进行成像时，探头保持在矢状面，探头标记朝向母体头侧，或置于正交平面以获取横切面图像，探头标记朝向母体右侧（图28-2）。然而，对胎儿结构进行成像时通常需要偏离这些平面并相应地调整深度和增益。

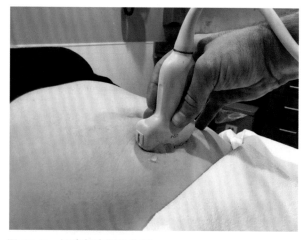

图 28-2　经腹超声探头位置。

3. 测量胚胎或胎儿　从经腹探头开始，在产妇腹部耻骨联合上方进行大范围的平移扫查，以识别子宫。以网格模式系统评估宫内内容物。对于有经验的超声医师来说，这步不会超过10秒。确定哪种方法预测孕周最准确。如果胎龄<14周或相应的CRL为84mm，则应选择 CRL。如果怀孕时间看起来更早，则不用CRL，应进行完整的生物特征测量。

（1）头臀长：识别子宫内的妊娠囊。逆时

针或顺时针旋转探头标记90°，至骨盆横切面或冠状面（图28-3和图28-4）。如果看到胚芽，变换探头方向使其对准它的长轴，然后冻结图像。该测量应在正中矢状面进行，纵向观察胎儿脊柱，以一条直线测量从颅骨到尾椎骨的最大长度（图28-5）。应在胎儿处于休息、屈曲位时进行测量。在三个独立获取的图像上测量CRL。选择报告功能查看根据测量结果计算出的胎龄。

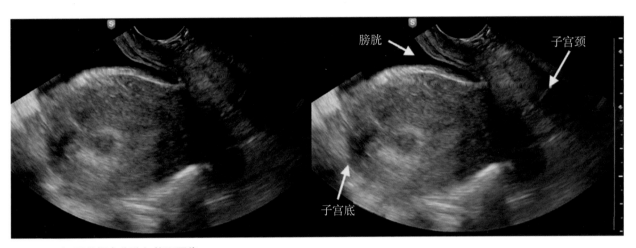

图28-3 经阴道超声盆腔矢状面图像。

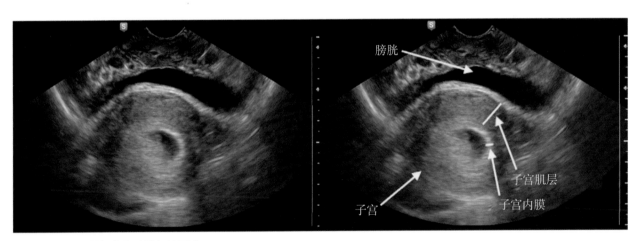

图28-4 经阴道超声盆腔横切面图像。

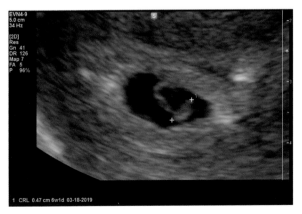

图28-5 头臀长标记（超声图像）。

（2）无需CRL测量的完整生物特征测量：

①头围：如果经腹超声清楚地看到宫内胎儿结构，则可继续进行胎儿生物测定。在与颅底平行的切面中识别丘脑，找到合适的切面测量 HC 和 BPD。透明隔腔（CSP）应位于丘脑前方（图28-6）。在合适的切面上，胎儿颅骨光滑双侧对称，呈椭圆形[8]。冻结图像后，在胎儿颅骨外缘放置一个椭圆，注意不要包括头部皮肤（图28-7）。

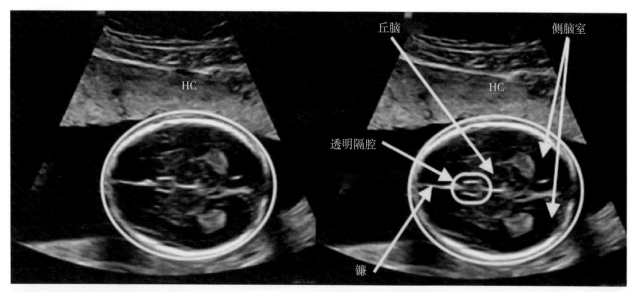

图 28-6　测量头围（HC）的切面及标记。由 Contra Costa Regional Medical Center 的 Kevin Bergman 提供。

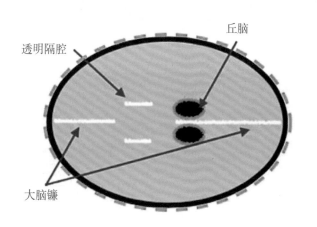
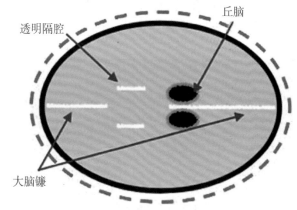

正确　　　　　　　　　　　　　　　　错误

图 28-7　测量头围时的椭圆放置图。

　　②双顶径：在测量HC的切面识别 BPD——该平面必须横穿第三脑室和丘脑，颅骨平滑且双侧对称（图28-8）。获得此视图后，冻结图像并将光标从近侧颅骨的外边缘放置到远侧颅骨的内边缘（图28-9）。

　　③股骨长度：测量FL时，请将探头与股骨长轴平行对齐，以便在尽可能长的位置测量。确保股骨垂直于超声波束的图像，测量靠近探头的股骨，一般位于屏幕顶部（图28-10）。确保测量骨化股骨的钝端，不包括从股骨突出的任何"棘突"，也不包括低回声骨干（图28-11）[9]。

　　④腹围：获得适当的切面，通过胎儿腹部的横切面图像，横向穿过肝脏最宽处。肝脏应该位于胎儿心脏的尾侧和胎儿肾脏的头侧。胃呈无回声圆形结构。脊柱可见，肋骨沿两侧展开。脐静脉呈"曲棍球棒"外观（图28-12）。冻结图像并围绕圆周放置椭圆测量值。正确的方法是靠近皮肤边缘测量（图28-13）。

　　⑤计算平均超声年龄和估计胎儿体重：收集并保存 HC、BPD、FL 和 AC 后，选择超声仪的报告功能，显示计算的 AUA 和估计的胎儿体重（EFW）。

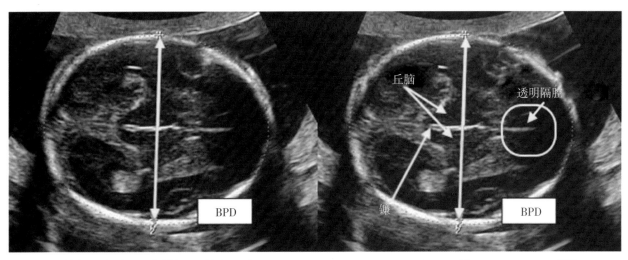

图 28-8　测量双顶径（BPD）的切面及标记。由 Contra Costa Regional Medical Center 的 Kevin Bergman 提供。

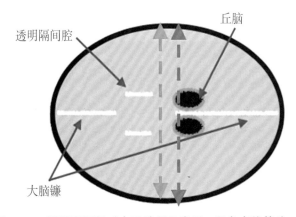

图 28-9　测量双顶径时卡尺放置示意图。绿色虚线箭头表示从近侧颅骨外缘到远侧颅骨内缘的正确放置，红色虚线箭头为不正确放置。

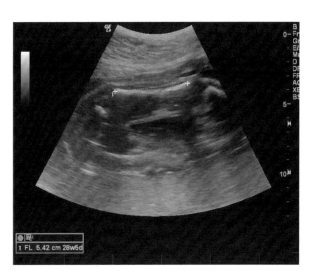

图 28-10　用于股骨长度测量的正确卡尺放置的超声图像。

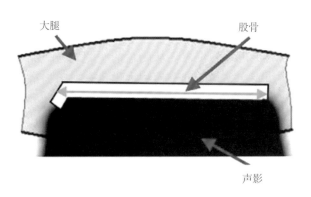

正确　　　　　　　　　　　错误

图 28-11　股骨长度测量示意图。

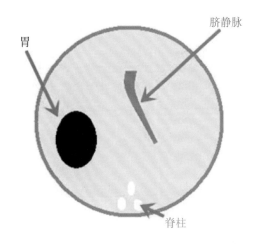

胃

脐静脉

脊柱

图28-12　测量腹围时脐和肝血管的正确方向图。由 Contra Costa Regional Medical Center 的 Kevin Bergman 提供。

4. 五大因素　注意胎位。从耻骨上方开始横断扫查，然后向上扫查孕妇的腹部。注意胎儿头、胸、腹的出现顺序。胎位包括头位、臀位、横位和脐位。若非头位，先找到胎儿颅骨，沿着脊柱至最接近颈椎骨的点可能是有益的。转运探头至矢状面以确认发现。

评估羊水。将腹部分成四个相等的象限，超声探头垂直于地面。识别出最大的没有胎儿部分或脐带的羊水区域，在每个象限的最窄点处测量宽至少1cm，并冻结图像。用标尺测量垂直于地面的羊水量，这四个值的总和得出羊水指数（图28-14）。在多胎妊娠的情况下，应分别记录每个羊膜囊的羊水值。详见第29章。

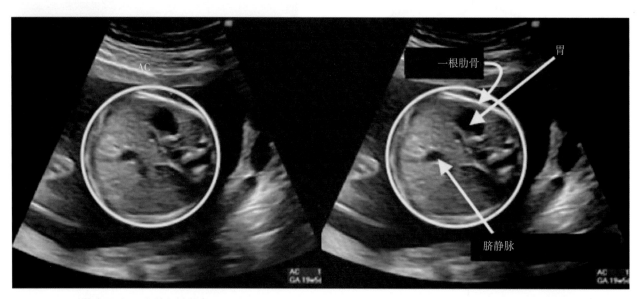

一根肋骨　　　胃

脐静脉

图28-13　测量腹围（AC）的切面及标记。由 Contra Costa Regional Medical Center 的 Kevin Bergman 提供。

使用M型评估胎儿心脏活动。对于大多数超声仪，获取M模式数据只需点击一次M型按钮以在二维显示上叠加线性矢量，并确保该线穿过感兴趣的区域。再次单击M型按钮以获取正确的图像。点击冻结并使用超声仪的计算器功能，将十字光标放置在偏移波点的相同位置以计算胎儿心率（图28-15）。

评估胎盘位置。用凸阵探头横切面扫查腹部并确定胎盘位置。胎盘呈高回声结构并附着于子宫肌层内部。胎盘在妊娠早期是均质的，在妊娠后期可能形成高回声钙化区域（图28-16）。注意靠近子宫颈的位置。从胎盘的一侧到另一侧进行横切面和矢状面的全面扫查很重要，因为可能有从主要结构突出的区域。如果胎盘距离宫颈内口2cm 以内，则需要进行经阴道超声检查确认。

评估多胎。在横切面和矢状平面上完整扫查子宫。如果怀疑多胎，请找到一个胎儿颅骨并沿着其相应的脊柱确定胎儿的位置和其他部分，然后再尝试识别其他胎儿。按照惯例，指定最接近宫颈内口的胎儿为胎儿A。

第
二
篇

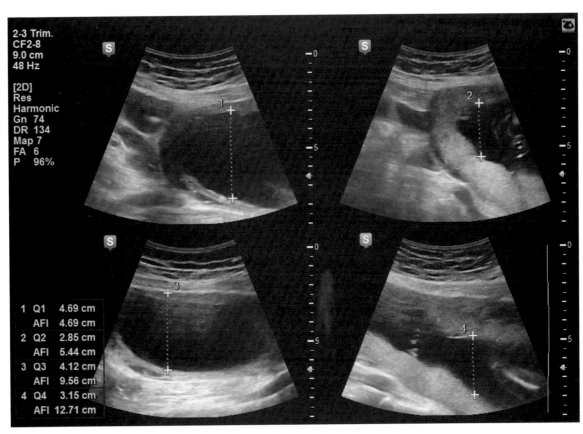

图 28-14 羊水指数正常。

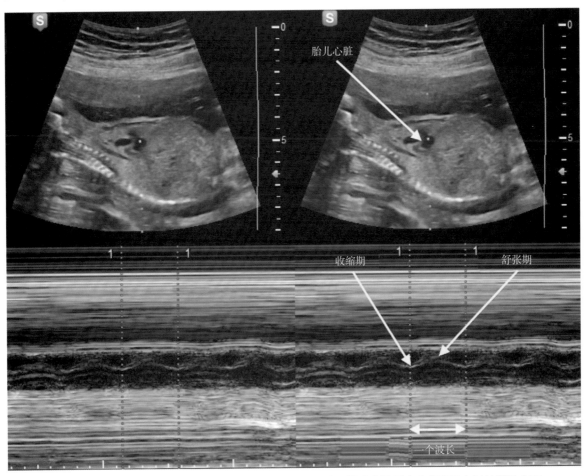

图 28-15 在胎儿的二维图像（顶部窗口）中，M 型用于显示胎心的动态波形（底部窗口）以计算胎心率。

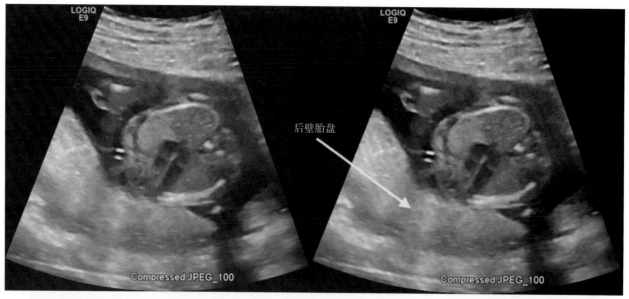

后壁胎盘

图 28-16 正常的后壁胎盘。注意周围的低回声子宫肌层。图中未显示宫颈内口。

患者管理

超声核孕周后，将其与LMP计算的孕周比较。由于对未来妊娠管理的影响，如未来的超声检查评估生长和分娩时间直接依赖于此，改变EDD的决定是非常重要的，只在严格的指南基础上进行。只有在第一次超声检查的基础上，并且AUA在误差范围之外时，才能改变妊娠的工作EDD，而误差范围在妊娠后期会越来越大（表28-5和图28-17）。

除了评估胎龄外，对有生长受限或巨大儿风险的孕妇进行EFW评估也是必要的。此外，在任何一点的宫高偏离胎龄超过3cm，应考虑胎儿生长异常，要行超声生长评估。

宫内生长受限（IUGR）定义为EFW小于第10个百分位。妊娠期高血压疾病会增加风险，建议在孕晚期每4周进行一次EFW评估。识别IUGR很重要，因为死产的风险增加，新生儿发病率和死亡率增加。对于妊娠早期受影响或严重 IUGR 且 EFW 低于第3个百分位的妊娠，风险更高。由于存在风险，一旦诊断 IUGR，对胎儿健康的连续评估就很重要。频繁的无应激试验、羊水指数测量和生物物理特征都是评估胎儿健康的方法；然而，多普勒测速法是唯一能在胎儿酸血症发作前反映异常情况的检测方法，从而有助于在围产期胎儿死亡之前采取干预措施并尝试分娩。

表 28-5　基于超声检查核定孕周指南

孕周范围 [a]	测量方法	超声测定和 LMP 测定之间的差异
≤13 +6 周	CRL	
• ≤8 +6 周		超过5 天
• 9周至13+6 周		超过7天
14周至15+6 周	BPD, HC, AC, FL	超过7天
16周至21+6周	BPD, HC, AC, FL	超过10天
22周至27+6周	BPD, HC, AC, FL	超过14天
28周及以后 [b]	BPD, HC, AC, FL	超过21天

[a]基于 LMP。

[b]由于存在胎儿发育受限的风险，需要仔细考虑整个临床情况并密切监测。

AC，腹围；BPD，双顶径；CRL，头臀长；FL，股骨长度；HC，头围；LMP，末次月经。

Reprinted with permission from Committee on Obstetric Practice, the American Institute of Ultrasound in Medicine, and the Society for Maternal–Fetal Medicine. Committee Opinion No 700: methods for estimating the due date. Obstet Gynecol. 2017;129(5):e150–e154. Copyright © 2017 by The American College of Obstetricians and Gynecologists.

对于偏小的胎儿,识别其为天生偏小还是发育受限存在挑战。这对于开始产前检查晚,未及时确定孕周的患者尤其困难。在这些情况下,胎儿相对孕周偏小时,无法得知是由于IUGR还是日期不准确。在这些情况下,重要的是每3~4周一次连续监测生长发育,评估是否生长百分比一致。生长评估的间隔不应小于2周,否则,因为测量值的内在变异性,会增加胎儿生长异常的假阳性诊断风险。在后续评估中,如果生长百分位线一致,则很可能是正常妊娠,只是日期不准确或天生较小。然而,如果增长百分位数下降,则IUGR是最可能的原因。

根据美国妇产科医师协会(ACOG)的说法,巨大儿指胎儿体重超过4500g。常见的危险因素包括孕妇肥胖、妊娠期糖尿病、过期妊娠和大于胎龄妊娠。此类妊娠在分娩时发生不良事件的风险较高,例如肩难产、胎儿损伤、产后出血和括约肌撕裂。ACOG 建议在36周时通过超声评估 EFW 筛查巨大儿,如果糖尿病孕妇 EFW > 4500g 和非糖尿病孕妇EFW > 5000g,则考虑计划剖宫产[10]。

胎儿生长评估的绝对误差随着妊娠的进展而增加,估计大于4500g的胎儿中,出生体重与超声估计体重相差10%以内的只有50%。尽管作用不大,它仍然是胎儿体重的最佳预测指标和管理潜在出生并发症的最佳工具。

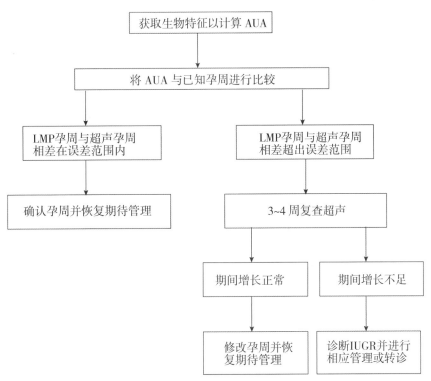

图 28-17 通过末次月经(LMP)或超声确定胎龄的流程。
AUA:平均超声年龄;IUGR:宫内生长受限。

经验分享和要点提示

经验分享

● 如未见胚芽,通过在矢状面测量羊膜囊的高度和宽度,在横切面测量囊的宽度,测量MSD。求这些测量值的平均值就可以得到MSD。MSD + 30估计胎龄天数,除以7得到孕周。虽然这可以估计孕周,但患者仍应随访并测量CRL,因为这是最准确的确定孕周的方法。

● 当患者开始产前检查的时间较晚，且EFW测量比预期孕周偏小时，很难区分IUGR和日期。如前所述，应该对患者进行连续生长监测，以帮助区分两者。在那个时候进行额外的测量也是有帮助的。即使存在IUGR，小脑也会按可预测和恒定的速度生长。因此，小脑直径与AC的比值是恒定的［0.14+0.01；平均值+标准差（SD）］，比值高于平均值2个标准差预示生长受限[11]（图28-18）。

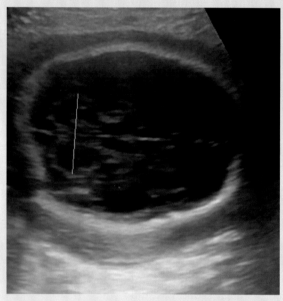

图 28-18　小脑超声图像，卡尺标记小脑横径。先找到测量头围（HC）和双顶径（BPD）的切面，然后在后脑上方稍微向下旋转探头直到小脑进入视野，获得此图像。

要点提示

● 测量 CRL 时，注意不要在测量中意外包括卵黄囊或胎儿肢体（图28-1D）。

● 在测量 FL 时，可能会混淆胎儿其他长骨（例如胫骨或肱骨）与股骨。最好确保股骨的两端与正确的结构相连：骨盆和第二长骨——胫骨。

● 测量HC和BPD时，请确保图像显示切面正确。丘脑和CSP应可见。眼眶和小脑不应出现在图像中。应该是椭圆形而不是圆形。

● 测量BPD时，请务必从屏幕顶部到底部测量颅骨的外侧到内侧。常见错误是放置卡尺不正确或导致测量不准，即从外到外或从内到内。

● 测量AC时，一定要沿着皮肤边缘，包括所有皮下组织。否则，测量结果会低估胎儿体重。

● 确保排除脐静脉，使其不接触AC外部。如果是这样，则探头的角度太低，而非垂直于中线[12]。

● 尝试将胎儿脊柱置于屏幕两侧或底部的角度对腹部进行超声扫查，这有助于防止声影遮挡腹部结构。

参考文献

1. Munster K, Schmidt L, Helm P. Length and variation in the menstrual cycle—a cross section study. *Br J Obstet Gynecol*. 1992;99:422-429.
2. Pearl M, Weir ML, Kharrazi M. Assessing the quality of last menstrual period date on California birth records. *Pediatr Perinat Epidemiol*. 2007;21(suppl 2):50-61.
3. Buekens P, Delvoye P, Wollast E, Robyn C. Epidemiology of pregnancies with unknown last menstrual period. *J Epidemiol Community Health*. 1984;38:79-80.
4. Moorthy RS. Transvaginal sonography. *Med J Armed Forces*. 2000;56(3):181-183.
5. Grisolia G, Milano K, Pilu G, et al. Biometry of early pregnancy with transvaginal sonography. *Ultrasound Obstet Gynecol*. 1993;3(6):403-411.
6. American College of Obstetricians and Gynecologists. *ACOG Committee Opinion #700: Methods for Estimating Due Date*. Washington, DC: American College of Obstetricians and Gynecologists; 2017.
7. Hadlock FP. Sonographic estimation of fetal age and weight. *Radiol Clin North Am*. 1990;28:39.
8. Shepard M, Filly RA. A standardized plane for biparietal diameter measurement. *J Ultrasound Med*. 1982;1:145.
9. Goldstein RB, Filly RA, Simpson G. Pitfalls in femur length measurements. *J Ultrasound Med*. 1987;6:203.
10. American College of Obstetricians and Gynecologists' Committee on Practice Bulletins—Obstetrics. Practice Bulletin No. 173: fetal macrosomia. *Obstet Gynecol*. 2016;128(5):e195-e209.
11. Dilmen G, Toppare MF, Turhan NO, Oztürk M, Işik S. Transverse cerebellar diameter and transverse cerebellar diameter/abdominal circumference index for assessing fetal growth. *Fetal Diagn Ther*. 1996;11(1):50-56.
12. Chinn DH, Filly RA, Callen PW. Ultrasound evaluation of fetal umbilical and hepatic vascular anatomy. *Radiology*. 1982;144:153.
13. American Institute of Ultrasound in Medicine. AIUM practice guideline for the performance of obstetric ultrasound examinations. *J Ultrasound Med*. 2013;32:1083–1101. doi:10.7863/ultra.32.6.1083.
14. American College of Obstetricians and Gynecologists. ACOG Practice Bulletin no. 175: Ultrasound in Pregnancy. *Obstet Gynecol*. 2016;128:e241-e256.

第 29 章　胎儿的健康状况如何？

Benjamin J. F. Huntley，MD，FAAFP and Brandon Williamson，MD

● 临床病例

一位19岁的初产妇，孕34^{+6}周，来门诊就诊，主诉自前一天晚上开始感觉胎动减少，到目前为止，她的怀孕过程还算顺利，她本人的生命体征和体格检查均正常，但诊所无法做无应激试验（NST）。她想知道胎儿健康状况如何？

文献综述

产前胎儿检查的目的是识别发病率或死亡率较高的妊娠。重要的是要发现可能需要干预的妊娠，同时避免对健康的妊娠进行不适当的干预。产前胎儿监护适用于各种有可能影响孕产期间胎儿健康的情况[1]。最常见的指征是胎儿运动减少（表29-1）。

产前检查主要利用胎儿对低氧血症的反应来预测胎儿的健康状况。胎儿的病理生理学变化逐步表现出来，包括胎心率减慢，胎心描记的变异消失，胎儿活动减少以及羊水水平下降。产前检查的不同方法结合了这些变化的各个方面，包括NST，宫缩压力测试，生物物理评分（BPP）和改良的生物物理评分（mBPP）（请参阅表29-2[1]中的测试属性摘要）。在这些不同的方法中，BPP和mBPP可以在初级保健机构中通过超声进行。

表 29-1　产前检查的指征		
适应证	检查起始胎龄	进行胎儿生物物理评估的频率
A2妊娠糖尿病（DM）	32周	每周
1型或2型DM	28～32周，具体取决于血糖控制情况和并发症	每周一次，每两周一次，从第32周开始
高危慢性高血压（HTN；有并发症/合并症）	32周	每周，从第36周起考虑每两周一次
妊娠高血压（轻度）	诊断时	每周
妊娠高血压（重度）	诊断时	每周，从第36周起考虑每两周一次
子痫前期无严重征象	诊断时	每两周一次
先兆子痫具有严重征象	诊断时	每两周一次
抗磷脂综合征	32周	每周
胆汁淤积	诊断时	每周
血红蛋白病	32周	每周一次，从第36周起每两周一次
甲亢	37周	每周
肾脏疾病	32周	每周
系统性红斑狼疮（SLE）	32周	每周，可以考虑更早进行，更频繁地检查疾病活动情况
高龄孕妇（超过40岁）	36周	每周
有明显胎儿异常	32周	每周
胎儿生长受限	诊断时≥28周	每周进行脐动脉多普勒检查

续表

适应证	起始胎龄	胎儿生理评估的频率
多胎妊娠	28～36周，具体取决于绒毛膜性，羊膜性和并发症	每周或每两周一次，具体取决于绒毛膜性，羊膜性和并发症
羊水过少	诊断时≥28周	每周
晚期或足月妊娠	41周0天	每周
先前妊娠时胎儿宫内死亡	32周（或胎儿死亡时间的前2周）	每周
胎儿活动减少	诊断时	一次

产前检查适应证、测试方法、开始日期和检查频率会因地区和具体情况而异。对于个别患者的产前检查必须考虑这些因素，如果有明显异常，及时转诊。

表 29-2　产前胎儿监护方式概述

测试名称	描述	结果	解释
胎动计数	对胎儿变化的主观感知或对设定时间内胎动的客观统计	没有基于证据的最佳胎动次数或持续时间	主观胎动减少会增加围产期不良结局的风险；然而，胎动计数预防死产的有效性尚不确定
宫缩应激试验（CST）	监测胎儿心率对子宫收缩的反应。人为使用催产素或乳头刺激诱发宫缩，逐渐调整至每10分钟宫缩3次，每次持续40秒。评估是否存在胎儿晚期减速	阴性：无晚期减速 阳性：晚期减速≥50%的宫缩 不确定：变异减速或宫缩小于50%的晚期减速 不确定：减速＞q2分钟或持续＞90秒 不满意：＜3次宫缩在10分钟内或无法解释追踪	CST阴性时死产率为0.3/1000
无应激试验（NST）	评估胎儿心率在20分钟内的增速［持续时间＞15秒，如果超过32周胎龄（GA），则达到峰值高于基线＞15bpm，如果超过32周，则达到峰值＞10bpm］；可能会延长到40分钟或如果无反应，则包括振动声刺激NST和羊水评估	有反应：≥2次加速度/20分钟 无反应：＜2次加速度/20分钟	有反应性NST中的死产率为1.9/1000 如果无反应，死产率不确定：进一步CST或BPP
改良的生物物理评分（mBPP）		正常：有反应型NST和单个最大羊水深度（SDP）＞20mm 异常：无反应型NST或SDP＜20mm	正常mBPP的死产率：0.8/1000 如果异常，死产率不确定：进一步CST或BPP
生物物理评分（BPP）	NST，超声检查评估：羊水量，胎儿呼吸运动，胎儿运动和胎儿肌张力	8或10：正常 6：不确定 4、2或0：异常无论得分如何，羊水过少有待进一步评估	BPP为8或10：死产率0.8/1000 BPP≤6，死产率不确定：进一步评估或分娩

请注意，缺乏来自随机对照试验（RCT）的高质量证据，表明产前胎儿监护降低了胎儿死亡的风险。这些测试不能预测胎盘早剥或脐带意外等急性变化。通常，这些测试具有较高的假阳性率，较低的阳性预测值和较高的阴性预测值。请注意，无论何时存在羊水过少，通常在36至37周之间即可分娩。在＜36周内，如果预期得到控制，则进行产前检查和胎儿生长超声检查。

　　产前检查也需要对胎儿神经功能进行评估。短期内，胎儿大约有60%～70%的时间处于活跃的睡眠状态，一次约40分钟，并伴有规律的呼吸运动，间歇性的头部、四肢和躯干运动，胎儿心率增加，基线变异和加速频率增加。胎儿大约25%的时间处于安静的睡眠状态，这种状态每次持续20分钟左右，并且与胎儿心率减慢和变异性降低有关[2]。

除了生理周期外，胎动还受到诸如母体活动，营养以及药物摄入等外部因素的影响。类固醇、烟草、镇静剂和阿片类药物都与胎儿运动减少和BPP得分低有关[3]。随着胎龄的增长，正常胎儿不活动的时间范围会延长，正常上限会达到75分钟无法检测到胎儿运动[4]。

在正常发育的胎儿中，某些特征会逐步形成，并且可以在超声检查中观察到。这些特征按出现的顺序依次是胎儿张口、胎动、呼吸运动、心率基线变异情况。当胎儿发生窒息时，受损的胎儿会以相反的顺序失去这些特征[5]。鉴于胎儿心率的变异性是最后发现的结果，胎儿受损时的最早迹象可以通过无反应性NST检测出来。胎儿肌张力的丧失会使胎儿死亡风险增加14倍[6]，胎儿肌张力是随着胎儿病情恶化而丧失的最后特征。

BPP评分评估了胎儿的五个生物物理特征：NST、呼吸运动、胎动、肌张力和羊水量（表29-3）。

表 29-3　生物物理特征的组成

生物物理变量	正常（2分）	异常（0分）
胎儿呼吸运动	≥1次连续胎儿呼吸运动，持续≥30秒	没有≥30秒的呼吸运动
胎动	≥3次明显的肢体或身体运动（主动连续运动被视为1次）	<3次不同的肢体或身体动作
肌张力	≥1次胎儿躯干或四肢伸展并恢复屈曲，或张开和闭合手	缓慢伸展并恢复部分屈曲，四肢完全伸展或胎儿缺乏活动
NST	20分钟内≥5次或以上胎心率增速	20分钟内胎心率增速<2次
羊水量	最大羊水暗区深度≥20mm	无或最大暗区深度<20mm

改编自Manning FA. Biophysical profile scoring. In Nijhuis J，ed. Fetal Behaviour. New York，NY: Oxford University Press；1992:241

添加羊水评估项目是因为它可以很好地预测胎儿是否宫内缺氧和胎盘功能，而其他成分则可以很好地预测急性窒息和酸血症。正常获得2分，那些异常或不足获得0分。BPP由各个部分分数的累计总分进行评分，如果所有五个组成部分均正常，则最高为10。BPP是一项30分钟的研究，如果所有发现都被记录在案，则可以尽早终止检查。大多数研究仅需10分钟即可完成。正常BPP的死产率仅为0.8/1000[7]。研究表明，对高危患者进行BPP评估可使产科护理人员能够预测胎儿死亡的可能性，并采取降低围产期发病率和死亡率的管理干预措施[8-10]。未能对有异常检测结果的患者采取适当措施，是构成围产期死亡的很重要的原因，这些都是应避免的危险因素[11]。

使用不同的临界分数会产生不同的敏感性和特异性水平。较低的BPP分数与较低的假阳性率相关，并且与不良结果，例如宫内生长受限，低Apgar得分，胎儿窘迫的发生率增加呈负相关。另外，评分为8～10分的分数较高的患者不良妊娠结局几率低于1/1000[12]。因此，在敏感性和特异性之间达到理想平衡的推荐临界值<8。产前检查的预测价值通常在3～7天之内，如果潜在病情持续，建议进行连续系列检查。

完整的BPP可能不需要在所有患者中都完成，并且已经描述了几个简化版本。当简化版本的所有标准均正常时，简化版具有与完整BPP相似的预测值[13]。一种版本称为mBPP，仅包括NST和羊水评估。另一个版本仅包含四个超声部分，而没有NST[14]。因此，在无法进行胎儿心率监测的情况下，BPP是唯一可以单独用超声完成的产前检查。但是，两种简化版BPP的阳性预测值均较低，假阳性率更高。如果按照BPP的简化版本评估仍然异常，则应执行完整的BPP。

第二篇

表 29-4 在临床实践中应用即时超声的建议		
推荐	证据等级	参考文献
死产风险高的女性应接受产前胎儿监护	B	1
如果无应激试验或修改的胎儿生物物理评分存在异常，应通过完整的胎儿生物物理评分进一步评估。进一步的管理取决于胎儿生物物理评分，胎龄，羊水量和孕产妇状况的结果	B	1
在没有禁忌证的情况下，异常产前检查的处理可能包括引产或持续监测	C	1

A＝一致的，高质量的以患者为导向的证据；B＝不一致或质量有限的以患者为导向的证据；C＝共识，以疾病为导向的证据惯例，专家意见或病例系列。有关SORT证据评级系统的信息，请访问http://www.aafp.org/afpsort.

扫查方法

1. 设置和五大要素　让患者仰卧位，左侧倾斜（图29-1），如有不适告知检查者。选择2～5MHz之间的凸阵探头。注意检查开始的时间。检查者首先对胎位、羊水量、胎儿的心脏活动、胎盘的位置和胎儿的数量进行简单检查，即"五大要素"（有关详细信息，请参阅第28章）。

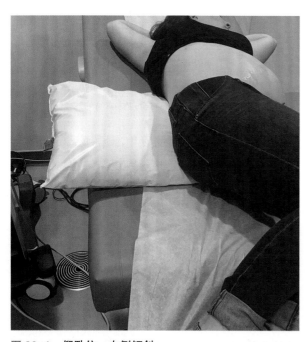

图 29-1　仰卧位，左侧倾斜。

2. 羊水评估　测量单个羊水池最大深度。在使探头与地面平行而不是垂直于孕妇腹部的同时，扫查产妇腹部的四个象限以找到最深的羊水池的象限。使用卡尺测量子宫的前壁（或前胎盘的后边缘）与胎儿的第一部分之间的垂直距离。如图29-2所示，该羊水池至少应有1cm的宽度，并且不应包括任何脐带。

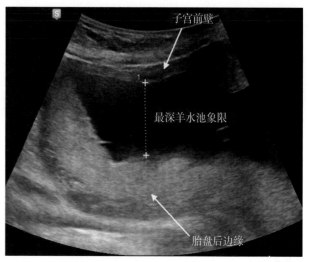

图 29-2　最深羊水池的评估。

3. 评估胎儿的呼吸　获得胎儿的中线矢状面图像，使胎儿的肺、膈肌和腹部内容物在屏幕上清晰可见，并评估胎儿的呼吸运动。胎儿呼吸运动表现为膈膜的向下运动，通常伴随着胸部向内的塌陷。要获得好的监测效果图，必须连续监测呼吸至少30秒（图29-3）。

请注意，如果胎儿呼吸运动不明显，请考虑搜索下面列出的其他BPP组成部分，同时间歇性返回膈膜视图以记录胎儿呼吸运动。

4. 评估胎儿肌张力　间歇性地从中线矢状扫描平面出发，确定胎儿的四肢，以评估胎儿肌张力。胎儿肌张力被定义为脊柱或四肢伸展恢复到屈曲状态。阳性评分，至少需要一个胎儿张力示例得分（图29-4）。

注意，胎儿手的张开和闭合可视化足以满足BPP的这一组成部分。

5. 评估胎动　胎儿运动定义为肢体或躯干的总体运动。连续运动仅计为一次运动。至少需要评估三个不同的动作才能获得有效得分（图29-5

和29-6）。

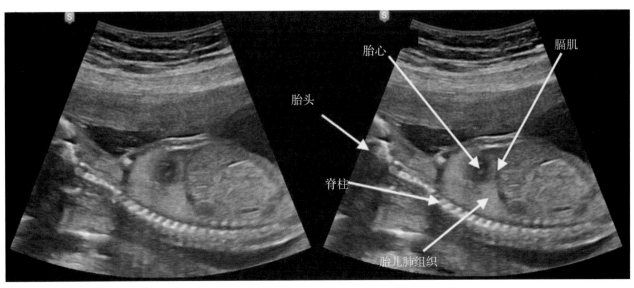

图 29-3 识别胎儿横膈膜，可以轻松观察到胎儿的呼吸。

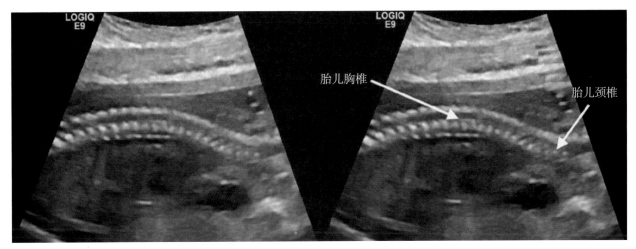

图 29-4 可以识别胎儿的脊柱，此时可以很容易地观察到胎儿的躯干伸展和屈曲。

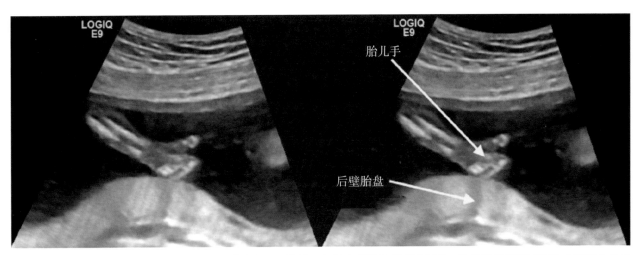

图 29-5 识别胎儿的手；通过此视图可以看到胎儿手的张开和闭合或肢体的明显运动，使超声能够记录运动或肌张力的组成部分。

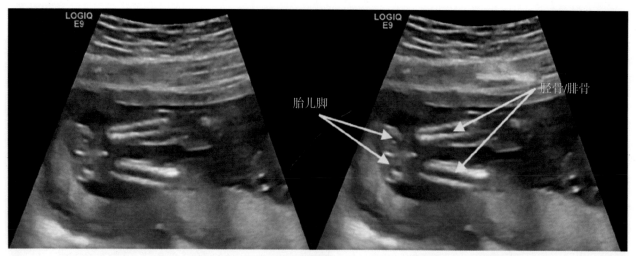

图 29-6 观察上肢，胎儿的脚也可用于帮助检测明显的肢体运动。

患者管理

通过mBPP评分可评估胎儿运动减少（图29-7）或其他高危胎儿情况。如果NST在20分钟的时间内无反应，则将研究延长20分钟，并考虑使用振动声刺激。由于mBPP的假阳性率高且阳性预测值低，因此应在持续的异常结果之后进行进一步的检测，以最大程度地减少不必要的分娩率和医源性不良结局。如果NST无反应性或存在羊水过多/羊水过少，则检查的下一步就是执行完整的BPP。BPP用作临床决策工具。表29-5概述了BPP分数的解释和管理。

羊水正常的得分为8或10，表示1周内胎儿死亡的风险较低。如果得分为8，但存在羊水少，则为例外。美国妇产科学院（ACOG）建议确诊羊水过少的孕妇在胎龄超过36周时分娩。羊水评估6分是不确定的测试结果，需要在24小时后重新测试，以观察异常部分是否恢复正常。BPP为6的足月胎儿可以考虑分娩。BPP分数≤4通常及时终止妊娠。如果没有NST，则没有NST且得分为8的BPP被认为等同于完整BPP的得分为8或10。如果发现分数低于8，则必须进行适当的转诊，以使BPP完整，包括NST或收缩压力测试。

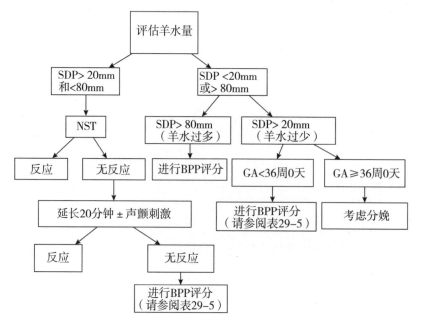

图 29-7 对于主诉胎动减少患者的推荐评估。
BPP，生物物理评分；GA，胎龄；NST，无应激试验；SDP，最大羊水深度

表 29-5	解释和管理生物物理特征（BPP）分数	
分数	解释	管理
8～10	正常；慢性窒息的风险低	每周或每周两次重复测试
6	不确定，怀疑慢性窒息	如果妊娠≥36周，或已知胎儿肺成熟度<36周，则考虑分娩；否则，在4～6小时内重复BPP，如果存在羊水过少，则进行分娩
4	异常的；怀疑慢性窒息	通常提示可分娩；如果<32周，请考虑进行个性化管理（扩展监控）
0～2	异常的；强烈怀疑慢性窒息	将测试时间延长到120分钟；如果持续<4，则不管胎龄如何均分娩

经许可引自：Manning FA，Harman CR，Morrison I，et al. Fetal assessment based on fetal biophysical profile scoring. Am J Obstet Gynecol. 1990；162（2）:398–402. Copyright © 1990 Elsevier. Manning FA. Biophysical profile scoring. In: Nijhuis J, ed. Fetal Behaviour. New York, NY: Oxford University Press；1992:241. Reproduced with permission of Oxford Publishing Limited through PLSclear.。

经验分享和要点提示

经验分享

- 评估胎儿呼吸时，请准备秒表或计时器。

要点提示

- 注意不要将产妇的呼吸误认为是胎儿的呼吸。在产妇呼吸期间，整个胎儿将在监测器上与产妇呼吸相对应地上下移动。在胎儿呼吸期间，胎儿胸腔会扩张和收缩。
- 注意不要因为胎儿的睡眠周期或孕妇服用镇静剂或阿片类药物而将可以正常生产的胎儿误诊为慢性窒息。
- 仍应记住，胎儿监护不能预测子宫内意外的发生，例如脐带异常或胎盘早剥。

参考文献

1. American College of Obstetricians and Gynecologists. ACOG Practice Bulletin no. 145: antepartum fetal surveillance. *Obstet Gynecol*. 2014;124(1):182-192.
2. Van Woerden EE, VanGeijn HP. Heart-rate patterns and fetal movements. In Nijhuis J, ed. *Fetal Behaviour*. New York, NY: Oxford University Press; 1992:41.
3. Hijazi ZR, East CE. Factors affecting maternal perception of fetal movement. *Obstet Gynecol Surv*. 2009;64:489.
4. Patrick J, Campbell K, Carmichael L, Natale R, Richardson B. Patterns of gross fetal body movements over 24-hour observation intervals during the last 10 weeks of pregnancy. *Am J Obstet Gynecol*. 1982;142:363.
5. Vintzileos AM, Gaffney SE, Salinger LM, Campbell WA, Nochimson DJ. The relationship between fetal biophysical profile and cord pH in patients undergoing cesarean section before the onset of labor. *Obstet Gynecol*. 1987;70:196.
6. Maning FA, Platt L, Sipos L. Antepartum fetal evaluation: development of a fetal biophysical profile. *Am J Obstet Gynecol*. 1980;136:737.
7. Manning FA, Morrison I, Harman CR, Lange IR, Menticoglou S. Fetal assessment based on fetal biophysical profile scoring: experience in 19,221 referred high risk pregnancies. II. An analysis of false-negative fetal deaths. *Am J Obstet Gynecol*. 1987;157:880-884.
8. Manning FA, Platt LD. Maternal hypoxemia and fetal breathing movements. *Obstet Gynecol*. 1979;53:758-760.
9. Manning FA, Snijders R, Harman CR, Nicolaides K, Menticoglou S, Morrison I. Fetal biophysical profile score. VI. Correlation with antepartum umbilical venous fetal pH. *Am J Obstet Gynecol*. 1993;169:755-763.
10. Manning FA. Fetal biophysical profile: a critical appraisal. *Clin Obstet Gynecol*. 2002;45:975.
11. Mersey Region Working Party on Perinatal Mortality. Perinatal health. *Lancet*. 1982;1:491.
12. Greenberg ML. Chapter 12: Antepartum fetal evaluation. In Gabbe SG, ed. *Obstetrics Normal and Problem Pregnancies*. 7th ed. Philadelphia, PA: Elsevier; 2016:253.
13. Graham N, Harman C. Chapter 56: Antepartum testing. In Berghella V, ed. *Maternal-Fetal Evidence Based Guidelines*. 3rd ed. Boca Raton, FL: CRC Press; 2017.
14. Manning FA, Morrison I, Lange IR, Harman CR, Chamberlain PF. Fetal biophysical profile scoring: selective use of the nonstress test. *Am J Obstet Gynecol*. 1987;156(3):709-712.
15. American College of Obstetricians and Gynecologists. ACOG Committee Opinion no. 560: medically indicated late-preterm and early-term deliveries. *Obstet Gynecol*. 2013;121(4):908-910.

第二篇

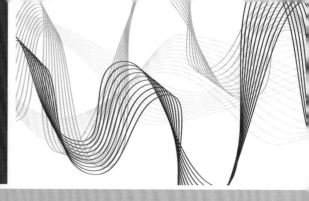

第5部分 骨 盆

第30章 患者是否有睾丸扭转？

Charisse W. Kwan, MD, FRCPC

● 临床病例

一例14岁男孩主诉右阴囊肿胀、疼痛3小时，来诊室就医，此外一切正常。2天前的足球训练中，其腹股沟曾受轻微外伤，无发烧、排尿困难或血尿，否认性生活史。体格检查发现右阴囊稍红，睾丸下方肿胀，主诉有疼痛感。左侧阴囊正常。无腹股沟淋巴结肿大，双侧存在提睾反射。患者是否有睾丸扭转？

文献综述

虽然急性阴囊疼痛最常见的病因是良性的，但如果不及早诊断和治疗，罕见病例可致睾丸坏死，后果严重。不幸的是，对儿科患者，病史和体格检查并不总能帮助甄别须紧急救治的异常状况，因为许多孩子无法准确叙述其症状。特别值得关注的是，要区别睾丸扭转与非急性原因所致睾丸疼痛，如附睾炎、睾丸炎或附睾扭转。有证据表明，一侧提睾反射异常、恶心、呕吐、急性发病、睾丸高位和阴囊皮肤变化高度提示小儿睾丸扭转[1-4]。然而，即使是成年患者，睾丸扭转也很少出现教科书所描述的典型症状，通常很难仅凭病史和体格检查来确诊。

超声检查极具价值，特别是对语言沟通障碍的患者。对成人，由受过充分训练的急诊医生做阴囊超声，对睾丸扭转、附睾炎、睾丸炎、疝气、鞘膜积液、睾丸破裂、睾丸肿块和无病理改变的诊断敏感性和特异性分别为94%和95%[5, 6]。

扫查方法

1. 患者处于仰卧位蛙腿姿势，仅暴露腹股沟区域和睾丸（图30-1）。

表 30-1 在临床实践中应用即时超声的建议		
建议	**证据等级**	**参考文献**
对于高度预测睾丸扭转、创伤或嵌顿疝的儿童，应尽快进行超声检查，以帮助快速诊断和治疗。患者状况较好时，也可使用此建议	c	5-8, 10
对于睾丸扭转、创伤或嵌顿疝概率低至中等的儿童，患者状况较好时，应进行超声检查，以便捕捉更危重诊断的非典型表现	c	5, 9

A=一致的、质量良好的以患者为导向的证据；B=不一致或质量有限的以患者为导向的证据；C=共识，以疾病为导向的证据，通常的做法，专家意见，或病例系列。有关SORT证据评级系统的信息，请访问http://www.aafp.org/afpsort。

2. 用线性高频探头横向扫查（图30-2）。先检查健侧睾丸，观察精索、附睾和睾丸。须特别注意睾丸的大小、回声和血管。然后，沿长轴方向检查睾丸（图30-3）。如果可能的话，连续截

屏。除非有扭转或水肿，否则附睾是很难找到的
（图30-9）。

3. 运用彩色多普勒或能量多普勒检查睾丸和
周围组织的血供。感染时可表现为多普勒血流增
强，如附睾炎（图30-4）。

4. 重复上述步骤，在短轴与长轴仔细检查患
侧睾丸。

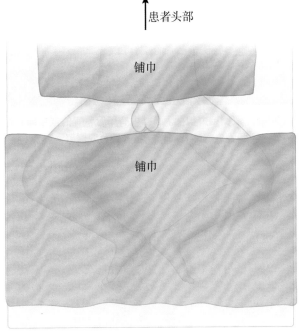

图 30-1　让患者处于仰卧位蛙腿姿势。用铺巾覆盖阴茎、
腹部和腿，仅露出阴囊和腹股沟管。

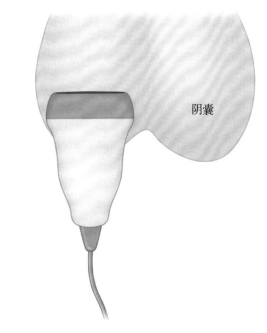

图 30-2　横向扫查。

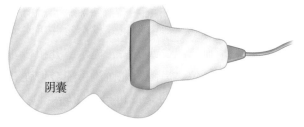

图 30-3　沿长轴扫查（平行于睾丸长轴）。

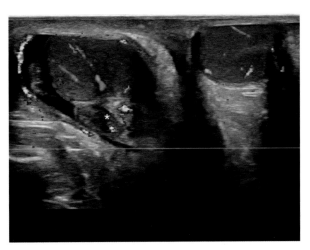

图 30-4　双侧睾丸图像。右侧附睾炎。星号处附睾扩张，
血流增强。请注意，两个睾丸都有彩色血流。

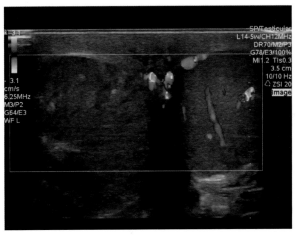

图 30-5　双侧睾丸图像。右侧睾丸有症状。与左侧睾丸
相比，右侧睾丸有回声变化，无彩色血流。

5. 两个睾丸横向扫查的并排视图可用于比
较大小、回声和血管。注意大小和回声的差异。
患侧睾丸血流减少提示睾丸扭转（图30-5）。

患者管理

当儿童患者出现阴囊疼痛时，当务之急是排
除睾丸扭转、嵌顿疝和睾丸创伤性破裂。其他疾
病包括附睾炎、附睾-睾丸炎、附睾扭转、鞘膜
积液、精索静脉曲张、睾丸肿块/肿瘤和腹股沟

疝。

睾丸扭转需要立即由泌尿外科会诊并手术。患侧睾丸超声血流减少或消失，提示睾丸扭转。如果睾丸扭转复位，患侧睾丸血流可能会增强，但这侧睾丸很危险，将来或可再次扭转[7, 8]。提示泌尿科会诊，但可能不需要紧急会诊。应给予全面超声检查，以探查扭转、扭转复位或部分扭转。超声表现见精索扭曲对提示睾丸扭转的敏感性和特异性为100%[9]（图30-6），也可能伴有应激性鞘膜积液。

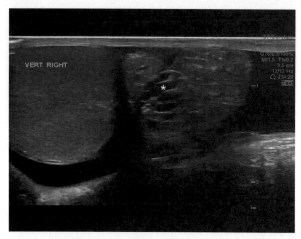

图30-6　右侧睾丸长轴视图，图像右侧是扭曲的精索（星号处的漩涡）。患者头部朝向图像右侧。注意应激性鞘膜积液。

阴囊疼痛的儿童也可能患有嵌顿疝（图30-7）。疝内肠道缺乏蠕动，肠袢内有气体和液体。如果患者有肠梗阻的迹象和/或疝无法复位，则需要立即手术会诊。如果腹股沟管肿胀，用超声检查也很重要，可能有一个睾丸回缩并嵌在腹股沟管内了。

外伤后，阴囊疼痛的儿童可能有睾丸破裂（图30-8）。应该用超声检查来确定，因为患者体内可能形成精子抗体并导致不育，须尽快请泌尿外科会诊[10, 11]。

附睾扭转与睾丸扭转的疼痛相仿，其超声表现为一个圆形的附属物，周围血流增强，内部没有血流（图30-9）。

附睾炎、附睾-睾丸炎（图30-10）和睾丸炎均伴有阴囊疼痛。它们是引起急性阴囊疼痛的常见原因。在这些情况下，回声结构发生变化：

患侧体积变大、血流增强（附睾、睾丸或两者皆有）。

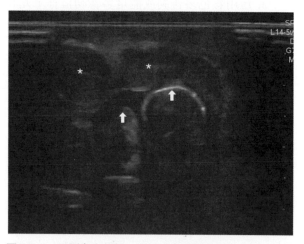

图30-7　双侧睾丸视图。肠袢内有肠管积气的嵌顿疝（箭头处）。肠管内气体有阴影。星号处为双侧睾丸。

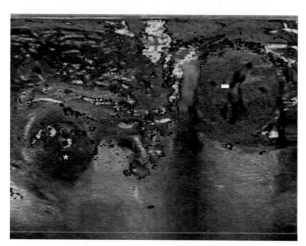

图30-8　双侧睾丸视图。有一个线性低回声集合（箭头处），显示左侧睾丸破裂（图像右侧），中心无血流，周围创伤组织的血流增强。星号处表示右侧睾丸，正常的彩色血流。

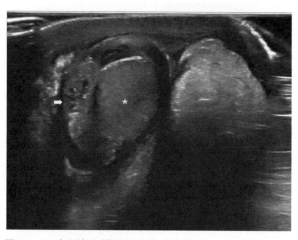

图30-9　右侧睾丸横切面图像（星号处），附睾增大（箭头处）可见混合回声。

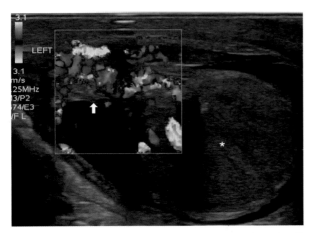

图 30-10　左侧睾丸横切面图像(星号处),附睾增大(箭头处),可见混合回声。注意附睾和睾丸的血流增强,提示附睾炎。有鞘膜积液。

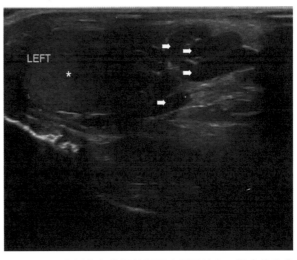

图 30-11　左侧睾丸的长轴视图(星号处)。精索静脉曲张表现为阴囊底部的低回声长管状结构,类似"一袋蚯蚓"(箭头处)。

精索静脉曲张可发生于青少年(图30-11)。其外观有时被描述为像"一袋蚯蚓"。患者仰卧休息时,精索静脉直径大于2～3mm,定义为精索静脉曲张[12]。当患者做Valsalva动作时,超声可见低流量静脉曲张的血流运动。如果患者疼痛,则需要泌尿外科会诊,以便长期管理。

在儿童人群中,睾丸肿块很少见(图30-12)。对于症状明显、难以确诊的非典型结构,应由泌尿外科会诊并进行更全面的影像学检查[13]。

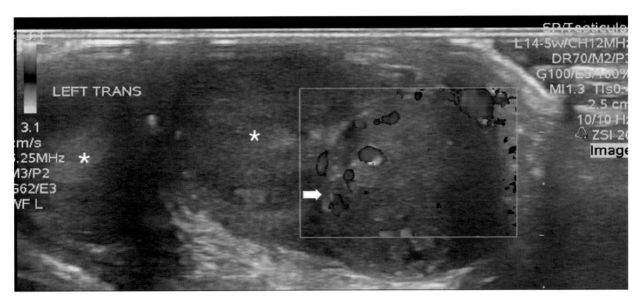

图 30-12　双侧睾丸视图(星号处)。左侧睾丸旁圆形肿块(箭头处)。其大小与左侧睾丸相当,具有彩色血流及混合回声。

鞘膜积液在儿童中极为常见(图30-13),可以是先天性和良性的,也可由应激性反应或任何非特异性炎症反应所致。临床病史和体格检查有助于鉴别良性和反应性病因。

表30-2总结了以上小儿急性阴囊病症的超声特征。图30-14为急性睾丸疼痛患儿的治疗策略推荐。应始终与当地泌尿外科团队共商治疗路径,他们对治疗路径的认可是必不可少的。

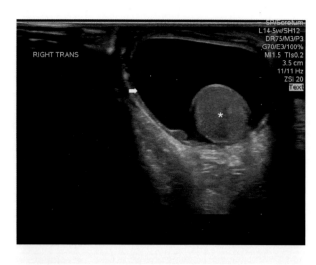

图 30-13　右侧睾丸横切面图像（星号处）。大量积液表现为睾丸周围低回声区（箭头处）。

表 30-2	鉴别诊断和超声特征				
	异常睾丸回声	睾丸增大	睾丸血流减少	睾丸血流增多	周围结构异常
睾丸扭转	有	有	有	扭转/扭转复位*	±鞘膜积液
腹股沟疝	无	无	无	无	有——可见肠袢
睾丸破裂	有	有	可能有	可能有	有——血肿
附睾炎	无	无	无	无——但附睾血供增强	±鞘膜积液
附睾-睾丸炎	有	有	无	有	±鞘膜积液
附睾扭转	无	无	无	有	有——圆形附件无血流
肿瘤	可能有	可能有	无	可能有	睾丸内或外肿块
精索静脉曲张	无	无	无	无	有——"一袋蚯蚓"
先天性积液	无	无	无	无	液体——鞘膜积液

*疼痛比初发时减轻。

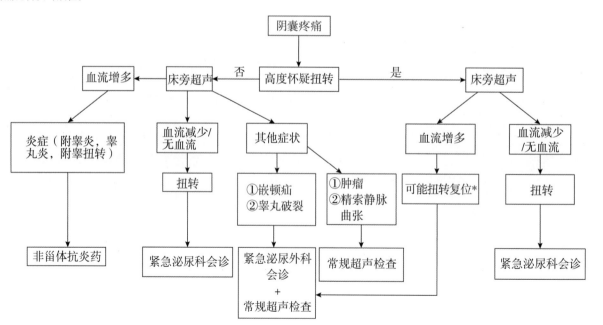

图 30-14　急性睾丸疼痛患儿的治疗策略推荐。

*疼痛比初发时减轻。

经验分享和要点提示

经验分享

- 由于儿童血管细小，加之血管收缩，故在儿童患者中很难评估血流。超声扫查时，在两个睾丸下面热敷，可以增加该区域的血流量，并增加彩色多普勒的能见度。必要时用能量多普勒。
- 先检查健侧睾丸，设置好彩色多普勒增益，然后再检查患侧睾丸，并且不要调节增益，否则很难比较血流。
- 睾丸会回缩，有时候在阴囊内很高的位置，甚至会回缩到腹股沟管中。

要点提示

- 不要将睾丸外血流误认为睾丸内血流。确保看到有稳定的血供流入患侧睾丸中心。
- 即使看到其他症状，也要牢记评估血流情况。否则，可能得到睾丸扭转的假阴性结果。
- 睾丸扭转复位会导致睾丸的血流量增加。如果基于临床表现和超声显示患侧睾丸血流增加有所怀疑，请泌尿科会诊。

参考文献

1. Srinivasan A, Cinman N, Feber KM, Gitlin J, Palmer LS. History and physical examination findings predictive of testicular torsion: an attempt to promote clinical diagnosis by house staff. *J Pediatr Urol.* 2011;7(4):470-474.
2. Boettcher M, Bergholz R, Krebs TF, Wenke K, Aronson DC. Clinical predictors of testicular torsion in children. *Urology.* 2012;79(3):670-674.
3. Liang T, Metcalfe P, Sevcik W, Noga M. Retrospective review of diagnosis and treatment in children presenting to the pediatric department with acute scrotum. *AJR Am J Roentgenol.* 2013;200(5):W444-W449.
4. Boettcher M, Bergholz R, Krebs TF, et al. Differentiation of epididymitis and appendix testis torsion by clinical and ultrasound signs in children. *Urology.* 2013;82(4):899-904.
5. Blaivas M, Sierzenski P, Lambert M. Emergency evaluation of patients presenting with acute scrotum using bedside ultrasonography. *Acad Emerg Med.* 2001;8(1):90-93.
6. Blaivas M, Batts M, Lambert M. Ultrasonographic diagnosis of testicular torsion by emergency physicians. *Am J Emerg Med.* 2000;18(2):198-200.
7. Bomann JS, Moore C. Bedside ultrasound of a painful testicle: before and after manual detorsion by an emergency physician. *Acad Emerg Med.* 2009;16(4):366.
8. Smith RJ, Horrow MM. Ultrasonographic evaluation of acute urinary tract and male genitourinary pathology. *Ultrasound Clinics.* 2011;6(2):195-213.
9. Vijayaraghavan SB. Sonographic differential diagnosis of acute scrotum: real-time whirlpool sign, a key sign of torsion. *J Ultrasound Med.* 2006;25(5):563-574.
10. Cannis M, Mailhot T, Perera P. Bedside ultrasound in a case of blunt scrotal trauma. *West J Emerg Med.* 2013;14(2):127-129.
11. Matzek BA, Linklater DR. Traumatic testicular dislocation after minor trauma in a pediatric patient. *J Emerg Med.* 2013;45(4):537-540.
12. Kim ED, Lipshultz LI. Role of ultrasound in the assessment of male infertility. *J Clin Ultrasound.* 1996;24(8):437-453.
13. Thimann D, Badawy M. 7-month-old male with scrotal swelling. *Emerg Med J.* 2014;31(6):521-522.

第31章 患者的子宫内膜有多厚？

Lauren Castleberry, MD, FACOG and Joy Shen-Wagner, MD, FAAFP

●临床病例

　　一名55岁的绝经后患者主诉阴道流血。她有高血压，2型糖尿病史和病态肥胖，体重指数（BMI）为45。双侧输卵管结扎，未行其他妇科手术。无家族史。无吸烟、饮酒和非法药物使用史。既往3次经阴道分娩史，否认子宫肌瘤病史。最近一次子宫颈刮检查是在过去1年内，结果阴性，高危人乳头瘤病毒检测结果为阴性。体格检查显示子宫大小正常，未及明显附件包块。宫颈正常，阴道穹隆内未见任何撕裂伤、息肉或其他解剖异常。您想通过床边超声检查排除子宫内膜癌，并看看患者的子宫内膜有多厚。

文献综述

　　子宫内膜癌是美国最常见的妇科恶性肿瘤[1]。最常见的表现是绝经后出血，超过90%的子宫内膜癌患者有此表现。但是，绝经后出血的最常见原因是良性疾病，包括息肉或子宫内膜萎缩（表31-1和表31-2）[2, 3]。由于潜在的恶性肿瘤风险，必须进行有效而果断的检查以明确绝经后出血的原因。扩张宫颈刮宫术是多年来的标准评估方法，但已证明在绝经后患者人群中进行子宫内膜活检具有相似的敏感性和特异性，分别为99.6%和98%～100%[4]。

　　遗憾的是，这两种手术过程都不舒服，并且有附加费用。此外，刮除术时麻醉会导致患者并发症发生率增加。尽管子宫内膜活检侵入性较小且不需要全身麻醉，但不足以明确诊断。在一项纳入97例绝经后出血患者的研究中，尝试获得足够的子宫内膜组织时，在47%的患者中失败了。在子宫内膜厚度＜5mm的患者中初次活检更有可能失败，尽管该组患癌症或非典型病变的风险也较低[5]。

表31-1　1型子宫体癌的危险因素

影响风险的因素	估计相对风险
高龄	2～3
居住在北美或北欧	3～18
较高的教育水平或收入	1.5～2
白色人种	2
无产史	2～3
不孕史	2～3
月经不调	1.5
更年期晚	2～3
月经初潮早	1.5～2
长期单纯使用雌激素	10～20
使用他莫昔芬	2～3
肥胖	2～5
产生雌激素的肿瘤	＞5
2型糖尿病、高血压、胆囊疾病或甲状腺疾病的病史	1.3～3
林奇综合征	6～20

经许可转自：Gershenson DM, McGuire WP, Gore M, et al., ed. Gynecologic cancer: controversies in management. Philadelphia, PA:Churchill Livingstone; 2004. Copyright © 2004 Elsevier.

表31-2　绝经后出血的病因

出血原因	发生率
子宫内膜萎缩	60%～80%
外源性雌激素	15%～25%
子宫内膜或宫颈息肉	2%～12%
子宫内膜增生	5%～10%
子宫内膜癌	10%
其他（例如子宫颈癌，子宫肉瘤，外伤）	10%

经许可转自：Hsu C, Chen C, Wang K. Assessment of postmenopausal bleeding. Int J Gerontol. 2008;2(2):55-59. Copyright © 2008 Elsevier.

表 1-3	在临床实践中应用即时超声的建议		
建议		证据等级	参考文献
绝经后出血且经阴道超声检查测量子宫内膜厚度≤4mm者,不需要进行初始组织活检		A	5,6
绝经后患者偶然发现子宫内膜增厚>4mm的重要性尚不清楚,不是常规子宫内膜活检(EMB)适应证。同样,绝经后患者不应使用经阴道超声(TVUS)筛查子宫内膜癌		B	9,10
在接受激素替代治疗的患者中,有绝经后出血且子宫内膜厚度≥5mm,提示组织活检		A	7

A=一致的、质量良好的以患者为导向的证据;B=不一致或质量有限的以患者为导向的证据;C=共识,以疾病为导向的证据,通常的做法,专家意见,或病例系列。有关SORT证据评级系统的信息,请访问http://www.aafp.org/afpsort。

其他研究也支持这种子宫内膜厚度的临界值,以确定谁应该接受子宫内膜采样。在Karlsson等人的多中心研究中,涉及1168名计划行刮宫术的绝经后出血妇女,经阴道超声检查子宫内膜厚度<5mm的患者中未发现恶性肿瘤[6]。鉴于这些发现,经阴道超声(TVUS)已成为绝经后出血的一线评估方法,用于对需要组织活检的患者进行分诊。

最后,还有研究评估了子宫内膜厚度及其用于检测接受激素替代疗法(HRT)女性子宫内膜疾病的准确性。在一项荟萃分析中,评估了TVUS在诊断绝经后阴道流血妇女中子宫内膜病理状况的准确性,并将使用HRT的患者与未使用HRT的患者进行比较[7]。子宫内膜厚度临界值为5mm时,TVUS识别出95%未使用HRT的女性和91%使用HRT的女性的子宫内膜疾病。在组织学检查结果正常的女性中,未使用HRT的女性中8% TVUS异常,而使用过HRT的女性中则有23%。因此,在不使用HRT的女性中特异性更高。由于TVUS的敏感性随激素的使用而变化不大,因此无论患者是否接受HRT,TVUS都能可靠地排除子宫内膜疾病。使用5mm作为临界值,未使用HRT的女性的阴性似然比为0.05,而使用HRT的女性的阴性似然比为0.12。但是,由于TVUS的特异性确实因使用HRT而异,因此未使用HRT女性的阳性似然比为11.9,而使用HRT

的女性似然比为4.0。因此,如果一位女性没有子宫内膜疾病的验前概率为5%,未使用HRT则在TVUS结果异常后发生子宫内膜疾病的概率为39%,而使用HRT者则为17%。

总之,经阴道超声测量内膜厚度≥5mm可以可靠地提示对有症状的绝经后患者进行子宫内膜取样。尽管数据不支持使用子宫内膜厚度对子宫内膜病变进行筛查,但文献支持使用相同的5mm作为临界值对接受HRT的绝经后出血患者进行采样。

扫查方法

因为文献报道使用TVUS测量子宫内膜厚度在检测子宫内膜异常中的实用性,所以这里仅讨论经阴道超声方法。

1.患者准备 检查前嘱患者放松,排尿后,将腿放在踏脚板上,呈膀胱截石位。如果没有踏脚板,则在臀部下方放一个枕头或有盖的便盆,以抬高骨盆,以便操作员充分应用阴道探头。使用频率为5MHz或更高的阴道探头(图31-1)。

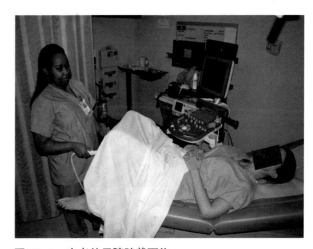

图31-1 患者处于膀胱截石位。

2.识别子宫 在矢状面中定位子宫,注意识别前边界和后边界。在矢状面从左向右快速扫查,在冠状面从下至上快速扫查整个子宫(图31-2和图31-3)。

3.评估和测量子宫内膜 评估子宫内膜是否有任何厚度或局灶性异常,以及是否有积液。用矢状面子宫的中线图像,测量基底子宫内膜的前部和后部,排除子宫内膜或邻近的低回声肌层。

如果由于显示效果差或质量不佳而难以获取影像，请在报告中注明。在这些情况下，超声宫腔造影可能有助于进一步勾勒子宫内膜并评估腔内肿块[8]。此外，3D超声检查可能有助于进一步评估腔内肿块（图31-4至图31-6）。

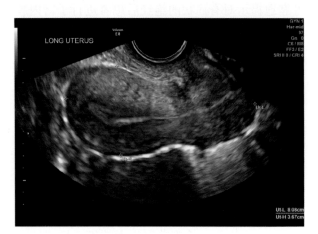

图 31-2 经阴道超声子宫长轴图像。在宫底到宫颈外口的长轴上测量子宫长度。从前壁到后壁垂直于子宫长度测量深度。

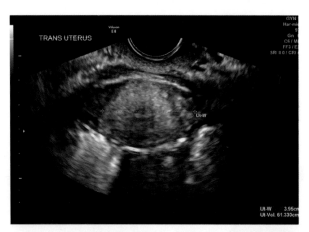

图 31-3 子宫的宽度在冠状面中测量。

4.评估附件 对附件进行粗略评估，检查附件是否有任何明显的异常或病理情况。正常的输卵管通常不可见，绝经后的卵巢通常较小，也难以辨认；如果发现卵巢或输卵管有任何明显的异常，请记录它们与子宫的关系、大小和超声检查特征（图31-7至图31-9）。

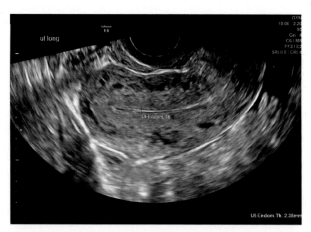

图 31-4 正常子宫内膜，测量前部和后部基底子宫内膜的厚度。

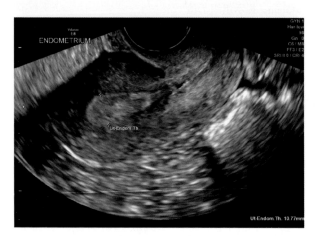

图 31-5 图示均匀增厚的子宫内膜。

患者管理

测得子宫内膜厚度后，对于绝经后患者，厚度<5mm，症状可以复发或恶化。如果症状持续存在，那么应当进行门诊子宫内膜活检。

对于绝经后子宫内膜厚度≥5mm的患者，应在所有治疗干预措施之前先进行子宫内膜取样。如果子宫内膜出现异质性和可疑性的病理问题，那么盐水灌注超声检查（SIS）可能有助于进一步确定病变的特征，并制订管理计划。在这种情况下，宫腔镜刮宫术、息肉切除术或子宫肌瘤切除术可能在诊断和治疗方面更有意义（图31-10）。

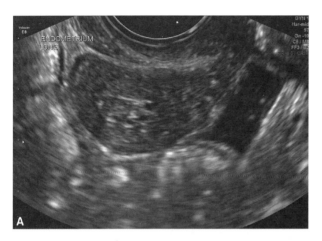 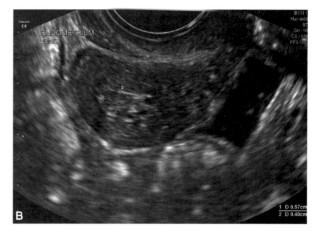

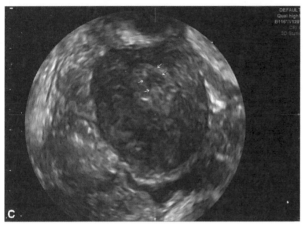

图 31-6 　A，子宫内膜呈异质性并被相对低回声的腔内病变所扭曲。B，在矢状面检出更多低回声的腔内病变。C，3D 成像有助于确定腔内病变的边界。

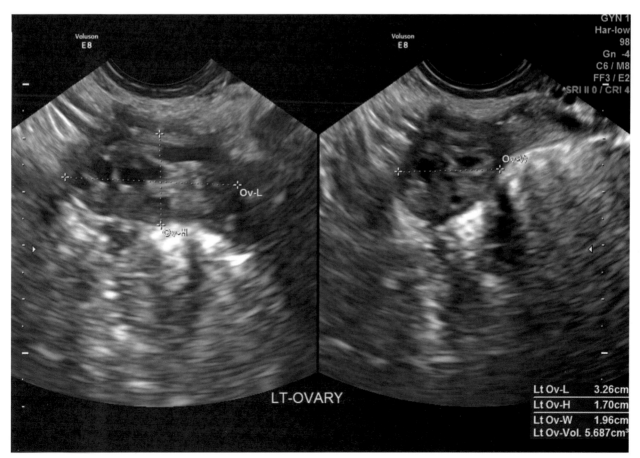

图 31-7 　左侧卵巢正常。

第二篇

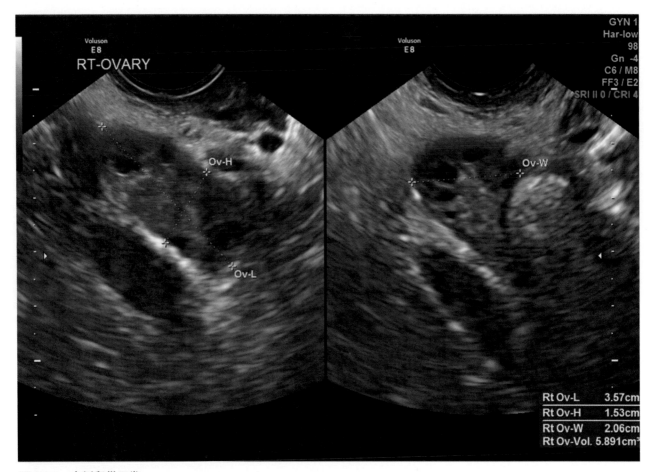

图 31-8　右侧卵巢正常。

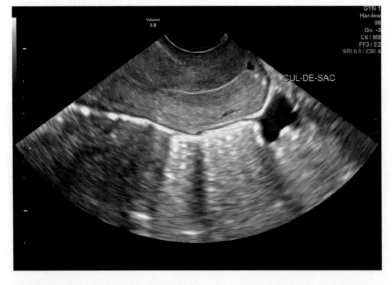

图 31-9　应评估凹陷处是否有游离积液。

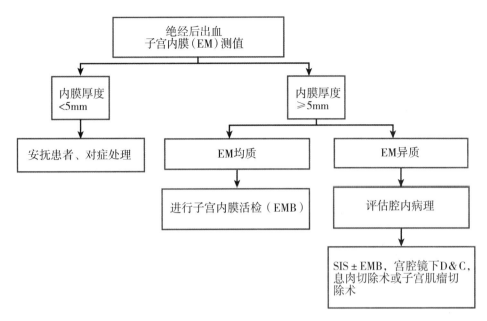

图 31-10 绝经后出血的治疗流程。
D&C：扩张和刮宫；SIS：盐水灌注超声检查。

经验分享和要点提示

经验分享

● 确保真正测量子宫内膜而非看似子宫内膜区域的方法：确保可以沿着子宫的长轴一直到宫颈管下方都可看到子宫内膜。这两条线应连接。

● 如果难以观察子宫内膜，则尝试在该区域行彩色多普勒；这通常有助于划定边界。

● 绝经后子宫内膜并非总是易于识别。如果您很难清楚地看到边界，则该患者将需要使用SIS或宫腔镜进一步评估。

要点提示

● 不推荐对无症状的绝经后患者子宫内膜常规测量。如果偶然发现子宫内膜增厚，建议考虑患者的个人特征和子宫内膜癌的风险，进行个体化评估和护理[1]。

● 没有足够的数据支持在绝经前患者中使用子宫内膜厚度评估子宫内膜癌。这在很大程度上是因为在正常的月经周期中，子宫内膜厚度随各种激素水平的变化而变化。

参考文献

1. American College of Obstetricians and Gynecologists. ACOG Committee Opinion No. 440. The role of transvaginal ultrasonography in the evaluation of post-menopausal bleeding. *Obstet Gynecol*. 2009;114:409-411.

2. Goldstein RB, Bree RL, Benson CB, et al. Evaluation of the woman with postmenopausal bleeding: society of Radiologists in Ultrasound-Sponsored Consensus Conference statement. *J Ultrasound Med*. 2001;20:1025-1036.

3. Van den Bosch T, Ameye L, Van Schoubroeck D, Bourne T, Timmerman D. Intra-cavitary uterine pathology in women with abnormal uterine bleeding: a prospective study of 1220 women. *Facts Views Vis Obgyn*. 2015;7(1):17-24.

4. Dijkhuizen FP, Mol BW, Brolmann HA, Heintz AP. The accuracy of endometrial sampling in the diagnosis of patients with endometrial carcinoma and hyperplasia: a meta-analysis. *Cancer*. 2000;89(8):1765-1772.

5. Elsandabesee D, Greenwood P. The performance of Pipelle endometrial sampling in a dedicated postmenopausal bleeding clinic. *J Obstet Gynaecol*. 2005;25:32-34.

6. Karlsson B, Granberg S, Wikland M, et al. Transvaginal ultrasonography of the endometrium in women with postmenopausal bleeding—a Nordic multi-centre study. *Am J Obstet Gynecol*. 1995;172:1488-1494.

7. Smith-Bindman R, Kerlikowske K, Feldstein V, et al. Endovaginal ultrasound to exclude endometrial cancer and other endometrial abnormalities. *JAMA*. 1998;280:1510-1517.

8. American Institute for Ultrasound in Medicine. AIUM practice guideline for the performance of pelvic ultrasound examinations. *J Ultrasound Med*. 2010;29(1):166-172.

9. Fleischer AC, Wheeler JE, Lindsay I, et al. An assessment of the value of ultrasonographic screening for endometrial disease in postmenopausal women without symptoms. *Am J Obstet Gynecol*. 2001;184:70-75.

10. Yasa C, Dural O, Bastu E, Ugurlucan F, Nehir A, Iyibozkurt A. Evaluation of the diagnostic role of transvaginal ultrasound measurements of endometrial thickness to detect endometrial malignancy in asymptomatic postmenopausal women. *Arch Gynecol Obstet*. 2016;294:311-316.

第32章　患者是否有附件肿块？

Joshua N. Splinter, MD, William MacMillan Rodney, MD, FAAFP, FACEP, Gary Paul Willers, II, DO, and John Rocco MacMillan Rodney, MD, FAAFP, RDMS

● 临床病例

38岁白人女性，间歇性骨盆疼痛3个月。疼痛为绞痛。尝试服用非甾体抗炎药（NSAIDs）但症状没有缓解。无特殊既往史和家族史。经检查，耻骨上触诊轻微触痛。双合诊检查，左侧附件有压痛，并且可触及饱满感。尿检和尿妊娠试验均为阴性。患者是否有附件肿块？

文献综述

"附件"包括卵巢、输卵管以及支持组织[1]。附件肿块相对常见。一项对逾39 000名妇女的调查显示，15.3%的绝经前妇女有卵巢肿块，8.2%的绝经后妇女有卵巢肿块[2]。附件肿块有很多类型，但幸运的是，大多数是良性的，并且可自行消退[3, 4]。表32-1罗列了常见的肿块类型及其超声典型表现。

表32-1　常见附件肿块超声表现

附件肿块	超声表现
生理性卵泡	无回声，光滑，边界清楚的泡状结构，后方回声增强，无血流。这是绝经前以及刚绝经几年的妇女的常见表现。见图32-1。
黄体囊肿	由于周围血管的存在，多普勒显示囊肿呈"火圈"征，内部无血流信号，见图32-2。
出血性囊肿	外观因周围血供和囊壁厚度不同而不同。纤维蛋白束和血凝块使得肿块呈类似实性或伴有分隔的囊肿。对于年轻的低风险患者来说不太让人担心，但是对于绝经后患者，应引起高度怀疑。见图32-3。
子宫内膜瘤	卵巢是子宫内膜异位症最常见的部位。典型的表现是均匀的弥漫性低回声囊肿。可有分隔，存在分隔时需鉴别诊断。有时可见小结节，结节及整个囊肿均需用多普勒超声检查有无血流。见图32-4。
多囊卵巢	典型表现为10个或更多的单纯性囊肿排列呈"串珠"征。没有大于10mm的囊肿。单个卵巢体积增大至10ml以上。见图32-5。
囊性畸胎瘤（皮样囊肿）	表现多样。如果有高回声结节和后方声影（图32-6）、区域性高回声、高回声线和点（图32-7）或液平（图32-8），则高度怀疑。其中有任何两种表现都高度提示囊性畸胎瘤可能[15]。
输卵管积水	输卵管显著扩张伴积液，超声显示"腰围征"（局部凹陷），见图32-9。
PID伴输卵管-卵巢囊肿	发热伴盆腔疼痛，或淋病/衣原体阳性患者，超声表现为囊性、厚壁，病变内部血流量丰富。其他表现可能有子宫内膜和输卵管明显增厚，见图32-10。
带蒂子宫肌瘤	如果不能完整显示蒂，可能难以鉴别。重点是和卵巢鉴别。见图32-11。
囊腺瘤	粗略检查囊腺瘤可表现为无回声的单纯性囊肿，但仔细的影像学检查可能会发现有分隔或结节。需随访或进一步的影像学检查以排除囊腺癌，见图32-12。
恶性病变	恶性肿瘤表现多样，最常见的是卵巢囊腺癌。最令人担忧的表现是腹水、实性成分、血管增多。见图32-13和图32-14。

PID：盆腔炎性疾病。

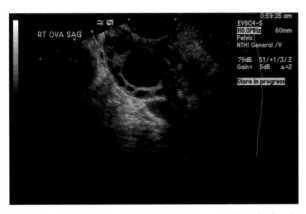

图 32-1　正常卵泡。卵巢内直径 < 3cm 的单纯囊肿一般被认为是正常卵泡。

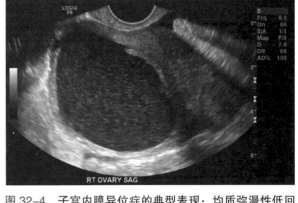

图 32-4　子宫内膜异位症的典型表现：均质弥漫性低回声囊肿。

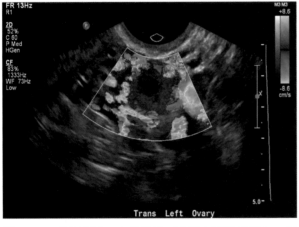

图 32-2　黄体囊肿，多普勒显示环状血流信号增加，又称"火圈"征。

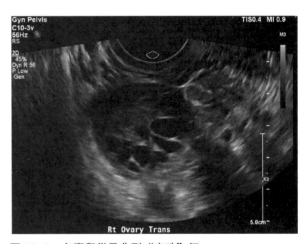

图 32-5　多囊卵巢呈典型"串珠"征。

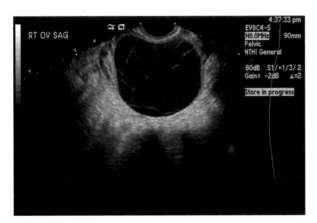

图 32-3　出血性囊肿表现为复杂囊肿伴内部分隔及混杂实性回声。此囊肿内，可以看到吸收后的低回声区，出血性囊肿的实性部分边界是凹陷的，与恶性肿瘤实性部分边界隆起不同。

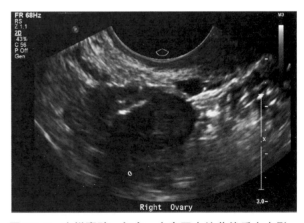

图 32-6　皮样囊肿，包含一个高回声结节伴后方声影，此典型表现被称为 Rokitansky 结节。

第二篇

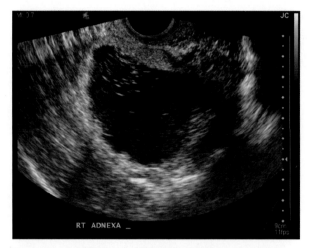

图 32-7　皮样囊肿，包含典型的"线和点"状高回声。

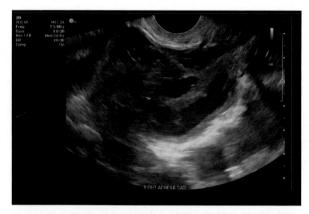

图 32-10　输卵管卵巢脓肿。注意管状结构，内壁增厚，内有混杂液体。总的来说，附件外观不均匀。临床表现有助于诊断，患者常常有高风险因素或在检查时伴有触痛。

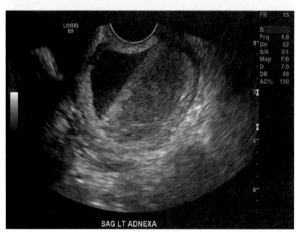

图 32-8　皮样囊肿，包含典型的液平线，可能是由于脂肪层浮于水面。

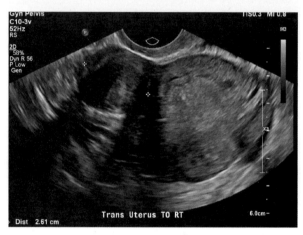

图 32-11　右侧附件区带蒂的纤维瘤。子宫肌瘤与子宫肌层连续，与卵巢有界限。

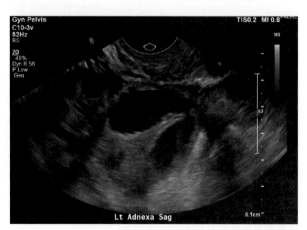

图 32-9　输卵管积水。注意无回声管状结构，管道两侧区域变窄，称为"腰围"征。

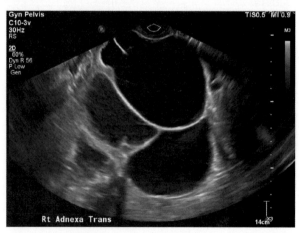

图 32-12　囊腺瘤，表现为多房性囊肿，部分区域的隔膜实性增厚，厚度超过 7mm。多普勒显示无血流（图像未显示）。根据图像右侧的比例尺，囊肿的直径约为 14cm。根据国际卵巢肿瘤分析规则（IOTA），此肿块无典型良性或恶性表现，视为不能确定。

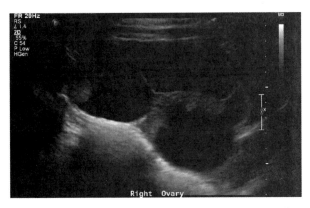

图 32-13　囊腺癌，呈多房性囊肿样，部分区域的隔膜实性增厚，乳头状突起＞4个，本图片未完全显示，实性部分血流信号丰富（图 32-14）。根据国际卵巢肿瘤分析规则（IOTA），此肿块无良性表现，并有多个恶性表现，视为恶性肿瘤。

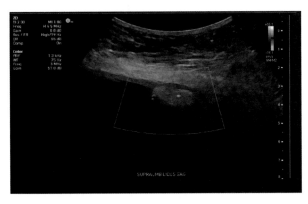

图 32-14　图 32-13 肿块的乳头状区域的放大图像。注意实性成分中多普勒血流信号增加。

评估附件肿块的主要目的是区分良性的、能自行消退的肿块，和罕见的威胁生命的肿块，如卵巢恶性肿瘤。超声波是个很好的工具。长期以来，人们已经知道，一些超声特征如单发囊肿，与良性病变高度相关；而其他发现，如腹水，则高度提示恶性肿瘤[5]。通过经验丰富的超声检查员的主观评价可以区分超过90%的附件包块[6]。因此，美国放射学会（ACR）推荐经阴道超声（TVUS）作为所有怀疑有附件包块的妇女的初始检查[7]。无法行经阴道超声检查时，经腹壁超声可以作为辅助检查手段。综合灰阶超声形态学和彩色多普勒血流成像信息，可以获得最佳的卵巢病灶图像特征[8-10]。

为了创建一个简单、可复制、客观的系统用于评估附件肿块，国际卵巢肿瘤分析（IOTA）研究小组在2008年提出了"简单规则"。简单规则包括基于证据的良性肿块特征（B特征）和恶

性肿块特征（M特征），见表32-2。在没有M特征的情况下，存在任何一项B特征，则该肿块被认为是良性的。在没有B特征的情况下，存在任何一项M特征，则该肿块被认为是恶性的。如果既没有B特征也没有M特征，或者同时存在B特征和M特征，则该肿块性质不确定。由于恶性肿瘤发病率高，不确定的肿瘤通常也被视为恶性的。简单规则已在大型数据研究中得到验证，当把所有不确定肿块也归于恶性时，该方法的敏感性为93%，特异性为81%[5, 11]。当没有M特征，而具有多个B特征时，诊断敏感性提高到＞99%[5]。当没有B特征，而有多个M特征时，诊断特异性提高到＞98%[5]。

表 32-2　基于国际卵巢肿瘤分析（IOTA）"简单规则"的卵巢肿块良恶性特征

B（Benign）特征	M（Malignant）特征
无分隔囊肿	不规则实性肿瘤
＜7mm或没有实性成分	乳头状结构＞4个
有声影	腹水
无血流信号	血流信号丰富
光滑多房囊肿，直径＜10cm	不规则实性分叶肿瘤

只有B特征提示为良性病变。只有M特征提示为恶性肿块。如果两者都没有或均有，肿块性质不确定，需要进一步的影像学检查或会诊。

还可用一些不依赖超声的其他影像学检查。对于超声发现的疑似恶性的肿块，核磁共振（MRI）是一种重要的辅助检查手段，其特异性是超声的3倍[12, 13]。对于阴道超声下不能明确的肿块，核磁共振检查更为精确，因此可选择MRI。

相对于超声检查，计算机断层扫描（CT）及增强造影，也显示了近似于MRI的较高的特异性，因此在磁共振检查有禁忌证或不可及的情况下，也可以选择CT检查[12, 14]。

表 32-3　在临床实践中应用即时超声的建议

建议	证据等级	参考文献
推荐灰阶超声及彩色多普勒血流信号评估为附件肿块的一线影像学检查	A	6, 12, 13

A=一致的、质量良好的以患者为导向的证据；B=不一致或质量有限的以患者为导向的证据；C=共识，以疾病为导向的证据，通常的做法，专家意见，或病例系列。有关SORT证据评级系统的信息，请访问http://www.aafp.org/afpsort。

扫查方法

1.准备 检查开始之前，先了解患者的个人史和家族史。记录患者末次月经周期以及任何激素使用情况，例如避孕或激素替代疗法（HRT）。患者处于截石位，以便进行经腹和经阴道超声（TVUS）检查。阴道超声检查时最好排空膀胱，但是膀胱中少量尿液一般不影响检查。应同时准备好线性探头和阴道探头（图32–15）。

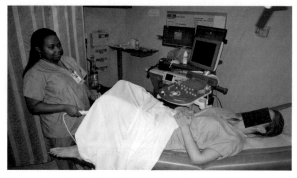

图 32–15 患者处于截石位。图片由医学博士 Lauren Castelberry 提供。

2. 对盆腔进行简短的经腹超声检查 从经腹入路开始。在骨盆中线位置用线性探头在矢状面扫查找到子宫。然后从矢状面和横切面两个方向扫查整个子宫和附件区域。经腹观察输卵管进入子宫角的位置是具有挑战性的。如果能看到输卵管，观察整个管道有无异常。在矢状面及横切面分别记录双侧输卵管数据，并且获取多普勒血流数据。应该从三个正交平面测量子宫的大小，同时评估附件区域有无积液（图32–16）。

3. 对子宫进行经阴道超声检查 使用清洁的阴道探头护套，在护套内加入耦合剂，装入探头，然后在探头尖端护套外涂抹超声波耦合剂。插入探头，保证整个子宫底部都在扫查范围内。检查子宫和宫颈的位置。在矢状面和冠状面扫查子宫，测量子宫长度、宽度并估计子宫容积。子宫后壁与直肠的间隙被称为道格拉斯窝、子宫直肠陷凹或后穹隆。注意此区域有无积液。注意有无超出盆腔进入腹腔（图32–17）。

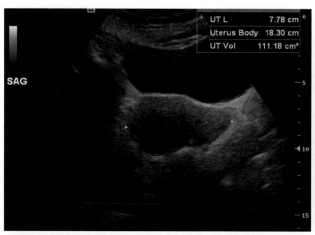

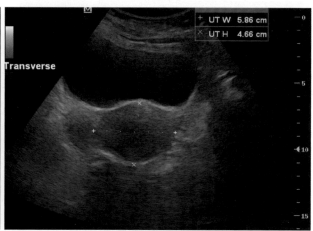

图 32–16 经腹超声正常子宫的长轴（左）和短轴（右）图像。

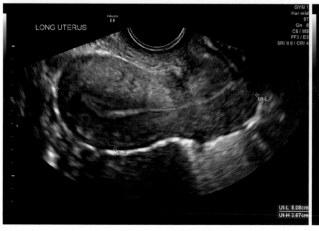

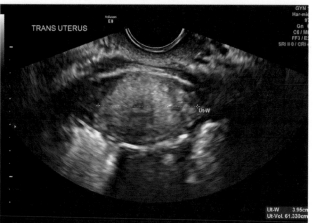

图 32–17 经阴道超声正常子宫的长轴（左）和短（右）轴图像。图像由医学博士 Lauren Castelberry 提供。

第二篇

4.评估输卵管　定位子宫底后，转动探头扫查子宫角的位置定位输卵管，扫查输卵管的典型解剖部位。如果可能的话，沿输卵管扫查到卵巢。在正常情况下，经腹或经阴道超声都看不到输卵管。宫外孕可以发生在输卵管任何部位。输卵管内积液或输卵管积水一般代表盆腔炎，但也可能与其他原因有关，比如子宫内膜异位症和阑尾炎。

5.评估卵巢　卵巢通常位于输卵管伞部的远端。由于激素水平的影响，卵巢表现有所差异。正常的绝经前卵巢，在月经周期的早期会有多个

小的非优势卵泡，直径均＜1cm。在月经周期的中期，发展出一枚优势卵泡，直径为1～3cm。在三个垂直（正交）平面上测量卵巢，矢状面测量2次，冠状面测量1次。见图32-18A。卵巢内可能有囊肿。应该测量囊肿的最大直径，并描述是单纯囊肿还是复杂囊肿。单纯囊肿仅包含液体，而复杂囊肿同时包含液体和实性成分。参见图32-18B。记录囊内是否存在分隔。彩色多普勒血流可以用于进一步评估和区分良恶性。直径＜3cm的单纯囊肿一般被认为是正常卵泡。

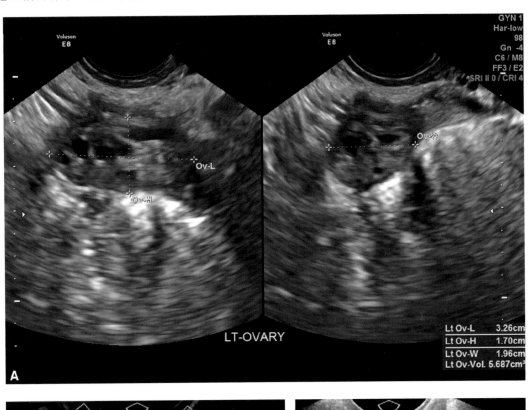

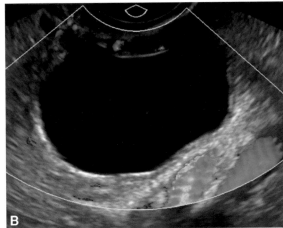
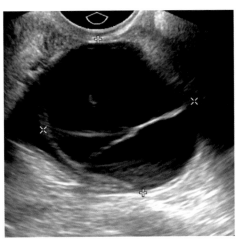

图 32-18　A，经阴道超声正常卵巢的长轴（左）和短轴（右）的图像。图片由医学博士 Lauren Castelberry 提供。B，单纯囊肿呈无回声，内部无多普勒血流信号，后方无声影（左）。复杂囊肿可能包含分隔和内部实性成分（右）。这两个囊肿都具有良性特征而没有恶性特征，根据国际卵巢肿瘤分析（IOTA）简单规则，归类为良性。

患者管理

对于附件肿块，超声的重要性是在于危险分层，回答问题："这个包块是良性的吗？"如果不能肯定肿块是良性的，就需要进一步评估。

急症患者应采取合理的急诊处理方式。急症包括附件包块伴妊娠试验阳性，提示异位妊娠。急性盆腔疼痛，大的囊肿和多普勒血流不足可能提示扭转。急性盆腔疼痛和发热需考虑输卵管-卵巢脓肿。

从循证方法开始评估，例如IOTA简单规则。如果肿块良性可能性大，则后续管理包括主观解释和如后所述进一步检查。如果该肿块恶性可能性很大，则需马上请外科或妇科肿瘤科会诊。其他情况可能需要请放射科会诊，以进行其他超声检查或进一步影像学检查，例如MRI。

除了简单规则，还可以采取逐步识别的方式。表32-2列举了一些常见的表现。

如果附件肿块像单纯囊肿，则随访内容主要是病史和患者自觉症状。对于绝经前患者来说可能无须进一步的检查。如果选择后续超声随访，通常会安排在2、6或10周后，在患者月经周期的不同阶段进行复诊。如果肿块不是单纯囊肿，但考虑是正常生理因素导致，那么后续也只需要随访。

如果考虑病理性改变，那么需进一步考虑是否为良性的。在这种情况下，可能连续复查几次超声是合适的。

不确定的肿块是临床难题。根据鉴别诊断和患者病史决定是否选择进一步的评估。例如，生命体征稳定的患者中，疑似出血性囊肿中的血块看上去会像恶性肿瘤的实性部分。对于低风险患者，可能会建议2周内复查超声。但对于高风险患者，或者2周内不能复诊的患者，进一步的MRI检查可能更合适。

绝经后妇女的卵巢癌患病率是绝经前妇女的3.5倍[10]，因此应当更积极地推荐进一步检查。

CA125和其他肿瘤标志物的临床作用仍然不明确，可能只有在明显升高的情况下（＞300U/ml），才提示是恶性的。CA125水平正常并不能保证肿块就是良性的。性质不确定的肿块伴CA125持续轻度升高应考虑马上转诊至专科（图32-19）。

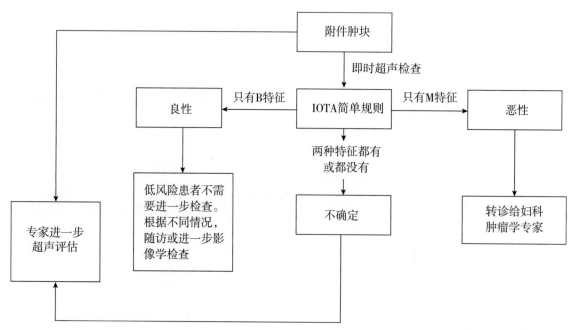

图32-19 据国际卵巢肿瘤分析（IOTA）简单规则，利用附件肿块的良恶性特征进行风险分层和临床处理的流程图。有经验的超声专家可以对附件肿块进行主观评估。

经验分享和要点提示

经验分享

- 超声检查前获取完整的病史并进行详细的体格检查。在初级保健机构进行即时超声检查优势之一是熟悉患者。即使不能像超声专家一样获取标准图像,相比超声科提供的静态图像,您可以获取实时动态图像,并根据需要获取其他图像。这是即时超声检查才有的宝贵资源。

- 开始检查前,让患者穿上合适的长袍。在经腹和经阴道检查之间让患者穿脱衣服比较浪费时间。两种检查的切换应该是无缝衔接

的。

- 通常情况下,患者主诉有助于找到病变位置。可以据她们对疼痛、饱满感等的描述,对重点区域进行扫查。

要点提示

- 尽可能在经阴道检查前先做一次经腹超声检查。一些大的囊肿仅经阴道检查可能无法与游离液体鉴别。经腹检查提供"鸟瞰"图,为经阴道检查的"放大"图提供结构背景。

参考文献

1. Ramsden I, Welsby P. *Clinical History Taking and Examination: An Illustrated Color Text*. Edinburgh, London: Churchill Livingstone; 2002:65.
2. Pavlik EJ, Ueland FR, Miller RW, et al. Frequency and disposition of ovarian abnormalities followed with serial transvaginal ultrasonography. *Obstet Gynecol*. 2013;122(2 pt 1):210-217.
3. Borgfeldt C, Andolf E. Transvaginal sonographic ovarian findings in a random sample of women 25-40 years old. *Ultrasound Obstet Gynecol*. 1999;13(5):345-350.
4. Castillo G, Alcázar JL, Jurado M. Natural history of sonographically detected simple unilocular adnexal cysts in asymptomatic postmenopausal women. *Gynecol Oncol*. 2004;92(3):965-969.
5. Timmerman D, Van Calster B, Testa A, et al. Predicting the risk of malignancy in adnexal masses based on the Simple Rules from the International Ovarian Tumor Analysis group. *Am J Obstet Gynecol*. 2016;214(4):424-437.
6. Valentin L, Ameye L, Jurkovic D, et al. Which extrauterine pelvic masses are difficult to correctly classify as benign or malignant on the basis of ultrasound findings and is there a way of making a correct diagnosis? *Ultrasound Obstet Gynecol*. 2006;27(4):438-444.
7. Harris RD, Javitt MC, Glanc P, et al.; American College of Radiology. ACR Appropriateness Criteria® clinically suspected adnexal mass. *Ultrasound Q*. 2013;29(1):79-86.
8. Buy JN, Ghossain MA, Hugol D, et al. Characterization of adnexal masses: combination of color Doppler and conventional sonography compared with

J Roentgenol. 1996;166(2):385-393.
9. Kinkel K, Hricak H, Lu Y, Tsuda K, Filly RA. US characterization of ovarian masses: a meta-analysis. *Radiology*. 2000;217(3):803-811.
10. Kinkel K, Lu Y, Mehdizade A, Pelte MF, Hricak H. Indeterminate ovarian mass at US: incremental value of second imaging test for characterization—meta-analysis and Bayesian analysis. *Radiology*. 2005;236(1):85-94.
11. Kaijser J. Towards an evidence-based approach for diagnosis and management of adnexal masses: findings of the International Ovarian Tumour Analysis (IOTA) studies. *Facts Views Vis Obgyn*. 2015;7(1):42-59.
12. Fan X, Zhang H, Meng S, Zhang J, Zhang C. Role of diffusion-weighted magnetic resonance imaging in differentiating malignancies from benign ovarian tumors. *Int J Clin Exp Med*. 2015;8(11):19928-19937.
13. Sohaib SA, Mills TD, Sahdev A, et al. The role of magnetic resonance imaging and ultrasound in patients with adnexal masses. *Clin Radiol*. 2005;60(3):340-348.
14. Gatreh-Samani F, Tarzamni MK, Olad-Sahebmadarek E, Dastranj A, Afrough A. Accuracy of 64-multidetector computed tomography in diagnosis of adnexal tumors. *J Ovarian Res*. 2011;4:15.
15. Patel MD, Feldstein VA, Lipson SD, Chen DC, Filly RA. Cystic teratomas of the ovary: diagnostic value of sonography. *AJR Am J Roentgenol*. 1998;171(4):1061-1065.

第二篇

第 33 章　患者的膀胱残余尿量是多少?

> 　　一名54岁的妇女来到诊所,主诉尿失禁。她说,在两次排尿的间隙,持续滴尿,并总感觉排尿不尽。她很尴尬,不想离家或远离洗手间。患者的膀胱残余尿量是多少?

文献综述

　　测量膀胱残余尿量(PVR),或者说主动排尿后膀胱内剩余尿量,对基层医疗服务人员具有重要的诊断价值。确定PVR有助于评估常见的临床表现,如尿失禁、急慢性尿潴留、慢性尿路感染和急性肾损伤[1]。在儿童人群中,当需要尿液分析和尿培养作为感染性检查的一部分时,膀胱超声有助于减少插导尿管[2]。

　　在尿失禁患者中,测量PVR有助于区分充溢性尿失禁和/或尿潴留与压力性尿失禁或膀胱过度活动症[3]。膀胱过度活动时,建议在开始抗胆碱能药物治疗之前测量PVR,因为膀胱过度活动和膀胱出口梗阻通常一起出现[4]。无症状尿潴留或梗阻也可能导致反复尿路感染和肾功能受损[5]。上述情景只是测量床旁PVR的临床效用的几个例子。

　　以前,PVR只能经导尿管测量,目前仍然认为这是金标准[1]。然而,导尿术是一种侵入性操作,会带来创伤和感染的风险。床旁超声提供了一种无创的替代方法,其准确性得到了科学证据支持。随着三维(3D)便携式床旁膀胱超声的出现,一些研究发表了关于超声准确性与导尿术准确性的比较。Chan在1993年发表在《神经科学护理杂志》上的一项研究表明,无创性膀胱超声提供了一种可靠的PVR测量方法,其优点是安全且廉价[6]。这些结果在随后的研究[5, 7-9]和2006年一个基于4项独立研究的系统综述中得到了证实,即床旁超声是膀胱导尿的一种有效和节省成本的替代方法,平均排尿量偏差<10%[5]。

表 33-1	在临床实践中应用即时超声的建议		
建议		证据等级	参考资料
医生进行床旁超声测残余尿量是准确和可靠的		A	5～12

A=一致的、质量良好的以患者为导向的证据;B=不一致或质量有限的以患者为导向的证据;C=共识,以疾病为导向的证据,通常的做法,专家意见,或病例系列。有关SORT证据评级系统的信息,请访问http://www.aafp.org/afpsort。

　　《国际肾脏病杂志》最近的一篇综述提出,床旁超声检查应成为评估急性尿路梗阻或尿潴留的体检手段之一,引用上述研究,以支持该项检查的准确性和有效性[10]。尽管目前为止大多数研究都在评估3D膀胱扫描的准确性,但2015年发表在《麻醉与镇痛》上的一篇文章表明,简单的手持床旁超声对诊断术后尿潴留是有用的,并且与3D膀胱扫描和导尿术相比,表现优异[11]。对比内科医生检查和超声医生检查,最近发表在《国际泌尿系统杂志》的一项研究比较了这两组数据,结果显示两组测量的PVR没有显著的统计学差异[12]。

扫查方法

　　1. 准备工作　与任何床旁超声应用一样,了解解剖结构对检查的成功至关重要。膀胱是位于耻骨联合的腹膜外器官(图33-1)。女性的膀胱位于子宫前方,男性的前列腺位于膀胱下方且围绕着膀胱颈。患者取仰卧位,床头抬高30°。选择低频(2～5MHz)凸阵探头。虽然线阵探头分辨率更高,但是凸阵探头组织穿透性更强、超声束更宽,是膀胱整体扫查的理想选择[13]。

2. 膀胱成像 沿耻骨上方入路。在耻骨联合叩诊定位，将凸阵探头置于该点（图33-2）。探头横向扫查，探头标记位于患者右侧，超声束朝向联合后下方。充盈的膀胱通常很容易观察到（图33-3）。然而，如果膀胱没有立即进入视野，则向上滑动探头并向下方扇形扫查。增加深度，使整个后壁可见，调整增益至尿液为无回声。上下扇扫，以显示整个膀胱。膀胱图像最大时采图。捕捉到横切面图像后，顺时针旋转探头90°，以获得矢状面图像（图33-4）。左右扇扫，再次显示整个膀胱，膀胱图像最大时采集图像（图33-5）。

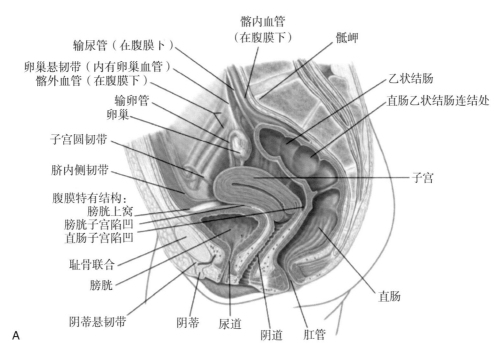

A

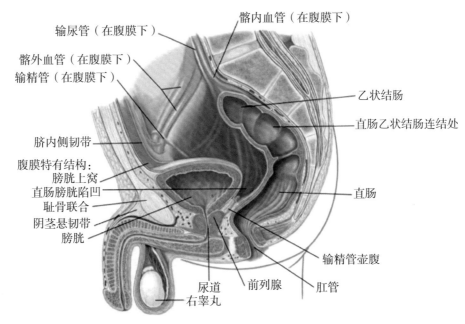

B

图 33-1 女性（A）和男性（B）膀胱的解剖图。

3. 计算膀胱容积 通过测量膀胱的宽度、深度和长度获取膀胱容积。在横切面测量宽度和深度（图33-6），在矢状面测量长度（图33-7）。按立方体公式计算体积，故膀胱容积公式都包含宽度×深度×长度。然而，由于膀胱不是完美的立方体，必须加入校正因子。对于使用哪个校正因子尚存在一些分歧。有人主张校正因子为0.53，表示椭球体[14]。然而，根据Chan在1993年发表的研究[6]，大多数床旁超声专家倾向于校正因子为0.75。我们建议如下公式：

$$宽度 \times 深度 \times 长度 \times 0.75$$

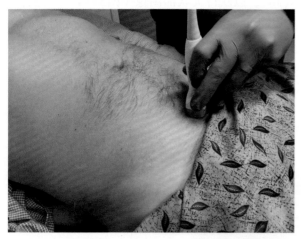

图 33-2 获得膀胱横切面图像的探头位置。探头标记指向患者的右侧。

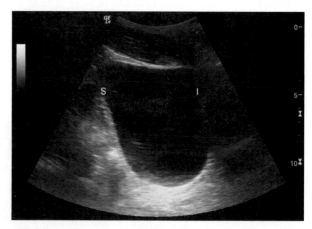

图 33-5 男性膀胱纵向图像。上方（S）和下方（I）都做了标记。

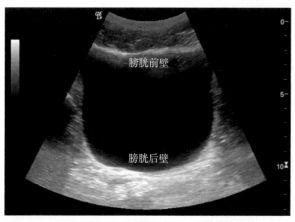

图 33-3 男性膀胱横切面图像，前后壁都有标记。注意膀胱后方增强。

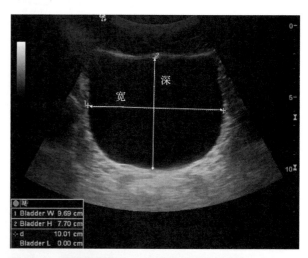

图 33-6 在横切面图像上测量膀胱宽度和深度。

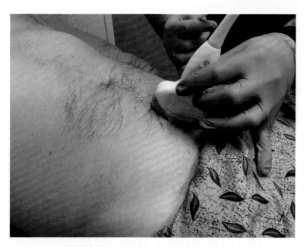

图 33-4 获得膀胱纵向或矢状面图像的探头位置。探头标记朝向患者的头部。

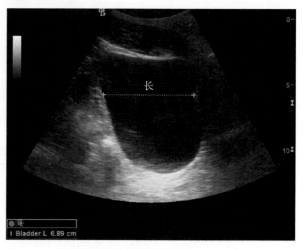

图 33-7 在纵向图像上测量膀胱长度。

表 33–2	尿失禁分类与治疗		
尿失禁类型	症状	客观指标	首选治疗方案
压力性尿失禁	膀胱容量小，咳嗽、打喷嚏、大笑引起	膀胱残余尿量（PVR）正常，压力诱发试验阳性	盆底肌肉强化（凯格尔运动）
急迫性尿失禁	有排尿紧迫感，膀胱容积不稳定	PVR正常 压力诱发试验阴性，但是可能有尿渗漏	膀胱训练 用抗胆碱能药物
充溢性尿失禁	膀胱容积不稳定，非急迫性，排尿前无紧迫感	PVR升高（>200ml）	因病因而异（梗阻与逼尿肌活动低下）
功能性尿失禁	对排尿的认知障碍或生理损伤	PVR正常 压力诱发试验阴性	潜在功能障碍的治疗
混合型尿失禁	急迫性尿失禁和充溢性尿失禁频繁交替出现	不稳定	从盆底肌肉强化开始治疗然后可以试用抗胆碱能药物

但是，如果膀胱非常充盈，更像椭球体，使用0.53作为校正因子则是合理的。

患者管理

PVR测量用于许多不同的临床环境。PVR>100ml为异常，PVR>300ml可与肾功能障碍和上尿路扩张的风险相关[1]。时间长了，可能导致"膀胱憋尿损伤"或细胞改变，引起膀胱容量减小和排尿受损[15]。

对于疑似急性尿潴留的患者，PVR升高是插导尿管减压的指征。对于膀胱过度活动的患者，如基线PVR升高，忌服抗胆碱能药物。对于未分型的尿失禁患者，PVR升高有助于诊断充溢性尿失禁，而不是压力性、急迫性和功能性尿失禁。"压力诱发试验"，用于PVR正常的患者，先让其膀胱充盈，于仰卧位和站立位咳嗽，评估是否漏尿，以区分压力性尿失禁、急迫性和功能性尿失禁。重要的是要了解，在许多情况下，患者为混合型尿失禁或综合其他各种病因。以下流程有助于辨别尿失禁类型（图33-8）。有关尿失禁分类和首选治疗方案的总结，请参见表33-2[16]。

经验分享和要点提示

经验分享

- 在计算膀胱容积时，确保每个方向展现最大视图，以进行精确测量（宽度、深度和长度）。
- 了解所用超声仪使用的校正因子，因为许多仪器都有内置公式。记住，膀胱越充盈，越接近椭圆，使用校正因子0.53来计算更准确。

要点提示

- 腹水可能和膀胱混淆。多平面全方位扫查有助于鉴别腹水，辨清图像。如果不清楚住院患者情况，可以尝试放置导尿管。
- 腹部肌肉处于收缩状态会造成深部成像困难，因此，让患者处于放松的姿势。
- 一个常见的错误是测量了两次前后径，没有测头尾径。为了避免这种情况，如图像所示，在横切面图像中获得两个测量值（宽度和深度），并确保在矢状图像中测量长度（见图33-7）。

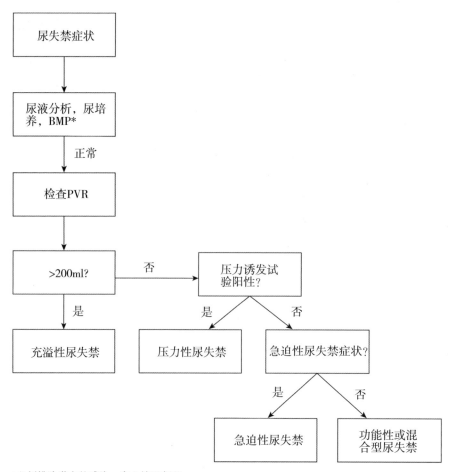

*必须排除潜在的感染、高血糖和便秘。

图 33-8 尿失禁分型流程。

BMP：基础代谢率；PVR：膀胱残余尿量。

参考文献

1. Kelly CE. Evaluation of voiding dysfunction and measurement of bladder volume. *Rev Urol.* 2004;6 Suppl 1:S32-S37.
2. Chen L, Hsiao AL, Moore CL, Dziura JD, Santucci KA. Utility of bedside bladder ultrasound before urethral catheterization in young children. *Pediatrics.* 2005;115(1):108-111.
3. Ng CK, Gonzalez RR, Te AE. Refractory overactive bladder in men: update on novel therapies. *Curr Urol Rep.* 2006;7(6):456-461.
4. Culligan PJ, Heit M. Urinary incontinence in women: evaluation and management. *Am Fam Physician.* 2000;62(11):2433-2444, 2447, 2452.
5. Medical Advisory Secretariat. Portable bladder ultrasound: an evidence-based analysis. *Ont Health Technol Assess Ser.* 2006;6(11):1-51.
6. Chan H. Noninvasive bladder volume measurement. *J Neurosci Nurs.* 1993;25(5):309-312.
7. Jalbani IK, Ather MH. The accuracy of three-dimensional bladder ultrasonography in determining the residual urinary volume compared with conventional catheterisation. *Arab J Urol.* 2014;12(3):209-213.
8. Hvarness H, Skjoldbye B, Jakobsen H. Urinary bladder volume measurements: comparison of three ultrasound calculation methods. *Scand J Urol Nephrol.* 2002;36(3):177-181.
9. Griffiths CJ, Murray A, Ramsden PD. Accuracy and repeatability of bladder volume measurement using ultrasonic imaging. *J Urol.* 1986;136(4):808-812.
10. Kaptein MJ, Kaptein EM. Focused real-time ultrasonography for nephrologists. *Int J Nephrol.* 2017;2017:3756857.
11. Daurat A, Choquet O, Bringuier S, Charbit J, Egan M, Capdevila X. Diagnosis of postoperative urinary retention using a simplified ultrasound bladder measurement. *Anesth Analg.* 2015;120(5):1033-1038.
12. Lavi A, Tzemah S, Hussein A, et al. A urologic stethoscope? Urologist performed sonography using a pocket-size ultrasound device in the point-of-care setting. *Int Urol Nephrol.* 2017;49(9):1513-1518.
13. Soni N, Arntfield R, Pierre K. Chapter 21: Bladder. In *Point-of-Care Ultrasound.* 1st ed. Philadelphia, PA: Elsevier Saunders; 2015:162-166.
14. *Bladder and Pelvis.* Minneapolis, MN: Abbott Northwestern Hospital, IM Residency; 2016-2017. http://imbus.anwresidency.com/txtbook/23_bladderpelvis.html. Accessed August 8, 2017.
15. Halachmi S. The molecular pathways behind bladder stretch injury. *J Pediatr Urol.* 2009;5(1):13-16.
16. Khandelwal C, Kistler C. Diagnosis of urinary incontinence. *Am Fam Physician.* 2013;87(8):543-550.

Joy Shen-Wagner, MD, FAAFP and Lauren Castleberry, MD, FACOG

● 临床病例

一名34岁的健康女性无法感觉到宫内节育器（IUD）的尾丝。6个月前，正常分娩，并在产后6周放置了左炔诺孕酮（LNG）宫内节育器。否认疼痛或异常流血的症状。实际上，她还没有恢复月经周期，其询问妊娠的可能性。体格检查显示子宫大小正常，经窥器检查发现子宫颈正常。但是，未见IUD尾丝。尿妊娠试验阴性。患者的宫内节育器是否处于正确的位置？

文献综述

宫内节育器应用于全世界亿万妇女。2015年，有13.7%的15～49岁受访女性使用过该产品，其中非洲的使用率最低，为3.8%，亚洲最高，为17.4%（中国为40%）[1]。自2001年以来，引入更新、更安全的宫内节育器后，美国的宫内节育器使用率上升。在25～34岁的女性中报告使用节育器的比例高达11.1%[2, 3]。使宫内节育器使用率增加的其他因素包括：从2005年起铜制IUD说明书的禁忌证中已不再包括未生育女性，美国食品药品监督管理局（FDA）批准曼月乐宫内节育器用于治疗痛经和异常子宫出血。在2009年和2015年，美国妇产科医师大会（ACOG）建议向大多数女性提供长效可逆避孕措施（LARC），植入物和宫内节育器为一线措施[4, 5]。在美国，初级保健医生需要熟悉如何处理宫内节育器并发症，包括宫内节育器尾丝遗失、闭经、疼痛和出血。盆腔超声是重要、便宜的床旁检查，可协助诊断及处理患者出现的不适症状。

宫内节育器尾丝消失是最常见的IUD并发症之一，IUD错位的可能性增加。4.5%～18.1%的

宫内节育器使用者在检查或取出时未见尾丝[6]。大多数宫内节育器尾丝缩回子宫或子宫颈管中（可能是宫内节育器向上移位引起），并且可以通过床旁超声检查确诊。20%的LNG宫内节育器使用者可有停经[7]，不能作为宫内节育器存在的可靠指标，应排除妊娠[8]。有必要制定排除脱落或穿孔的方案。

宫内节育器错位一般有五种情况：脱落，穿孔，下移至子宫下段，旋转不良，横杆或主干嵌入子宫内膜或子宫肌层。常规的二维超声可以区分脱落、穿孔或移位，但比三维超声识别IUD旋转和嵌顿的能力差。Braaten等人的超声研究发现，在1748名IUD妇女中，有10.4%被确定为错位。错位的宫内节育器大多数位于子宫下段或子宫颈（低位），占73.1%，有11.5%嵌顿或旋转[9]。移位和嵌顿可能引起盆腔疼痛、排卵困难、异常出血、难以取出以及可能降低避孕效果，但也可能是无症状的[10]。脱落（宫内节育器丢失）是一种不太常见的并发症，第一年发生率为2%～10%[11]。通常在放置后1个月内发生，并有意外怀孕的风险。穿孔（部分或全部）是最严重的并发症，需要手术取出IUD。幸运的是，穿孔率很低（0.3‰～2.6‰），其发生与怀孕至放置的时间间隔短，正在母乳喂养以及从业者缺乏经验有关[12]。既往认为，宫内节育器穿孔与盆腔粘连、脓肿和肠穿孔等并发症有关。最新数据则显示更为良好的结果。从2006年到2013年，一项针对欧洲七个国家的前瞻性队列研究追踪了60 000多名有宫内节育器的妇女（30%为铜IUD，70%为LUG-IUD），其穿孔率相似，但令人惊讶的是，这81例穿孔患者均未出现严重并发症（腹膜炎，肠、膀胱穿孔），除取出IUD之外，无须其他治疗[12]。

如果在检查中看不到宫内节育器尾丝，则进

行超声检查是确定位置的第一步。超声波广泛可及，低成本且有效。此外，它没有其他成像方式的放射风险[6, 8, 13, 14]。关于超声评估宫内节育器位置的大多数研究都采用经阴道（TV）超声。在芬兰，Palo等人研究了20名放置曼月乐宫内节育器的妇女，比较了经阴道超声（TVUS）和经腹超声（TABUS）效果，结论认为TVUS是首选，因为TABUS依赖于患者的膀胱充盈。经阴道超声检查LNG宫内节育器有更多的后方声影，这有助于宫内节育器的定位[15]。

宫内节育器定位的其他成像方式包括X线、CT、MRI和宫腔镜检查[16]。当预期IUD脱落并且通过超声无法确定时，双视图平片可能有所帮助[13]。CT有助于腹腔镜下宫内节育器摘除的术前计划。很少有研究将超声与X线、CT或MRI作为初始成像工具进行比较[17]，尽管已显示LNG和铜制宫内节育器都可以安全地进行3T MRI[18]。随着三维超声成为评估子宫内膜腔新的金标准，最新研究将三维超声与二维超声进行了比较。结果显示，虽然三维超声可以更精确地定位LNG宫内节育器和横杆在子宫内膜腔和子宫肌层的位置，但二维超声仍能够定位子宫底部的宫内节育器[19]。此外，宫内节育器的类型会影响二维超声和三维超声成像的清晰度。Moschos证明，与铜制宫内节育器相比，LNG宫内节育器在二维超声检查中不那么明显。三维超声能够将LNG-IUD的显影评分提高到与铜IUD相同的水平。但是，对铜制宫内节育器的显影效果未超过二维超声[20]。

过去，一些从业人员提倡常规超声检查以确认所有宫内节育器放置后的位置。然而，目前反对这样的做法。Petta和Faundes对1992年至1994年在巴西放置T形宫内节育器的女性进行了为期2年的前瞻性随机对照研究。实验组235名女性在宫内节育器放置术后30～40天接受超声检查以确定位置，对照组为201名未接受影像学检查的妇女。他们得出结论，有25例出现可能不必要的移位。他们假设，尽管超声有助于识别宫内节育器下移，但这些宫内节育器似乎保留了一定的功效，并且在放置宫内节育器后进行常规超声检查的结果会导致不必要的移

位[21]。而Faundes的随访研究发现，铜制节育器在放置后前3个月内有移位的趋势[22]。Morales-Rosello描述了在放置的前3个月内，低位的T形宫内节育器平均自发向上移动4.9mm[23]。这些现象可能解释为放置宫内节育器后有一个稳定期，并且术后初始超声检查结果可能无法预测宫内节育器的远期结局。

宫内节育器说明

全球使用的宫内节育器共有三种类型：惰性宫内节育器、铜制宫内节育器和含激素宫内节育器。释放铜和激素的宫内节育器都通过向子宫释放化学物质（铜离子或左炔诺孕酮）避孕。惰性宫内节育器只能通过物理相互作用来避孕，通常由塑料或不锈钢制成。惰性宫内节育器是最早的宫内节育器之一，最知名的是环和唇Lippers节育环。美国目前没有惰性宫内节育器，但在其他一些国家中此类节育环的使用还很普遍。这种较新版本的不锈钢环仍在中国广泛使用，环很难取下，被认为是永久避孕措施[24]。

在撰写本文时，FDA已批准在美国可用五种IUD，下面对此进行说明（图34-1和表34-1）。

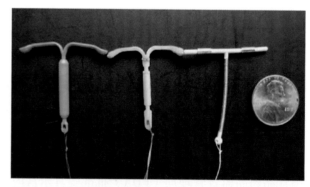

图34-1 从左到右为 Mirena、Skyla 和 ParaGard。与Mirena 相比，Skyla 的杆更细，并增加了银环，以提高超声可见度。便士作为尺码参考。

TCu-380A（美国宾夕法尼亚州北威尔士，Teva Women's Health，Inc，ParaGard）是第三代含铜宫内节育器，自1988年以来已在美国使用。它具有相同的聚乙烯支架（横径32mm，纵径36mm），添加硫酸钡以增强射线不透性，并有两根白色聚乙烯单丝线用于取出IUD[25]。

表 34-1	IUD 说明				
	铜 TCu-380A	左炔诺孕酮缓释宫内节育器			
品牌	ParaGard	Mirena	Syla	Liletta	Kyleena
描述	T 形聚乙烯支架，176mg 铜丝缠绕纵臂，每个横臂绕有 68.7mg 铜丝	T 形聚乙烯支架，聚硅氧烷套含 52mg LNG，每天释放 20μg，5 年后降至一半	T 形聚乙烯支架，聚硅氧烷套含 13.5mg LNG，外有银环，每天释放 14μg，3 年后降至一半	T 形聚乙烯支架，聚硅氧烷套含 13.5mg LNG，每天释放 18.6μg，3 年后降至一半	T 形聚乙烯支架，聚硅氧烷套含 19mg LNG，每天释放 17.5μg，5 年后降至一半
尺寸	横径 32mm 纵径 36mm	横径 32mm 纵径 32mm	横径 28mm 纵径 30mm	横径 32mm 纵径 32mm	横径 28mm 纵径 30mm
超声表现	强回声线带环形伪影伴强烈的后方声影	两个回声区间有后方声影，可能会有环状伪影			
尾丝颜色	白色的	深银	黑色的，蓝色	蓝色	

缩写：LNG，左炔诺孕酮。

改编自the Association of Reproductive Health Professionals, Washington, DC. http://www.arhp.org/Publications-and-Resources/Clinical-Fact-Sheets/The-Facts-About-Intrauterine-Contraception. Accessed December 2, 2016[32]。

表 34-2	在临床实践中应用即时超声的建议		
建议		证据等级	参考文献
如果宫内节育器（IUD）位置有问题（未见 IUD 尾丝、出血和盆腔疼痛症状），则应使用超声检查以确认子宫内状态和 IUD 位置		C	6，13，14，28
超声能够确定铜制和左炔诺孕酮宫内节育器的位置		B	14，15，19，20-22
对于无症状患者和正常临床检查，不应常规使用超声检查宫内节育器的位置		B	10，14，23
如果怀孕，应取出宫内节育器且尽可能避免侵入性手术		C	11

A=一致的、质量良好的以患者为导向的证据；B=不一致或质量有限的以患者为导向的证据；C=共识，以疾病为导向的证据，通常的做法，专家意见，或病例系列。有关 SORT 证据评级系统的信息，请访问 http://www.aafp.org/afpsort。

Mirena 于 2001 年由 Bayer Healthcare Pharmaceuticals Inc.（宾夕法尼亚州匹兹堡）研发，含 32mm×32mm 聚乙烯支架，添加硫酸钡以增强射线不透性，聚硅氧烷套包含 LNG，两根银色单丝线用于取出。每天释放 20μg LNG，并已获得 FDA 批准使用 5 年[7]。

Skyla（2013）、Liletta（2015）和 Kyleena（2016）是市场上最新的 LNG T 形宫内节育器。

尽管临床试验仍在进行中，但 Skyla 和 Liletta 均已获批使用 3 年。Skyla 宣称的优势是其尺寸更小（横径 28mm，纵径 30mm）和插入管更细（3.8mm，而 Mirena 为 4.4mm）。它是首个获批用于未生育妇女的宫内节育器，每天释放 14μg LNG[18]。Kyleena 由 Mirena 和 Skyla 的制造商生产，其大小与 Skyla 相同，但释放的激素量少于 Mirena，每天 17.5μg，已获批满 5 年。Liletta（32mm×32mm）宣称价格更低。它每天释放 LNG 18.6μg[26]。在成像方面，Skyla、Liletta 和 Kyleena 理论上与 Mirena 相似，不同之处在于 Skyla 的茎杆上有一个高回声的 99.9% 银环（便于超声识别），位于横杆下。

扫查方法

铜宫内节育器的识别可使用经腹（TAB）和经阴道（TV）两种方法进行，但是 TV 在识别 LNG IUD 方面尤为出色，尤其是在后屈子宫中。如果子宫增大或有许多肌瘤，则 TABUS 可以更好地识别子宫底。TAB 方法的主要优点是方便，因为使用腹部探头，并且患者体位简单。扫查方案从 TAB 方式开始，要求患者憋尿使膀胱充盈，便于对骨盆和结构进行整体观察。然后嘱患者排空膀胱，再进行经阴道超声扫查。

经腹盆腔超声检查

患者膀胱充盈，可以作为子宫超声检查的超声窗。如果患者在检查前已经排空膀胱，嘱患者喝水500ml，然后在30分钟后扫查。

1. 设置 使用凸阵（频率为3.5～5.0MHz）探头，选择妇科检查设置。

2. 患者体位 患者仰卧，暴露耻骨上区域以进行扫查（图34-2）。

3. 长轴（纵切面） 将腹部探头纵向放置下腹，耻骨联合正上方，探头标记指向头侧（子宫前倾时，可能指向子宫底）。扫查患者的膀胱并调整视野深度和焦点，以捕捉下方的子宫图像。从左向右扇形扫查整个子宫。在其纵轴前后倾斜探头，以更多地显示宫底或子宫颈（图34-2C和D）。

4. 短轴（横切面） 将腹部探头旋转90°，使其水平，探头标记指向患者的右侧。从上到下扇形扫查整个子宫（图34-2E）。

5. 定位宫内节育器 遵循经阴道超声部分中概述的识别模式。如果IUD位置不清楚，请继续进行经阴道超声检查（图34-3）。

经阴道盆腔超声检查

1. 设置 在经阴道探头（频率为8.0～13.0MHz）上涂超声耦合剂，顶部套上乳胶套，并滚动边缘以覆盖整个探头。排净气泡。在套外涂耦合剂（图34-4）。

2. 患者体位 患者在检查前排空膀胱，采取膀胱截石位，将双脚放在踏脚板上，将臀部靠近检查台的边缘，以便为超声操作留出足够的空间。

3. 手持经阴道探头 握住探头，探头标记指向上方。将拇指与探头标记对齐，屈指握住手柄（图34-5）。

4. 长轴（纵切面） 探头向下倾斜插入阴道口4～5cm，直到子宫颈。子宫颈通常位于膀胱的正后方。这将使子宫（子宫颈、峡部和子宫体）的纵轴进入矢状面（图34-6）。

在不旋转手柄的情况下，向右和向左扇扫整个子宫。识别子宫底、子宫体和峡部；宫颈；子宫内膜，内部和外部结构，陷凹（图34-7和图34-8）。

大多数妇女子宫前倾，少数妇女的子宫后倾。另外，子宫位置可随周围膀胱或直肠乙状结肠的扩张而改变。子宫前倾时，要看到更多的子宫底，请向下压手柄，使超声束指向子宫底（图34-9至图34-11）。

子宫后倾时，向上移动手柄，使超声束指向下方，以查看更多子宫底。与子宫前倾相比，屏幕上的图像从右向左都是模糊的。

5. 短轴（横切面） 在不改变手持探头位置的情况下，将探头向左旋转（逆时针）90°，探头标记指向患者的右侧，获取横切面或短轴视图（图34-12和图34-13A）。

通过上下扇动手柄，沿子宫颈（将手柄保持在中性位置）—子宫峡部—宫体—宫底进行扫查（通过向后移动手柄进行向前扫查）（图34-13B）。

6. 宫内节育器定位

（1）左炔诺孕酮宫内节育器。在长轴矢状视图中，Mirena有两个回声区域——近侧在T形臂，远侧在纵臂，中间有2cm的声影。寻找从子宫内膜向下投射的声影，这可能是LNG-IUD存在的唯一可识别的征象[8, 13, 20]。纵臂可能有混响伪影（图34-14和图34-15）。

请注意，宫内节育器纵臂远端（纵臂与横臂相交的位置）应位于宫底子宫内膜内，并且近端高于峡部水平。纵臂声影约2cm。Faundes等描述宫内节育器和子宫内膜之间的适当距离在7mm以内，宫内节育器到子宫肌层的适当距离在11mm以内，宫内节育器到宫底的适当距离在27mm以内。另一种普遍接受的方法：从宫内节育器到宫底的距离为20～25mm[10]。宫内节育器的任何部分都不应位于子宫颈管内（图34-16和图34-17）。

在横切面中，识别宫底处横臂产生的宽声影和在子宫体中纵臂产生的窄束声影。对于放置，请检查横臂和纵臂是否位于中线（图34-18至图34-20）。

（2）铜制宫内节育器。铜制宫内节育器纵臂和横臂因绕有铜丝圈而呈连续高回声，伴明显后方声影[27]。由于纵臂密度，宫内节育器下方可能存在混响伪影，呈多条平行线[13]。通过这些征象可在TABUS和TVUS上轻松定位。扫查方法

与Mirena IUD的相同。扫查到IUD后，检查宫内节育器是否在中线并处于适当的宫底位置（图34-21和图34-22）。

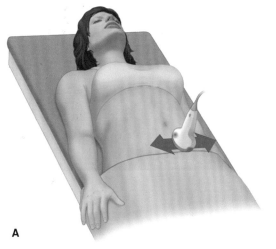

A

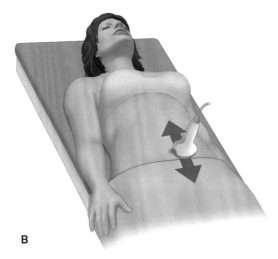

B

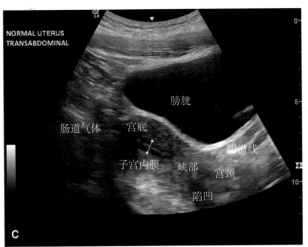

NORMAL UTERUS
TRANSABDOMINAL

膀胱

肠道气体　宫底

子宫内膜　峡部　宫颈

陷凹

阴道线

C

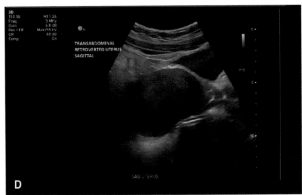

TRANSABDOMINAL
RETROVERTED UTERUS
SAGITTAL

SAG UTERUS

D

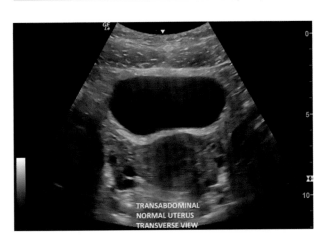

TRANSABDOMINAL
NORMAL UTERUS
TRANSVERSE VIEW

图 34-2　A，纵向扫查时患者体位及探头位置。按照红色箭头的方向扇形扫查结构。B，横向扫查时患者体位及探头位置。按照红色箭头的方向扇形扫查结构。C，正常的前倾子宫经腹（TAB）超声纵切面。D，后倾子宫纵切面。E，正常子宫横切面（可见右卵巢）。

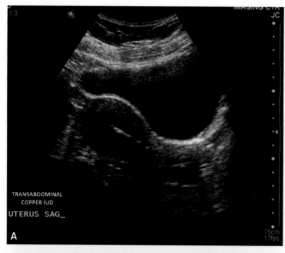

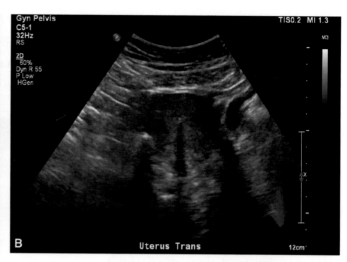

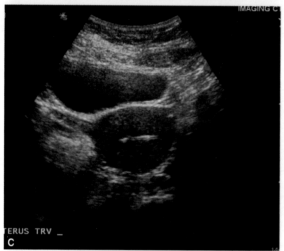

图 34-3　A, 含铜宫内节育器（IUD）的经腹（TAB）超声子宫纵切面图像。B, TAB 子宫横切面, 可见含铜 IUD 纵臂。C, TAB 子宫横切面, 可见含铜宫内节育器横臂。

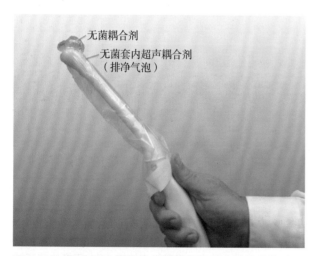

图 34-4　握住经阴道探头, 拇指与指向上方的探头标记对齐, 弯曲手指握住手柄下方。

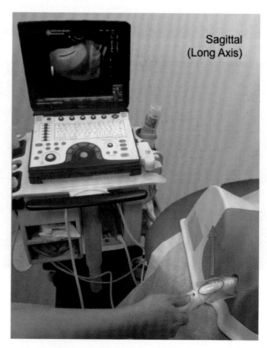

图 34-5　在骨盆模拟器上模拟经阴道超声（US）, 在笔记本电脑上显示正常子宫的矢状面。小箭头指向探头标记。大箭头指示探头标记的方向。

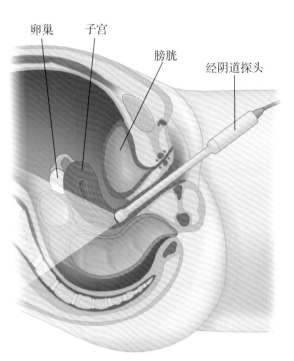

图 34-6 垂直超声束穿过子宫长轴的的矢状面。

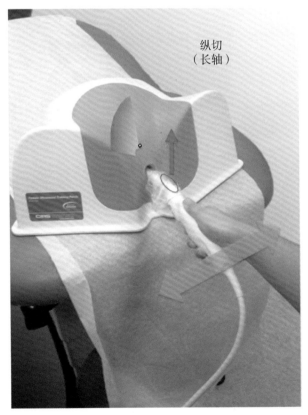

图 34-7 在不旋转手柄的情况下，向右和向左扇动探头扫查整个子宫。红色箭头指示探头标记指向上方。绿色箭头表示手柄水平移动。

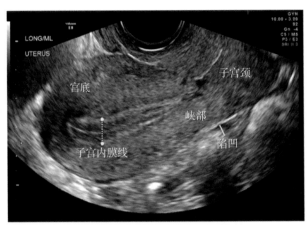

图 34-8 经阴道超声检查正常子宫。确定宫底、宫体、峡部、子宫颈、子宫内膜和陷凹。

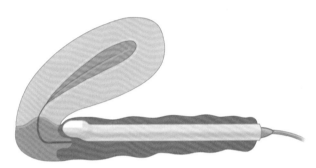

图 34-9 超声探头与前倾子宫相对位置示意图。

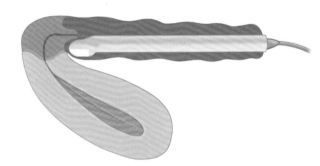

图 34-10 超声探头与子宫后倾相对位置示意图。

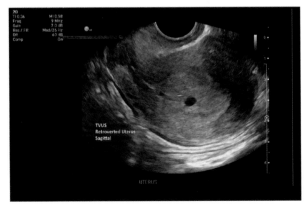

图 34-11 经阴道超声检查，子宫后倾伴小妊娠囊。

第二篇

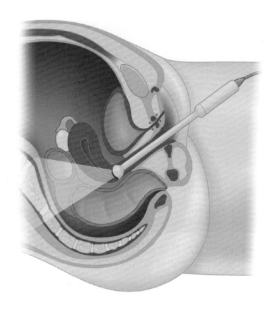

图 34-12 水平超声束穿过子宫短轴的横切面。

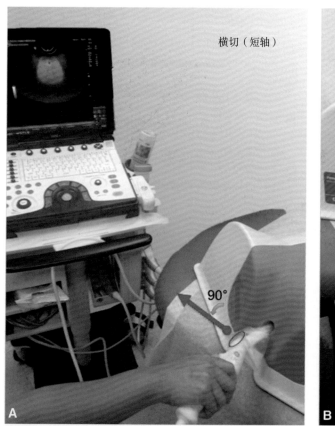

横切（短轴）

A

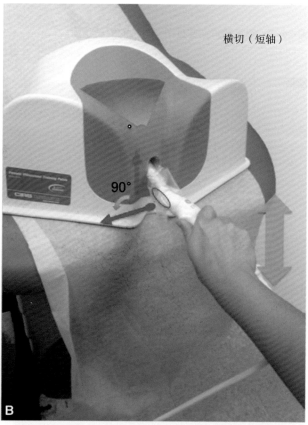

横切（短轴）

B

图 34-13 A，在骨盆模拟器上模拟经阴道超声检查，笔记本电脑上显示正常子宫横切面图像。红色箭头指示探头标记的方向。B，在探头标记指向患者右侧的情况下，通过在垂直平面上扇动探头来扫查整个子宫。红色箭头指示探头标记的方向。绿色箭头表示横向扫查时扇动探头的轴。

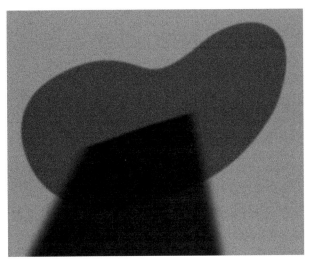

图 34-14　对于左炔诺孕酮宫内节育器，在纵切面视图中，在两个回声点之间，在宫底区域寻找向下投射的宽声影。

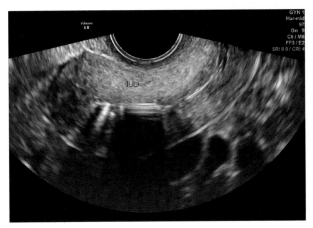

图 34-15　Mirena 宫内节育器正确位于子宫底区域的经阴道超声纵切面图。

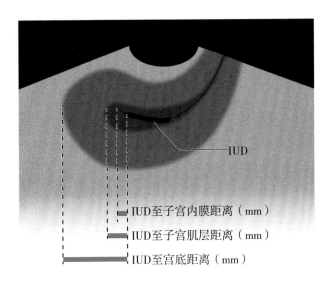

图 34-16　宫内节育器（IUD）至子宫内膜距离 ≤ 7mm，IUD 至子宫肌层距离 ≤ 11mm，IUD 至宫底距离 ≤ 27mm，另一种普遍接受的方法是测量从宫内节育器到宫底的距离，≤ 20 ～ 25mm。

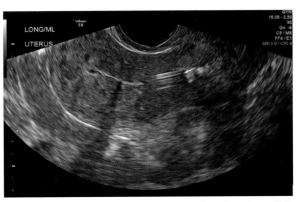

图 34-17　Mirena 宫内节育器位于子宫下段，经阴道超声检查子宫的纵切面。

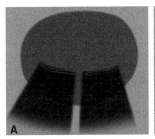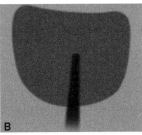

图 34-18　在横切面中，识别横臂产生的两个宽声影或子宫体中纵臂产生的窄束声影。并检查定位，确认纵臂和横臂位于子宫中线。

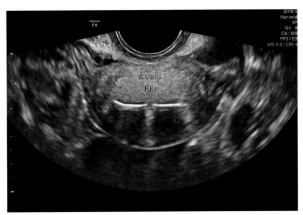

图 34-19　经阴道超声子宫横切面，可见 Mirena 宫内节育器（IUD）横臂。

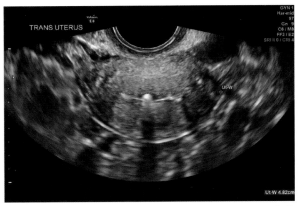

图 34-20　经阴道超声子宫横切面，可见 Mirena 宫内节育器（IUD）纵臂。

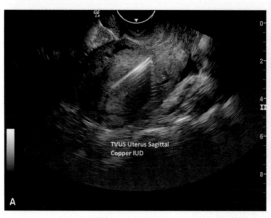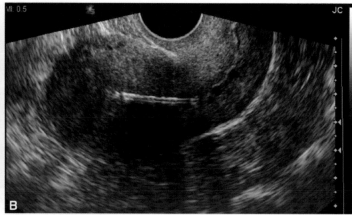

图34-21　A，经阴道超声检查（TVUS）子宫纵切面，在子宫底区域可见含铜宫内节育器（IUD）。B，（备用）TVUS纵切面，在子宫底区域可见含铜宫内节育器。

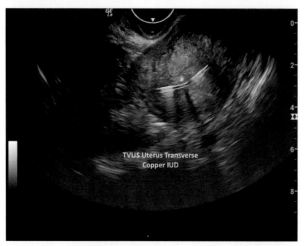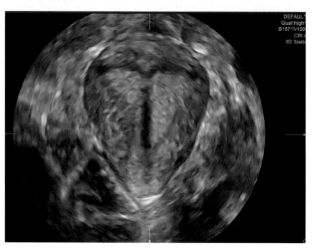

图34-22　经阴道超声检查（TVUS）横切面可见宫内节育器（IUD）横臂。

图34-23　对宫底Mirena宫内节育器的子宫冠状面三维重建。

三维超声

　　三维（3D）超声通过冠状面重建对观察宫内节育器非常有效，并检查错位、嵌顿、横臂不能完全扩张和旋转错位。常规盆腔超声检查中可做；但在床旁超声中应用仍然受限，希望将来可应用此功能（图34-23）[24]。

患者管理

　　当患者宫内节育器尾丝消失时，应进行窥镜检查，并尝试用细胞刷（从宫颈涂片检查工具包中抽出）将子宫颈管内的尾丝拉出。如果仍然看不到尾丝，则应通过超声成像排除宫内节育器脱落和穿孔。如果考虑怀孕，那么尿妊娠试验有助于鉴别分类[28]。

　　对于在子宫下段发现宫内节育器，理论上认为铜和LNG宫内节育器具有不同的功效水平。在这种情况下，LNG宫内节育器的激素作用可能仍然保持。Braaten和Goldberg建议无症状的女性保持低位的LNG-IUD。另一方面，应更换低位的含铜宫内节育器。若宫内节育器任何部分在子宫颈管内，则均应予以取出[9]。

　　如果宫内节育器位于子宫底区域内，那患者可以放心，宫内节育器位置适当，尾丝很可能已经移到子宫中。如果患者希望保留宫内节育器，则无需采取进一步的措施。如果患者希望取出宫内节育器，则应使用Kelly钳或Patterson鳄鱼钳探查宫颈内膜，以防宫内节育器尾丝嵌顿在宫颈管内。如果不成功，则应尝试在局麻下用取线器、异物钳、钩或吸刮匙等在诊室内取出IND[6]。如果仍不成功，则应行宫腔镜检查术（图34-24至图34-26）。

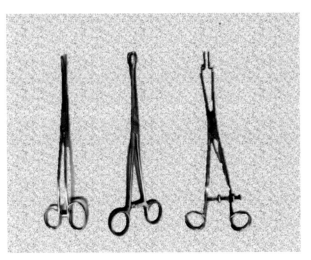

图 34-24 从左到右依次为弯曲异物钳、环钳和宫颈扩张钳。

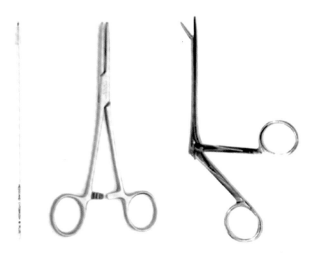

图 34-25 从左到右依次为宫颈细胞刷、Kelly 钳和 Patterson 鳄鱼钳。

当患者宫腔内妊娠并且希望继续妊娠，如果可以在不进行侵入性手术的情况下取出IUD，那么美国妇产科医师学会建议移除。如果宫内节育器的尾丝在宫颈口处不可见或无法从宫颈管中取出，或者超声检查发现妊娠囊位于宫内节育器和子宫颈之间，则不应尝试取IUD。应当告知患者，尽管尚无证据表明保留的LNG和含铜宫内节育器对胎儿有害，但将宫内节育器留在原位与子宫内感染概率增加、早产、流产有关，建议阴道流血、盆腔疼痛、阴道分泌物异常和发热时对症处理[11]。

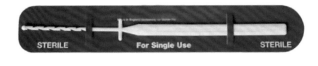

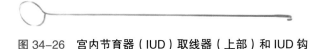

图 34-26 宫内节育器（IUD）取线器（上部）和 IUD 钩（下）。

如果患者怀孕但不希望继续妊娠，则可以在流产时取出宫内节育器。如果患者怀孕但在超声检查时未找到宫内节育器，则需要在病历中记录，以便在分娩或终止妊娠时进行检查。假设宫内节育器脱落，且未找到宫内节育器，则应拍腹部X线片排除穿孔。

如果患者未怀孕且超声未见宫内节育器，并且没有部分或全部脱落的可靠的临床证据，则应进行腹部X线检查（确保包括横膈膜顶端）排除穿孔。

如果X线片示宫内节育器位于骨盆中线附近，横臂位于纵臂上方，则可确认宫内节育器在子宫内[27]。如果在X线检查中，宫内节育器似乎在骨盆外，则考虑穿孔，建议对患者进行手术摘除（常通过诊断性腹腔镜检查）。出于手术计划目的，可能要完成CT或MRI检查（表34-3和图34-27）[29-31]。

表 34-3	宫内节育器错位的五种类型及其超声表现		
错位类型	描述	超声表现	X线表现
脱落	未见IUD尾丝，IUD经宫颈和阴道脱落	原位未见宫内节育器	未见IUD
穿孔	未见IUD尾丝，宫内节育器部分或完全穿过子宫肌层	原位未见宫内节育器（或部分穿过宫底）	可见宫内节育器位于骨盆外

续表

错位类型	描述	超声表现	X线表现
移位	IUD在宫腔内但是不在宫底区域±IUD尾丝延长	纵切面显示IUD位于子宫下段、峡部或宫颈	IUD在骨盆中
旋转	T形IUD横臂在冠状面以外	在短轴视图可见含铜IUD横臂偏离水平轴。LNG-IUD横臂很难显示，可能需三维超声	IUD在骨盆中
嵌顿	IUD横臂或纵臂嵌入子宫内膜或子宫肌层	在短轴视图可见含铜IUD横臂进入子宫内膜或子宫肌层，纵臂可能偏离子宫中心。LNG-IUD横臂很难显示，可能需三维超声	IUD在骨盆中

缩写：IUD：宫内节育器；LNG，左炔诺孕酮。

图34-27 超声定位IUD的推荐流程。
改编自：Prabhakaran S, Chuang A. In-office retrieval of intrauterine contraceptive devices with missing strings. Contraception. 2011;83(2):102-106; Rivlin K, Westhoff C. Comprehensive gynecology. Fam Plan. 2017;13:237-257; Marchi NM, Castro S, Hidalgo MM, et al. Management of missing strings in users of intrauterine contraceptives. Contraception. 2012;86(4):354-358.; Vilos GA, Di Cecco R, Marks J. Algorithm for nonvisible strings of levonorgestrel intrauterine system. J Minim Invasive Gynecol. 2010;17(6):805-806.

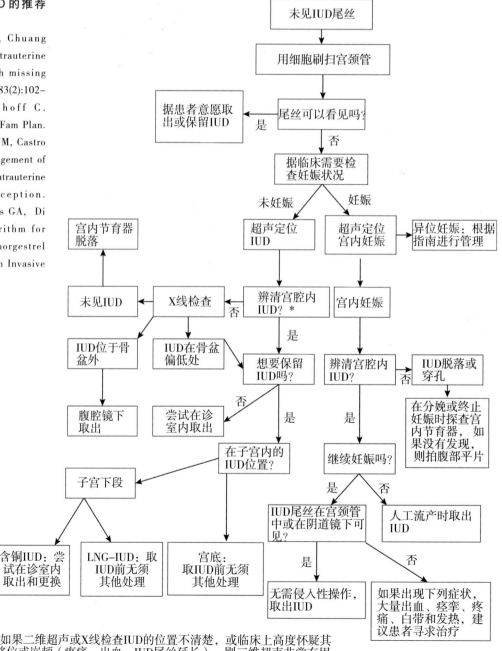

*如果二维超声或X线检查IUD的位置不清楚，或临床上高度怀疑其移位或嵌顿（疼痛、出血、IUD尾丝延长），则三维超声非常有用。

经验分享和要点提示

经验分享

- 如果在窥器检查中未见宫内节育器尾丝，则首先尝试用细胞刷（用于巴氏涂片检查）清扫宫颈管。
- 寻找来自子宫内膜的声影，这可能是LNG-IUD的唯一征象。
- 低位的宫内节育器通常会在放置后的前3个月内向上移动到适当的位置。

要点提示

- 停经并不意味着一定是置入LNG IUD的不良反应，应该排除妊娠。
- 超声检查未见宫内节育器不能确定脱落，须用X线平片排除穿孔。确保X线片包括横膈膜顶端，因为宫内节育器会随着肠蠕动而移动到腹部的远处。
- Mirena的尾丝回声强，在子宫颈管中可见。超声检查时请勿将其与宫内节育器混淆。

参考文献

1. United Nations, Department of Economic and Social Affairs, Population Division. Trends in contraceptive use worldwide 2015 (ST/ESA/SER.A/349). 2015.
2. Branum A, Jones J. Trends in long-acting reversible contraception use among U.S. women aged 15–44. *NCHS Data Brief*. 2015;(188):1-8.
3. Braaten KP, Goldberg AB. Malpositioned IUDs: when you should intervene (and when you should not). *OBG Manag*. 2012;24:38-46.
4. American College of Obstetricians and Gynecologists. *Number 642. ACOG Committee Opinion*. Washington, DC: ACOG; 2015.
5. American College of Obstetricians and Gynecologists Committee on Gynecologic Practice; Long-Acting Reversible Contraception Working Group. ACOG committee opinion no. 450: increasing use of contraceptive implants and intrauterine devices to reduce unintended pregnancy. *Obstet Gynecol*. 2009;114(6):1434-1438.
6. Prabhakaran S, Chuang A. In-office retrieval of intrauterine contraceptive devices with missing strings. *Contraception*. 2011;83(2):102-106.
7. Bayer HealthCare Pharmaceuticals. Mirena prescribing information. www.mirena-us.com. Accessed December 2, 2016.
8. Van Schoubroeck D, Van Den Bosch T, Mortelman P, Timmerman D. Picture of the Month: sonographic determination of the position of a levonorgestrel intrauterine device. *Ultrasound Obstet Gynecol*. 2009;33:121-124.
9. Braaten KP, Benson CB, Maurer R, Goldberg AB. Malpositioned intrauterine contraceptive devices: risk factors, outcomes, and future pregnancies. *Obstet Gynecol*. 2011;118:1014-1020.
10. Faundes D, Bahamondes L, Faundes A, Petta C, Diaz J. No relationship between the IUD position evaluated by ultrasound and complaints of bleeding and pain. *Contraception*. 1997;56:43-47.
11. American College of Obstetricians and Gynecologists. ACOG practice bulletin no. 121: long-acting reversible contraception: implants and intrauterine devices. *Obstet Gynecol*. 2011;118(1):184-196.
12. Heinemann K, Reed S, Moehner S, Minh TD. Risk of uterine perforation with levonorgestrel-releasing and copper intrauterine devices in the European Active Surveillance Study on Intrauterine Devices. *Contraception*. 2015;91(4):274-279.
13. Peri N, Graham D, Levine D. Imaging of intrauterine contraceptive devices. *J Ultrasound Med*. 2007;26:1389-1401.
14. de Kroon CD, van Houwelingen JC, Trimbos JB, Jansen FW. The value of transvaginal ultrasound to monitor the position of an intrauterine device after insertion. A technology assessment study. *Hum Reprod*. 2003;18:2323-2327.
15. Palo P. Transabdominal and transvaginal ultrasound detection of levonorgestrel IUD in the uterus. *Acta Obstet Gynecol Scand*. 1997;76:244-247.
16. Bonilla-Musoles F, Pardo G, Simon C. How accurate is ultrasonography in monitoring IUD placement? *J Clin Ultrasound*. 1990;18(5):395-399.
17. Zhong LP, Huang LL, Zou Y, et al. Comparison of ultrasound plus radiography versus computed tomography in the diagnosis of ectopic intrauterine devices [in Chinese]. *Zhonghua Yi Xue Za Zhi*. 2012;92(1):5-8.
18. Bayer HealthCare Pharmaceuticals. Skyla prescribing information. http://labeling.bayerhealthcare.com/html/products/pi/Skyla_PI.pdf. Accessed December 2, 2016.
19. Kerr N, Dunham R, Wolstenhulme S, Wilson J. Comparison of two- and three-dimensional transvaginal ultrasound in the visualization of intrauterine devices. *Ultrasound*. 2014;22(3):141-147.
20. Moschos E, Twickler DM. Does the type of intrauterine device affect conspicuity on 2D and 3D ultrasound? *AJR Am J Roentgenol*. 2011;196:1439-1443.
21. Petta CA, Faundes D, Pimentel E, et al. The use of vaginal ultrasound to identify copper T IUDs at high risk of expulsion. *Contraception*. 1996;54(5):287-289.
22. Faundes D, Perdigao A, Faundes A, et al. T-shaped IUDs accommodate in their position during the first 3 months after insertion. *Contraception*. 2000;62(4):165-168.
23. Morales-Rosello J. Spontaneous upward movement of lowly placed T-shaped IUDs. *Contraception*. 2005;72:430-431.
24. Benacerraf B, Shipp T, Bromley B. Three-dimensional ultrasound detection of abnormally located intrauterine contraceptive devices which are a source of pelvic pain and abnormal bleeding. *Ultrasound Obstet Gynecol*. 2009;34(1): 110-115.
25. Reiner J, Brindle K, Khati N. Multimodality imaging of intrauterine devices with an emphasis on the emerging role of 3-dimensional ultrasound. *Ultrasound Q*. 2012;28:251-260.
26. Teva Women's Health, Inc., Website. ParaGard IUD prescribing information. www.paragard.com. Accessed December 2, 2016.
27. Allergan Specialty Pharmaceuticals Liletta prescribing information. www.allergan.com/assets/pdf/liletta_pi. Accessed December 2, 2016.
28. Nowitzki KM, Hoimes ML, Chen B, Zheng LZ, Kim YH. Ultrasonography of intrauterine devices. *Ultrasonography*. 2015;34(3):183-194.
29. Rivlin K, Westhoff C. Comprehensive gynecology. *Fam Plan*. 2017;13:237-257.
30. Marchi NM, Castro S, Hidalgo MM, et al. Management of missing strings in users of intrauterine contraceptives. *Contraception*. 2012;86(4):354-358.
31. Vilos GA, Di Cecco R, Marks J. Algorithm for nonvisible strings of levonorgestrel intrauterine system. *J Minim Invasive Gynecol*. 2010;17(6):805-806.
32. Association of Reproductive Health Professionals. Washington DC. http://www.arhp.org/Publications-and-Resources/Clinical-Fact-Sheets/The-Facts-About-Intrauterine-Contraception. Accessed December 2, 2016.

第二篇

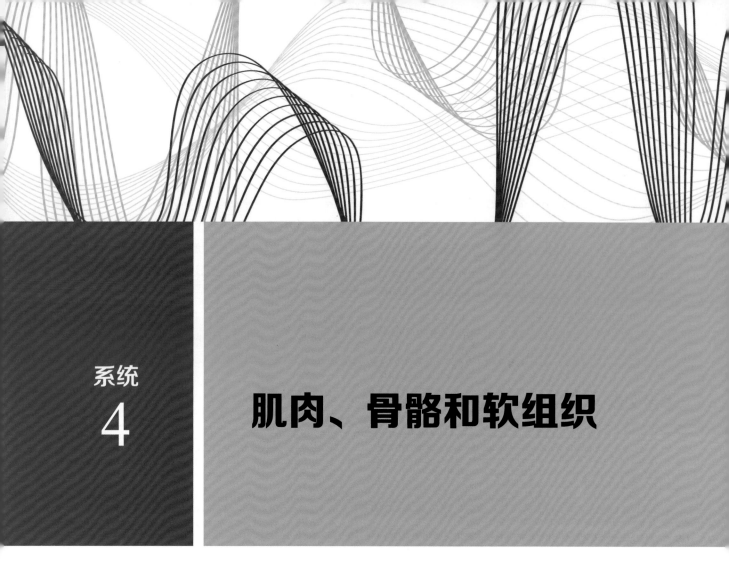

系统
4

肌肉、骨骼和软组织

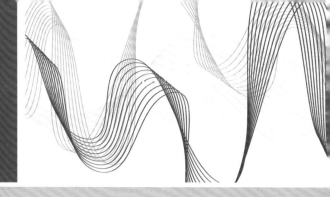

第1部分 | 肌肉、骨骼

第35章 患者的关节是否有积液？

Nicole T. Yedlinsky, MD, CAQSM, FAAFP, RMSK, Alex Mroszczyk-McDonald, MD, CAQSM, FAAFP, and Joshua R. Pfent, MD

● **临床病例**

> 6岁女孩来门诊就诊，主诉右髋关节疼痛伴跛行。既往体健，她经常户外玩耍，不知道是否有外伤。腿上有几处小的擦伤痕及淤青，右侧大腿上方有虫咬伤。生命体征处于正常界值。右髋关节前方触痛明显，疼痛致髋关节主动活动范围受限。怀疑关节感染且想在床旁做出鉴别诊断。患者的关节是否有积液？

文献综述

关节疼痛在初级诊疗机构中很常见，超过20%的患者因肌肉骨骼疼痛来诊[1]。鉴别诊断关节内损伤和其他病理改变如关节周围的挫伤、扭伤、牵拉损伤是有难度的。床旁超声检查有助于发现是否有关节积液。这可以提高诊断关节内损伤的速度与准确性，使临床诊疗水平得到提高。

关节积液的定义是关节内液体增加导致关节囊扩张。体检可见关节外观肿胀，关节活动时疼痛，膝关节积液可见关节上方或关节周围肿胀[2]。然而，仅体格检查的敏感性较低。膝关节积液体格检查的特异性达90%，但是敏感性只有10%~40%[3]。另外，对于伴有肥胖、明显肌肉肥大或因关节炎有病理改变时，经体格检查诊断关节积液是比较困难的。

多种影像学检查方法可以用于评估关节积液，如超声、X线片、CT和MRI。超声检查临床最常用，可以迅速对关节囊积液及关节内液体成像并评估积液原因。床旁超声检查可以结合穿刺进行诊断和治疗[4]。

超声检查是评估髋关节积液的首选成像方式[5, 6]，因为即使关节内积液只有1ml都可以发现[7, 8]。用超声评估膝关节积液时，其敏感性达81.3%，特异性达100%[9]，可以发现少于5ml的积液[10, 11]。尽管超声诊断关节积液技术的培训学习时限数据有限，但这项技术可以教给医学生和更多的高年资医生，有研究表明，在提升他们的技术与自信心方面具有明显统计学意义[12]。

超声可以用于评估骨表面、肌肉、肌腱、韧带、滑囊与关节腔。超声引导穿刺抽液与注射方面，增加了安全性，无辐射危害。从皮肤表面到关节腔的穿刺过程都可以经超声引导，注射或者抽吸可以在直视下完成。

关节积液可以大致分为非炎性、炎性与血性。非炎性的病因包括骨性关节炎、骨坏死和损伤，炎性的病因包括感染性关节炎、一过性滑膜炎及结晶性关节炎。血性病因包括凝血功能障碍、创伤及肿瘤。结合患者的年龄、病史与体格检查仔细考虑有助于鉴别诊断[13]。关节液的检查如颜色、清晰度、黏稠度、革兰氏染色、细胞计数与晶体检测等有助于分析病因。

感染性关节炎需要快速诊断与治疗以保护关节功能。普通人群的发病率为（2～10）/100 000，葡萄球菌感染最常见，占40%～50%[15]。淋球菌、链球菌、其他革兰氏阴性杆菌感染分别占10%～20%，分枝杆菌与真菌感染非常罕见[16, 17]。感染性关节炎的途径最常见的是血源性传播，但是也可见于直接播种与局部扩散。并发症包括关节破坏、生长停滞与脓毒血症，所以快速的诊断与治疗很重要。

当需要鉴别诊断感染性关节炎时，应紧急进行关节积液的抽吸以采取合适治疗。一旦获取关节液，对其分析有助于指导治疗。感染性关节炎的穿刺液白细胞计数大于50000/mm³，主要是多核细胞（>90%）。因此，白细胞计数增高提示感染性关节炎的可能性增加。尽管关节液培养与药敏实验可指导细菌感染的抗生素治疗方案，但经验性抗感染治疗不应因培养检查而耽搁。如果经治疗后症状仍未缓解，建议行进一步影像学检查，且可能需要手术干预。

表 35-1	在临床实践中应用即时超声的建议	
建议	证据等级	参考文献
超声可有效评估关节积液	A	6～9, 11

A=一致的、质量良好的以患者为导向的证据；B=不一致或质量有限的以患者为导向的证据；C=共识，以疾病为导向的证据，通常的做法，专家意见，或病例系列。有关SORT证据评级系统的信息，请访问http://www.aafp.org/afpsort。

扫查方法

1. **准备** 患者取舒适体位，使其在检查期间保持舒适安静。接受检查的部位置于一个舒适的高度以便超声探头扫查。将超声设备放置于近处，检查者、患者与超声设备应大致在一条线上。超声设备一般在患者的健侧，操作者位于患侧。

2. **用超声确定关节腔的位置**

膝关节：评估膝关节的时候，患者平卧，膝关节屈曲20°～30°（图35-1），用高频线阵探头，探测深度设定为3cm左右。

探头纵行放置于髌上位置，探头标记指向

患者的头侧，探头下缘置于髌骨的上极（图35-2）。通常，在股四头肌下方可见少量的关节液与滑膜褶皱（图35-3）。关节积液导致股四头肌腱下的髌上凹陷处膨胀，液体为无回声图像，呈黑色，股骨前方与髌上脂肪垫分离（图35-4）。横切时（图35-5），可以在短轴上看见股四头肌腱的纤维状复合体，复合体下方可见积液（图35-6）。可以追踪液体至髌上内侧间隙与外侧间隙。从外侧可见积液的长度。通过加压和关节活动时有无液体流动超声影像可以区别关节积液

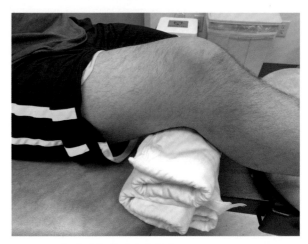

图 35-1 扫查膝关节时患者体位。

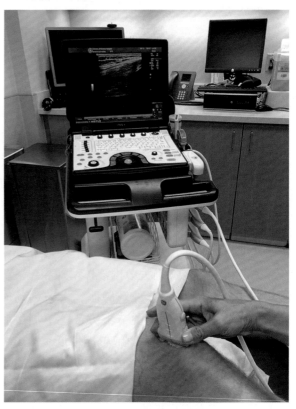

图 35-2 沿长轴扫查膝关节时探头位置。

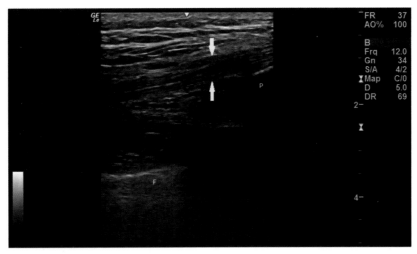

图 35-3 　正常膝关节近端的纵切面超声图像。标记处分别为：髌骨（P）、股骨（F）和股四头肌腱（箭头之间）。

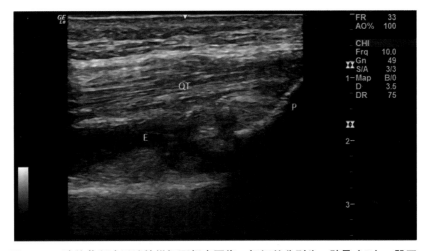

图 35-4 　膝关节积液近端的纵切面超声图像。标记处分别为：髌骨（P）、股四头肌腱（QT）和积液（E）。

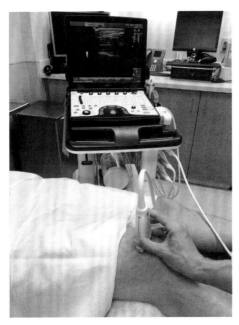

图 35-5 　膝关节短轴扫查时的探头位置。

与滑膜炎[9]。如果检查者还不能确定，检查对侧关节或许有助于确定患者的关节是否正常[4]。

如果在超声引导下行关节腔穿刺，横切面扫查是观察进针的最佳方式（图35-7）。直视下观察穿刺针从膝外侧进入无回声的液性区域。该方式避免了股四头肌的损伤且患者更易耐受。关于超声引导下的穿刺与药物注射详见第52章。

髋关节：评估髋关节的时候，患者取平卧位，使髋关节处于轻度外展外旋位（图35-8），用低频曲线探头，探测深度设定为6cm左右。年轻患者或软组织不厚的患者可能也适合用高频探头。

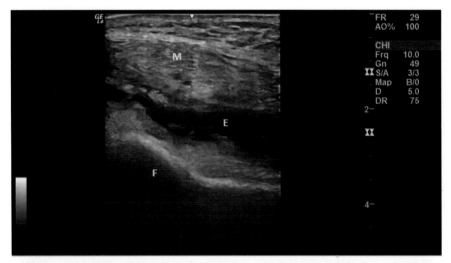

图 35-6 膝关节积液近端的超声横切面图像。标记处分别为股骨（F）、股四头肌和肌腱（M）、积液（E）。

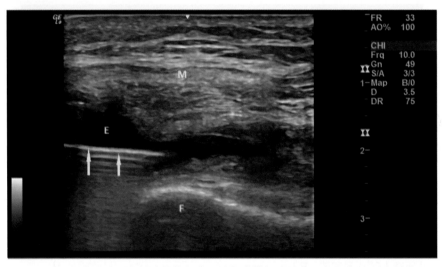

图 35-7 超声引导下穿刺膝关节积液近端超声横切面图像。标记处分别为股骨（F）、股四头肌和肌腱（M）、积液（E）以及穿刺针（箭头）。

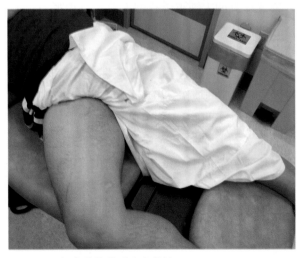

图 35-8 扫查髋关节时患者体位。

扫查髂前上棘与耻骨联合之间的腹股沟韧带。将探头放置于上述2个骨性标志的约中点处，探头垂直于腹股沟韧带（图35-9）。将探头滑向前下方直到探及股骨头与股骨颈凸面（图35-10）。通常在髋关节与股骨颈部位没有无回声的液性区域。当关节积液明显时，前关节囊的前后缘与股骨颈的凸面部存在液性暗区（图35-10）。可以测量髋关节囊外缘至股骨颈表面的距离，并与对侧做对比（图35-11）[18]。

超声引导下髋关节穿刺吸引时，穿刺针在引导下远离探头，在超声直视下，穿刺针应垂直于股骨颈凸面进入液性暗区。关于超声引导下的穿刺与药物注射详见第52章。

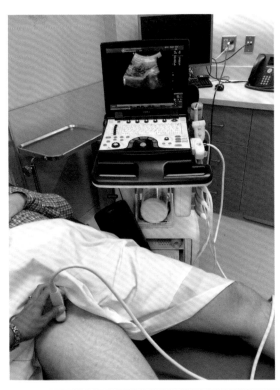

图 35-9　髋关节扫查时的探头位置。

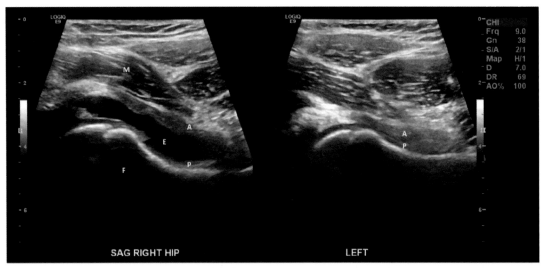

图 35-10　正常髋关节与髋关节积液。左髋与右髋的超声纵断面图像。标记处为股骨头（F）、髂腰肌（M）、关节囊前缘（A）与后缘（P），右侧关节囊前后缘因积液（E）分离，左侧关节囊无积液。

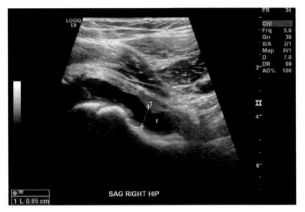

图 35-11　髋关节积液。右髋纵切面超声图像显示有积液（E）。测量积液宽度，为 0.85cm。

患者管理

化脓性关节炎的发病率高，如果临床怀疑就需要及时进行评估。应使用超声检查髋关节或膝关节是否有积液。如果关节腔没有积液，则化脓性关节炎的可能性不大。然而，如果高度怀疑化脓性关节炎，可能需要取关节积液进行分析，以及抽血进行全血细胞计数、血沉、C反应蛋白、血培养等检查。

如果超声检查发现有关节积液，需要结合病史进一步检查以明确有无关节脱位、骨质破坏及骨折等情况。如果有上述怀疑,可以拍X线片、CT及MRI检查。因为骨化中心或生长板的影像难以明确,所以,检查双侧关节并做对比将有助于鉴别。

如果关节积液明显但是无明显关节外畸形表现,在应用抗生素之前,应该紧急施行超声引导下的穿刺抽吸,取关节积液行细菌培养、革兰氏染色、细胞计数与细胞分类等检测。结合全血细胞计数、血沉、C反应蛋白、血培养等结果有助于诊断。积液样本行淋球菌检查可能有助于诊断。如果怀疑链球菌A感染、风湿热、链球菌感染后关节炎,可以行抗链球菌滴度检测。

怀疑化脓性关节炎时可行经验性的抗感染治疗。需要考虑行穿刺引流、关节镜下引流或外科手术切开引流。还需要及时请骨外科医师会诊(图35-12)。

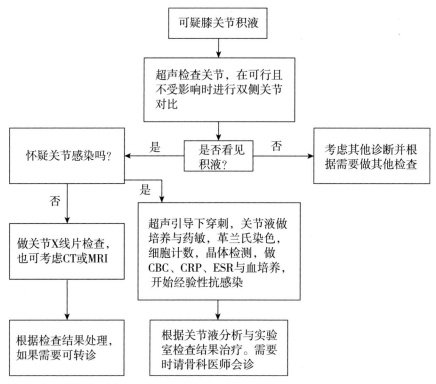

图 35-12 治疗流程图。
CBC:全血细胞计数;CRP:C-反应蛋白;ESR:红细胞沉降率。

经验分享和要点提示

经验分享

● 检查者与患者保持最佳舒适体位。
● 涂抹足够的耦合剂使探头"浮"于体表,避免因压力或接触引起关节疼痛,减少患者不适并提高图像质量。
● 如果超声或X线片影像模棱两可,做对侧关节检查,对比健侧与患侧,有助于鉴别细微的改变。

要点提示

● 当评估关节积液时,避免施压过度排开积液导致假阴性结果。
● 当超声检查关节积液时,应仔细鉴别,勿将滑膜肥厚与滑膜皱襞误认为关节积液。积液会因压力而排开,肥厚滑膜则不会。此外,彩色多普勒可见肥厚滑膜血流信号,而关节积液无此表现。

参考文献

1. Mackay C, Canizares M, Davis AM, Badley EM. Health care utilization for musculoskeletal disorders *Arthritis Care Res*. 2010;62(2):161-169.
2. Zuber T. Knee joint aspiration and injection. *Am Fam Physician*. 2002;66(8):1497-1501.
3. Berlinberg A, Ashbeck E, Roemer F, et al. Diagnostic performance of knee physical exam and participant-reported symptoms for MRI-detected effusion-synovitis among participants with early or late stage knee osteoarthritis: data from the Osteoarthritis Initiative. *Osteoarthritis Cartilage*. 2019;27(1):80-89.
4. Alves T, Girish G, Brigido M, Jacobson J. Ultrasound of the knee: scanning techniques, pitfalls, and pathologic conditions. *Radiographics*. 2016;36(6):1759-1775.
5. Nestorova R, Vlad V, Petranova T, et al. Ultrasonography of the hip. *Med Ultrason*. 2012;14(3):217-224.
6. Zeiger MM, Dor U, Schultz RD. Ultrasonography of the hip joint effusions. *Skelet Radiol*. 1987;16:607-611.
7. Moss SG, Schweitzer ME, Jacobson JA, et al. Hip joint fluid: detection and distribution at MR imaging and US with cadaveric correlation. *Radiology*. 1998;208:43-48.
8. Valley VT, Stanhmer SA. Targeted musculoarticular sonography in the detection of joint effusions. *Acad Emerg Med*. 2001;8:361-367.
9. Draghi F, Urciuoli L, Alessandrino F, Corti R, Scudeller L, Grassi R. Joint effusion of the knee: potentialities and limitations of ultrasonography. *J Ultrasound*. 2015;18(4):361-371.
10. Hauzeur JP, Mathy L, De Maertelaer V. Comparison between clinical evaluation and ultrasonography in detecting hydrarthrosis of the knee. *J Rheumatol*. 1999;26:2681.
11. Hong BY, Lee JI, Kim HW, et al. Detectable threshold of knee effusion by ultrasonography in osteoarthritis patients. *Am J Phys Med Rehabil*. 2011;90:112.
12. Yamada T, Minami T, Soni NJ, et al. Skills acquisition for novice learners after a point-of-care ultrasound course: does clinical rank matter? *BMC Mea Educ*. 2018;18:202.
13. Safdar NM, Rigsby CK, Iyer RS, et al. ACR appropriateness criteria acutely limping child up to age 5. *J Am Coll Radiol*. 2018;15(11S):S252-S262.
14. Kaandorp CJ, van Schaardenburg D, Krijnen P, et al. Risk factors for septic arthritis in patients with joint disease: a prospective study. *Arthritis Rheum*. 1995;38:1819-1825.
15. Ryan MJ, Kavanagh R, Wall PG, Hazelman BL. Bacterial joint infections in England and Wales: analysis of bacterial isolates over a four year period. *Br J Rheumatol*. 1997;36:370-373.
16. Goldenberg DL. Septic arthritis [review]. *Lancet*. 1998;351:197-202.
17. Peters RH, Rasker JJ, Jacobs JW, et al. Bacterial arthritis in a district hospital. *Clin Rheumatol*. 1992;11:351-355.
18. Pauroso S, Di Martino A, Tarantino CC, Capone F. Transient synovitis of the hip: ultrasound appearance: mini-pictorial essay. *J Ultrasound*. 2011;14:92-94.

第二篇

第36章 患者是否存在肩袖撕裂？

Michael J. Murphy，MD，CAQSM and Tenley E. Murphy，MD，FAAFP，CAQSM

●临床病例

患者，男，70岁，右利手，因右肩疼痛6周来诊。既往因病态窦房结综合征，植入心脏起搏器。在清理车库时，当他把一个箱子搬到高处的柜子上后感到了剧烈的疼痛。他一直口服对乙酰氨基酚及局部冷敷、热敷以止痛，但是疼痛仍持续，累及肩关节，外侧不伴麻木、刺痛及放射痛。过顶运动或晚上患侧卧位睡觉时疼痛会加剧。体格检查，右肩肌力轻度减弱，外展活动范围缩小。Jobe（空罐）试验、Neer试验及Hawkins试验阳性。落肩试验阴性。前后位片、Grashey位片、肩胛骨Y位片和腋位片显示无骨折或脱位，肩锁关节有中度退行性改变，肩峰形态为Ⅱ型至Ⅲ型，伴骨质增生，不伴盂肱关节退行性改变。因为患者有起搏器而无法做MRI检查。那么患者是否存在肩袖撕裂？

文献综述

在初级诊疗机构中肩关节痛是常见主诉症状，占医生接诊的10%[1]。这些肩关节痛最常见的致病因素肩袖问题，每年约450万的患者因肩袖问题就诊[2,3]。肩袖损伤的危险因素包括解剖学因素如弧形或钩形肩峰（Ⅱ型或Ⅲ型肩峰）、马刺状肩峰、肩峰骨。年龄增长、肥胖、糖尿病、吸烟、反复过顶运动等外因都是肩袖撕裂的危险因素[4]。

肩袖撞击综合征常常伴有肩袖撕裂，如果没有影像学辅助，肩袖撞击综合征不伴有肩袖撕裂与肩袖撕裂导致的肩关节疼痛的临床鉴别常常是困难的。肩关节镜检查是诊断肩袖撕裂的金标准。超声与MRI检查诊断肩袖全层撕裂是非常有效的（尽管二者对于部分肩袖撕裂的诊断略低效）。

超声广泛可及，可用于门诊肩袖撕裂诊断。多项研究包括Meta分析与系统综述显示，超声与MRI诊断全层肩袖撕裂的敏感性及特异性相似，而且它们在诊断部分肩袖撕裂时的敏感性和特异性也类似[5-13]。

在初级诊疗机构中用超声替代MRI检查肩袖损伤具有多种优势，包括花费更低、可以进行动态检查、可以在检查的同时及时得到患者的反馈、可以同时行双侧对比检查、携带更加方便、检查时间短，且当患者有金属及电子内置物如起搏器或金属弹片时没有禁忌[14,15]。

在美国，术前检查花费最多的是MRI，在2006年到2020年期间，如果用超声合理替代MRI进行肩关节疼痛检查将会节约6900万美元。除了节约费用，超声检查的患者满意度也高于MRI检查[16]。直至撰写本章时超声检查仍无明显的禁忌证。

与MRI相比，超声检查最大的劣势是需要操作者及时有效地从患者身上获取并解释图像。多项研究表明，熟练掌握肌骨超声需要一定程度的培训与实践[17,18]。

表 36-1	在临床实践中应用即时超声的建议	
建议	证据等级	参考文献
将超声检查作为首选诊断全层肩袖撕裂与MRI检查一样有效	A	5-13
首选超声检查肩袖撕裂具有成本效益	A	16, 19, 25

A=一致的、质量良好的以患者为导向的证据；B=不一致或质量有限的以患者为导向的证据；C=共识，以疾病为导向的证据，通常的做法，专家意见，或病例系列。有关SORT证据评级系统的信息，请访问http://www.aafp.org/afpsort。

有多种学习资源可以获得，包括面对面的教学与线上课程等，其中有部分资源是免费的。美国医学会运动医学分会与美国超声医学研究院在网上都有仅注册就可以获得的免费的肌骨超声教学视频。

精通诊室内的肌骨超声不仅可以增加患者的满意度、减少医疗花费，同时也可提高医务人员的经济收入。研究表明，肌骨超声辅助诊断的医疗报销从2000年到2009年增加了319%[19]。多项肩关节超声指南已经发布[20-24]。我们将这些指南浓缩，以便大部分的初级诊疗机构门诊医生在繁忙的工作中评估肩袖撕裂。

扫查方法

开始超声检查肩袖前

我们推荐用高频探头进行肩袖检查，因为大部分的结构都很浅表，高频探头可显示更多肩袖损伤的细节。超声检查肩袖冈上肌腱最有效，因为冈上肌腱是最常见的肩袖损伤部位，超声检查也容易显示。在本章，我们将初步探讨冈上肌腱超声表现，然后简要讨论肩袖的其他超声表现。肩袖与上臂的解剖见图36-1与图36-2。

冈上肌腱

冈上肌腱是最易受损的肩袖结构。初级诊疗机构的医生具有诊断冈上肌腱损伤的能力是非常重要的。

患者体位

推荐将患者置于改良Crass位（图36-3），因为该体位便于扫查冈上肌腱和肩袖间隙（肱二头肌进入关节前可见冈上肌腱最前方的部分）。患者坐位，患肩靠近超声检查者。患者手掌置于后方的髂骨翼，向后方屈肘，使肩关节外展后伸内旋，为检查冈上肌提供好的视窗。

如果患者不能达成改良Crass位，Crass位（图36-4）比传统的中立位更方便观察冈上肌腱，当患者肩关节疼痛时利于患者维持体位。

超声检查

标志点有助于超声检查目标结构。肩锁关节是检查肩关节前方和肩袖的很好的起始标志点。

第一，将超声探头在冠状面上沿着锁骨斜行放置时可在长轴上看见肩锁关节（图36-5）。随后将探头滑向肩峰外侧可见肱骨头。图36-6与图36-7显示探头于长轴与短轴上的冈上肌腱影像。肩峰非常浅表，当探查至肩峰边缘时，可见皮下到肱骨头的深度在增加，见图36-8。停留于肱骨头的顶点，可见冈上肌腱。当沿着肌腱的长轴观察时可见"鸟嘴"样结构，即为该肌腱在肱骨大结节的止点（图36-9和图36-10）。沿长轴扫查冈上肌腱时，其应有独特的高回声与纤维状表现。任何异样纤维表现或低回声区域，都提示肌肉或肌腱的撕裂。潜在的损伤部位应该在至少2个平面进行病理变化的确认，可以排除各向异性引起的低回声。图36-11到图36-15显示不同类型的冈上肌腱损伤，包括部分撕裂、全层撕裂伴回缩、全层撕裂伴肩袖撕裂口至三角肌下肩峰下间隙的盂肱关节积液。当完成冈上肌腱外侧止点部分的扫查后，可以沿着肩胛冈的长轴返回内侧扫查肌腱的起点。

冈上肌腱撞击的动态检查

一旦完成冈上肌腱扫查并发现无撕裂或破裂，那么可以检查冈上肌腱在肩峰处的撞击情况。

患者体位与动态撞击的超声检查

让患者保持肩关节无外展、中立位屈曲、中立位旋转，屈肘90°，如图36-16。再次从肩锁关节的长轴开始，沿着肩峰向外侧进行扫查直到看见冈上肌腱覆盖在肱骨头上。应沿着长轴观察冈上肌腱。确保此时可见肩峰、肱骨头及冈上肌腱。随后，让患者缓慢外展肩关节。当肩关节外展时，将探头稳定在肩膀以便观察冈上肌腱。可看见冈上肌腱收缩并导致肱骨外展，使得冈上肌腱在肩峰深面活动。观察冈上肌腱在深部滑动时的停顿、撞击或聚集等提示动态撞击的情况。图36-13病例显示与慢性肩关节撞击相关的冈上肌腱慢性炎症改变。图36-17显示正常冈上肌腱与慢性肩关节撞击常见的慢性炎症的肩关节双侧对比。肩袖撕裂、肌腱炎及撞击并不是互斥的，它们是合并存在的，撞击是导致肩袖撕裂的常见病因。

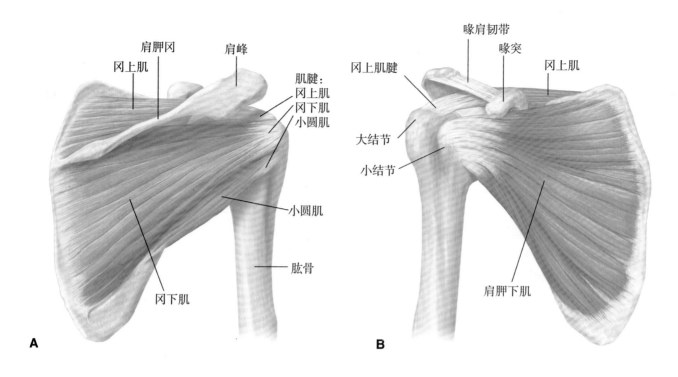

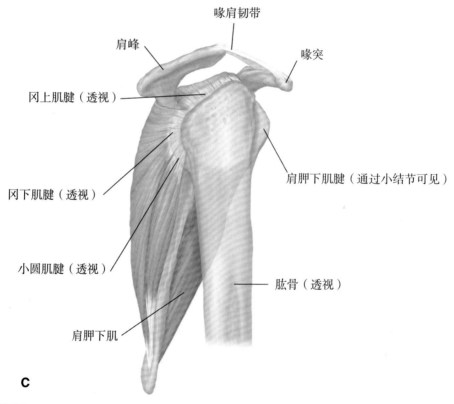

图 36-1 肩袖的肌肉解剖。

A：后面观；B：前面观；C：侧面观。

经许可引自：Gest TR. Lippincott Atlas of Anatomy. 2nd ed. Philadelphia, PA: Wolters Kluwer; 2020:50. Plate 2-16.

第二篇

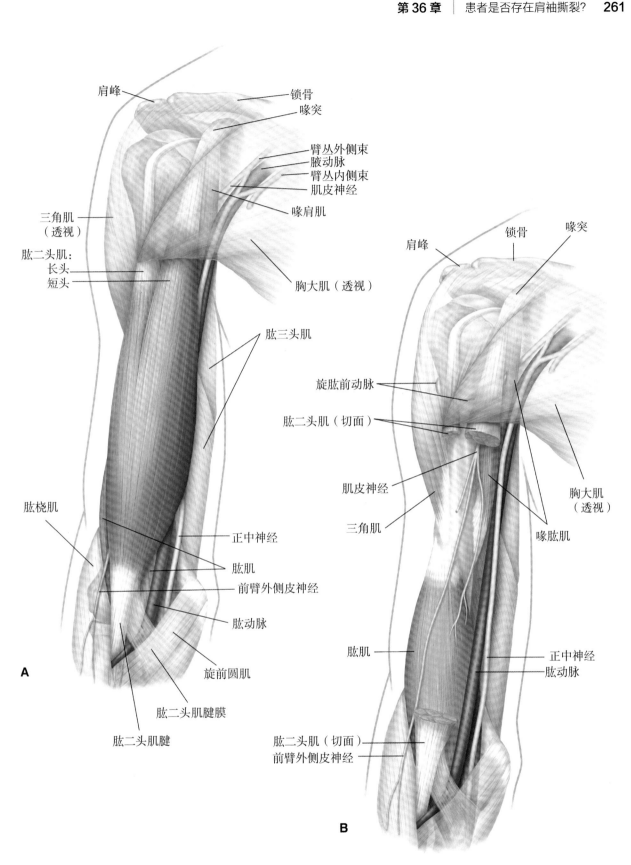

肩峰 锁骨
 喙突
 臂丛外侧束
 腋动脉
 臂丛内侧束
 肌皮神经
 喙肩肌

三角肌
（透视）

肱二头肌：
长头
短头
 胸大肌（透视）

 肱三头肌

肩峰 锁骨 喙突

旋肱前动脉

肱二头肌（切面）

肱桡肌

正中神经

肌皮神经

肱肌 三角肌
前臂外侧皮神经

肱动脉 胸大肌
（透视）

喙肱肌

旋前圆肌

肱肌 正中神经
肱动脉

肱二头肌腱膜

肱二头肌腱

A

肱二头肌（切面）
前臂外侧皮神经

B

图 36-2 前臂的肌肉解剖。

A：浅层观；B：深层观。

经许可转自：Gest TR. Lippincott Atlas of Anatomy. 2nd ed. Philadelphia, PA: Wolters Kluwer; 2020:51. Plate 2-17.

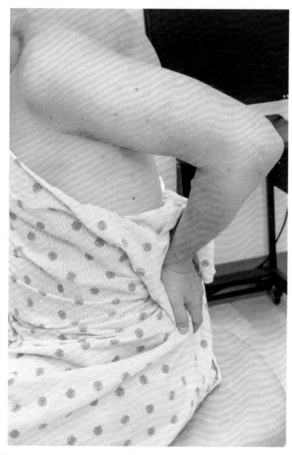

图 36-3 改良 Crass 位。推荐超声检查冈上肌腱时患者采用这样的体位。注意患者的肘关节是指向后方的，这样可以比 Crass 位有更多的外旋。改良 Crass 位冈上肌腱在大结节处的视野与肩袖间隙更加开阔，上述是病理改变的常见部位且应该在超声扫查时进行评估。

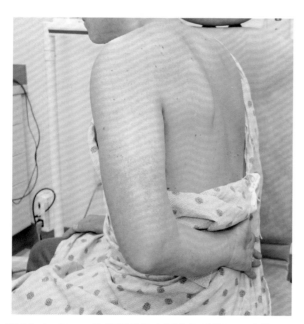

图 36-4 Crass 位是用于探查冈上肌腱的另一个体位；然而，因为存在内旋致使不能探查肩袖间隙与肌腱远端止点。如果需要检查改良 Crass 位以外的病理改变或者患者不能耐受改良 Crass 位，可以采用 Crass 位。

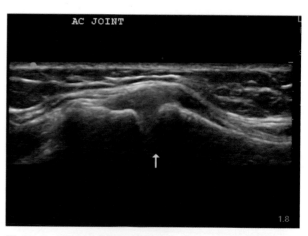

图 36-5 肩锁关节的长轴影像。肩袖关节的深度是很小的。该患者有关节退变与关节积液。肩锁关节（箭头）是探查肩峰与冈上肌腱的参考标志。

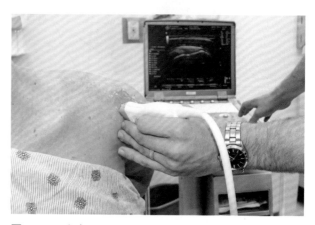

图 36-6 患者处于改良 Crass 位，行冈上肌腱长轴扫查的探头位置。相对于 Crass 位或中立位，在改良的 Crass 位可更好地观察冈上肌前方靠近肩袖间隙处。

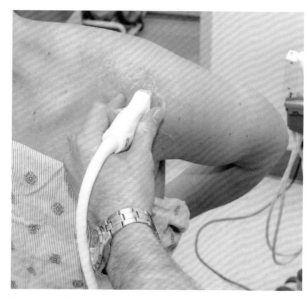

图 36-7 患者处于改良 Crass 位，行冈上肌腱短轴扫查的探头位置。注意患者的肘关节朝后使肩轻度外旋，便于扫查冈上肌。

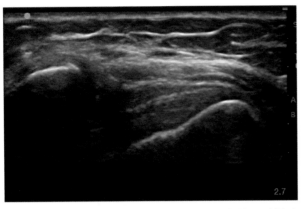

图 36-8 从肩峰（左侧的高回声结构）滑向位于肱骨头止于肱骨大结节的冈上肌腱。肩峰是探查冈上肌很好的参考标志。此外，这个视图可以用于动态检查。可见该肌腱在穿过肩峰时呈束状，这是潜在的慢性肌腱炎的证据。

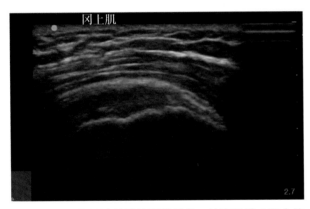

图 36-9 冈上肌腱长轴的正常影像。注意肌腱止于大结节时的"鸟嘴样"改变。同时，注意紧密肌纤维呈线性无中断的高回声改变。左侧远端与屏幕右侧的低回声区与超声图像显示的各向异性有关，可以抬高探头改善。肩袖成像时因肱骨头的球形结构与肩袖的弧形特征致图像各向异性很常见。所有可见的可疑病理改变均应先排除各向异性伪像。

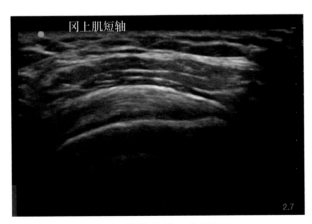

图 36-10 冈上肌腱短轴超声的正常影像。

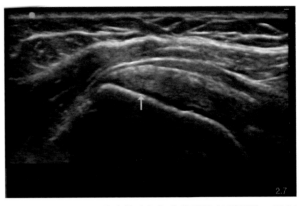

图 36-11 冈上肌腱（箭头）部分撕裂的长轴影像。鉴别部分撕裂与各向异性伪像比较困难，所以需要多角度成像去鉴别肩袖撕裂与各向异性伪像。图 36-10 可见同样损伤的短轴影像。

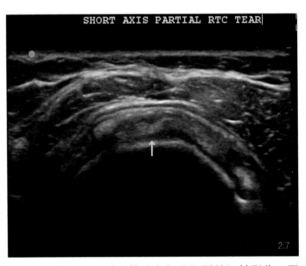

图 36-12 冈上肌腱（箭头）部分撕裂的短轴影像。图 36-11 可见同样损伤的长轴影像。

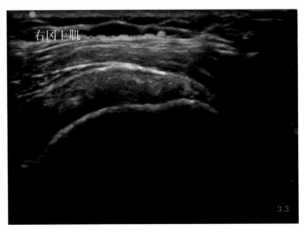

图 36-13 冈上肌腱伴慢性炎症的长轴影像。注意与正常肌腱影像（图 36-9）相比的增厚与毛糙。不似常规肌纤维呈正常的，成束、致密、线性的高回声，而呈现出毛糙。慢性炎症改变常伴有撞击症状，部分或全层的撕裂可能伴有肌腱炎。

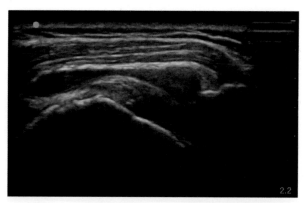

图 36-14　冈上肌腱全层撕裂伴高回声肌腱周围有明显低回声液体。这些液体来源于盂肱关节积液，肩袖全层撕裂使得液体从关节囊流出进入三角肌与肩峰下间隙。

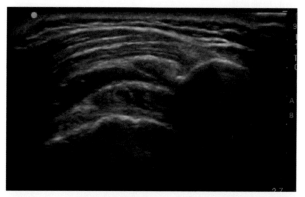

图 36-15　冈上肌腱全层撕裂伴肌腱从大结节处回缩的短轴影像。

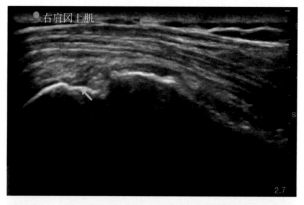

图 36-16　冈上肌腱全层撕裂伴肌腱从大结节处回缩的长轴影像。注意缺失"鸟嘴样"（箭头）表现，肌腱回缩呈束状毛糙改变。

冈下肌与小圆肌

　　冈下肌与小圆肌的主要作用是使肩关节外旋，且它们的损伤没有冈上肌损伤常见。然而，它们损伤或断裂时仍可以通过超声检查评估。如果患者表现为肩关节外旋时疼痛和/或无力，可能需要对冈下肌与小圆肌进行超声检查评估。

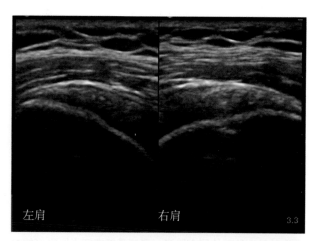

图 36-17　左侧正常与右侧慢性炎症的冈上肌腱长轴影像双侧对比，正常紧密肌纤维表现出增厚与毛糙，该患者是右侧优势手的棒球运动员，考虑患者右侧肩袖慢性炎症改变。

患者体位

　　患者端坐位，患肩靠近检查者，肘关节屈曲90°，掌心向上，肩关节中立，0°屈曲、外展及内旋（图36-18）。

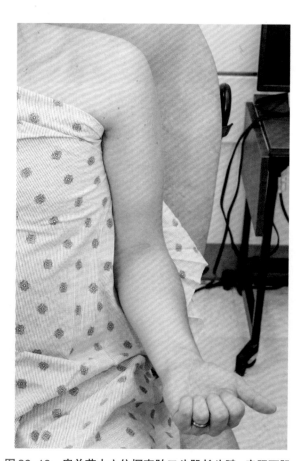

图 36-18　肩关节中立位探查肱二头肌长头腱、肩胛下肌、冈下肌、小圆肌并作动态撞击检查。因肩峰遮挡，在此体位难以探查完整的冈上肌腱，推荐用改良的 Crass 位或 Crass 位探查冈上肌腱。

超声检查

将超声探头轴向放置于后侧筋膜以观察肩关节，图36-19与图36-20为正确的探头位置。图36-21与图36-22显示冈上肌与肩关节后方。向内侧扫查可见肩胛冈，区分冈上窝与冈下窝。将在长轴上看见冈下肌与小圆肌。首先在长轴上沿着整个冈下肌与小圆肌扫查至肱骨大结节止点，随后在短轴扫查有缺损或低回声区域。冈下肌腱、小圆肌比冈上肌更加深在且靠后，但是大部分的冈上肌在中立位时，它们并不会被肩峰遮挡。在至少2个平面进行异常处的影像学评估以证实病理性改变。

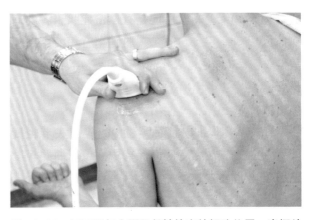

图36-20 冈下肌与小圆肌长轴检查的探头位置。当摆放患者体位时，可以让患者外旋肩关节以作动态检查（如图）或者内旋肩关节并以患侧手部搭对侧肩以更好地观察整个肌肉与肌腱的长度。

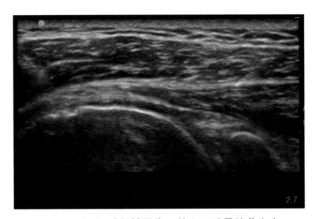

图36-21 冈下肌腱长轴影像，其止于肱骨结节上方。

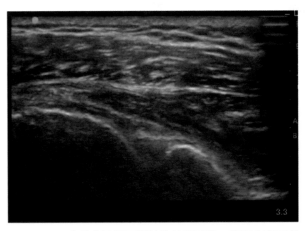

图36-22 肩关节及冈下肌腱的长轴影像。表现为高回声的三角形区域是在肱骨头与关节盂之间的盂唇最外侧的部分。盂唇大部分位于关节内且明显有成像不均匀的特性。通常盂唇超声成像不佳。

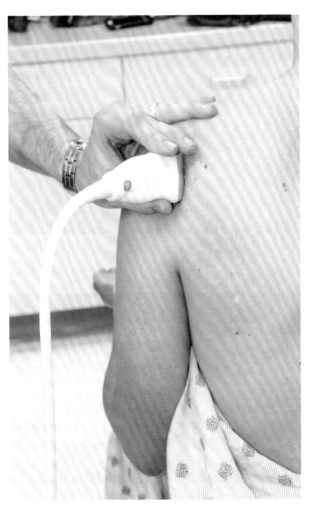

图36-19 冈下肌与小圆肌短轴检查的探头位置。记住可通过扫查肩胛冈以明确探查区域位于冈下窝。

肱二头肌长头肌腱

评估肩袖时扫查并定位肱二头肌长头肌腱的位置作用有二。第一，肱二头肌肌腱在二头肌腱沟里可以作为扫查肩胛下肌与肱骨头前方的参考点。当对肩关节的前方解剖存疑时，再次定位肱二头肌肌腱后复查肩关节前方，可以调整自己对解剖部位的认识。第二，肱二头肌长头肌腱穿过二头肌腱沟至关节盂。这可能是有撞击症状患者的肩痛原因。肩袖断裂与肱二头肌腱鞘有积液存在相关性[1]，所以这也可以作为诊断肩袖撕裂的附加证据。

患者体位

让患者掌心向上，肘屈曲90°，肩关节轻度外旋，肘关节在患者侧面保持中立位屈曲并轻度外展（图36-18）。

肱二头肌肌腱

将超声探头轴向放置于上臂前方靠近肱骨颈处并用短轴像定位肱二头肌肌腱（图36-23和图36-24）。这是从肌肉肌腱连接处探查肱二头肌穿过肱骨头肌腱沟至上方关节盂止点的最简易的方法。

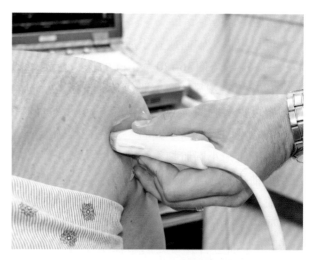

图 36-24 将探头沿肱二头肌长头肌腱的短轴放置，将会在二头肌腱沟处探及该肌腱。各向异性将会使该肌腱显像困难，将探头抬高再次探查可以减少各向异性。

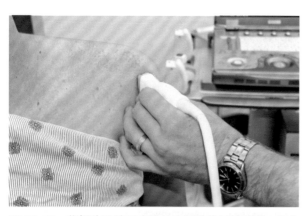

图 36-23 将探头沿肱二头肌长头肌腱的长轴放置，将会在二头肌腱沟处探及该肌腱。如果将探头内移，将会在短轴像上发现肩胛下肌。记住，如果将探头下移，探及的是胸大肌而不是肩胛下肌，所以，在肩关节内旋时作动态检查探查肩胛下肌及其于肱骨小结节的止点可以帮助鉴别。

明确二头肌肌腱后，先扫查肌腱即将穿入肌腱鞘时的浅层部分，它与肱二头肌腱沟内侧小结节止点的肩胛下肌相连。该肌腱在浅层延续，随后向远端经大部分的冈上肌肌腱的下方止于肱骨大结节。图36-25和图36-26显示肱二头肌长头肌腱的正常影像。当扫查时，注意任何高回声改变与肌腱纤维化状态及肌腱鞘里的低回声积液。这些表现都可提示肱二头肌肌腱的病理改变。图36-27到图36-30显示肱二头肌腱鞘内积液的病理改变。肱二头肌腱鞘有积液与肩袖撕裂相关[25]。随后，在长轴上探查肌腱的长度。在短轴与长轴上观察缺损与异常改变以确认病理改变并排除各向异性。

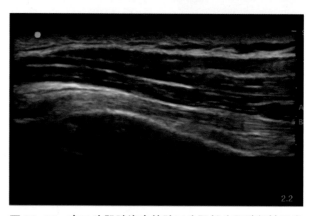

图 36-25 在二头肌腱沟内的肱二头肌长头肌腱长轴正常影像。

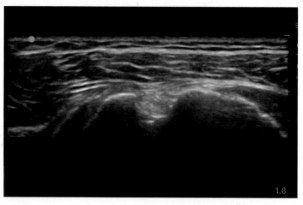

图 36-26 在二头肌腱沟内的肱二头肌长头肌腱短轴正常影像。

肱二头肌肌腱完全断裂有时不伴有肩袖病理改变。图36-31与图36-32显示肱二头肌长头肌腱完全断裂。患者通常有创伤性撕裂伤史、肿胀、淤青，及肌肉远端体部收缩的"牛眼畸形"表现。如果患者接受并渴望手术治疗，需要请骨科医生会诊是否要手术修复。然而，许多患者，特别是老年患者，非手术治疗的效果也挺好。但是即使力量与疼痛经保守治疗得到改善，牛眼畸形体征仍将继续存在。

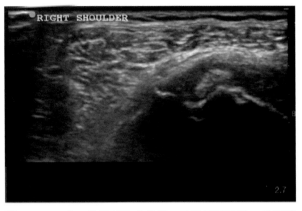

图36-30　在二头肌腱沟内的肱二头肌肌腱松弛。这通常是伴有慢性炎症，可能是肩关节前方疼痛的病因。动态检查可能会发现肌腱松弛及肩关节旋转受限，前臂的旋前与旋后受限。

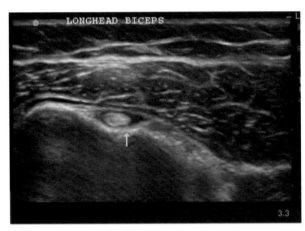

图36-27　短轴成像见在二头肌腱沟内的肱二头肌长头肌腱伴腱膜下高回声液体包围（箭头）。常见于肱二头肌肌腱炎与肩袖撕裂。

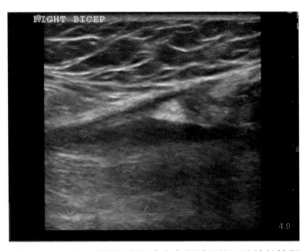

图36-31　肱二头肌长头肌腱完全断裂回缩远端的长轴影像，注意断裂回缩的高回声断端周围的低回声血肿。查体时因患者的肱二头肌长头肌腱向远端回缩，通常表现为"牛眼畸形"。

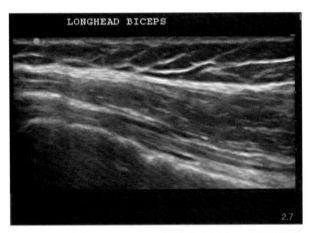

图36-28　患者同图36-27，长轴成像见在二头肌腱沟内的肱二头肌长头肌腱腱膜下有高回声液体包围（箭头）。常见于肱二头肌肌腱炎与肩袖撕裂。

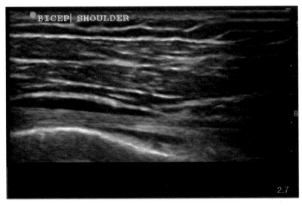

图36-29　肱二头肌长头肌腱长轴成像，可见明显的低回声液体。常见于肱二头肌肌腱炎与肩袖撕裂。

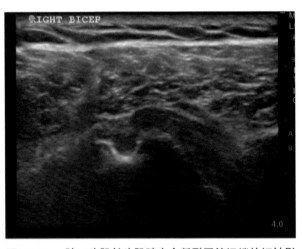

图36-32　肱二头肌长头肌腱完全断裂回缩远端的短轴影像，注意在肱二头肌腱沟内无肌腱结构。抬高探头以排除各向异性伪像，回缩的肌肉与肌腱将在远端被探及（见图36-31）。急性断裂时通常可见明显的血肿。

肩胛下肌

肩胛下肌是肩关节的主要内旋肌。极少发生孤立的肩胛下肌损伤。然而，如果患者表现为内旋肌力明显减弱或内旋时明显疼痛，建议超声检查评估肩胛下肌。最好从肩关节前方探查。

患者体位

患者舒适端坐，掌心向上，肘关节屈曲90°，并使肘关节紧贴于身体侧面，位于中立位屈曲状态，肩关节轻度外旋（图36-33）。

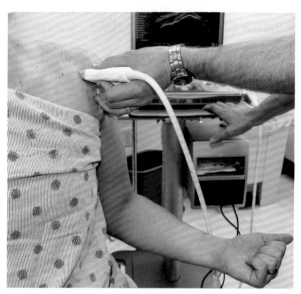

图36-33 将探头沿肩胛下肌长轴放置。注意肩关节处于外旋位以便观察肩胛下肌全长的体部与腱部。可将患者肩关节内旋作动态检查。此时可见肩胛下肌的长轴影像与肱二头肌长头肌腱的短轴影像。

超声检查

如前所述在短轴定位肱二头肌肌腱并探查浅层直到在肱骨头水平探及肩胛下肌（图36-34）。肩胛下肌止于肱二头肌肌腱内侧的小结节（图36-35）。沿肩胛下肌长轴调整探头后肱二头肌将处于短轴方向。随后，让患者外旋肩关节，以便更好地显示肩胛下肌肌腹与腱性移行部。在长轴与短轴方向上顺着肩胛下肌的走行向内侧进行扫查。探查肌肉或肌腱的高回声改变，"腓骨模式"改变可能提示积液或肌肉连续性中断。图36-36显示肩胛下肌撕裂的相应MRI改变，图36-37和图36-38显示肩胛下肌部分撕裂。可以让患者内旋肩关节做肩胛下肌的动态检查，沿长轴观察最佳。这也能鉴别肩胛下肌与其他的结

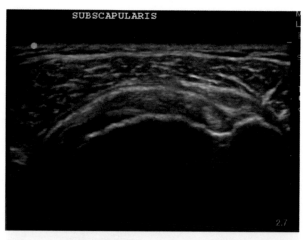

图36-34 常规的肩胛下肌长轴影像。注意肩胛下肌与肱二头肌长头是相互垂直的，所以，当肩胛下肌长轴像时的肱二头肌处于短轴。可见肩胛下肌止于肱骨小结节。短轴像见肱二头肌长头位于二头肌腱沟内。

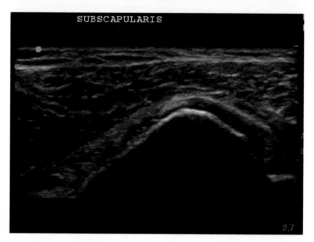

图36-35 常规的肩胛下肌短轴影像。如果你探查及肱二头肌间沟时注意（垂直于）肩胛下肌短轴像将肱二头肌长头位于长轴位置。

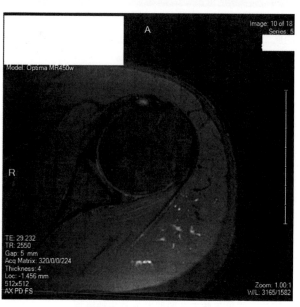

图36-36 超声检查肩胛下肌撕裂的MRI影像。

构如胸大肌,胸大肌止于肱二头肌腱沟外侧缘肩胛下肌止点的远端,在超声检查时常常难以鉴别。图36-39显示了胸大肌止点与肩胛下肌止点的对比检查。

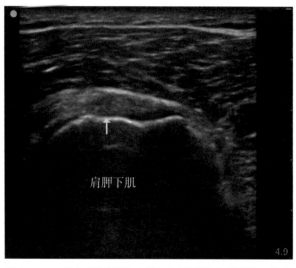

图 36-38 部分肩胛下肌(箭头)撕裂的长轴影像。相比冈上肌腱,肩胛下肌撕裂不常见且难以探查。

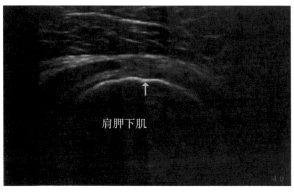

图 36-37 部分肩胛下肌(箭头)撕裂的短轴影像。相比冈上肌腱,肩胛下肌撕裂不常见且难以探查。

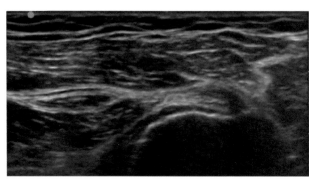

胸大肌

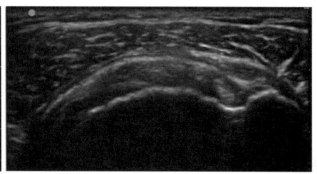

肩胛下肌

图 36-39 胸大肌与肩胛下肌对比检查,胸大肌止于肱二头肌腱沟远端外侧,肩胛下肌止于近端小结节。注意在肱二头肌腱沟的肱二头肌长头肌腱位于肩胛下肌止点旁,同时注意粗大的胸大肌肌束。动态检查可以帮助鉴别这两个结构。

患者管理

肩袖全层撕裂或肩袖撕裂回缩的管理不同于部分撕裂与单纯撞击综合征。当患者表现为撞击综合征时,首要的治疗包括肩袖肌力强化、活动度改善、理疗、抗炎药物治疗、对乙酰氨基酚、运动方式调整及肩峰下间隙/三角肌滑囊处注射糖皮质激素。持续保守治疗失效后,转诊至骨科考虑手术治疗,经肩关节镜肩峰下间隙减压、锁骨远端切除、肱二头肌长头肌腱固定术或松解术等关节镜下的手术干预可能会减轻症状。如果患者不宜行手术治疗,可以考虑初级诊疗机构的运动康复治疗。如果患者明确有肩袖撕裂并适合手术治疗,特别是全层肩袖撕裂或肩袖撕裂回缩时,需要及时考虑手术治疗干预,因为在慢性病程的背景下早期手术干预可以结局更好。图36-40是肩关节痛可疑肩袖撞击或肩袖撕裂的超声检查流程图。

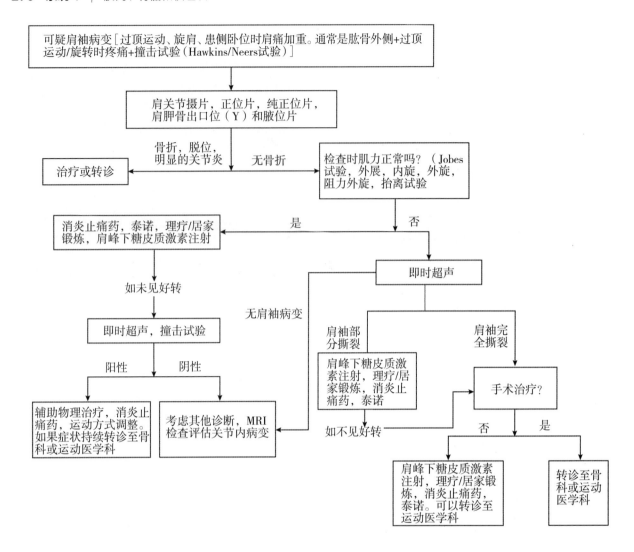

图 36-40　肩关节疼痛怀疑肩袖损伤患者的超声检查流程图。尽管手术干预可以明显改善非常符合手术指征的患者（特别是那些运动活跃的患者）的生活质量，但并不是所有的肩袖病变都需要手术治疗。许多患者，哪怕是肩袖完全撕裂或撕裂回缩，非手术治疗可能也会有好的功能方面的结局，特别是那些手术指征不强烈或术后康复条件差的患者。老年患者伴有多种基础疾病或排斥手术或无法进行手术干预及术后康复，可能无法从手术干预中获益。肩袖修复术后需要充分的康复治疗。肩袖修复术后需要有＞6～12 个月的康复锻炼过程以恢复正常活动。

经验分享和要点提示

经验分享

- 冈上肌腱损伤的发生率最高，超声诊断的敏感性与特异性最高。
- 如果超声检查的图像不能明确诊断，你可以尝试以下的方案：
  - 多平面扫查
  - 超声探头施压分布调整以评估各向异性
  - 检查对侧以获得正常对照

- 动态检查可用于：
  - 确认解剖标志
  - 更好的暴露与探查肌肉或肌腱的不同部位
  - 鉴别病理状态与各向异性
- 当在长轴与短轴上探查肩袖时，与常规的横切面、冠状面及矢状面相比，需要经常将探头斜行放置。

要点提示

- 各向异性情况可能被误认为病理改变。肱骨头的球形特征与冈上肌的自然弧形应与各向异性情况区别。
- 小的或半层的肩袖撕裂的超声诊断可能比较困难。
- 盂唇或关节内深部结构的超声成像较差。
- 肱骨头有弧度，肩袖也有弧度。各向异性情况下这些将会被放大。

参考文献

1. Brar T. *Ferri's Clinical Advisor*. Philadelphia, PA: Elsevier; 2017:1118.e2-1118.e7.
2. McFarland EG. Examination of the shoulder. In Kim TK, Park HB, Rassi GE, et al., eds. *The Complete Guide*. New York, NY: Thieme Medical Publishers; 2006:142.
3. Oh LS, Wolf BR, Hall MP, et al. Indications for rotator cuff repair: a systematic review. *Clin Orthop Relat Res*. 2007;455:52.
4. Oliva F, Osti L, Padulo J, Maffulli N. Epidemiology of the rotator cuff tears: a new incidence related to thyroid disease. *Muscles Ligaments Tendons J*. 2014;4(3):309-314.
5. de Jesus JO, Parker L, Frangos AJ, Nazarian LN. Accuracy of MRI, MR arthrography, and ultrasound in the diagnosis of rotator cuff tears: a meta-analysis. *AJR Am J Roentgenol*. 2009;192:1701-1707.
6. Smith TO, Back T, Toms AP, Hing CB. Diagnostic accuracy of ultrasound for rotator cuff tears in adults: a systematic review and meta-analysis. *Clin Radiol*. 2011;66:1036-1048.
7. Lenza M, Buchbinder R, Takwoingi Y, Johnston RV, Hanchard NC, Faloppa F. Magnetic resonance imaging, magnetic resonance arthrography and ultrasonography for assessing rotator cuff tears in people with shoulder pain for whom surgery is being considered. *Cochrane Database Syst Rev*. 2013;(9):CD009020.
8. Teefey SA, Rubin DA, Middleton WD, et al. Detection and quantification of rotator cuff tears. Comparison of ultrasonographic, magnetic resonance imaging, and arthroscopic findings in seventy-one consecutive cases. *J Bone Joint Surg Am*. 2004;86-A:708.
9. Iannotti JP, Ciccone J, Buss DD, et al. Accuracy of office-based ultrasonography of the shoulder for the diagnosis of rotator cuff tears. *J Bone Joint Surg Am*. 2005;87:1305.
10. Teefey SA, Middleton WD, Payne WT, Yamaguchi K. Detection and measurement of rotator cuff tears with sonography: analysis of diagnostic errors. *AJR Am J Roentgenol*. 2005;184:1768.
11. Schibany N, Zehetgruber H, Kainberger F, et al. Rotator cuff tears in asymptomatic individuals: a clinical and ultrasonographic screening study. *Eur J Radiol*. 2004;51:263.
12. Ottenheijm RP, Jansen MJ, Staal JB, et al. Accuracy of diagnostic ultrasound in patients with suspected subacromial disorders: a systematic review and meta-analysis. *Arch Phys Med Rehabil*. 2010;91:1616.
13. Roy J-S, Braën C, Leblond J, et al. Diagnostic accuracy of ultrasonography, MRI and MR arthrography in the characterisation of rotator cuff disorders: a systematic review and meta-analysis. *Br J Sports Med*. 2015;49:1316-1328.
14. Smith J, Finnoff JT. Diagnostic and interventional musculoskeletal ultrasound: part 1. Fundamentals. *PM R*. 2009;1:64.
15. Hirahara AM, Panero AJ. A guide to ultrasound of the shoulder, part 1: coding and reimbursement. *Am J Orthop (Belle Mead NJ)*. 2016;45(3):176-182.
16. Middleton WD, Payne WT, Teefey SA, et al. Sonography and MRI of the shoulder: comparison of patient satisfaction. *AJR Am J Roentgenol*. 2004;183:1449.
17. Cole B, Twibill K, Lam P, Hackett L, Murrell GA. Not all ultrasounds are created equal: general sonography versus musculoskeletal sonography in the detection of rotator cuff tears. *Shoulder Elbow*. 2016;8(4):250-257. doi:10.1177/1758573216658800.
18. Day M, Phil M, McCormack RA, Nayyar S, Jazrawi L. Physician training ultrasound and accuracy of diagnosis in rotator cuff tears. *Bull Hosp Jt Dis (2013)*. 2016;74(3):207-211.
19. Sharpe R, Nazarian L, Parker L, Rao V, Levin D. Dramatically increased musculoskeletal ultrasound utilization from 2000 to 2009, especially by podiatrists in private offices. Department of Radiology Faculty Papers. Paper 16. http://jdc.jefferson.edu/radiologyfp/16. Accessed January 7, 2016.
20. Lee MH, Sheehan SE, Orwin JF, Lee KS. Comprehensive shoulder US examination: a standardized approach with multimodality correlation for common shoulder disease. *Radiographics*. 2016;36(6):1606-1627.
21. Amoo-Achampong K, Nwachukwu BU, McCormick F. An orthopedist's guide to shoulder ultrasound: a systematic review of examination protocols. *Phys Sportsmed*. 2016;44:1-10.
22. European Society of Musculo skeletal Radiology. Musculoskeletal ultrasound technical guidelines I. Shoulder. https://essr.org/content-essr/uploads/2016/10/shoulder.pdf. Accessed November 12, 2016.
23. AIUM practice parameter for the performance of a musculoskeletal ultrasound examination. http://www.aium.org/resources/guidelines/musculoskeletal.pdf. Accessed November 12, 2016.
24. Jacobson JA. Shoulder ultrasound. In *Fundamentals of Musculoskeletal Ultrasound*. 2nd ed. Philadelphia, PA: Saunders/Elsevier; 2007:3.e4-71.e4.
25. Hanusch BC, Makaram N, Utrillas-Compaired A, Lawson-Smith MJ, Rangan A. Biceps sheath fluid on shoulder ultrasound as a predictor of rotator cuff tear: analysis of a consecutive cohort. *J Shoulder Elbow Surg*. 2016;25(10):1661-1667.

第二篇

第 37 章　患者是否存在踝关节扭伤或踝关节骨折？

Tenley E. Murphy，MD，FAAFP，CAQSM and Patrick F. Jenkins，III，MD，CAQSM

● **临床病例**

　　一名28岁男性患者左踝外侧疼痛。他在跑步的时候扭伤了踝关节，疼痛剧烈无法继续跑步。既往有踝关节扭伤史，但是这一次扭伤是最痛的，跛着脚来到了诊室。踝关节肿胀明显，外踝部位的触痛明显。他是否存在踝关节扭伤或骨折？

文献综述

　　踝关节是最容易受伤的关节[1]。每年有超过200万的急性踝关节扭伤病例，在初级诊疗机构常见这样的患者[2]。最常见的损伤机制是跖屈的时候遭受内翻应力，导致外踝部的损伤。在包含跑、跳的运动如篮球、足球、橄榄球，以及很普遍的跑步运动中，踝关节扭伤非常常见[1, 3]。它是导致运动员中止运动的最常见的因素[4]。

　　三块骨骼，胫骨远端、腓骨远端与距骨，一起构成了踝关节。胫骨与腓骨经骨间膜和距腓前韧带、距腓后韧带连接成为一个整体[5]。胫腓骨的远端与胫腓后韧带共同构成了一个榫卯结构，并与距骨滑车共同构成关节[6]。肌腱与韧带维持着关节的稳定性，外踝部位有辅助稳定的3条韧带样结构。距腓前韧带附着于外踝的近端与距骨颈的外侧远端，呈束带状，比较薄弱且最容易受损[2]。距腓后韧带比较坚强，附着于外踝与距骨外侧结节[1]。跟腓韧带起于外踝尖[1]。腓骨长短肌腱对踝关节外侧有辅助稳定作用[2]。三角韧带对踝关节内侧有辅助稳定作用。三角韧带起于内踝呈扇形附丽于足舟骨、跟骨、距骨的前方及后方[1]。胫骨前后肌腱、𧿹长屈肌腱、趾长屈肌腱及𧿹长伸肌腱对关节囊有加强作用[2]（图37-1）。

　　踝关节是铰链关节，当体重经足踝传导的时候具有维持平衡与吸收震荡的作用[7]。踝关节在矢状面的背伸与跖屈运动的范围较大，因为距骨的前方较窄，在踝关节屈伸的时候会伴有少量的距骨内外翻运动[1]。踝关节非常坚强，内翻损伤是典型的踝关节损伤，大部分内翻损伤累及距腓关节[2]。最常见的损伤是踝跖屈的时候遭受内翻应力，如踩在另外一个运动员的鞋子上或者一脚踩空的时候。尽管此场景常常导致外踝部的扭伤，外踝或腓骨的骨折、第5跖骨基底部的骨折也是可能伴随的损伤。内侧结构的损伤不太常见，仅占踝关节损伤的15%[2]，见于足处于外侧位置的时候遭受外翻暴力，如运动侧方跌倒时后落地的踝内侧遭受损伤。由于三角韧带强度大，如同外踝的撕脱骨折一样，内踝的撕脱骨折也比较常见。

　　踝关节扭伤患者中发生骨折的比例不到15%[8]，这促生了1992年的渥太华足踝原则（OFAR）[9]，该原则的初始想法就是，如果骨折发生率较低，可以通过不摄片的方法准确排除骨折患者。原则详见表37-1。

　　在受伤48小时内应用OFAR原则的敏感性达到100%，特异性在25%～40%，减少足踝的摄片30%～40%[10]。然而，特异性方面还有很多的提升空间。

　　体格检查之外的辅助检查，超声检查具有优势[11, 12]。

　　尽管超声不能探及骨骼的全貌，但骨皮质可以在超声下显影。骨皮质不连续提示有骨折[13]。基于此，有多项研究建议OFAR增加B超检查以提高敏感性并减少不必要的摄片。在这些研究中，超声操作者都已接受肌肉骨骼正常的解剖与病理的超声检查培训。如果患者的OFAR评估是阳性的，则需要超声检查。患者的伤肢接受超声检查，记录与阐述超声检查结果，并与随后的X线

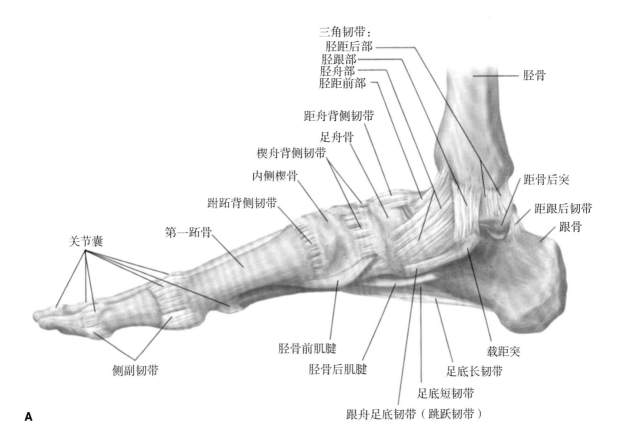

三角韧带：
胫距后部
胫跟部
胫舟部
胫距前部
距舟背侧韧带
足舟骨
楔舟背侧韧带
内侧楔骨
跗跖背侧韧带
第一跖骨
关节囊
胫骨
距骨后突
距跟后韧带
跟骨
侧副韧带
胫骨前肌腱
胫骨后肌腱
载距突
足底长韧带
足底短韧带
跟舟足底韧带（跳跃韧带）

A

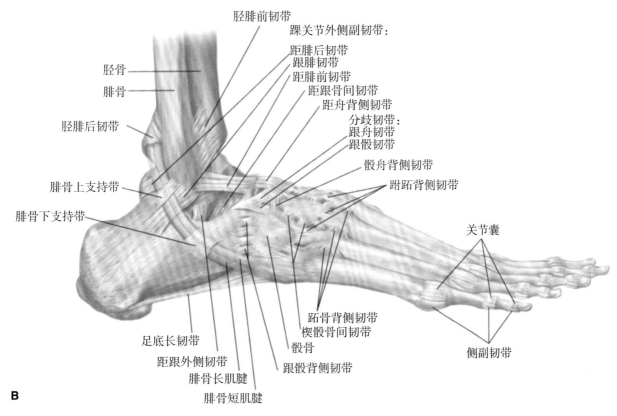

胫腓前韧带
踝关节外侧副韧带：
距腓后韧带
跟腓韧带
距腓前韧带
距跟骨间韧带
距舟背侧韧带
分歧韧带：
跟舟韧带
跟骰韧带
骰舟背侧韧带
跗跖背侧韧带
关节囊
胫骨
腓骨
胫腓后韧带
腓骨上支持带
腓骨下支持带
侧副韧带
足底长韧带
距跟外侧韧带
腓骨长肌腱
腓骨短肌腱
跖骨背侧韧带
楔骰骨间韧带
骰骨
跟骰背侧韧带

B

图 37-1 足踝部的骨与韧带解剖。A，内侧面。B，外侧面。

表 37-1	渥太华足踝原则（OFAR）

仅在踝区（图37-2）疼痛和有以下表现时才需做X线摄片检查。

①腓骨远端后缘或外踝尖近端6cm范围内压痛。
或②胫骨远端后缘或内踝尖近端6cm范围内压痛。
或③受伤当时或体格检查时，正常行走不超过4步。

仅在中足区（图37-2）疼痛和有以下发现时才需做X线摄片检查。
①第五跖骨基部压痛
或②舟状骨压痛。
或③受伤当时或体格检查时，正常行走不超过4步[9]。

引自：Stiell IG，Mcknight RD，Greenberg GH，et al. Ottawa ankle rules for ankle injury radiography. http://www.ohri.ca/emrg/cdr/docs/cdr_ankle_poster.pdf.

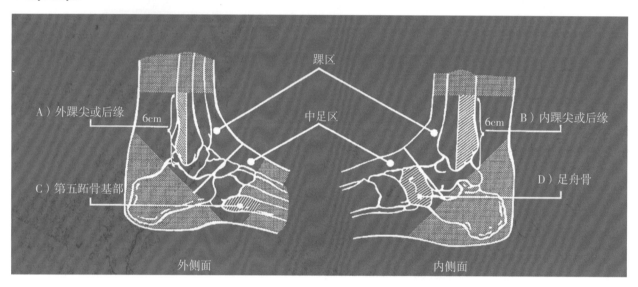

图 37-2　DFAR 适用范围。

引自：Stiell IG，Mcknight RD，Greenberg GH，et al. Ottawa ankle rules for ankle injury radiography. http://www.ohri.ca/emrg/cdr/docs/cdr_ankle_poster.pdf. @1992 and 2013，Ottawa Hospital Research Institute.

表 37-2	在临床实践中应用即时超声的建议		
建议		证据等级	参考文献
渥太华足踝原则（OFAR）阴性能够有效地排除骨折并减少X线摄片检查		A	8～10，16
在OFAR的基础上增加超声检查能够避免骨折漏诊，同时减少X线摄片检查		A	14～17
如果足舟骨有压痛，超声检查可能不够有效		B	16

A=一致的、质量良好的以患者为导向的证据；B=不一致或质量有限的以患者为导向的证据；C=共识，以疾病为导向的证据，通常的做法，专家意见，或病例系列。有关SORT证据评级系统的信息，请访问http://www.aafp.org/afpsort.

片检查结果复核，结果表明，在16岁及以上的人群中，超声检查的敏感性达87%～100%，特异性达90%～99%。应用超声检查辅助OFAR原则，X线摄片检查可进一步减少约2/3[16]。超声检查漏诊的仅有1例，为足舟骨骨折，可以被忽略，因为足舟骨的显影比较困难，超声诊断舟骨骨折的敏感性只有40%[14]。这可能是将超声检查评估增加到OFAR原则的弊端之一。如果患者足舟骨部位

有疼痛，超声检查见骨皮质不连续，可以考虑不再做X线摄片检查。

我们需要知道，OFAR原则是在急诊室的诊疗背景下发展建立的。在急诊室环境下，踝关节骨折占急性踝关节扭伤的15%[8]。有争论的观点认为，在初级诊疗机构中，踝关节骨折的发生率应该更低[5]。在初级诊疗机构应用这些原则会更加有效，因为在初级诊疗机构未必会像急诊室一

样具有X线摄片的能力。

所以，对于初级诊疗机构的踝关节扭伤的管理而言，超声检查具有特别的优势，如避免患者转诊到具有摄片检查的机构，可以更快地做出临床决策，而且花费也更低。

扫查方法

1. 准备　取平卧位或端坐位，这个姿势检查，患者最舒适。摆放患肢并暴露检查部位。如果在端坐位下检查踝关节内侧结构，需要采用"蛙腿"体位。如果在平卧位下检查踝关节内侧结构，尽量外旋患肢，在外踝部位垫枕头或者毛巾可以更好地显露检查部位（图37-3A）。如果患者在端坐位下检查外侧结构，需要屈膝45°并把脚平放在检查台上。如果在平卧位下检查外侧

结构，需要尽量内旋患肢并在内踝部垫枕头或毛巾，以便更好地显露检查部位且可以在踝关节部施加应力（图37-3B）。这有利于施加应力维持踝关节于功能位[18]。将超声检查仪放置于便于检查的位置，选择高频探头，模式设置为肌骨模式或踝关节模式，检测深度选择浅层模式。

2. 复检患者　轻触患者确认最痛的区域。

3. 检查损伤的区域　沿着最痛区域的轴线放置超声探头，将探头垂直于骨面（图37-4）。检查损伤区域的远、近端，如果疼痛区域在胫骨或腓骨的近端部位，连续扫查至内踝或外踝尖。骨表面应该是光滑无任何缺口的（图37-5）。任何区域的皮质缺损都可能意味着骨折（图37-6）。检查整个骨表面以确保无骨折漏诊。

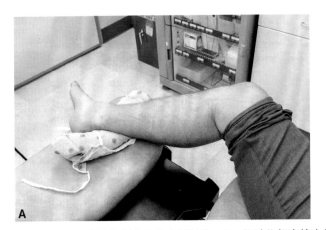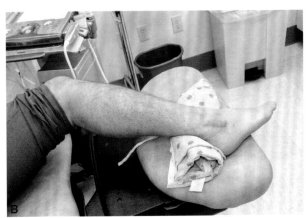

图 37-3　A，仰卧位超声检查内侧结构。B，仰卧位超声检查外侧结构。

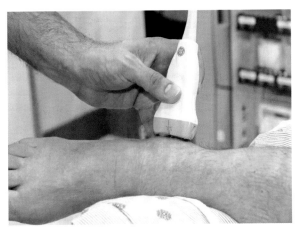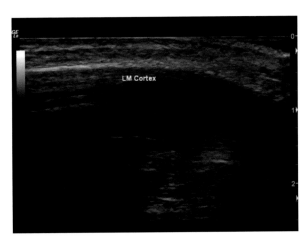

图 37-4　调整角度使超声探头垂直于检查区域。

图 37-5　外踝正常的骨皮质。

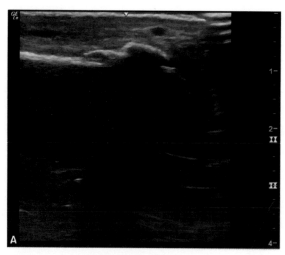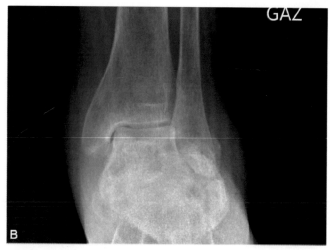

图37-6 A，超声检查示外踝骨皮质断裂。B，随后的X线检查见外踝骨折。

患者管理

如果患者的病史与体格检查提示踝关节扭伤，应该考虑应用OFAR进行评判。如果OFAR评判是阴性的，则不需要进行摄片检查，可以当作踝关节扭伤处理。处理内容包括：制动、消肿药物、休息、冰敷、支具以及患者可以承受的康复训练[19]。

如果足舟骨部触痛存在且OFAR评判是阳性的，则需要进行足部的X线检查，因为超声检查排除足舟骨骨折的证据仍不充分[14]。如果X线系列检查也是阴性的，可以按典型的踝关节扭伤处理方案进行应对。如果X线摄片检查提示骨折，

需要以正确的骨折处理方案进行应对。如果疼痛部位在内外踝踝尖近端6cm内的范围或腓骨、胫骨后方，或第5跖基底部，OFAR评判也是阳性的，此时应先进行详细的超声检查。有一致的证据表明，超声检查在这时可以用于鉴别骨折的存在[14-17]。如果骨皮质都是连续的，可以排除骨折并施以踝关节扭伤的处理方案。如果超声发现骨皮质不连续，应该安排合适的系列摄片检查进一步评估足踝损伤，如果X线摄片检查未见明显骨折，则考虑是微小的骨折或潜在的骨折，可以参考典型的踝关节扭伤进行处理。如果摄片检查发现骨折，需要以正确的骨折处理方案进行应对（图37-7）。

经验分享和要点提示

经验分享

- 检查的时候将毛巾或枕头垫在踝部未检查的一侧，这样能够增大一侧踝关节韧带的应力以增大踝关节腔，有利于关节面的显露与检查。
- 因踝关节的骨性结构具有弧形轮廓而超声探头没有与之匹配的弧度，这造成超声检查的操作困难。不要吝啬超声耦合剂的涂抹量，它充填在骨性凹面可以让操作者便于观察且不必对探头增加施压，因为局部压力的增加

可能会导致患者不适。

要点提示

- 虽然OFAR评判原则适用于踝穴以上6cm以内的胫骨或腓骨骨折的排查，实际上骨折可以发生在6cm以上的范围。当患者诉说或触诊发现其他部位有疼痛，不要忘记超声检查该疼痛的部位。
- 超声检查足舟骨骨折的敏感性较低，如果怀疑有足舟骨骨折，应该进行X线摄片检查。

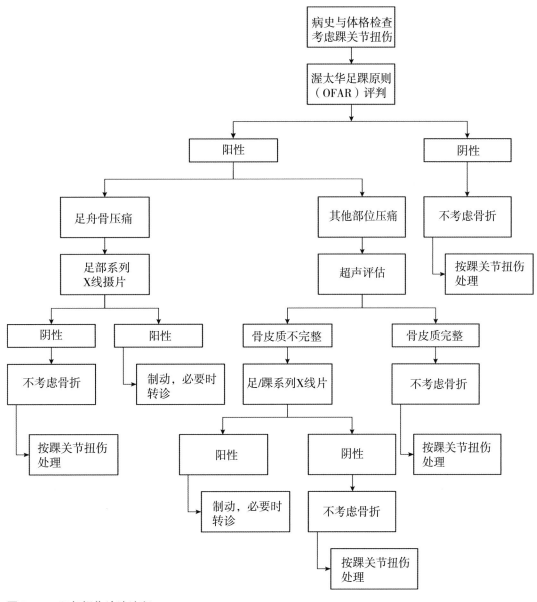

图 37-7 踝部损伤诊治流程

参考文献

1. Moore KL, Dalley AF, Agur AMR, eds. Lower limb. *Clinically Oriented Anatomy*. 6th ed. Philadelphia, PA: Lippincott Williams & Wilkins; 2010:508-669.
2. Ivins D. Acute ankle sprain: an update. *Am Fam Physician*. 2006;74(10)1714-1720.
3. Wexler RK. The injured ankle. *Am Fam Physician*. 1998;57(3):474-480.
4. Badylak J. Low ankle sprain. *Orthobullets*. http://www.orthobullets.com/foot-and-ankle/7028/low-ankle-sprain
5. Abbott C, Barry HC. Ankle and knee pain. In Sloane PD, Slatt LM, Ebell MH, Smith MA, Power D, Viera AJ, eds. *Essentials of Family Medicine*. 6th ed. Philadelphia, PA: Lippincott Williams & Wilkins; 2012:409-420.
6. Netter FH. Ankle and foot. In Netter FH, ed. *Atlas of Human Anatomy*. 5th ed. Philadelphia, PA: Elsevier; 2011:511-515.
7. Bickley LS, ed. *The Musculoskeletal System. Bates' Guide to Physical Examination and History Taking*. 10th ed. Philadelphia, PA: Lippincott Williams & Wilkins; 2009:571-641.
8. Bachmann LM, Kolb E, Koller MT, Steurer J, Riet GT. Accuracy of Ottawa ankle rules to exclude fractures of the ankle and mid-foot: systematic review. *BMJ*. 2003;326(7386):417-423.
9. Stiell IG, McKnight RD, Greenberg GH, et al. Ottawa ankle rules for ankle injury radiography. http://www.ohri.ca/emerg/cdr/docs/cdr_ankle_poster.pdf.
10. Stiell IG, Greenberg GH, McKnight RD, et al. A study to develop clinical decision rules for the use of radiography in acute ankle injuries. *Ann Emerg Med*. 1992;21(4):384-390.
11. McNally EG. Ankle joint and forefoot: anatomy and techniques. In McNally EG, ed. *Practical Musculoskeletal Ultrasound*. 2nd ed. Philadelphia, PA: Elsevier; 2014:253-268.
12. McNally EG. Disorders of the ankle and foot: medial. In McNally EG, ed. *Practical Musculoskeletal Ultrasound*. 2nd ed. Philadelphia, PA: Elsevier; 2014:301-314.
13. Court-Payen M. Disorders of the ankle and foot: lateral. In McNally EG, ed. *Practical Musculoskeletal Ultrasound*. 2nd ed. Philadelphia, PA: Elsevier; 2014:295-300.
14. Atilla OD, Yesilaras M, Kilic TY, et al. The accuracy of bedside ultrasonography as a diagnostic tool for fractures in the ankle and foot. *Acad Emerg Med*. 2014;21(9):1058-1061.
15. Canagasabey MD, Callaghan MJ, Carley S. The sonographic Ottawa foot and ankle rules study (the SOFAR study). *Emerg Med J*. 2011;28(11):838-840.
16. Tollefson B, Nichols J, Fromang S, Summer RL. Validation of the sonographic Ottawa foot and ankle rules (SOFAR) study in a large urban trauma center. *J Miss State Med Assoc*. 2016;57(2):35-38.
17. Ekinci S, Polat O, Günalp M, et al. The accuracy of ultrasound evaluation in foot and ankle trauma. *Am J Emerg Med*. 2013;31(11):1551-1555.
18. Beggs I, Bianchi S, Beuno A, et al. Musculoskeletal ultrasound technical guidelines, VI. Ankle. *European Society of Musculoskeletal Radiology*. https://essr.org/content-essr/uploads/2016/10/ankle.pdf
19. Tiemstra JD. Update on acute ankle sprains. *Am Fam Physician*. 2012;85(12):1170-1176.

第 38 章 患者是否存在肌腱病变？

Michael Marchetti, DO

临床病例

一名55岁女性因左膝疼痛就诊，其他方面健康。6个月前，她开始了一种新的下蹲式锻炼方式，包括每周逐渐增加下蹲重力。在前3个月进展良好，但随后在下蹲时出现左膝疼痛。休息几天后，疼痛好转了，因此她恢复了锻炼。在几个月的下蹲重力增加后，她的膝关节疼痛也缓慢增加。然而这一次，几天的休息没能使膝关节疼痛得到缓解。她没有服用过任何药物。佩戴护膝没能使膝关节疼痛缓解。她在日常活动中膝关节没有疼痛，但她想继续锻炼，所以想知道是什么出了问题，什么能有所帮助。她目前没有医保，无法支付核磁共振检查的费用。那么患者是否存在肌腱病变？

文献综述

据报道，肌腱损伤患者约占美国所有医院就诊人数的7%，其中高达50%与运动有关[1-3]。一般意义上，急性或慢性肌腱炎的诊断有赖于单独的体格检查或MRI的辅助。然而，这种模式经常被过度使用，给患者和医疗系统都带来了巨大的经济成本。大多数受损肌腱的损伤平面较浅；因此，超声成像相对简单。在适当的情况下，用超声波代替MRI将在14年内节省超过69亿美元[4]。

肌腱主要由1型胶原纤维组成，其他组成还有弹性蛋白、蛋白多糖和脂质，它们都被包裹在腱鞘中。肌腱连接着骨骼和肌肉。肌腱纤维沿肌肉收缩的方向排列。肌肉的舒张和收缩会导致肌腱在其生理范围内缩短和延长[5]。过度劳损是肌腱损伤的常见类型，显然比完全断裂更常见。

肌腱损伤通常被称为"肌腱炎"。这种命名可能是不正确的，因为有几项研究表明实际上肌腱几乎没有炎症[6]。用于描述肌腱及其周围组织的过度使用情况，更可接受的术语是"肌腱病"。观察过度使用的肌腱发生的组织病理学变化，几乎没有炎症，但有证据表明细胞数量增加，胶原纤维紊乱，肌腱变性和增厚[7]。一般认为，作为一个整体，肌腱的血液供应非常有限。肌腱的大部分血管结构位于腱鞘上，并在腱鞘附近集中插入到骨骼中[8]。还有，正常健康肌腱的超声表现，会在受伤时发生变化，这将在稍后证实。

需要注意的是，在某些区域，肌腱与关节空间有直接的沟通，因此有必要在排除关节积液后，再将其描述为腱鞘炎。据推测，由于肌腱的血供很少，容易受到损伤，与血供丰富的组织相比，愈合相对困难[8]。这也意味着通过探头施加过多的压力会压迫肌腱，并可能消除新生血管的证据，这是肌腱病的一种常见的超声特征。

新生血管使肌腱周围血流增加，最好用能量多普勒超声模式观察。其临床意义尚不完全清楚，但已知正常的肌腱没有这一特征。一些人认为，较高水平的新生血管与疼痛相关，但这尚未得到很好的证明[9]。

各向异性是由探头角度产生的伪影。有时这会与肌腱的低回声变化混淆。可以小幅调整肌腱上的探头角度，各向异性将消失，而真正的病理改变则不会[10]。据描述，评估时偏离垂直角度仅2°就会产生这种假阳性结果[11]。

表38-1	在临床实践中应用即时超声的建议		
建议		证据等级	参考文献
使用超声波作为各种急、慢性肌腱病的首选影像检查手段		B	4、9、10、11

A=一致的、质量良好的以患者为导向的证据；B=不一致或质量有限的以患者为导向的证据；C=共识，以疾病为导向的证据，通常的做法，专家意见，或病例系列。有关SORT证据评级系统的信息，请访问http://www.aafp.org/afpsort。

扫查方法

身体许多部位都可发生肌腱病，但最常见的部位是膝腱和跟腱。因此，以下介绍这两处的超声扫查方法。

髌腱

1.评价髌腱损伤的最佳体位为仰卧位，髋关节和膝关节屈曲，足平放。在这个位置膝腱张力适宜，笔直，最利于超声评估。

2.以评估肌腱病为目标的观察肌腱的最有效的方法是使用高频线性探头，足量耦合剂与施压小（图38-1和图38-2）。在肌腱长轴和短轴进行评估，寻找胶原纤维肿胀、新生纤维紊乱。图38-3显示了正常肌腱和异常肌腱的差异。

3.值得注意的是，髌腱两端骨面附着点的评估非常重要。因为这可能是肌腱病的特征性超声表现的共同部位。

4.一旦发现异常特征或探头位于疼痛区域上方，应切换多普勒模式评估肌腱，以评估新生血管。新生血管形成情况如图38-4所示。

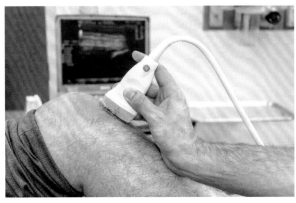

图38-1 探头沿髌腱长轴在耦合剂的缓冲和轻压力情况下检查。在靠近肌腱起始和骨附着区域的近端和远端两极进行扫查，因为这些区域更有可能是成像表现变化最大的区域。

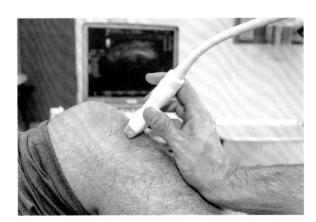

图38-2 沿短轴检查的探头位置，可以更好地显示新生血管。同样，重要的是要注意检查髌腱的远端和近端两极。

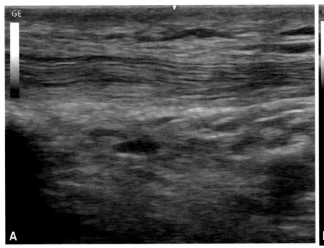

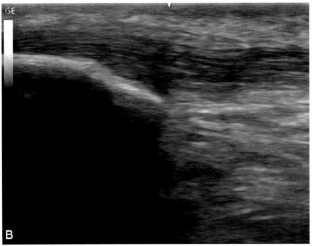

图38-3 A，正常的髌腱。肌纤维呈良好线性外观，没有积液和低回声的纹理。B，显示肌腱异常，差异很细微。肌纤维之间的积液增加了。通过白色肌纤维之间的液性暗区和异质性增加来确认。

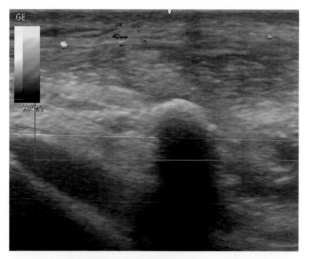

图 38-4　打开能量多普勒可见血流增多。该膝腱上部血液增加（短轴切面），髌前滑膜囊也有一些血流。

跟腱

1.扫描跟腱的最佳体位是患者俯卧，双脚悬在床的边缘。这个位置便于扫查跟腱，且允许动态检查肌腱。同样应对跟腱长轴和短轴进行评估（图38-5和图38-6）。

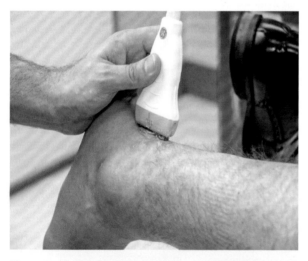

图 38-5　沿长轴扫查时探头位置，涂足量耦合剂，几乎不施压。检查员将手置于患者脚后跟来稳定探头。

2.跟腱的血液供应来自三个主要区域：肌腱、骨腱连接和腱旁组织，胫后动脉是主要来源[12]。由于特殊的生物力学和血液供应减少，在跟骨上方4～6cm的肌腱区域更容易损伤和撕裂[13]。

3.跟腱连接足、腓肠肌、比目鱼肌和跖肌。由于它一侧连接3块肌肉，所以可向多个方向移动。因为这三种独立的肌肉，肌腱在收缩时中间弯曲，导致在肌肉收缩和舒张时应力集中[14]。需要评估跟腱的长度，因为该区域应力集中使其成为另一个容易损伤的区域。图38-7显示了正常和异常的肌腱图像。

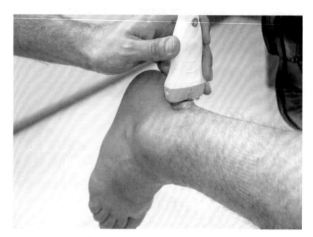

图 38-6　沿短轴扫查跟腱，可更好地对跟腱炎时新生血管进行成像。同样，仍需涂足量耦合剂，几乎不施压。

4.一旦发现异常或疼痛的区域，则应使用能量多普勒来扫查肌腱。如图38-8和表38-2所示。

患者管理

肌腱病的治疗有许多不同的选择，但重要的是要知道哪些是合适的，最有可能使患者预后最佳。

大多数肌腱劳损的一线治疗方法是非甾体抗炎药（NSAIDs）。有充分的证据表明，在损伤的前4周内使用NSAID可能是有益的，但几乎没有证据表明对慢性肌腱病有任何好处[15]。超声下的新生血管可能是活动性炎症的标志，可能提示患者更有可能从抗炎药物中获益；然而，这只是推测。

已对硝酸甘油局部贴剂在各种跟腱病治疗中的效果进行了研究，并显示出良好的证据可以改善跟腱病患者的昼夜疼痛、功能和预后[16]。

有相当有力的证据表明，糖皮质激素注射对急性损伤（不超过6周）有益，几乎没有证据表明对慢性损伤有益。但这也可能损伤跟腱，它会增加肌腱破裂的风险。有研究表明，使用超声成像引导鞘内注射降低了这种风险[17]。

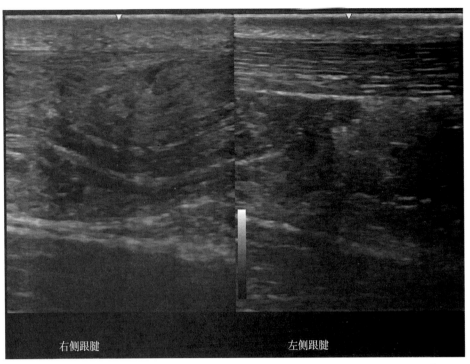

图 38-7 正常(右侧)和异常(左侧)跟腱。在异常的跟腱中,肌腱内有肌纤维紊乱和水肿。这导致了肌腱厚度和异质性的增加。肌腱也呈更低回声。

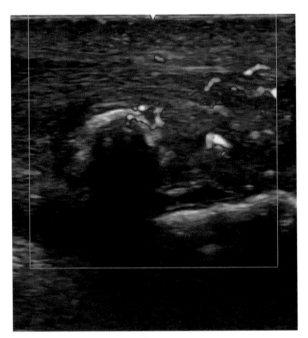

图 38-8 跟腱有钙化现象,为肌腱内的高回声区域。能量多普勒信号也会增加。

有一些证据表明可以进行物理治疗。与向心运动、伸展运动和夹板运动相比,离心强化运动在缓解疼痛、改善功能和提高患者满意度方面都有所助益。然而,证据水平很低[18]。目前几乎没有证据支持使用大多数物理治疗方式包括弱激光疗法、离子导入疗法、超声透入疗法、超声波治疗,或深部按摩[15]。

少量研究表明,使用生长因子和干细胞或富含血小板的血浆注射[15]可有效治疗肌腱劳损。大多数保险公司认为这些治疗形式是实验性的,大部分保险不予支付。

手术被认为是最后的治疗手段,通常都有积极的结果。然而,它确实有20%~30%的失败率,也比其他治疗形式的风险大得多(图38-9)[15]。

表 38-2	超声发现慢性肌腱病肌腱周围或腱鞘内低回声液区

1. 肌腱内纤维结构紊乱致异质性增加。
2. 肌腱回声减少。
3. 相比正常或对侧肌腱,患侧肌腱增厚。
4. 高回声钙化伴声影。
5. 新生血管致多普勒血流增加。

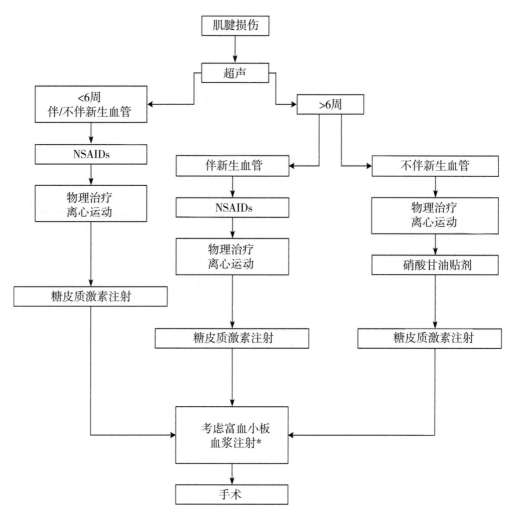

*几乎无数据表明其有益，证据等级为C。

图 38-9 肌腱损伤的诊治流程图。
NSAIDs，非甾体抗炎药物。

经验分享和要点提示

经验分享

- 慢性肌腱病通常是单侧的，所以对侧通常被作为正常的对照。
- 询问患者疼痛部位，将探头直接放在疼痛处以快速定位异常。
- 通过探头施压可用于超声扫查。异常的肌腱通常会因受压而感到疼痛。

要点提示

- 各向异性可导致假阳性。一定要调整超声波束的入射角度，确保垂直方向，排除各向异性。
- 压力过大会导致假阴性，特别是用多普勒模式时，因为小的新生血管可能会因压力阻塞。

参考文献

1. Kannus P, Natri A. Etiology and pathophysiology of tendon ruptures in sports. *Scand J Med Sci Sports*. 1997;7:107-112.

2. Kannus P. Etiology and pathophysiology of chronic tendon disorders in sports. *Scand J Med Sci Sports*. 1997;7:78-85.

3. Sharma P, Maffulli N. Tendon injury and tendinopathy: healing and repair. *J Bone Joint Surg Am*. 2005;87:187-202.

4. Parker L, Nazarian LN, Carrino JA, et al. Musculoskeletal imaging: Medicare use, costs, and potential for cost substitution. *J Am Coll Radiol*. 2008;5:182-188.

5. Teitz CC, Garrett WE Jr, Miniaci A, Lee MH, Mann RA. Tendon problems in athletic individuals. *Instr Course Lect*. 1997;46:569-582.

6. Khan KM, Cook JL, Bonar F, Harcourt P, Astrom M. Histopathology of common tendinopathies. Update and implications for clinical management. *Sports Med*. 1999;27:393-408.

7. Soslowsky LJ, Thomopoulos S, Tun S, et al. Neer Award 1999: Overuse activity injures the supraspinatus tendon in an animal model: a histologic and biomechanical study. *J Shoulder Elbow Surg*. 2000;9:79-84.

8. Carr AJ, Norris SH. The blood supply of the calcaneal tendon. *J Bone Joint Surg Br*. 1989;71:100-101.

9. Zanetti M, Metzdorf A, Kundert HP, et al. Achilles tendons: clinical relevance of neovascularization diagnosed with power doppler US. *Radiology*. 2003;227:556-560.

10. Van Holsbeeck M, Introcasco J. *Musculoskeletal Ultrasound*. 2nd ed. St Louis, MO: Mosby; 2001.

11. Crass JR, van de Vegte GL, Harkavy LA. Tendon echogenicity: ex vivo study. *Radiology*. 1988;167:499-501.

12. Ahmed IM, Lagopoulos M, McConnell P, Soames RW, Sefton GK. Blood supply of the achilles tendon. *J Orthop Res*. 1998;16:591-596.

13. Scheller AD, Kasser JR, Quigley TB. Tendon injuries about the ankle. *Orthop Clin North Am*. 1980;11:801-811.

14. Robinson P, White LM. The biomechanics and imaging of soccer injuries. *Semin Musculoskelet Radiol*. 2005;9:397-420.

15. Andres BM, Murrell GAC. Treatment of tendinopathy: what works, what does not, and what is on the horizon. *Clin Orthop Relat Res*. 2008;466(7):1539-1554. doi:10.1007/s11999-008-0260-1.

16. Paoloni JA, Appleyard RC, Nelson J, Murrell GA. Topical glyceryl trinitrate treatment of chronic noninsertional Achilles tendinopathy. A randomized, double-blind, placebo-controlled trial. *J Bone Joint Surg Am*. 2004;86-A:916-922.

17. Gill SS, Gelbke MK, Mattson SL, Anderson MW, Hurwitz SR. Fluoroscopically guided low-volume peritendinous corticosteroid injection for Achilles tendinopathy. A safety study. *J Bone Joint Surg Am*. 2004;86-A:802-806.

18. Woodley BL, Newsham-West RJ, Baxter GD. Chronic tendinopathy: effectiveness of eccentric exercise. *Br J Sports Med*. 2007;41:188-198; discussion 199.

第二篇

第 39 章 患者的关节炎是由结晶性疾病引起的吗?

Mark H. Greenberg, MD, FACR, RMSK, RhMSUS

● 临床病例

一名69岁女性关节疼痛。她描述几年来反复出现右膝和左第一跖趾关节（MTP）疼痛。过去尿酸升高到10mg/dl以上。泼尼松中止了每一次发作。未行关节抽吸。各关节每年发作数次，可以同时或分别发生。在发作间期，各关节都没有症状。炎症发作时伴严重肿胀、疼痛、红斑和压痛。关节突然肿大时，她无法行走。甚至对脚趾的轻轻触摸都让其无法忍受。即使没有治疗，也总是在14天内缓解。关节X线显示与其年龄相称的退行性改变，内侧和外侧半月板有钙沉积。使用秋水仙碱和别嘌醇可暂时缓解炎症反应。秋水仙碱停药后，右膝又开始出现间歇性肿胀和疼痛。尿酸水平为5.4mg/dl。类风湿因子和抗环瓜氨酸肽抗体均为阴性。没有银屑病的病史或证据。她的医生不明白为什么尿酸低却持续发作。患者的关节炎是由结晶性疾病引起的吗?

文献综述

结晶性疾病主要包括痛风和二羟焦磷酸钙（CPPD）晶体沉积病。痛风是由单钠尿酸盐（MSU）沉淀引起的，单钠尿酸盐也称为关节和肌腱中的尿酸结晶。CPPD沉积症通常被称为假痛风，是由关节和肌腱中的CPPD晶体沉积引起的。MSU晶体在偏振光下呈现负双折射。这些晶体呈针状，平行于偏振光时呈黄色。CPPD晶体平行于偏振光时呈蓝色，这被称为正双折射。CPPD晶体比MSU晶体短，形状类似菱形。

这两种情况可能发生在同一个人身上，甚至同一关节。此外，结晶性疾病可能与其他关节问题同时发生，包括关节感染、骨关节炎和类风湿性关节炎。

这两种结晶性疾病有许多相似之处，见表39-1，好发关节见表39-2。请注意，两者都经常发生在膝关节。还要注意的是，第一跖趾关节炎均被称为足痛风，与病因无关。

表 39-1 痛风与二羟焦磷酸钙沉积症的相似性
可类似于其他任何形式的关节炎，发生在任何关节，包括小关节。
可分三个阶段：急性期（严重炎症）、间歇期（临床静止）和亚急性期（慢性）。
可有晶体沉积在关节和软组织中，却不引起任何问题。
倾向于单关节（一次累及一个关节），较少发生少关节（累及2～4个关节），偶尔多关节（累及5个及以上关节）。
通过关节抽吸和偏振显微镜快速检查滑液确诊。
超声可以显示支持诊断的不同模式。

表 39-2 痛风和假痛风的好发关节
痛风： 第一跖趾关节、脚踝、足背和膝
假痛风： 膝和手腕

痛风的危险因素[1]包括衰老、尿酸水平升高、男性、肥胖、饮酒、高血压、慢性肾病、高动物嘌呤饮食以及影响尿酸水平和/或干扰降尿酸药物的药物[3, 4]。成人痛风的患病率可能超过3%[2]。假痛风的危险因素是衰老和"4H"：低磷酸盐血症、血色病、低镁血症和甲状旁腺功能亢进[5]。CPPD沉积症的患病率尚不清楚，估计为4%～7%[5, 6]。

结晶性疾病的诊断可能具有挑战性。对于痛

风和假痛风，当人们可以观察到滑液中白细胞吞噬晶体，就能够做出最准确的诊断。已经提出了两种结晶性疾病的分类标准，并解决了无法获得滑液（患者拒绝抽吸或没有液体可抽吸）和间歇期的诊断问题[7-9]。这些标准基于其他支持证据，包括临床图片（包括关节受累的模式）、实验室检查、X线片和现在的超声。该标准的诊断特异性不如在滑液中看到晶体时高。然而，对于痛风，即使滑液分析没有显示出晶体，患者也可能被归类为患有该疾病[7, 8]。

痛风的诊断标准见表39-3。

假性痛风的拟诊断标准见表39-4。

表 39-3 痛风诊断标准[7-9]

临床表现为单关节或少关节型关节受累，包括第一跖趾（MTP）关节、踝关节和足中部。

滑液镜下可见双折射针状尿酸盐晶体。

体格检查见痛风石。

血清尿酸升高（注意，在急性痛风发作期间，尿酸水平可能高、低或正常[10, 11]）。

有边缘悬垂的痛风相关骨侵蚀的影像学证据[7, 12]。

超声见双轨征。

表 39-4 假痛风拟诊断标准[5, 9, 13, 14]

临床表现为单关节或少关节型，主要累及腕关节和膝关节。

滑液中存在白细胞吞噬双折射菱形晶体弱阳性。

高钙血症或甲状旁腺功能亢进、低磷血症、血色病的实验室证据可能是确证。

软骨钙质沉着症累及耻骨联合、膝、手腕、肌腱、椎间盘和筋膜（如跟腱、足底筋膜、股四头肌、肩袖、肱三头肌肌腱）的放射影像学发现是确证。其他支持性影像学发现包括加速骨关节炎样影像，特别是在通常不受骨关节炎影响的关节（如手腕、掌指关节、肘部和肩部），椎间和骶髂关节真空现象，软骨下囊肿，钩状骨赘（特别是在掌骨头），以及桡腕关节或髌股关节的关节间隙变窄。

超声见二羟焦磷酸钙晶体聚集体。

对于个体患者来说，假痛风的标准通常是间接的，如果没有明确的滑膜液结晶，可将患者标记为可能的假痛风。但如果有明确的滑膜液结

晶，提醒我们考虑这种可能性，不要给患者贴上其他关节病的标签。

CPPD沉积症的一个不太常见但在诊断上令人困惑的表现是冠状齿突综合征，CPPD晶体沉积在齿状突周围，导致严重的颈部疼痛、发热和炎症标记物升高[5, 15]。这种情况可能会类似于感染、肿瘤和其他炎症过程。

由于在间歇期滑液分析没有诊断优势，因此在此期诊断结晶性疾病是具有挑战性的。对于某种疾病来说，做出正确的诊断很重要，因为如果误诊为其他疾病而进行了错误的治疗可能无效，并会使患者暴露于药物的潜在毒性中。在评估患者的多关节病谱时，需要考虑静止期（间歇期）或慢性期的结晶性疾病。更令人困惑的是，人们认为结晶性疾病可能只是影像图像的一部分，或者说，X线片或超声中发现的晶体可能并没有临床意义。超声可以在这方面提供重要的证据。

超声正在迅速发展成为痛风和假痛风诊断和治疗的有用工具[16, 17]。当关节抽吸不可行时，超声可以通过检测晶体聚集物无创地辅助诊断结晶性疾病。超声还可以定位和引导微量积液的抽吸[18]。此外，超声可以监测痛风患者痛风石的溶解情况[18, 19]。超声在检测晶体聚集[18, 20, 21]方面具有高度特异性，并且不要求关节处于活动性炎性期。虽然超声特异性不如在显微镜下评估滑液中观察MSU或CPPD晶体的活性吞噬作用，但超声发现可以高度提示诊断。

有关结晶性关节病的超声发现目前的新术语：双轨征（DCS）、尿酸盐砂、软骨内沉积物、软骨内晶体云和多个亮点[18, 20-22]。

痛风的超声诊断。超声检查的结果可以支持痛风的诊断，并可能有助于早期发现和监测治疗[19, 23]。痛风的两个典型超声征象是DCS和**痛风石沉积**[22]。

DSC是关节软骨表面覆盖的尿酸盐（尿酸）晶体的厚高回声层。它和下面的骨皮质一样厚，但可以有间断或连续、规则或不规则的变化。它不依赖于超声波束的角度（受声波影响）。在一项研究中，DSC的特异性为64%[24]。然而，DSC的出现、能量多普勒显示充血和血清尿酸水平升高可将诊断特异性提高到90%以上[24]。DSC现已

被纳入最新的痛风分类标准[7, 8]。

对痛风石沉积的描述千差万别，但一般来说，这些沉积在超声上表现为低回声至高回声的局限性云雾状区域，周围可能有低回声边界或边缘（"晕"）[25]。这些MSU晶体聚集体有时被描述为高回声混浊区[26]。

有趣的是，没有急性痛风症状的高尿酸血症患者可能表现出DSC和痛风石[26]。尽管似乎处于休眠阶段，痛风石可能聚集并导致趾（指）炎、骨侵蚀和慢性痛风性关节病。骨髓炎可酷似痛风石样骨质破坏[27]。在痛风急性发作期间，超声可显示液体增多、关节凹陷变宽、软组织肿胀和能量多普勒信号增强[22]。

在痛风谱的另一端，已证明在无症状高尿酸血症患者中，在第一MTP可见到DSC[28]。此外，处于间歇期的痛风患者可能首先出现MTP慢性滑膜炎，和超声呈骨侵蚀改变，提示正在进行的亚临床慢性过程[28]。这可能提示应对有痛风病史的高尿酸血症患者进行超声扫查，以区分亚临床的痛风活动和无症状的高尿酸血症。

超声显像的MSU模式如下：关节内痛风石（尿酸盐冰山）、DSC、MSU晶体聚集体、闪亮点（晶体微聚集体或微痛风石，也称为尿酸盐砂）、软痛风石聚集体（尿酸盐云）和致密（硬）痛风石。此外，可以检测到关节内和关节周围的异常能量多普勒信号。肌腱内可能有破坏正常纤维回声结构的尿酸盐沉积（可为高回声线、高回声点、云、痛风石）[22]。除了上述尿酸盐沉积的超声征象外，在病程较长者中可发现骨侵蚀[22]。

超声正在改变我们对痛风诊断和治疗的方法。痛风石是临床诊断标准的一部分，但在超声上其为微聚集物时即可被识别，远在它们成为临床可检测的大结节沉积之前。超声成像第一MTP在无症状高尿酸血症患者中寻找尿酸盐晶体可能会改变痛风未来的治疗模式。

就痛风石[19]和DCS的分辨率而言，现在确定使用超声监测降尿酸药物疗效的价值还为时过早[29, 30]。

假痛风的超声诊断。 假痛风的超声表现为CPPD晶体聚集体呈大小不同的强回声沉积物，

伴或不伴声影。典型的部位是软骨、肌腱和附着点。肌腱、韧带或筋膜与骨骼连接的地方就是附着点。膝关节半月板和股骨髁纤维软骨是常见的CPPD晶体沉积区。大多数CPPD沉积患者都存在膝关节半月板钙化[31]。CPPD晶体与MSU晶体的不同之处在于后者位于浅表软骨表面，而CPPD晶体通常嵌入软骨本身。X线可见或不可见CPPD沉积症的钙沉积。CPPD晶体的分布通常是不规则的。如果有足够的CPPD晶体，可能会看到由软骨内高回声病灶形成的"假双轨征"。偶尔，MSU晶体沉积的浅表软骨表面，伴有CPPD晶体和钙沉积。然而，CPPD通常是薄的，不完整的，并且超声表现随着声束角度而改变。相比之下，MSU晶体超声表现稳定，不依赖声束入射角度。

软骨或肌腱中CPPD晶体沉积的存在没有临床相关性。支持临床相关性的确证包括滑液积聚、滑膜肥大和能量多普勒信号变化。人们一致认为，超声在检测CPPD晶体方面比传统的X线片更敏感[32-34]。在许多无症状的关节和软组织中，包括肘部、掌指关节、肩膀、膝盖、手腕、脚、足底筋膜和跟腱，超声可显示CPPD晶体[34-36]。超声检测手腕的三角纤维软骨复合体或膝盖的半月板处呈高回声钙沉积可被认为是CPPD晶体沉积疾病（假痛风）的证据，并应引起对该疾病的怀疑[37]。

表39-5	在临床实践中应用即时超声的建议		
建议		证据等级	参考文献
通过对比基于超声征象的预测与滑液MSU晶体的识别，或结合经验证的临床指南和MSU晶体，使用超声来评估有症状的关节。		A	26，60～63
用超声诊断焦磷酸钙沉积症，以显微镜晶体检测为金标准。		B	17，18，21，31，32，34，36，38

缩写:MSU，单钠尿酸盐。

A=一致的、质量良好的以患者为导向的证据；B=不一致或质量有限的以患者为导向的证据；C=共识，以疾病为导向的证据，通常的做法，专家意见，或病例系列。有关SORT证据评级系统的信息，请访问http://www.aafp.org/afpsort。

扫查方法

A.第一MTP关节——三个视图:背侧纵向、内侧纵向和足底纵向。

1. 准备 患者应该半直立坐着。患足侧髋部部分屈曲，后脚跟接触检查台。足远端应该悬于踏板外（图39-1）。或者，患者可以仰卧，伸腿，在脚踝下垫一个垫子以保持舒适。大脚趾是直立的。

超声设备置于合适位置，选择浅表高频预置和高频线性探头。

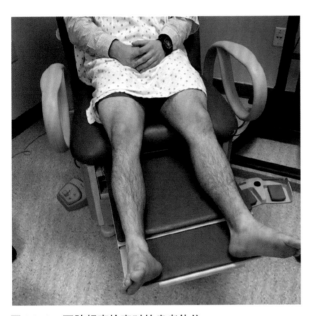

图 39-1 下肢超声检查时的患者体位。

2. 背侧纵向评估第一MTP关节 将探头纵向放置在第一MTP关节上方背中线（图39-2）。检查跖骨头远端和趾骨近端（图39-3）。观察覆盖跖骨头的暗区软骨，观察软骨内是否有异常或软骨表面回声过高，这可能提示DCS或软骨界面征（CIS）。CIS是由于当声波进入软骨时与背隐窝滑膜液间的声阻抗变化产生的。CIS呈高回声，但不像DCS那么厚。高回声的CIS会随着超声角度的变化而发生剧烈变化，而DCS随着探头角度的变化保持相当恒定。观察关节背隐窝，检查有无膨胀和晶体聚集（图39-4）。看看跖骨颈、跖骨头以及近节趾骨是否有骨侵蚀。在能量多普勒上，将脉冲重复频率设置为骨骼的基线能量多普勒信号轻微活跃点，观察关节周围软组织内的能量多普勒信号。

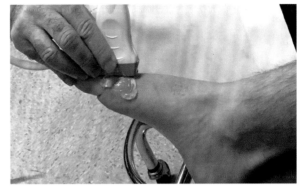

图 39-2 第一跖趾关节背侧超声检查时的探头位置。

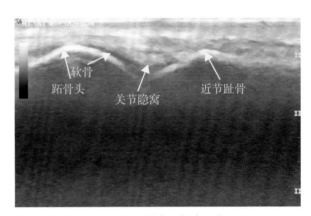

软骨
跖骨头
关节隐窝
近节趾骨

图 39-3 正常第一跖趾关节背侧超声图像。

3. 内侧纵向评估第一MTP关节 关闭能量多普勒。嘱患者屈膝外旋转至"青蛙腿"位置。然后向内侧滑动并轻轻旋转探头，其仍然是在大脚趾的纵轴上（图39-5）。检查跖趾关节的内侧。彻底检查关节，包括软组织（图39-6）。再次打开能量多普勒检查。

4. 评估足底纵向第一MTP关节 完成内侧第一MTP关节评估后，关闭能量多普勒，将探头移至第一MTP关节的足底纵向方向（图39-7和图39-8）。评估关节后，重新打开能量多普勒以评估炎症。

B.膝关节——三个视图：屈膝时髌上横向（股骨切迹）、内侧半月板纵向和外侧半月板纵向

1. 准备 患者应取半直立位或仰卧位。最大限度屈膝。使用线性探头，选择中等深度。

2. 屈膝时髌上横向（股骨切迹）评估膝盖 将探头横放在髌骨上部。探头应垂直于桌板（图39-9）。稍向近端移动探头，直到出现"V形"低回声结构（图39-10），这是股骨切迹。上下拨动探头，稍向内侧移动，然后稍向外侧移

动,以清晰地确定覆盖股骨远端的软骨。注意这不是关节间隙本身而是覆盖股骨近1/3的关节软骨。看看软骨的深度和清晰度以及软骨表面,寻找软骨内部的钙化以及软骨表面的DSC(图39-11)。

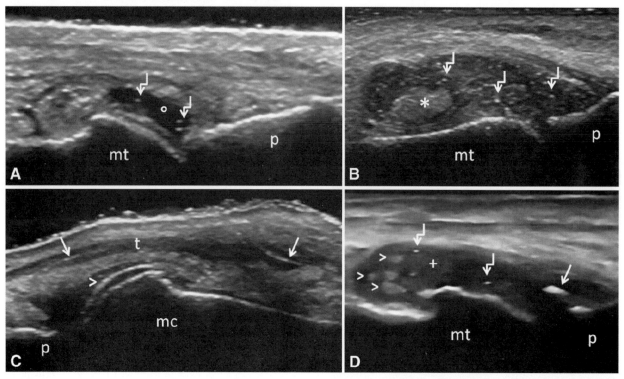

图 39-4 痛风。A 和 B,背侧纵向扫查。跖趾关节。折线箭头处为滑液(o)内的高回声点。星号处为关节内痛风石沉积(尿酸盐冰山)不伴声影。C,跖趾节背侧纵向扫查显示双轨征(箭头)。腱内尿酸盐沉积呈细微的高回声带,不伴声影(箭头)。D,单钠尿酸盐晶体聚集体的大小、形状和反射率不同。折线箭头处为致密晶体微聚集体的闪亮点。无尾箭头处为软痛风石聚集物(尿酸盐云),箭头处为漂浮在尿酸盐砂层(+)中的密集高回声痛风石(硬痛风石)。

mc,掌骨;mt,跖骨;p,近节趾骨;t,趾伸肌腱。

经许可转自:Grassi W,Okano T,Filippucci E. Use of ultrasound for diagnosis and monitoring of outcomes in crystal arthropathies. Curr Opin Rheumatol. 2015;27(2):148. Figure 1.

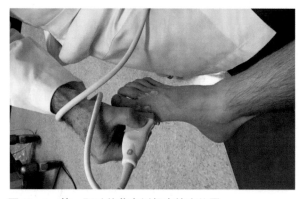

图 39-5 第一跖趾关节内侧超声检查位置。

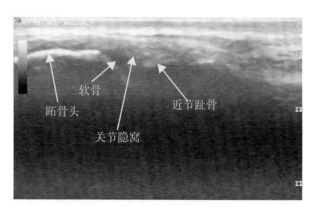

图 39-6 正常第一跖趾关节内侧超声图像。

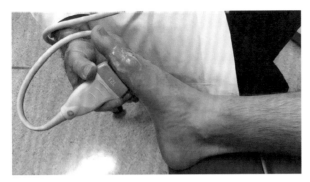

图 39-7 第一跖趾关节足底超声检查位置。

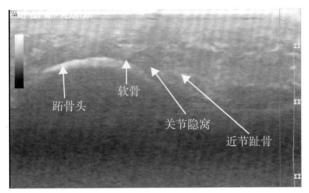

图 39-8 正常第一跖趾关节足底超声图像。

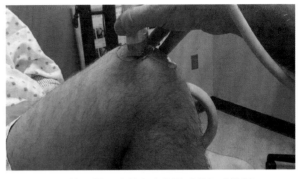

图 39-9 评估股骨远端前上方软骨时的探头位置。

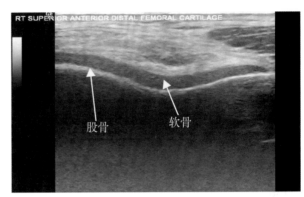

图 39-10 正常股骨远端前软骨的超声图像。

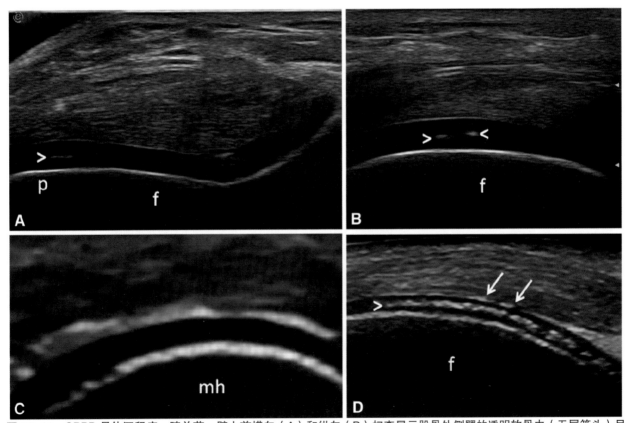

图 39-11 CPPD 晶体沉积病。膝关节。髌上前横向(A)和纵向(B)扫查显示股骨外侧髁的透明软骨内(无尾箭头)呈高回声线性斑点不伴声影。C,痛风。距骨(mh)头水平双轨征。D,CPPD 晶体沉积病。由于"夹层"外观(两层软骨之间的晶体),中带的高回声沉积物产生双轨,很容易与痛风的"轨道"区分开来。箭头处为 CPPD 沉积在透明软骨的外部轮廓。f,股骨。

经许可转自:Grassi W,Okano T,Filippucci E. Use of ultrasound for diagnosis and monitoring of outcomes in crystal arthropathies. Curr Opin Rheumatol. 2015;27(2):151. Figure 4.

3.纵向评估内侧半月板 嘱患者伸膝，并在膝下放置一个垫子或枕头，使膝盖屈曲大约30°。将探头旋转90°（相当于肢体的纵向位置），并将其放置在髌骨远端内侧（图39-12）。慢慢向后移动探头，直到关节间隙出现，然后将关节间隙置于视野中心（图39-12）。来回拨动探头，以清晰显示内侧半月板的图像，该半月板通常呈高回声和三角形（图39-13，注意，探头标记朝向近端，相应的是图的左侧）。另一个技巧是保持探头的近端稳定，并在其他方向上轻微旋转（"扇动"）远端部分，然后再次拨动探头。这将确保得到内侧半月板的高质量图像。寻找内侧半月板和内侧副韧带内的钙沉积。继续向后滑动探头，保持半月板聚焦，以评估内侧半月板后部的钙沉积。

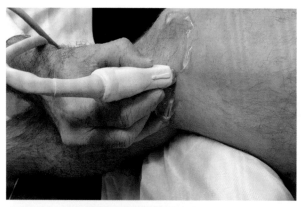

图 39-12 评估内侧半月板时的探头位置。

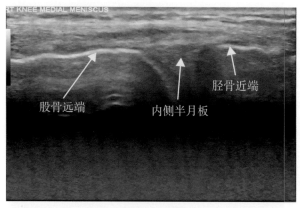

图 39-13 正常内侧半月板超声图像。

4.纵向评估外侧半月板 膝关节摆放位置与内侧半月板评估时相同，取线性探头，纵向放置于髌骨半部外侧。保持纵向位置慢慢向后滑动探头，直到出现关节间隙（图39-14）。

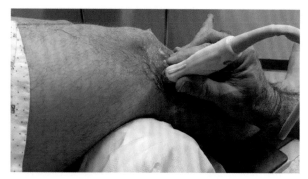

图 39-14 评估外侧半月板时的探头位置。

将关节间隙置于视野中心，然后来回拨动探头，识别并清晰显示外侧半月板的图像。外侧半月板也应该是高回声和三角形的（图39-15）。可以固定探头的近端部分，并向其他方向稍微"扇动"探头，拨动探头，优化图像。寻找外侧半月板和外侧副韧带内的钙化（图39-16）。继续将探头放在相同的位置，向后观察后半月板，根据需要沿该方向来回拨动和扇动。

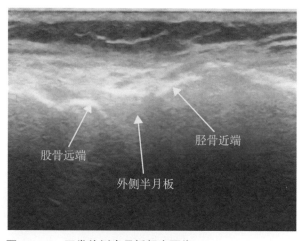

图 39-15 正常外侧半月板超声图像。

患者管理

在评估急性单关节炎时，超声可以为痛风或CPPD沉积病提供强有力的支持诊断证据（图39-17；表39-6和表39-7）。确诊急性痛风或假痛风后，第一步是中止发作[38, 39]。非甾体抗炎药（NSAIDs）、糖皮质激素（关节内或口服）和秋水仙碱等抗炎药物对痛风和假痛风均有效。治疗持续时间应为10～14天，或在发作完全消退后至少3天。当使用口服类固醇时，考虑较长时间的治疗，并缓慢减量，以避免发作反弹。应根据患

者的年龄、同时服用的药物、肾/肝/心脏状况以及胃肠道并发症的风险来考虑抗炎药物的选择。关节内注射类固醇特别有用，但需要确定没有伴随关节感染。出于安全考虑，我们不使用静脉注

射秋水仙碱，口服秋水仙碱的使用往往受到腹泻或其他胃肠道症状副作用的限制。其他治疗方式，如给受影响的关节冰敷和使用止痛剂也可能有所帮助。

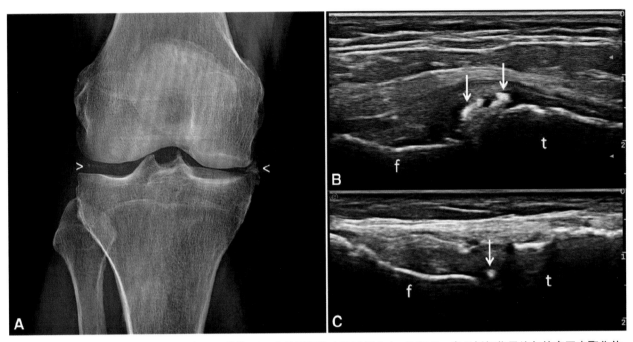

图 39-16　CPPD 晶体沉积病。A，常规 X 线片显示半月板钙化（无尾箭头）。B 和 C，半月板钙化呈均匀的高回声聚集体，在内侧（B）和外侧（C）纵向扫查，不伴声影（箭头）。f，股骨；t，胫骨。

经许可转自：Grassi W，Okano T，Filippucci E. Use of ultrasound for diagnosis and monitoring of outcomes in crystal arthropathies. Curr Opin Rheumatol. 2015；27（2）:151. Figure 3.

　　接下来，需要查找并确定可改变的风险/相关因素，并且尽可能减少这些因素。对于痛风，这些包括药物治疗或高尿酸血症、肥胖、高血压、饮酒和高脂血症的饮食原因[41-44]。极小概率下，铅摄入可能是一个原因。对于假痛风，应排查血色病、低镁血症和甲状旁腺功能亢进。甲状腺功能减退可能与假痛风有关，也可能与假痛风无关[45, 46]。请注意，与某些痛风病例相比，风险/相关因素状况的改变不会减少急性CPPD沉积性关节炎的反复发作[47]。

　　对于痛风，如果没有可改变的风险/相关因素，或者如果改变不足以阻止急性发作，则需要就慢性期治疗做出决定。每年发作2次以上（如果发作是致残性的，则更少）是慢性期治疗的理由。慢性期治疗痛风的其他原因包括骨或关节破坏、痛风石的存在、与肾功能不全相关的痛风或复发性尿酸性肾结石。

　　对于痛风的慢性期治疗，目标是将尿酸降低

到6.0mg/dl以下[38, 39, 48]。如果存在痛风石，建议目标是将血清尿酸水平降低到5.0mg/dl以下。然而，建议的目标血清尿酸水平不仅仅是依据数据给出的尿酸值已达标，需要进一步的研究来确定理想的目标[49]。降低血清尿酸水平是在预防性应用诸如秋水仙碱或非甾体抗炎药下进行的。在患者服用抗炎药（如秋水仙碱或非甾体抗炎药）3～4周后，加入降尿酸剂如别嘌醇，然后慢慢降低尿酸。如果不预防性使用抗炎药，那么就会有看似矛盾的痛风发作的风险，也就是说，当尿酸降低时发作。开始低剂量的降尿酸药物，每2～4周缓慢增加剂量[38]。一旦达到降低尿酸水平的目标，就可以停用抗炎药。如果没有痛风石，应在达到降低血清尿酸水平的目标3个月后停用；如果在临床检查中检测到痛风石，则应在达到降低尿酸水平的目标6个月后停用[39]。持续的实验室监测降低尿酸盐药物的副作用和疗效是非常重要的。

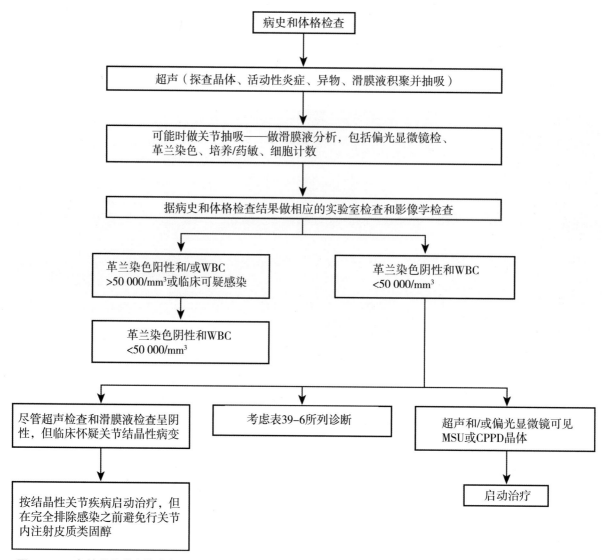

图 39-17 急性单关节炎的诊断流程。

CPPD，二羟基焦磷酸钙；MSU，单钠尿酸盐；WBC，白细胞。

表 39-6 单关节炎的病因

痛风

CPPD晶体沉积病

感染：细菌、真菌、分枝杆菌、病毒、莱姆病

骨关节炎

关节内部紊乱

结节病

脊柱关节病

无菌性骨坏死

骨髓炎

异物

滑膜炎

其他结晶性疾病

关节积血

关节内游离体

多关节病的非典型表现

对于假痛风，慢性期治疗的原因是每年多次致残性发作，并可能加速和严重破坏关节。对于复发性或慢性假痛风，如果慢性非甾体抗炎药与质子泵抑制剂（PPI）联用，可能有助于预防胃肠道副作用，权衡潜在的胃肠道出血风险和长期使用PPI的未知风险。同样，掌握共病情况和联合用药情况将有助于确定使用的最佳药物。非甾体抗炎药或低剂量秋水仙碱可能有效。关于慢性羟氯喹[50]和甲氨蝶呤[51-55]减少假痛风发作的疗效的报道很少。关于甲氨蝶呤疗效的报告相互矛盾[51-55]。

除了诊断价值，来自超声检查的信息可能有助于在适当的临床环境中指导治疗。对于痛风，超声可能会显示出查体时检测不到的痛风石，也

可能显示骨侵蚀和亚临床炎症的存在。超声也可能有助于监测治疗效果,如痛风石的分解。对于CPPD晶体沉积病,超声可能有助于发现需要治疗的亚临床慢性炎症。对于这两种疾病,超声可以帮助检测微量积液,并引导抽吸。除了已知的超声引导关节抽吸[56-58]和痛风的DCS外,我们目前还在等待更好的研究来支持循证建议。

在临床实践中应用即时超声的可能途径在表39-5中列出并评定。

表 39-7 痛风和假痛风总结				
疾病	临床表现	实验室检查	X 线片、CT、MRI 表现	US 表现
痛风	侵犯通常从大脚趾、脚踝和足背开始,并随着时间的推移向上累及膝、肘、手和其他关节。**危险因素:**男性、肥胖、饮酒、糖尿病、高血压、利尿剂、饮食。分类标准见参考文献[7]和[8],或访问网址 http://goutclassificationcalculator.auckland.ac.nz,或下载应用程序 RheumaHelper	**血清尿酸**,偏光显微镜检查滑液或痛风石物质显示强烈的负双折射针状晶体	边缘悬垂的骨或关节侵蚀	双轨征,尿酸盐结晶沉积形成痛风石或聚集体,骨侵蚀,活动性滑膜炎时能量多普勒阳性
CPPD晶体沉积病,又称假痛风	好发于膝和手腕,可影响任何关节。**相关状况:**年龄、骨关节炎、甲状旁腺功能亢进、血色病、低镁血症、低磷血症、甲状腺功能减退。参见参考文献[59](表13-2 CPPD晶体沉积病的修订诊断标准)。	滑液的偏光显微镜检查可见正双折射短针状或菱形晶体。血清钙、甲状旁腺激素、铁蛋白、铁饱和度、磷酸盐水平、镁水平、甲状腺功能。	钙化密度多见于膝关节软骨、髋关节盂唇、腕部三角纤维软骨、椎间盘、耻骨联合。X线片筛查:AP双膝,AP骨盆/臀部,双侧PA手	软骨、肌腱和附着点中存在大小不同的强回声沉积物,伴或不伴声影。

经验分享和要点提示

经验分享

- 痛风和假痛风结晶性关节病可类似于多种其他类型的关节炎,在同一关节或患者中也可能同时发生不同类型的关节炎。
- 从受影响的关节或囊中抽吸滑膜液并在偏光显微镜下检查是唯一最好的诊断工具。
- 超声有助于检出少量滑膜液,并直接帮助准确抽吸。
- 在诊断上,超声可显示强力支持痛风和CPPD晶体沉积的征象。
- 痛风的经典和最重要的超声征象是DCS。DCS作为确证被纳入痛风分类标准中,并可能在缺少滑膜液晶体分析阳性的情况下帮助识别痛风患者。

- CPPD晶体沉积病最重要的超声征象是软骨内的高回声钙沉积。
- 结晶性疾病的位置可能重叠,但第一MTP是MSU晶体的范围,而膝关节是CPPD晶体的范围。当怀疑有晶体沉积性关节病时,应在超声检查这两个关节。
- 痛风和CPPD晶体沉积疾病常累及膝关节和腕关节,但也可影响几乎所有关节。
- 当痛风诊断明确时,MSU沉积物的超声随访有助于确定降尿酸治疗的疗效。

要点提示

- 不要遗忘查找结晶性关节病的根本病因。
- 对于同一患者,在不同病程中,可累及单关节和多关节。

第二篇

- 即使在显微镜下看到晶体，也不要在排除关节感染前进行关节内糖皮质激素注射。
- 治疗痛风性关节病的药物有潜在的毒性。应谨慎甄别患者病情和选择用药。
- 在X线片或超声检查发现晶体沉积并不一定意味着关节患有活动性或慢性关节病，也可能不需要治疗。
- 结晶性关节病可类似于类风湿性关节炎和银屑病关节炎。在这种情况下，针对类风湿性关节炎或银屑病性关节炎的治疗是无效的，

并且有潜在的毒性。
- 在超声波和偏光显微镜下寻找晶体的线索可能需要时间和耐心。
- 绝不放弃对炎性关节进行抽吸的机会，即使它似乎是结晶性关节病，因为已知晶体所致关节炎可伴发关节感染。
- 不要遗忘和排除可能与结晶性疾病同时发生的感染。
- 不要混淆CIS和痛风的DCS。

参考文献

1. Roddy E, Choi HK. Epidemiology of gout. *Rheum Dis Clin North Am*. 2014; 40:155.
2. Juraschek SP, Miller ER III, Gelber AC. Body mass index, obesity, and prevalent gout in the United States in 1988-1994 and 2007-2010. *Arthritis Care Res (Hoboken)*. 2013;65(1):127-132.
3. Lin HY, Rocher LL, McQuillan MA, Schmaltz S, Palella TD, Fox IH. Cyclosporine-induced hyperuricemia and gout. *N Engl J Med*. 1989;321:287.
4. Choi HK, Soriano LC, Zhang Y, Garcia Rodriquez LA. Antihypertensive drugs and risk of incident gout among patients with hypertension: population based case-control study. *BMJ*. 2012;344:d8190.
5. Rosenthal AK, Ryan LM. Calcium pyrophosphate deposition disease. *N Engl J Med*. 2016;374:2575-2584.
6. Neame RL, Carr AJ, Muir K, Doherty M. UK community prevalence of knee chondrocalcinosis: evidence that correlation with osteoarthritis is through a shared association with osteophyte. *Ann Rheum Dis*. 2003;62:513-518.
7. Neogi T, Jansen TL, Dalbeth N, et al. 2015 Gout classification criteria: an American College of Rheumatology/European League against rheumatism collaborative initiative. *Arthritis Rheumatol*. 2015;67:2557.
8. Neogi T, Jansen TL, Dalbeth N, et al. 2015 Gout classification criteria: an American College of Rheumatology/European League against rheumatism collaborative initiative. *Ann Rheum Dis*. 2015;74:1789.
9. McCarty D. Calcium pyrophosphate crystal deposition disease; pseudogout; articular chondrocalcinosis. In: McCarty D, ed. *Arthritis and Allied Conditions: A Textbook of Rheumatology*.11th ed. Philadelphia, PA: Lea & Febiger; 1989:1714-1715.
10. Logan JA, Morrison E, McGill PE. Serum uric acid in acute gout. *Ann Rheum Dis*. 1997;56:696.
11. Schlesinger N, Baker DG, Schumacher HR Jr. Serum urate during bouts of acute gouty arthritis. *J Rheumatol*. 1997;24:2265.
12. McQueen FM, Doyle A, Dalbeth N. Imaging in the crystal arthropathies. *Rheum Dis Clin North Am*. 2014;40:231.
13. Rosenthal AK, Ryan LM, McCarty DJ. Calcium pyrophosphate crystal deposition disease, pseudogout, and articular chondrocalcinosis. In: Koopman WJ, Moreland LW, eds. *Arthritis and Allied Conditions*. 15th ed. Philadelphia, PA: Lippincott Williams & Wilkins; 2005:2373.
14. Rosenthal AK. Pseudogout: presentation, natural history, and associated conditions. In: Wortmann RL, Schumacher HR Jr, Becker MA, Ryan LM, eds. *Crystal-Induced Arthropathies: Gout, Pseudogout, and Apatite-Associated Syndromes*. New York, NY: Taylor and Francis Group; 2006:99.
15. Lee GS, Kim RS, Park HK, Chang JC. Crowned dens syndrome: a case report and review of the literature. *Korean J Spine*. 2014;11(1):15-17.
16. Sivera F, Andrés M, Carmona L, et al. Multinational evidence-based recommendations for the diagnosis and management of gout: integrating systematic literature review and expert opinion of a broad panel of rheumatologists in the 3e initiative. *Ann Rheum Dis*. 2014;73:328-335.
17. Zhang W, Doherty M, Bardin T, et al. European League against rheumatism recommendations for calcium pyrophosphate deposition. Part I: Terminology and diagnosis. *Ann Rheum Dis*. 2011;70:563-570.
18. Grassi W, Meenagh G, Pascual E, Filippucci E. "Crystal clear"—sonographic assessment of gout and calcium pyrophosphate deposition disease. *Semin Arthritis Rheum*. 2006;36:197-202.
19. Perez-Ruiz F, Martin I, Canteli B. Ultrasonic measurement of tophi as an outcome measure for chronic gout. *J Rheumatol*. 2007;34:1888-1893.
20. Thiele RG, Schlesinger N. Diagnosis of gout by ultrasound. *Rheumatology*. 2007;46:1116-1121.
21. Frediani B, Filippou G, Falsetti P, et al. Diagnosis of calcium pyrophosphate dihydrate crystal deposition disease: ultrasonographic criteria proposed. *Ann Rheum Dis*. 2005;64:638-640.
22. Grassi W, Okano T, Filippucci E. Use of ultrasound for diagnosis and monitoring of outcomes in crystal arthropathies. *Curr Opin Rheumatol*. 2015;27(2):147-155.
23. Girish G, Glazebrook KN, Jacobson JA. Advanced imaging in gout. *AJR Am J Roentgenol*. 2013;201:515-525.
24. Löffler C, Sattler H, Peters L, Löffler U, Uppenkamp M, Bergner R. Distinguishing gouty arthritis from calcium pyrophosphate disease and other arthritides. *J Rheumatol*. 2015;42:513-520.
25. Chowalloor PV, Keen HI. A systematic review of ultrasonography in gout and asymptomatic hyperuricaemia. *Ann Rheum Dis*. 2013;72:638-645.
26. De Miguel E, Puig JG, Castillo C, Peiteado D, Torres RJ, Martín-Mola E. Diagnosis of gout in patients with asymptomatic hyperuricaemia: a pilot ultrasound study. *Ann Rheum Dis*. 2012;71:157.
27. Rousseau I, Cardinal É, Raymond-Tremblay D, Beauregard CG, Braunstein EM, Saint-Pierre A. Gout: radiographic findings mimicking infection. *Skeletal Radiol*. 2001;30:565.
28. Stewart S, Dalbeth N, Vandal AC, Allen B, Miranda R, Rome K. Ultrasound features of the first metatarsophalangeal joint in gout and asymptomatic hyperuricaemia: comparison with normouricaemic individuals. *Arthritis Care Res (Hoboken)*. 2017;69(6):875-883.
29. Thiele RG, Schlesinger N. Ultrasonography shows disappearance of monosodium urate crystal deposition on hyaline cartilage after sustained normouricemia is achieved. *Rheumatol Int*. 2010;30:495-503.
30. Peiteado D, Villalba A, de Miguel E, Ordonez MC, MartinMola E. Longitudinal study of ultrasonography sensibility to change in patients with gout after one year of treatment. *Ann Rheum Dis*. 2010;69(suppl 3):713.
31. Filippou G, Filippucci E, Tardella M, et al. Extent and distribution of CPP deposits in patients affected by calcium pyrophosphate dihydrate deposition disease: an ultrasonographic study. *Ann Rheum Dis*. 2013;72:1836-1839.
32. Filippucci E, Scirè CA, Delle Sedie A, et al. Ultrasound imaging for the rheumatologist. XXV. Sonographic assessment of the knee in patients with gout and calcium pyrophosphate deposition disease. *Clin Exp Rheumatol*. 2010;28:2-5.
33. Ellabban AS, Kamel SR, Omar HA, El-Sherif AM, Abdel-Magied RA. Ultrasonographic diagnosis of articular chondrocalcinosis. *Rheumatol Int*. 2012;32:3863-3868.
34. Gamon E, Combe B, Barnetche T, Mouterde G. Diagnostic value of ultrasound in calcium pyrophosphate deposition disease: a systemic review and meta-analysis. *RMD Open*. 2015;1:e000118.
35. Di Geso L, Tardella M, Gutierrez M, Filippucci E, Grassi W. Crystal deposition at elbow hyaline cartilage: the sonographic perspective. *J Clin Rheumatol*. 2011;17:344-345.

36. Ellabban AS, Kamel SR, Abo Omar HA, El-Sherif AM, Abdel-Magied RA. Ultrasonographic findings of Achilles tendon and plantar fascia in patients with calcium pyrophosphate deposition disease. *Clin Rheumatol*. 2012;31:697-704.

37. Naredo E, Uson J, Jimenez-Palop M, et al. Ultrasound-detected musculoskeletal urate crystal deposition: which joints and what findings should be assessed for diagnosing gout? *Ann Rheum Dis*. 2014;73:1522-1528.

38. Zhang W, Doherty M, Bardin T, et al; EULAR Standing Committee for International Clinical Studies including therapeutics. EULAR evidence based recommendations for gout. Part II: Management. Report of a task force of the EULAR Standing Committee for International Clinical Studies Including Therapeutics (ESCISIT). *Ann Rheum Dis*. 2006;65:1312.

39. Khanna D, Fitzgerald JD, Khanna PP, et al. 2012 American College of Rheumatology guidelines for management of gout. Part 1: Systematic nonpharmacologic and pharmacologic therapeutic approaches to hyperuricemia. *Arthritis Care Res (Hoboken)*. 2012;64:1431.

40. Schlesinger N, Detry MA, Holland BK, et al. Local ice therapy during bouts of acute gouty arthritis. *J Rheumatol*. 2002;29:331.

41. Choi HK, Atkinson K, Karlson EW, Willett W, Curhan G. Alcohol intake and risk of incident gout in men: a prospective study. *Lancet*. 2004;363:1277.

42. Choi HK, Liu S, Curhan G. Intake of purine-rich foods, protein, and dairy products and relationship to serum levels of uric acid: the Third National Health and Nutrition Examination Survey. *Arthritis Rheum*. 2005; 52:283.

43. Choi HK, Atkinson K, Karlson EW, Willett W, Curhan G. Purine-rich foods, dairy and protein intake, and the risk of gout in men. *N Engl J Med*. 2004;350:1093.

44. Becker MA, Jolly M. Hyperuricemia and associated diseases. *Rheum Dis Clin North Am*. 2006;32:275.

45. Alexander GM, Dieppe PA, Doherty M, Scott DG. Pyrophosphate arthropathy: a study of metabolic associations and laboratory data. *Ann Rheum Dis*. 1982;41:377-381.

46. Ellman MH, Brown NL, Porat AP. Laboratory investigations in pseudogout patients and controls. *J Rheumatol*. 1980;7:77-81.

47. MacMullan P, McCarthy G. Treatment and management of pseudogout: insights for the clinician. *Ther Adv Musculoskelet Dis*. 2012;4(2):121-131.

48. Neogi T. Clinical practice. Gout. *N Engl J Med*. 2011;364:443.

49. Kiltz U, Smolen J, Bardin T, et al. Treat-to-target (T2T) recommendations for gout. *Ann Rheum Dis*. 2017;76:632-638.

50. Rothschild BM, Yakubov LE. Prospective six month, double-blind trial of hydroxychloroquine treatment of calcium pyrophosphate deposition disease. *Contemp Ther*. 1997;23:327-331.

51. Pascual E, Andrés M, Sivera F. Methotrexate: should it still be considered for chronic calcium pyrophosphate crystal disease? *Arthritis Res Ther*. 2015;17:89.

52. Andres M, Sivera F, Pascual E. Methotrexate is an option for patients with refractory calcium pyrophosphate crystal arthritis. *J Clin Rheumatol*. 2012;18:234.

53. Chollet-Janin A, Finckh A, Dudler J, Guerne PA. Methotrexate as an alternative therapy for chronic calcium pyrophosphate deposition disease: an exploratory analysis. *Arthritis Rheum*. 2007;56:688.

54. Doan TH, Chevalier X, Leparc JM, Richette P, Bardin T, Forestier R; French Society for Rheumatology Osteoarthritis Section. Premature enthusiasm for the use of methotrexate for refractory chondrocalcinosis: comment on the article by Chollet-Janin et al. *Arthritis Rheum*. 2008; 58:2210.

55. Finckh A, Mc Carthy GM, Madigan A, et al. Methotrexate in chronic-recurrent calcium pyrophosphate deposition disease: no significant effect in a randomized crossover trial. *Arthritis Res Ther*. 2014;16:458.

56. Raza K, Lee CY, Pilling D, et al. Ultrasound guidance allows accurate needle placement and aspiration from small joints in patients with early inflammatory arthritis. *Rheumatology*. 2003;42:976-979.

57. Koski JM, Hammer HB. Ultrasound-guided procedures: techniques and usefulness in controlling inflammation and disease progression. *Rheumatology*. 2012;51:vii31-vii35.

58. Cunnington J, Marshall N, Hide G, et al. A randomized double-blind, controlled study of ultrasound-guided corticosteroid injection into the joint of patients with inflammatory arthritis. *Arthritis Rheum*. 2010;62(7):1862-1869.

59. Klippel JH, Stone JH, Crofford LJ, White PH, eds. *Primer on the Rheumatic Diseases*. 13th ed. New York, NY: Springer; 2008:266, Table 13-2.

60. Lamers-Karnebeek FB, Van Riel PL, Jansen TL. Additive value for ultrasonographic signal in a screening algorithm for patients presenting with acute mono-/oligoarthritis in whom gout is suspected. *Clin Rheumatol*. 2014;33:555-559.

61. Lai KL, Chiu YM. Role of ultrasonography in diagnosing gouty arthritis. *J Med Ultrasound*. 2011;19:7-13.

62. Zufferey P, Valcov R, Fabreguet I, Dumusc A, Omoumi P, So A. A prospective evaluation of ultrasound as a diagnostic tool in acute microcrystalline arthritis. *Arthritis Res Ther*. 2015;17:188.

63. Newberry SJ, FitzGerald JD, Motala A, et al. Diagnosis of gout: a systematic review in support of an American College of Physicians clinical practice guideline. *Ann Intern Med*. 2017;166:27-36.

第 40 章 患者是否有腕管综合征？

Paul Bornemann，MD，RMSK，RPVI and Mohamed Gad，MD，MPH（c）

● 临床病例

一名54岁的女性来到诊所，诉其右手无力、麻木、刺痛，辐射至所有手指和前臂近端。6个月前开始，一直在恶化。她告诉你，她现在必须暂停打字，这妨碍了她的秘书工作。她患有轻度类风湿性关节炎，服用甲氨蝶呤治疗，服用左甲状腺素治疗甲状腺功能减退。查体时，轻击手腕引起感觉异常。她还主诉屈腕时拇指和食、中指麻木。你怀疑存在正中神经卡压，但患者的有些症状特征又不典型。患者是否有腕管综合征呢？

文献综述

腕管综合征（CTS）影响大约4%的成年人，使其成为初级诊疗中遇到的常见疾病[1]。女性受影响的概率是男性的4倍，尤其在50～60岁[2]。腕管综合征的最终病因是屈肌支持带和腕骨之间的腕管中的正中神经卡压[3]。然而，导致这种情况的潜在病理生理学是复杂的，由多种因素相互作用引起。腕管内压力增加导致正中神经受压和牵拉，进而导致静脉回流受阻，水肿、缺血和神经损伤[4]。此外，周围滑膜和微循环的炎症在疾病的发展中也起着重要作用（图40-1）[5, 6]。

CTS危险因素可能来自神经纤维的内在损伤，神经的外在压迫，或其他特发性因素。内在危险因素导致正中神经纤维损伤，包括糖尿病、酒精中毒、维生素缺乏和毒素[7]。外部因素引起的正中神经损伤，通常继发于甲状腺功能减退、怀孕、更年期、肥胖、慢性肾衰竭和结缔组织疾病等并存的疾病[8]。由于职业而导致的手腕和手的反复过度使用损伤，如打字，也被广泛认为是

CTS的危险因素[9]。特发性因素，包括女性、老年和遗传因素，也与CTS的发生有关。

通常，CTS患者就诊时主诉为疼痛和感觉异常。感觉异常通常影响正中神经分布的感觉，包括拇指、食指和中指。当疼痛和感觉异常影响整个手和手掌时，或者患者患有腕管综合征时，会出现非典型表现：辐射近侧前臂。这可能会带来诊断上的挑战，因为这些症状与其他常见疾病如上髁炎和颈神经根炎的症状重叠。随着症状的发展，由于抓握力减弱，患者可能会抱怨掉落物品的频率增加，门把手使用困难，以及打开罐子困难。他们也可能抱怨夜间疼痛和不适，这可以通过摇动手腕来缓解，这被称为Flick征。

应该对上肢进行全面的神经、皮肤和肌肉骨骼检查。患者通常表现出对抗无力和拇指外展。在更严重的病例中，鱼际萎缩也是一个值得注意的征象。可以做一些刺激的动作来引出患者的症状。其中包括Tinel征，轻敲手腕正中神经再现症状为阳性，以及Phalen征，强迫手腕屈曲30秒再现症状为阳性。重要的是要知道，CTS中的查体标志既不敏感也不具体，应获得全面的病史和查体结果，以排除其他情况（图40-2）[11, 12]。

CTS的临床评估可以与诊断性测试相结合，以确认诊断。Fowler等人研究了超声检查、神经传导检查以及CTS-6问卷的使用，并得出结论，所有三种测试具有相当的敏感性和特异性，可以准确诊断CTS[13]。神经传导检查显示正中神经在腕管内的传导受损，但沿正中神经近端的传导正常对诊断具有高度的敏感性和特异性。其他神经系统疾病，如C6/C7神经根型颈椎病、脊髓型颈椎病、臂丛神经病变和正中神经病变，可以通过电生理检查来诊断，这可确定病变的位置、损伤的严重程度和是否需要手术干预[14]。

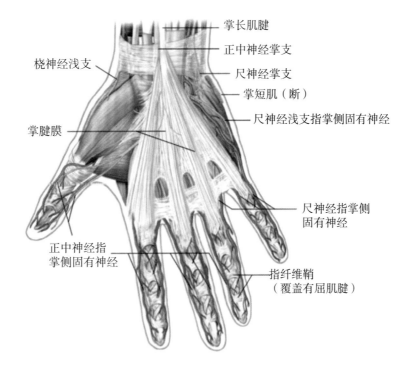

图 40-1 正中神经的感觉分布。正中神经支配手掌桡侧三分之二、拇指、食指、中指和环指的桡侧一半。请注意，手掌的感觉神经支配在腕管综合征中不受影响，因为手掌皮神经从表面通过屈肌支持带。A，解剖。B，神经区域。

来源：Tank PW, Gest TR. Lippincott's Atlas of Anatomy. 2nd ed. Philadelphia, PA: Lippincott Williams & Wilkins；2020.

表 40-1	在临床实践中应用即时超声的建议		
建议		**证据等级**	**参考文献**
使用正中神经横截面积，超声作为一种准确的腕管综合征（CTS）诊断工具。		B	20
即使已确诊CTS，也要用超声评估腕部，以排除可逆的结构异常。		C	20

A=一致的、质量良好的以患者为导向的证据；B=不一致或质量有限的以患者为导向的证据；C=共识，以疾病为导向的证据，通常的做法，专家意见，或病例系列。有关SORT证据评级系统的信息，请访问http://www.aafp.org/afpsort。

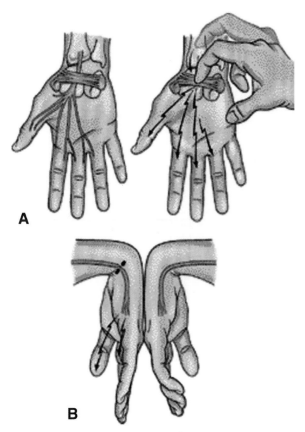

图 40-2 Tinel 征和 Phalen 征示意图。A，Tinel 征阳性，轻敲手腕正中神经会再现感觉症状。B，Phalen 征阳性，强迫手腕屈曲 30 秒会再现症状。

经许可转载自：Timby BK, Smith NE. Introductory Medical-Surgical Nursing. 12th ed. Philadelphia, PA: Wolters Kluwer; 2017. Figure 62.1.

影像学检查可用于CTS，检测神经、肌腱、骨骼和脉管系统的结构异常。CT和MRI可用于扫查周围结构，排除肿块和畸形；然而，诊断的敏感性和特异性是不确定的[15]。与之相反，超声检查对CTS的诊断具有高度的敏感性和特异性。虽然超声检查的结果取决于操作者，但有证据表明，新手只需经过5分钟的训练就能以专家的水平进行检查[16]。

高频超声可以很容易地在腕管进口评估正中神经，因为它的位置浅。正中神经呈圆形或椭圆形，有不均匀的低回声和高回声区，呈水泡状外观。在门诊中使用超声检查有很多优点。患者感觉舒适，测试无创且快速，每侧腕关节持续时间少于5分钟。此外，它还具有评估局部神经压迫原因的能力，如肿块病变和腱鞘炎[17]。超声检查还可用于引导局部皮质类固醇注射到腕管空间，可能比"盲穿"注射更有效[18]。

根据2016年医疗保险全国平均水平，正中神经的有限超声检查比有限电生理检查要便宜得多。电生理测试除了成本增加之外，患者也不舒服，且不能评估正中神经的解剖结构。将超声检查结果与电生理检查结果相关联，我们发现横切面积的增加与神经传导速度的降低有关，这使得超声检查能够很好地预测CTS。

扫查方法

1.准备工作　让患者坐着，面对检查者。前臂保持舒适，掌心向上，略伸腕（大约20°），并在手腕下方垫毛巾。超声仪位置适当，并使用高频线性阵列探头。使用软件设置中的MSK检查预设（图40-3和图40-4）。

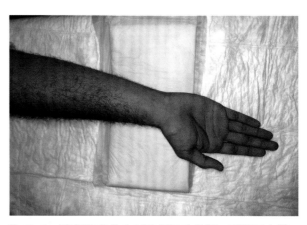

图 40-3　腕部超声检查时腕部正确位置。手腕下支撑，掌心向上，稍微伸腕（大约20°）。

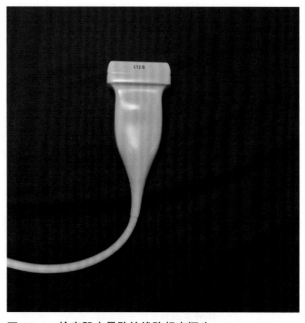

图 40-4　检查肌肉骨骼的线阵超声探头。

2.横轴超声评价腕掌面正中神经　使用远端腕横纹作为标志，将探头横向放置在那里。这个位置就在腕管附近。腕管表面被屈肌支持带包围，从豌豆骨延伸到舟骨。正中神经呈圆形或椭圆形。它具有蜂窝状外观，因为与支持结缔组织相比，神经纤维呈现不均匀低回声。周围的肌腱呈均匀高回声。桡侧腕屈肌具有相对恒定的位置，可用于识别桡侧腕屈肌内侧的正中神经。识别正中神经后，冻结图像，使用圆周轨迹模式计算正中神经的横截面积。正常正中神经应均匀，横截面积小于$10mm^2$[20]。不均匀、低回声或横截面积大于$10mm^2$的神经高度提示正中神经水肿和CTS。肿胀最接近屈肌支持带，其为窄的高回声

带（图40-5至图40-9）。

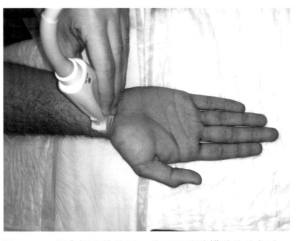

图 40-5　超声探头的位置。使用远端腕横纹作为标志，将探头横向放置在腕管近端。

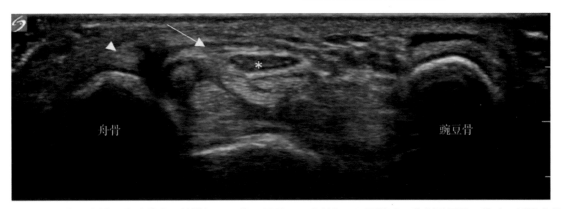

图 40-6　正常正中神经在腕管水平的横切面图像。星号，正中神经；无尾箭头：桡侧腕屈肌；箭头，屈肌支持带。

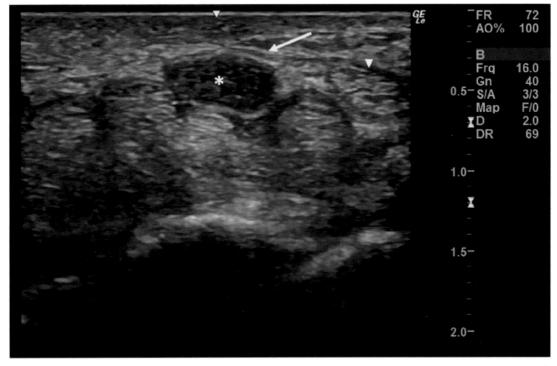

图 40-7　异常正中神经在腕管水平的横切面图像。注意其呈直径增大、不均匀、低回声表现。星号，正中神经；无尾箭头，桡侧腕屈肌；箭头，屈肌支持带。

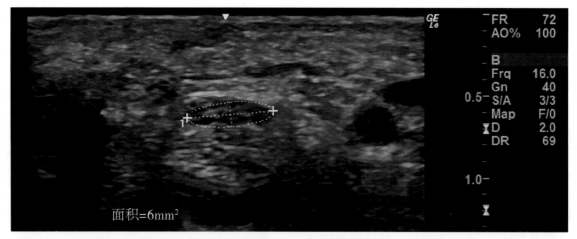

图 40-8　一个健康人在腕管水平的正常正中神经横切面图像。注意横截面积为 6mm²。

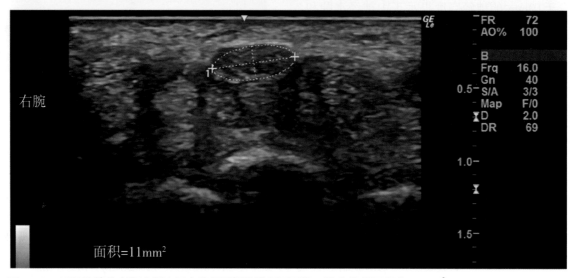

图 40-9　显示腕管综合征病例中正中神经面积的横切面图像。注意横截面积为 11mm²。

3.纵轴超声评价腕掌面正中神经　将探头旋转90°，评估纵轴。与正常肌腱相比，正中神经呈轻度低回声的横纹结构。应识别桡骨、月骨和头状骨以及高回声的深部肌腱。生理上，正中神经应直径一致，并随食指运动。提示CTS的征象包括低回声改变、正中神经增粗，直径不均匀，以及正中神经失去随食指的运动（图40-10和图40-11）。

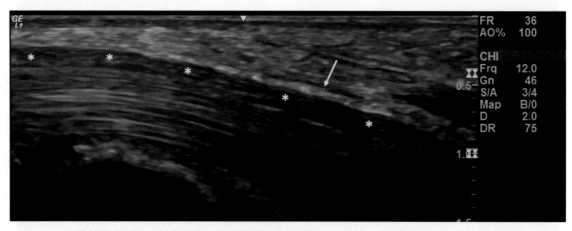

图 40-10　正常健康人的纵向超声图像。神经从图像的左侧到右侧相当于从远端延伸到近端。请注意正中神经的直径均匀。星号，正中神经；箭头，屈肌支持带。

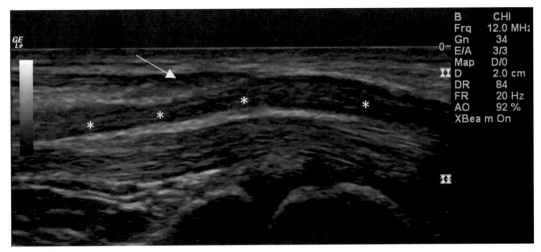

图40-11 腕管综合征患者正中神经的纵切图。神经从图像的左侧到右侧相当于从近端延伸到远端。注意屈肌支持带远端的神经如何变得更大和回声更低，以形成压迫。星号，正中神经；箭头，屈肌支持带。

4.横轴超声评价前臂远端正中神经 向近端移动探头，并将其横向放置在旋前方肌上。旋前方肌是前臂深处第一块有横向纤维的肌肉。该区域的其他肌肉有分布在前臂长轴方向的纤维。可以在拇长屈肌（FPL）和指浅屈肌（FDS）肌腱之间识别正中神经。测量正中神经的横截面积，以便与之前在步骤2中测量的远端测量值进行比较。在CTS患者中，远端截面积比近端截面积大，通常比例为1.4∶1或更大。这在检查双支型正中神经的患者时特别有用（图40-12和图40-13）。

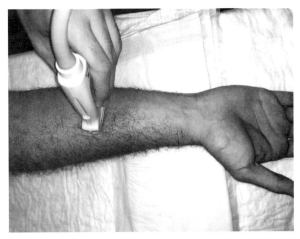

图40-12 将超声探头定位在前臂远端，观察正中神经并评估其直径。

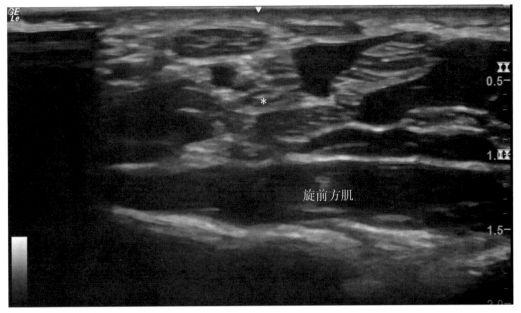

图40-13 正常人前臂远端图像。最好通过从近端位置追踪来识别正中神经。注意从左向右走行的旋前方肌。星号，正中神经。

患者管理

当患者疑似CTS时，需要完善的病史和体格检查。当患者表现出CTS典型体征，如沿正中神经分布（拇指、食指和中指）的疼痛和感觉异常时，无需进一步测试即可在临床上做出诊断。然而，当患者表现出非典型特征，如症状包括整个手腕、手掌或向前臂近端放射时，最好通过超声成像来确诊。正中神经截面积大于10mm²为CTS阳性。诊断为CTS的患者如果患有轻中度疾病，应采用保守治疗[21]。保守治疗的选择包括夜间腕夹板固定、皮质类固醇注射、口服皮质类固醇以及物理治疗。

腕部夹板固定是轻中度CTS的一线治疗方法。腕部夹板既可以全天使用，也可以只在睡眠时（夜间）使用，成功率相似。夹板的治疗原理是将手腕稳定在中立位置，帮助减少正中神经屈伸造成的过度使用损伤。夜间腕部夹板已被证明可有效短期缓解症状[22]。

除了腕部夹板外，还可以使用药物来缓解短期症状。研究表明，非甾体抗炎药（NSAIDs）是无效的，不应该使用[23]。相对来说，皮质类固醇可以作为一种疗法，可短期缓解症状。尽管CTS通常与正中神经的炎症反应无关，但与安慰剂相比，皮质类固醇的使用具有更好的结局[24]。在尝试系统性使用皮质类固醇之前，首先使用局部皮质类固醇注射，以降低系统性使用相关的副作用风险。然而，局部注射也并非没有风险。风险包括腕管注射导致正中神经压迫恶化，神经元内注射导致正中神经或尺神经意外损伤，屈肌腱断裂[25]。使用超声引导皮质类固醇注射可以显著降低并发症的风险。口服强的松龙在短期控制CTS症状方面也非常有效[26]。一些研究表明，局部皮质类固醇注射可能比系统使用更有效，在决定下一步治疗时应考虑到这一点。值得注意的是，腕关节夹板固定联合局部皮质类固醇注射比单药治疗更有效[27]。

手术治疗的适应证包括保守治疗症状不能改善、急性和进行性症状、肿块病变或不太可能改善的全身性疾病。CTS的手术治疗包括腕管减压，通常对改善症状、改善预后和提升患者满意度非常有效。手术失败的原因可能是横韧带未完全松解或正中神经周围的反应性纤维化导致的手术效果差。在初次手术干预后没有改善的情况下，需要进行翻修手术。下面是一个说明如何管理CTS患者的流程（图40-14）。

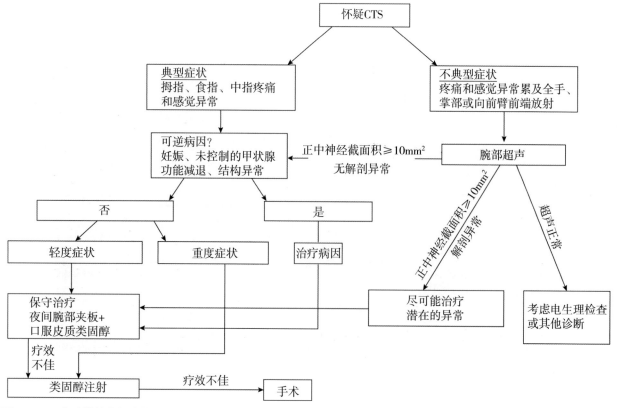

图40-14 有腕管综合征症状患者的诊治流程。

经验分享和要点提示

经验分享

- 通过在前臂近端追踪，确认识别的结构是正中神经，而不是附近的肌腱。正中神经会与肌腱伴行，但正中神经的位置比伴行的肌腱更深些。
- 双支型正中神经是一种常见的正常变异。在这些情况下，使用远端正中神经的两个分支的总横截面积与近端正中神经的横截面积的比值更准确。比值大于1.4为阳性。

要点提示

- 大约60%的人会有掌长肌肌腱，通常位于屈肌支持带上方正中神经的正表面。新手经常把它误认为正中神经。
- 如果超声波束没有保持垂直于手腕的肌腱和神经，可能会导致各向异性，其中高回声肌腱表现出异常低回声。

参考文献

1. Atroshi I, Gummesson C, Johnsson R, Ornstein E, Ranstam J, Rosén I. Prevalence of carpal tunnel syndrome in a general population. *JAMA*. 1999;282(2):153-158.
2. Mondelli M, Giannini F, Giacchi M. Carpal tunnel syndrome incidence in a general population. *Neurology*. 2002;58(2):289-294.
3. Alfonso C, Jann S, Massa R, Torreggiani A. Diagnosis, treatment and follow-up of the carpal tunnel syndrome: a review. *Neurol Sci*. 2010;31(3):243-252.
4. Mackinnon SE, Dellon AL, Hudson AR, Hunter DA. Chronic nerve compression—an experimental model in the rat. *Ann Plast Surg*. 1984;13(2):112-120.
5. Ozkul Y, Sabuncu T, Kocabey Y, Nazligul Y. Outcomes of carpal tunnel release in diabetic and non-diabetic patients. *Acta Neurol Scand*. 2002;106(3):168-172.
6. Samii A, Unger J, Lange W. Vascular endothelial growth factor expression in peripheral nerves and dorsal root ganglia in diabetic neuropathy in rats. *Neurosci Lett*. 1999;262(3):159-162.
7. Taser F, Deger AN, Deger H. Comparative histopathological evaluation of patients with diabetes, hypothyroidism and idiopathic carpal tunnel syndrome. *Turk Neurosurg*. 2017;27(6):991-997.
8. Roshanzamir S, Mortazavi S, Dabbaghmanesh A. Does hypothyroidism affect post-operative outcome of patients undergoing carpal tunnel release? *Electron Phys*. 2016;8(9):2977-2981.
9. de Krom MC, Kester AD, Knipschild PG, Spaans F. Risk factors for carpal tunnel syndrome. *Am J Epidemiol*. 1990;132(6):1102-1110.
10. Aroori S, Spence RA. Carpal tunnel syndrome. *Ulster Med J*. 2008;77(1):6-17.
11. Pryse-Phillips WE. Validation of a diagnostic sign in carpal tunnel syndrome. *J Neurol Neurosurg Psychiatry*. 1984;47(8):870-872.
12. MacDermid JC, Wessel J. Clinical diagnosis of carpal tunnel syndrome: a systematic review. *J Hand Ther*. 2004;17(2):309-319.
13. Fowler JR, Cipolli W, Hanson T. A comparison of three diagnostic tests for carpal tunnel syndrome using latent class analysis. *J Bone Joint Surg Am*. 2015;97(23):1958-1961.
14. Jablecki CK, Andary MT, Floeter MK, et al. Practice parameter: electrodiagnostic studies in carpal tunnel syndrome. Report of the American Association of Electrodiagnostic Medicine, American Academy of Neurology, and the American Academy of Physical Medicine and Rehabilitation. *Neurology*. 2002;58(11):1589-1592.
15. Jarvik JG, Yuen E, Haynor DR, et al. MR nerve imaging in a prospective cohort of patients with suspected carpal tunnel syndrome. *Neurology*. 2002;58(11):1597-1602.
16. Crasto JA, Scott ME, Fowler JR. Ultrasound measurement of the cross-sectional area of the median nerve: the effect of teaching on measurement accuracy. *Hand (N Y)*. 2017;14(2):155-162. doi:1558944717731857.
17. Martinoli C, Bianchi S, Gandolfo N, Valle M, Simonetti S, Derchi LE. US of nerve entrapments in osteofibrous tunnels of the upper and lower limbs. *Radiographics*. 2000;20 Spec No:S199-S213; discussion S-7.
18. Babaei-Ghazani A, Roomizadeh P, Forogh B, et al. Ultrasound-guided versus landmark-guided local corticosteroid injection for carpal tunnel syndrome: a systematic review and meta-analysis of randomized controlled trials. *Arch Phys Med Rehabil*. 2018;99(4):766-775.
19. Mhoon JT, Juel VC, Hobson-Webb LD. Median nerve ultrasound as a screening tool in carpal tunnel syndrome: correlation of cross-sectional area measures with electrodiagnostic abnormality. *Muscle Nerve*. 2012;46(6):871-878.
20. Cartwright MS, Hobson-Webb LD, Boon AJ, et al. Evidence-based guideline: neuromuscular ultrasound for the diagnosis of carpal tunnel syndrome. *Muscle Nerve*. 2012;46(2):287-293.
21. McClure P. Evidence-based practice: an example related to the use of splinting in a patient with carpal tunnel syndrome. *J Hand Ther*. 2003;16(3):256-263.
22. Page MJ, Massy-Westropp N, O'Connor D, Pitt V. Splinting for carpal tunnel syndrome. *Cochrane Database Syst Rev*. 2012;(7):CD010003. doi:10.1002/14651858.CD010003.
23. O'Connor D, Marshall S, Massy-Westropp N. Non-surgical treatment (other than steroid injection) for carpal tunnel syndrome. *Cochrane Database Syst Rev*. 2003;(1):CD003219. doi:10.1002/14651858.CD003219.
24. Marshall S, Tardif G, Ashworth N. Local corticosteroid injection for carpal tunnel syndrome. *Cochrane Database Syst Rev*. 2007;(2):CD001554. doi:10.1002/14651858.CD001554.pub2.
25. Gottlieb NL, Riskin WG. Complications of local corticosteroid injections. *JAMA*. 1980;243(15):1547-1548.
26. Herskovitz S, Berger AR, Lipton RB. Low-dose, short-term oral prednisone in the treatment of carpal tunnel syndrome. *Neurology*. 1995;45(10):1923-1925.
27. Wong SM, Hui AC, Tang A, et al. Local vs systemic corticosteroids in the treatment of carpal tunnel syndrome. *Neurology*. 2001;56(11):1565-1567.

第二篇

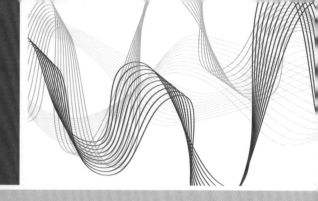

第2部分 | 皮肤和软组织

第41章 患者是蜂窝织炎还是脓肿?

Casey Parker, MBBS, DCH, FRACGP and Matthew Fitzpatrick, MBBS

● 临床病例

一名7岁的男孩出现发热、心动过速,小腿后方灼热、肿痛。自诉几天前曾被昆虫叮咬过。小腿的大部分区域被红斑所覆盖,病变的中央有少许脓液流出,但不确定是否有深层的脓液需要引流。你考虑在给予孩子镇静后进行超声探查,但是患儿的母亲对切开引流方案表示怀疑,她觉得除非真的是脓肿,否则没必要切开。而你认为除非将所有的脓肿都引流干净,否则孩子的病情不可能好转。那么这个患儿到底是蜂窝织炎还是脓肿?

文献综述

蜂窝织炎在急诊科和全科中经常遇到。发现深层脓肿的存在是非常重要的,因为这将需要引流手术而不仅仅是使用抗生素[1-5]。表面的脓肿很容易被发现,但是更深层的脓肿往往会被遗漏。而与蜂窝织炎相关的组织水肿和硬结也可能被掩盖[6-8]。有研究表明,只进行临床检查的敏感性低至79%,且观察者间的一致性也不高[8-10]。

超声可以通过提高临床检查的准确性来改善皮肤和软组织感染的治疗[10-13]。在一项针对成人急诊的研究中,即时超声的使用改变了56%的患者的治疗方案[11, 13]。这包括在临床症状不明显时行脓肿引流以及只使用抗生素而非进行不必要的引流手术。在儿童和成人中也出现了类似的结果[10, 13-15]。重要的是,超声已被证明即使在只接受过简短培训的新手超声医师手中也很有用[13, 14]。即时超声也已被证明在定位浅表脓肿方面与CT一样敏感;然而,特异性较差[16]。

事实上,超声已被证明可以改变临床治疗,这可能是比敏感性和特异性更实用的指标。因为敏感性和特异性在文献中存在很大差异,并且没有现成的金标准来比较结果。由于纳入标准存在异质性,一些研究纳入了所有皮肤和软组织感染的患者,而另一些研究仅获取了临床认为高风险患者的图像,敏感性的范围从77%~98%不等,而特异性在62%~88%之间[10-16]。在大多数研究中,切开引流的金标准规程并非适用于所有患者,这是可以理解的,因为它是有创的。而有些替代性的标志被用来确定假阴性结果,例如,尽管使用了抗生素,但患者病情仍在恶化。需要注意的是,一般来说,特异性较低,表明存在假阳性结果。淋巴结、血肿和血管结构均可与感染性脓肿相混淆[16-19]。

尽管有这些局限性,但很明显,即时超声检查仍可以作为临床病史和检查的有用辅助手段。这是一种廉价而简单的检查,只需经过短暂的培训就可以很容易地开展,并可用于对患者的治疗做出有意义的改变。

表41-1	在临床实践中应用即时超声的建议	
建议	证据等级	参考文献
在皮肤和软组织感染中,应使用即时超声来扩充临床检查,以提高深部脓肿的识别率	A	8~15
应使用即时超声代替CT作为一线检查	B	16
用于评估皮肤和软组织感染的超声检查,只需从业人员经过短暂的培训就可以在床旁有效地进行	A	13,14

CT:计算机断层扫描。

A=一致的、质量良好的以患者为导向的证据;B=不一致或质量有限的以患者为导向的证据;C=共识,以疾病为导向的证据,通常的做法,专家意见,或病例系列。有关SORT证据评级系统的信息,请访问http://www.aafp.org/afpsort。

扫查方法

1.使用高频线阵探头 使用大量耦合剂,从上到下扫查关注的区域,如果你多次扫过该区域,效果最好,系统地从一边扫查到另一边。在水平面上重复扫查(图41-1)。

2.区分蜂窝织炎和脓肿 由于皮下积液增多,蜂窝织炎的典型表现为鹅卵石样外观(图41-2)。早期表现为皮下组织增厚和回声增强。注意这种外观是由炎症性水肿引起,而单纯用超声很难区分蜂窝织炎和非感染性水肿。有时也很难鉴别严重水肿与未合并为脓肿的脓液。彩色多普勒模式下可见充血的存在使感染的可能性增大(图41-3),可能需要针吸活检术来明确诊断。

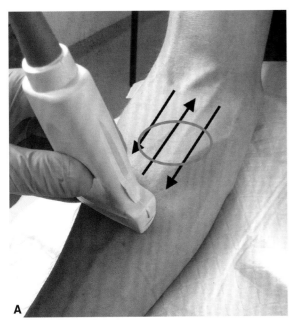

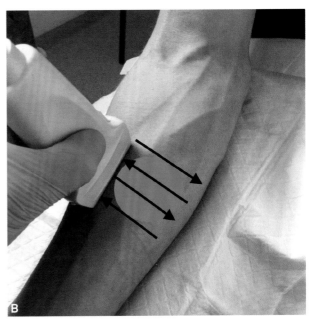

图41-1 在病变区域进行垂直(A)和水平(B)平面的扫查。

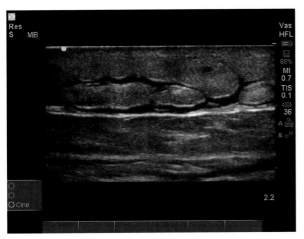

图41-2 蜂窝织炎或水肿中可见鹅卵石样病变。

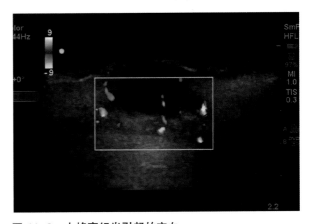

图41-3 由蜂窝织炎引起的充血。

3. 脓肿 通常表现为不连续的液体性低回声（图41-4），可能有清晰的边界或增强环。但是，可能与周围的蜂窝织炎融合（图41-5）。可能伴后方回声增强（图41-6）。如果发现脓肿，试着估计脓肿的大小、范围和确切位置。确定是否穿透筋膜层或是否累及下方的关节或肌肉。

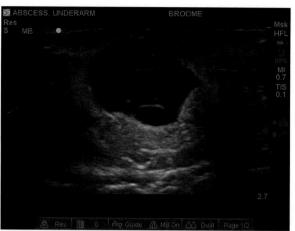

图 41-6 此图显示后方回声增强。请注意脓肿后方的组织比两边的组织亮。

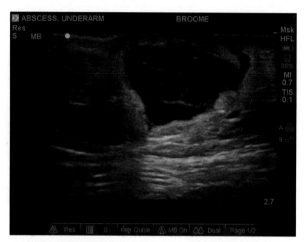

图 41-4 腋窝脓肿图像显示腔内存在不均匀物质。

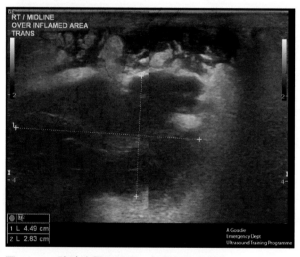

图 41-5 脓肿边界不明显，与周围组织融合。

患者管理

单纯性蜂窝织炎的治疗包括适当的抗生素治疗，应该同时覆盖葡萄球菌和链球菌。美国感染病学会建议若无全身炎症反应的迹象，经验性口服抗生素治疗5天；若有，则静脉应用抗生素。在免疫功能正常的患者中，单纯蜂窝织炎不推荐血液、抽吸物或拭子培养。对于初始抗生素治疗失败或明显免疫功能低下的化脓性感染患者，推荐使用对耐甲氧西林金黄色葡萄球菌有效的抗生素。也推荐用于严重感染的患者，如存在全身炎症反应综合征和低血压的患者[20]。

如果在软组织感染中发现脓肿，建议脓肿引流。有多种引流方法，包括切开引流或细针穿刺抽吸。任何一种方法都可能是合适的；然而，一些数据表明初次切开引流的疗效较好，特别是局部脓肿[4]。

有证据表明小脓肿可以单独使用抗生素进行保守治疗；当然，也可以考虑超声引导下的细针穿刺抽吸[12]。为了确保尽可能多的化脓液被抽出，在针吸后或针吸期间对该区域进行扫查是有用的，确保脓腔清空。

传统上，脓腔是通过二次治疗来愈合的，通常会添加填塞物。一项系统综述表明，脓腔的一期闭合与更快的愈合有关，且脓肿复发率相似，而脓肿填塞已被证明会增加痛苦且对临床结局没有任何改善[21-22]（表41-2和图41-7）。

表 41-2	2014 年 IDSA 指南中 SSTI 改良治疗建议		
病种	药物	成人剂量	儿童剂量
单纯性SSTI	双氯青霉素—po	500mg qid	25～50mg/kg qid
	先锋霉素—po	500mg qid	25～50mg/kg qid
合并SIRS的SSTI	乙氧萘青霉素或苯唑西林—iv	1～2g q4h	每日100～150mg/kg，分4次
	头孢唑啉—iv	1g tid	每日50mg/kg，分3次
MRSA SSTI[a]	万古霉素—iv	每日30mg/kg，分2次	每日40mg/kg，分4次
	利奈唑胺	600mg bid	10mg/kg bid
	克林霉素—iv或者po	450mg qid	每日25～40mg/kg，分3次
	甲氧苄啶和磺胺甲噁唑—po	首剂2片，后每日1片，bid	8mg/kg bid（基于甲氧苄氨嘧啶）

[a] IDSA指南建议在初始抗生素治疗失败后，对严重感染或脓性感染的MRSA患者进行经验性治疗。

缩写：bid，每日2次；IDSA，美国感染病协会；iv，经静脉给药；MRSA，耐甲氧西林金黄色葡萄球菌；po，口服；qid，每天4次；SIRS，全身炎症反应综合征；SSTI，皮肤和软组织感染

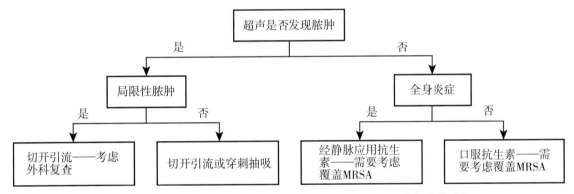

图 41-7　将超声整合到皮肤感染临床治疗中的流程。MRSA，耐甲氧西林金黄色葡萄球菌

经验分享和要点提示

经验分享

- 确保扫查深度足够。脓液可能会在比预计还要深的位置。重要的结构如血管和神经可能就在受感染组织的下方——对这些部位进行定位以确保手术安全是十分重要的（图41-8）。
- 来回扫查大面积皮肤，以确保蜂窝织炎区域外没有脓液。这将提高你的技术敏感性。
- 检查脓肿内是否存在病灶。如果存在，这会降低细针穿刺抽吸的效果，因为并不是所有的感染部位都被清除了。有时增加增益可以使这些更清楚。
- 当评估手指或脚时，很难获得准确的图像。

在这种情况下，使用水浴而不是耦合剂可以提高图像质量（图41-10和图41-11）。

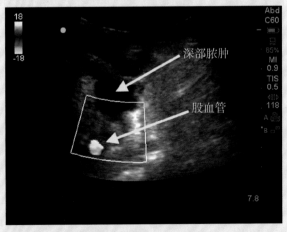

图 41-8　图示股神经血管束上方有脓肿。

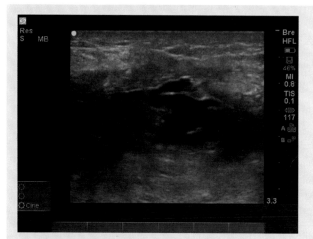

图 41-9　这是一个局限性脓肿的病例，仅用细针穿刺可能不能充分地抽吸。

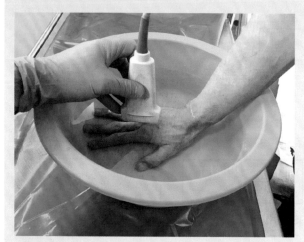

图 41-10　这演示了在检查四肢时使用水浴获得更精确图像的技术。

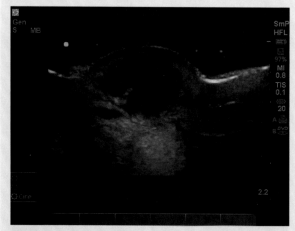

图 41-11　如图 41-9 所示，用手指水浴方法显示手指脓肿。

要点提示

● 淋巴结也可能会被误诊为脓肿。它们通常有

一个高回声中心，当应用彩色多普勒时将显示血流。健康的淋巴结会显示出分支的脉管结构。淋巴结内无脉管区可能表明淋巴结内有脓肿（图 41-12）。

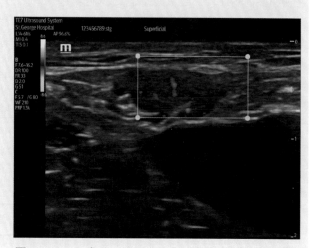

图 41-12　正常淋巴结图像，有组织的内部结构和典型的脉管结构。

● 有些脓肿与周围组织等回声。在此区域施压并在脓肿中寻找液体漩涡。

● 超声可用于鉴别坏死性筋膜炎，其阴性预测值较差，不宜用于排除病情。典型的表现包括在深筋膜层中增厚、水肿的软组织覆盖有液体。该层内的产气生物会产生微小气泡，干扰超声波束的穿透。这些气体会导致气液界面，使下面的组织呈现"脏灰色"外观。这种迹象可能很微妙，但这是一个潜在的严重感染的标志，需要及时的手术和进一步更广谱的抗生素治疗（图 41-13、图 41-14）。

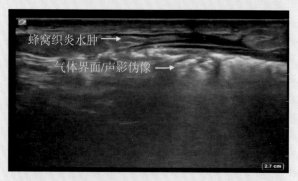

图 41-13　坏死性筋膜炎图像，显示深筋膜层中的蜂窝织炎区域覆盖液体以及受感染组织中的气体界面。

（由医学博士 Christopher Partyka 提供）

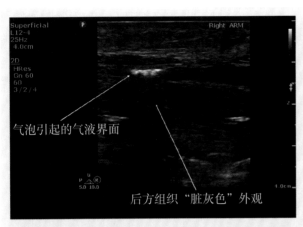

图 41-14 坏死性筋膜炎患者深筋膜中气体颗粒引起的气液界面图像。
（由 Adrian Goudie 博士提供）

- 扫查你将要切开的所有脓液的包裹组织始终

是一个好习惯，这样就不会切到其他重要的组织。使用彩色多普勒评估计划手术入路，以在手术前确保没有覆盖的浅表血管。

- 偶尔，脓肿会表现出与周围组织相似的回声。这使得它很难被鉴别出来。轻柔的压迫会导致脓肿中的液体漩流，可与周围组织区分开来。在蜂窝织炎区域每隔1～2cm进行一次检查。

- 通常在切开之前最好确保脓肿实际上不是血管结构。触摸脓肿看它是否有搏动。动脉会随着心跳而搏动。在切开之前，应经常用彩色多普勒模式评估组织内的血流情况（图41-15）。

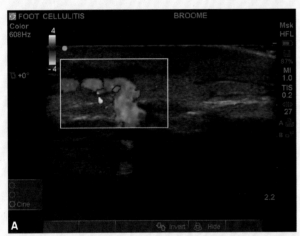
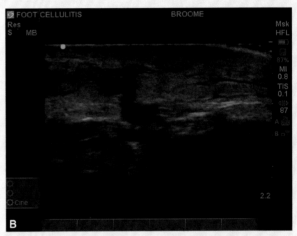

图 41-15 这些图像证明了使用彩色多普勒模式（A）在切开前寻找血管存在的重要性。看起来像脓肿（B）但实际上是血管。

参考文献

1. Lee MC, Rios AM, Aten MF, et al. Management and outcome of children with skin and soft tissue abscesses caused by community-acquired methicillin-resistant *Staphylococcus aureus*. *Pediatr Infect Dis J*. 2004;23:123-127.
2. Llera JL, Levy RC. Treatment of cutaneous abscess: a double-blind clinical study. *Ann Emerg Med*. 1985;14:15-19.
3. McCaig LF, McDonald LC, Mandal S, Jernigan DB. *Staphylococcus aureus*-associated skin and soft tissue infections in ambulatory care. *Emerg Infect Dis*. 2006;12:1715-1723.
4. Liu C, Bayer A, Cosgrove SE, et al. Clinical practice guidelines by the Infectious Diseases Society of America for the treatment of methicillin-resistant *Staphylococcus aureus* infections in adults and children. *Clin Infect Dis*. 2011;52:e18-e55.
5. Singer AJ, Taira BR, Chale S, Bhat R, Kennedy D, Schmitz G. Primary versus secondary closure of cutaneous abscesses in the emergency department: a randomized controlled trial. *Acad Emerg Med*. 2013;20:27-32.
6. Stevens DL, Bisno AL, Chambers HF, et al; Infectious Diseases Society of America. Practice guidelines for the diagnosis and management of skin and soft-tissue infections. *Clin Infect Dis*. 2005;41:1373-1406.
7. Swartz MN. Clinical practice. Cellulitis. *N Engl J Med*. 2004;350:904-912.
8. Giovanni JE, Dowd MD, Kennedy C, Michael JG. Interexaminer agreement in physical examination for children with suspected soft tissue abscesses. *Paediatr Emerg Care*. 2011;27(6):475-478.
9. Marin J, Bilker W, Lautenbach E, Alpern ER. Reliability of clinical examinations for pediatric skin and soft-tissue infections. *Pediatrics*. 2010;126(5):925-930.
10. Iverson K, Haritos D, Thomas R, Kannikeswaran N. The effect of bedside ultrasound on diagnosis and management of soft tissue infections in a pediatric ED. *Am J Emerg Med*. 2012;30:1347-1351.
11. Tayal V, Nael Hasan N, Norton HJ, Tomaszewski CA. The effect of soft-tissue ultrasound on the management of cellulitis in the emergency department. *Acad Emerg Med*. 2006;13:384-388.
12. Marin J, Dean AJ, Bilker WB, Panebianco NL, Brown NJ, Alpern ER. Emergency ultrasound-assisted examination of skin and soft tissue infections in the pediatric emergency department. *Acad Emerg Med*. 2013;20(6):545-553.
13. Squire BT, Fox JC, Anderson C. ABSCESS: applied bedside sonography for convenient evaluation of superficial soft tissue infections. *Acad Emerg Med*. 2005;12(7):601-606.
14. Berger T, Garrido F, Green J, Lema PC, Gupta J. Bedside ultrasound performed by novices for the detection of abscess in ED patients with soft tissue infections. *Am J Emerg Med*. 2012;30:1569-1573.
15. Sivitz AB, Lam SHF, Ramirez-Schrempp D, Valente JH, Nagdev AD. Effect of bedside ultrasound on management of pediatric soft-tissue infection. *J Emerg Med*. 2010;39(5):637-643.
16. Gaspari R, Dayno M, Briones J, Blehar D. Comparison of computerized tomography and ultrasound for diagnosing soft tissue abscesses. *Crit Ultrasound J*. 2012;4:5.
17. Chau CL, Griffith JF. Musculoskeletal infections: ultrasound appearances. *Clin Radiol*. 2005;60:149-159.

第二篇

18. Loyer EM, Kaur H, David CL, DuBrow R, Eftekhari FM. Importance of dynamic assessment of the soft tissues in the sonographic diagnosis of echogenic superficial abscesses. *J Ultrasound Med.* 1995;14(9):669-671.

19. Loyer EM, DuBrow RA, David CL, Coan JD, Eftekhari F. Imaging of superficial soft-tissue infections: sonographic findings in cases of cellulitis and abscess. *AJR Am J Roentgenol.* 1996;166:149-152. doi:10.2214/ajr.166.1.8571865.

20. Stevens DL, Bisno AL, Chambers HF, et al; Infectious Diseases Society of America. Practice guidelines for the diagnosis and management of skin and soft tissue infections: 2014 update from the Infectious Diseases Society of America. *Clin Infect Dis.* 2014;59(2):e10-e52.

21. Singer AJ, Thode HC, Chale S, Taira BR, Lee C. Primary closure of cutaneous abscesses: a systematic review. Am J Emerg Med. 2011;29(4):361-366. doi:10.1016/j.ajem.2009.10.004.

22. O'Malley GF, Dominici P, Giraldo P, et al. Routine packing of simple cutaneous abscesses is painful and probably unnecessary. *Acad Emerg Med.* 2009;16(5):470-473. doi:10.1111/j.1553-2712.2009.00409.x.

第 42 章 是否有异物存在？

Jennifer S. Lee, DO, MPH and Joshua R. Pfent, MD

● 临床病例

　　一名56岁的女性因脚底疼痛而到诊所就诊。8周前她光脚时不慎踩上了一根缝纫针，从那以后，她的脚就一直疼。当时针尖向上竖在地毯上，她感到疼痛后立即收回了脚，只在地板上发现了一部分断裂的针。患者说她能感觉到脚底有一个疼痛的肿块。是否有异物存在？

文献综述

　　异物的定义是非自然形成，被嵌入或放置在体内的任意物体或材料。皮肤中的异物和其他外部软组织异物通常在门诊或急诊进行治疗，在这些医疗条件下，约70%的异物可以被取出[1]。超声是较为有用的检测异物的诊断工具，它被推荐在门诊使用。导致异物置入的危险因素包括创伤、年龄、身心健康状态以及职业等[2]。

　　临床上常见的异物有许多不同类型，95%的异物为木材、玻璃或金属。导致创伤的尖碎片一般是木材、植物、金属或塑料材质的。异物为植物而导致的发炎和感染的风险较高，应该立即取出。只有不到15%的木质异物可以被X线片检测到[1]。破碎的玻璃常导致创伤，可能会在伤口内留下小块残留物。而超声波的高空间分辨率使其能够识别小于1mm的异物[3]。鱼钩、子弹、铅笔芯、砾石和牙齿也是其他一些可能进入患者体内的异物。

　　如果不尽快治疗，异物可能会引起疼痛，并增加残留材料感染和结疤的风险。为了伤口尽快愈合，最好在24小时内完成异物取出，因此尽快识别异物显得尤为重要。延迟识别可能造成炎症、感染、瘢痕形成、硬结和覆盖组织的色素沉着缺陷，有机质的变质可能会导致异物本身外观的变化。

　　X线检查历来作为识别异物的首要选择，其可以识别不透射线的物质，如金属或石头，但往往需要其他方式来识别可透射线的物质。在Anderson等人的一项研究中（1982年），仅有15%的可透射线异物能在X线上看到。最早于1978年，Anderson等人的研究中[4]使用了超声波定位异物，此后超声波被认为是用来定位不透射线和透射线的异物的一种准确的方法[5]。研究主要包括一系列无法控制异物大小和位置的体外人类病例报告，及使用植入各种材料异物的牛腿或鸡腿进行的非人类体内研究[6]。由Tahmasebi等人进行的体内研究（2014）发现对放射透明异物的识别敏感性为97.9%，类似于Gilbert等人的研究（1990），敏感性为95.4%[7、8]。一项研究发现，超声诊断手部异物的特异性为99%（置信区间为96%～100%）。一项研究发现，超声诊断手部异物的特异性为99%（置信区间为96%～100%）[6]。

　　即使在超声检查的帮助下，其他因素也会增加异物定位的难度。如果异物很小或位置不浅，可能更难看清。明晰的病史，例如穿透性创伤，可明确损伤的机理，以帮助确定可能的深度。如果异物位于浅表，仅通过外部视诊和触诊就可以识别出来。在异物周围轻轻按压可以清除异物部位的空气，因为在冲洗清洁伤口时可能会引入空气。改变正常解剖结构的瘢痕组织或钙化灶的存在可能导致难以识别或假阳性[1]。此外，如果异物处于很难被超声发现的位置，则可能无法经超声检测出。获取异物充分的图像，强调了患者最佳位置的重要性，以及横切面、矢状面和冠状面超声扫查或其他方式的潜在需要。

　　众所周知，超声检查是诊断异物的准确方法[6、9、10]。证据支持，如果临床病史和超声检结果为异物呈阳性，则不需要进一步的影像检查[9]。超声检查是异物取出的有用辅助手段，可以保证所有异物都已被取出。

表 42-1	在临床实践中应用即时超声的建议		
建议		证据等级	参考文献
在门诊环境中，通过超声检查可以有效地定位异物		B	1, 3, 5～9

A=一致的、质量良好的以患者为导向的证据；B=不一致或质量有限的以患者为导向的证据；C=共识，以疾病为导向的证据，通常的做法，专家意见，或病例系列。有关SORT证据评级系统的信息，请访问http://www.aafp.org/afpsort。

扫查方法

1. 准备就绪　患者取舒适体位，该体位将持续较长时间。受伤部位应该处于适宜扫描的位置，可以使探头尽可能直立，并容易接近需扫描部位。适当使用超声设备，选择预设为软组织的高频线性探头。一旦确定目标，请将焦点调整到适当的深度以提高分辨率（图42-1和图42-2）。

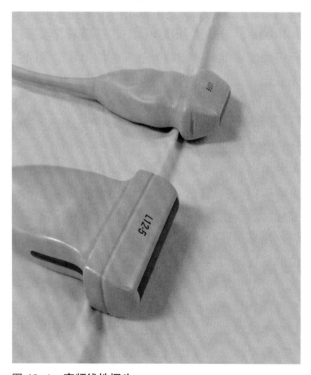

图 42-1　高频线性探头。

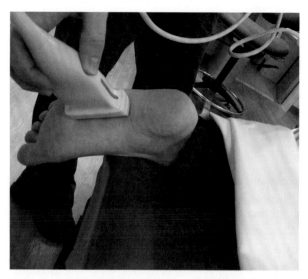

图 42-2　患者和线性探头的位置，评估脚部异物。

2. 使用耦合剂或水浴，以实现可视化　在皮肤表面应使用大量的耦合剂，以帮助可视化。对于表面疼痛或不平的情况，使用水浴可能会有帮助。在水下，将探头保持在皮肤表面（图42-3和图42-4）。

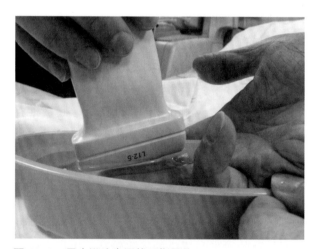

图 42-3　用水浴法来评估手指异物。

3. 使用超声波定位异物　缓慢而温和地滚动，查找异物。彻底评估整个区域，因为异物有时会处于超声不容易探及的位置而无法被发现。注意，异物垂直于探头的成像可最小化误差的可能性。一旦确定，定位探头以测量长度、宽度和深度。适当的定位有助于取出，并帮助确认整个异物已被清理。请注意附近重要的解剖结构。这些结构可能也受到了损伤，可能决定异物取出的术式，或提示在什么医疗环境下禁忌异物取出（图42-5和图42-6）。

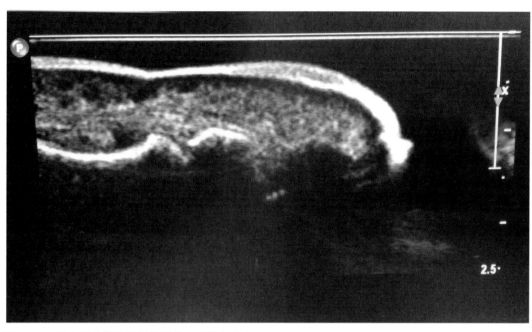

图 42-4 用水浴法评估手指的图像，无异物存在。

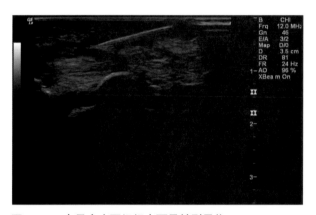

图 42-5 在足底皮下组织中可见针型异物。

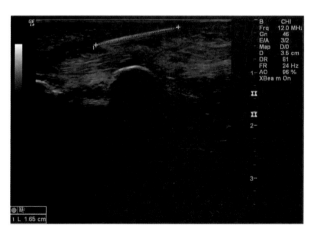

图 42-6 异物的测量。

置的标记。应同时标记异物的尺寸和所需的入口点。这种准备有助于将去除异物所需的切口尺寸最小化（图42-7和图42-8）。

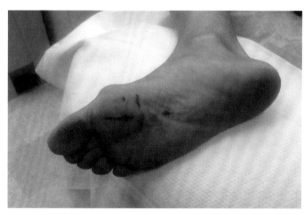

图 42-7 标记尺寸和入口点的线。

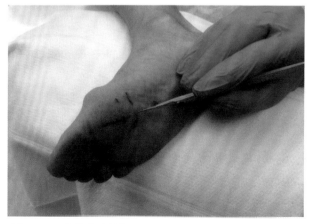

图 42-8 在线交点处切开。

4. 在皮肤上进行标记，注意异物的长度和宽度 通过超声波显示异物后，在皮肤上使用无菌标记物在探头的所有四个边进行纵向和水平位

第二篇

5. 取出异物 切开皮肤后，使用适当的器械向下解剖至异物所处的水平。整个取出过程可以在连续的超声引导下进行，或者在异物难以取出，辅助使用（图42-9和图42-10）。

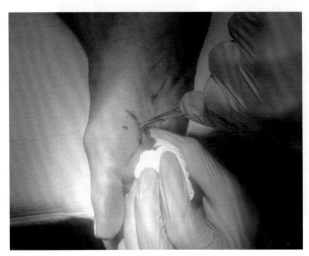

图 42-9 使用弯止血钳钳取异物。

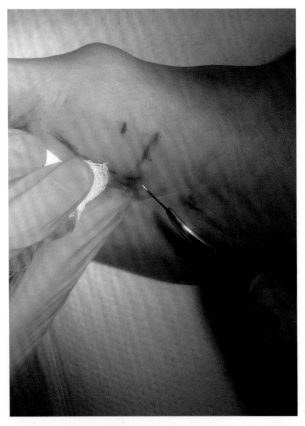

图 42-10 取出异物。

6. 确认异物被完整移除 测量已取出异物的尺寸。将这些值与在术前评估时的测量值进行比较，以确认整个异物已被移除。此外，可通过超声再成像确认完全移除（图42-11）。

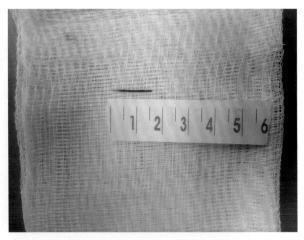

图 42-11 取出的异物测量值与最初的评估值相符。

患者管理

异物伤口的处理包括清创和大量生理盐水冲洗。如果在穿透处没有感染的迹象，一般不建议预防性使用抗生素。某些伤口，如动物、人类咬伤和污染的物体穿透是例外，应进行相应治疗。如果有感染的迹象，采用适当的抗生素方案治疗。任何穿透伤都需要评估破伤风疫苗接种史。确定患者是否已接种破伤风疫苗，然后根据图42-12进行治疗。

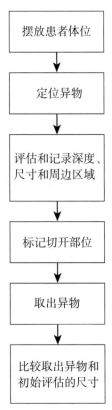

图 42-12 异物评估和治疗流程。

经验分享和要点提示

经验分享

- 注意周围的解剖结构以保证安全。
- 获得扫描的最佳位置并保持患者舒适度。
- 在超声扫查部位应用大量的耦合剂，以帮助可视化。
- 根据深度适当地调整设置。

要点提示

- 患者体位不佳，将无法获取图像。
- 在图像上看不到异物。
- 无法测量异物。
- 未能完整取出整个异物。

参考文献

1. Gibbs T. The use of sonography in the identification, localization, and removal of soft tissue foreign bodies. *J Diagn Med Sonography*. 2006;22:5-21.
2. Halaas G. Management of foreign bodies in the skin. *Am Fam Phys*. 2007;76(5):683-690.
3. Ng SY, Songra AK, Bradley PF. A new approach using intraoperative ultrasound imaging for the localization and removal of multiple foreign bodies in the neck. *Int J Oral Maxillofacial Surg*. 2003;32(4):433-436.
4. Anderson MA, Newmeyer WL, Kilgore ES. Diagnosis and treatment of retained foreign bodies in the hand. *Am J Surg*. 1982;144(1):63-67.
5. Hassani SN, Bard RL. Real time ophthalmic ultrasonography. *Radiology*. 1978;127:213-219.
6. Bray PW, Mahoney JL, Campbell JP. Sensitivity and specificity of ultrasound in the diagnosis of foreign bodies in the hand. *J Hand Surg*. 1995;20(4):661-666.
7. Tahmasebi M, Zareizadeh H, Motamedfar A. Accuracy of ultrasonography in detecting radiolucent soft-tissue foreign bodies. *Indian J Radiol Imaging*. 2014;24(2):196-200.
8. Gilbert FJ, Campbell RS, Bayliss AP. The role of ultrasound in the detection of non-radiopaque foreign bodies. *Clin Radiol*. 1990;41(2):109-112.
9. Callegari L, Leonardi A, Bini A, et al. Ultrasound-guided removal of foreign bodies: personal experience. *Eur Radiol*. 2009;19(5):1273-1279.
10. Soudack M, Nachtigal A, Gaitini D. Clinically unsuspected foreign bodies: the importance of sonography. *J Ultrasound Med*. 2003;22(12):1381-1385.

第二篇

第 43 章 这个软组织肿块是什么？

Ximena Wortsman, MD

● 临床病例

一名69岁男性，右背区肿块缓慢生长3个月，现来门诊就诊。患者有2型糖尿病，3年前行右腿前部黑色素瘤手术史。当时，组织学检查显示原位肿瘤切缘阴性，1年前进行的最后一项正电子发射断层扫描-计算机断层扫描（PET-CT）检查没有显示转移的迹象。在今天的体格检查中，在右背区域可触及一个3cm无痛的皮肤色肿块。这个软组织肿块是转移瘤吗？

文献综述

软组织肿块是初级保健咨询的常见原因，其根本原因可以从良性到危及生命的病变不等。肿块可以由组织生长引起，与周围组织不连续，或者与周围组织连续称假肿块，在体格检查中类似肿块（如血肿或脓肿）。当该位置在化妆品敏感区域，如面部或在非常活跃的身体部分，如手指或足底表面时，就会出现额外的问题。

超声技术的最新发展提升了对浅表软组织肿块及其多种属性的评估。高频超声探头（≥15MHz）可以分辨小至0.1mm的结构。这是商用MRI或CT达不到的分辨率。虽然高频超声通常可以穿透到6~8cm的深度，这足以显示大多数软组织肿块。如果需要更深的穿透，应该使用低频探头。除了穿透性，高频超声还可能有其他的局限性。这包括无法显示黑色素等色素并且难以发现原位皮肤癌或其他尺寸小于0.1mm的病变。

通常可以评估的肿块特征包括非皮肤病学来源的皮肤病、囊性结构的实物，或异物的内源性组织。肿块或假肿块的内外血管分布程度可以通过病变与邻近结构的关系进行评估。对这些特征

的评估可以提示良性和恶性肿瘤，以及其他特征。如果需要，超声波可以引导经皮手术，如穿刺、活检或引流。在软组织肿块中使用即时超声的建议和证据水平见表43-1。

表 43-1　在临床实践中应用即时超声的建议

建议	证据等级	参考文献
即时超声应用于确定软组织肿块发生恶性肿瘤的风险，并帮助指导决定是否需要活检。	C	2~6, 8, 16, 18, 19, 22, 23, 26~28
即时超声应被用来区分实性和囊性软组织肿块。	C	1~21, 24~26

A=一致的、质量良好的以患者为导向的证据；B=不一致或质量有限的以患者为导向的证据；C=共识，以疾病为导向的证据，通常的做法，专家意见，或病例系列。有关SORT证据评级系统的信息，请访问http://www.aafp.org/afpsort。

浅表层的正常超声解剖学

皮肤从浅表到深层依次是表皮、真皮和皮下组织。表皮位于整个身体的大部分部位（无毛发的皮肤），在超声下呈一条单一的高回声线。相比之下，在手掌和脚底的皮肤（光滑皮肤），表皮呈双层高回声。表皮的回声主要是由于角质层的角质，手掌和足底的角质含量增加。

真皮表现为一条低于表皮的高回声条带。在身体常暴露于阳光下的区域，如面部和前臂的背部，可以检测到位于真皮上部的低回声带。这是由糖胺聚糖的沉积引起的，被称为表皮下低回声带（SLEB）。SLEB是光损伤或光老化的迹象。

皮下组织由低回声脂肪小叶和高回声隔组成。通常在皮下组织中检测到低速血管，动脉的收缩期流速峰值≤15cm/s（图43-1）。

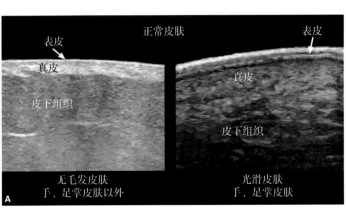
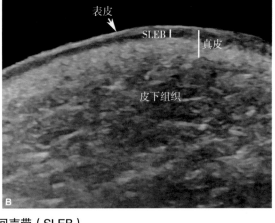

图 43-1 A,正常皮肤的超声解剖学(灰度)。B,真皮中的皮下低回声带(SLEB)。

异常的超声表现

表皮囊肿

表皮囊肿是由位于真皮或皮下的异位表皮残余物引起的。完整的表皮囊肿位于真皮或皮下,呈圆形或椭圆形结构。通常,它们的直径是2cm或更小,但偶尔也可以呈现出尺寸超过5cm的大结构。其表现为无回声或低回声,伴后方回声增强伪影,该伪影通常出现在充满液体的结构后方。有时,当这些囊肿呈椭圆形和低回声外观时,它们的超声特征类似于睾丸,这被称为"假睾丸的外观"。在某些情况下,可以检测到一个与表皮的连接束,称为斑点。如果囊肿破裂,角蛋白就会被释放,引起异物样反应和炎症。当有炎症时,囊肿会增大,周围血管增生。即使发炎或破裂,囊肿多数情况下也会存在后方回声增强伪影[8-11](图43-2和图43-3)。

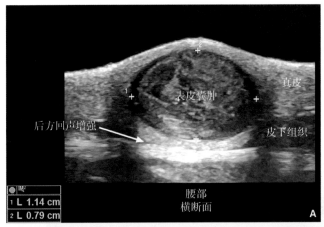
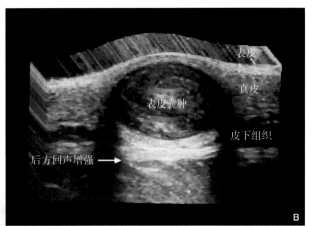
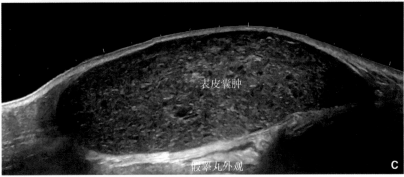

图 43-2 A~C,完整的表皮囊肿(腰部:A,灰度;B,三维重建;C,全景)。A和B显示一个1.1cm(横向)×0.8cm(厚度)、边界清晰、椭圆形、低回声的真皮和真皮下结构,伴后方回声增强伪影。C为完整的表皮囊肿呈假睾丸外观。

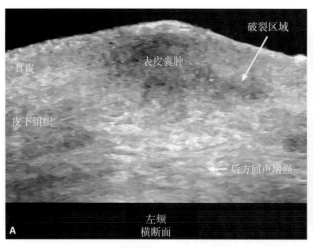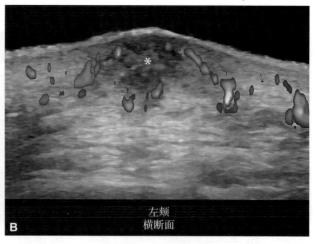

图 43-3　A，B，表皮囊肿破裂（左颊；横切面；A，灰度；B，彩色多普勒）。边界不清、低回声真皮和皮下结构（星号）伴后方回声增强伪影。注意 A 中角质成分的扩散（箭头）和彩色多普勒（B）上周围血管分布的增加。

毛囊囊肿

　　毛囊囊肿通常位于臀间区。传统上，人们认为这是由于毛发嵌入皮下组织，导致发炎[12, 13]。

　　最近的一份超声和组织学相关性的报告表明，它实际上是一种局部形式的化脓性汗腺炎[12]。毛囊囊肿似乎是由末梢毛发和顶泌汗腺的密集区域的皮肤炎症继发的毛囊功能障碍引起的。当皮肤暴露在高水平的摩擦、潮湿和其他未知因素下时，就会发生这种情况。受影响的皮肤会产生异常高数量的角质和新的毛道，并保留在真皮和皮下。这会使炎症过程永久化，并产生低回声囊状或带状真皮或皮下结构。这些结构通常与扩张的毛囊基部相连，并充满高回声巢状结构，对应于头发碎片的线性结构。当毛囊囊中发炎时，彩色多普勒成像显示明显的周围血管增生，低速动脉和静脉血管[12-14]（图 43-4）。

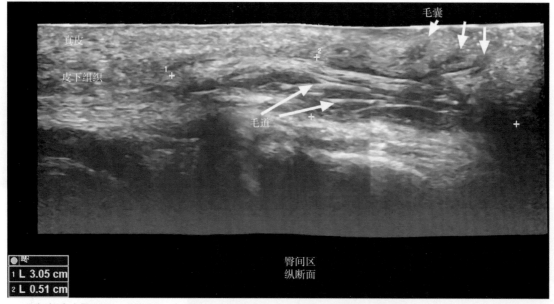

图 43-4　毛囊囊肿（臀间区、纵切面、灰度）。3.0cm（长）×0.5cm（厚度）低回声、真皮和真皮下的囊状结构，包含多个毛道节段（其中一些用箭头向上标记），并连接到区域毛囊扩张的基部（箭头向下）。

浅表积液

　　真皮和皮下积液通常由血清肿、血肿和脓肿引起。浆液瘤表现为易压缩性无回声积液。它们可呈层状或囊状，可持续数月。血肿的超声表现因形成时间而异。在早期阶段，新鲜血液可能在无回声的真皮或皮下积液中以高回声沉积物的形式出现。经过几天，液体变得完全无回声，尽管可能仍然含有一些碎片回声。在后期，由于存在肉芽和疤痕组织，血肿内容物变为低回声（图43-5）。

如果积液感染，就可能变成脓肿。在这种情况下，通常可以发现明显的内部回声和周围血管增多。此外，脓肿可表现为边界不规则、内部回声多的融合腔隙区。血清肿、血肿和脓肿均倾向于伴有后方回声增强伪影（图43-6）。

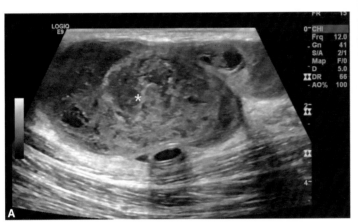
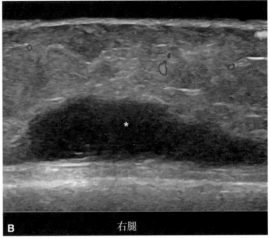

图 43-5 A 和 B，血肿。A，大腿急性血肿内显示异质性高回声物质（星号）。B，慢性血肿（右腿前方、纵切面；彩色多普勒超声）内显示无回声的深部皮下积液（星号）。

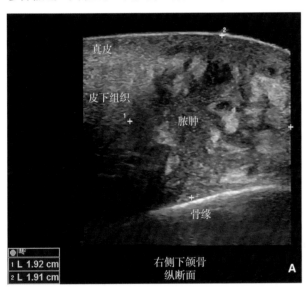
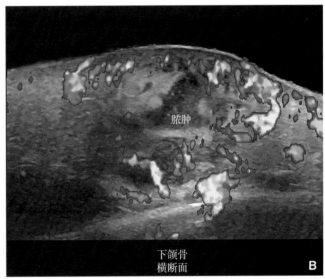

图 43-6 A、B，脓肿（右侧下颌骨）。A（灰度，纵切面）和 B（彩色多普勒，横切面）显示 1.9cm（长）× 1.9cm（厚）低回声真皮和皮下积液，多种不同回声，边缘不规则

脂肪瘤

脂肪瘤是最常见的软组织肿块。它们可出现纤维组织成分（纤维脂肪瘤）或毛细血管（血管脂肪瘤）。在超声上，通常呈边界清晰的椭圆形肿块，回声为低回声（纤维脂肪瘤）或高回声（血管脂肪瘤）。它们倾向于沿着皮肤层的轴移动，并包含内部的高回声线性间隔。它们可出现

在皮下、筋膜下或肌肉内的位置，偶尔也可显示轻微分叶的边缘。在彩色多普勒上，它们通常表现为血管下肿块，有些表现出低水平的内部血管分布，为速度较慢（≤15cm/s）的动脉和/或静脉血管（图43-7）。脂肪瘤通常是单一肿瘤，但它们也可以表现为同一或不同部位的多个肿块。脂肪瘤是良性肿块，但重要的是要鉴别它们与其他潜在的恶性病变，如脂肪肉瘤[3, 8, 15]。

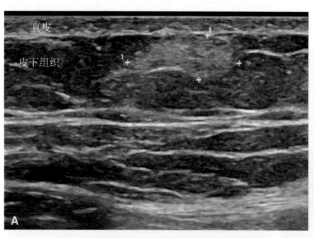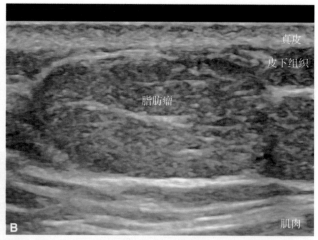

图 43-7 A 和 B, 脂肪瘤。A, 血管脂肪瘤（左腰；横切面）灰度超声图像显示了一个清晰的、椭圆形的、高回声的皮下结构。B, 纤维脂肪瘤（左腰；横切面）灰度超声显示清晰的椭圆形低回声结构，沿皮肤轴排列，呈高回声纤维间隔。

脂肪肉瘤

脂肪肉瘤有几种组织学亚型，包括分化良好、低分化和黏液样（囊性）变异。在超声波上的表现可能会因亚型而改变。提示脂肪肉瘤的超声体征有瘤内结节、间隔厚（厚度大于2mm）、尺寸大（尺寸大于5cm）、肿块正常脂肪回声不到25%、病灶内囊性区、异质回声不清、边缘不明确或不规则、筋膜附着、邻近皮下回声增加、局灶性或弥漫性病灶内血管增生（图43-8）[17, 18]。

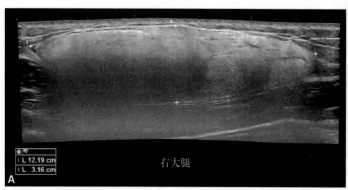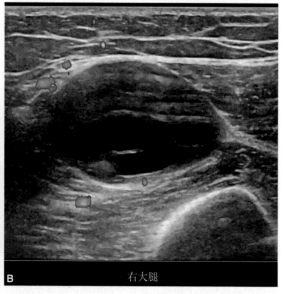

图 43-8 A 和 B, 脂肪肉瘤。A, 血管脂肪肉瘤（灰度；纵切面；右大腿前部）呈 12.19cm 长椭圆形高回声皮下肿块，混杂成分主要位于下方（图像右侧）。B, 黏液样脂肪肉瘤（彩色多普勒；右大腿前部，横切面）显示前肌腔内有清晰的混合回声肿块。肿块呈低回声和无回声区，有少许间隔，周围血管密度轻微增加。

淋巴结病

淋巴结是引流淋巴液的解剖部位。良性淋巴结往往保持其椭圆形（长轴是短轴的2倍以上）和正常回声结构（低回声薄而规则的皮质和高回声的髓质）。其横径≤1cm，淋巴结的血流信号呈向心分布，从一边界处的淋巴门进入（图43-9）。恶性淋巴结呈圆形，弥漫性低回声结构，髓质回声丧失，大小≥1cm（横切面），血流信号沿皮质分布（图43-10）。恶性肿瘤的其他超声征象包括淋巴结内低回声结节（更多的细节见第6章）。

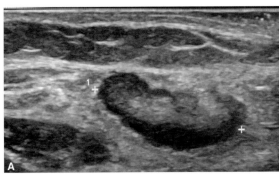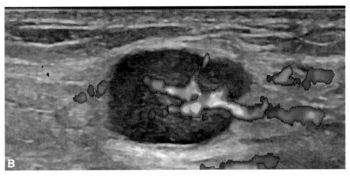

图 43-9 A 和 B，良性淋巴结。A，灰度；B，彩色多普勒，显示椭圆形皮下结节，伴有低回声边缘（皮质）和高回声中心（髓质）。注意（B）右边界的血管门（颜色），淋巴结内血流呈向心分布。

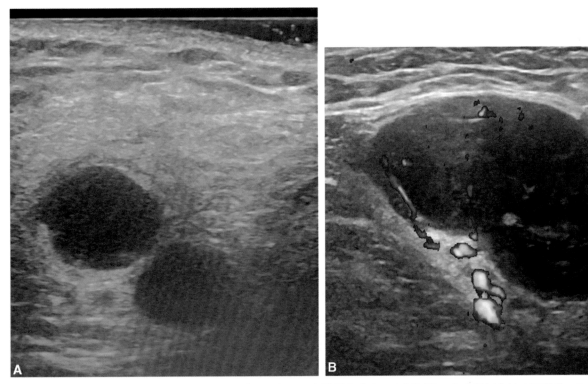

图 43-10 A 和 B，恶性淋巴结。A，灰阶（横切面）显示在锁骨上窝有两个圆形的、完全低回声的皮下结节。B，能量多普勒显示一个椭圆形，主要为低回声的腋窝淋巴结，髓质回声模式丧失，皮质血管分布明显。

血栓性静脉血管畸形

　　血管畸形是由血管系统形态发生错误引起的。它们可分为高流量（动脉或动静脉）和低流量（静脉、淋巴或毛细血管）。血管畸形通常是先天性的；然而，在某些情况下，它们可以继发于创伤，或在没有可识别的触发因素的情况下发生。静脉血管畸形最容易形成血栓。当这种情况发生时，患者通常会诉病变部位突然生长或疼痛。在超声检查中，非血栓形成的静脉血管畸形通常表现为真皮或真皮下的小管或腔隙区网状结构，这些小管或腔隙区呈无回声且易被探头压缩。在频谱曲线分析中，存在单相静脉流。然而，在血栓形成的情况下，血栓所在的血管和/或腔隙区域内存在扩张和低回声物质（图43-11）。此外，受影响的血管不会因探头压力而压缩或部分压缩，单相血流减少或检测不到[1, 2, 20, 21]。

第二篇

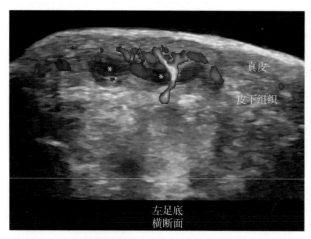

图 43-11 血栓性静脉血管畸形（左足底区域、彩色多普勒、横切面）呈真皮和皮下边界的低回声腔隙区（星号），管腔扩张，未检测到血流。这些腔隙区域在检查中是不可压缩的。在腔隙区周围，血管分布增加，这与炎症继发的低速动脉血管相对应。由于局部炎症，真皮层的回声降低和增厚，以及潜在的皮下层的回声增加，也会被检测到。此外，病变周围的血流增加会产生后方回声增强伪影。

软组织肿块转移

根据其与原发肿瘤的距离，转移瘤分类为：

- 卫星转移：距原发肿瘤 < 2cm
- 移行/中途转移：距离原发肿瘤 ≥ 2cm
- 淋巴结转移：在区域淋巴结处

软组织肿块转移通常位于真皮下，表现为边界不清、不规则、多分叶或针状边缘的低回声肿块。血管密度可变，从低密度到高密度。偶有几个沿淋巴引流路径转移的低回声结节（图43-12）[15, 19, 22, 23]。

扫查方法

1. 选择正确的探头　当扫查表面软组织肿块时，使用带高频线性探头的仪器，通常用 ≥ 12MHz 和彩色多普勒。如果肿块位于肌肉或皮下组织中，则可首选频率略低的线性探头（12～14MHz）[24, 25]。然而，为了检查皮肤病变，需要频率 ≥ 15MHz 的线性或致密线性探头。高频使得将视野聚焦在表层成为可能，彩色多普勒应用支持评估周围和肿块内的血管分布模式（图43-13）。

2. 摆放患者的体位　让患者的病灶面对操作员，并靠近仪器（图43-14）。目视检查和触摸肿块。

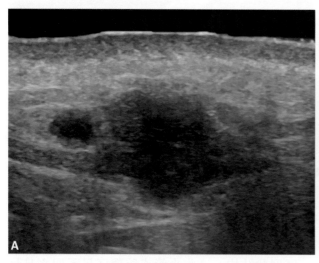
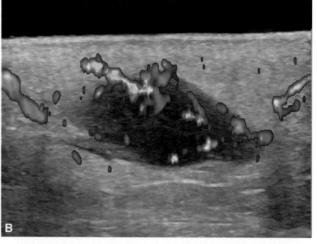

图 43-12 A，B，软组织肿块转移。A，鳞状细胞癌转移。灰阶（颈部左侧；横切面）显示一个边界不清的皮下肿块附着在筋膜层，有分叶状和针状的边缘。B，黑色素瘤转移。彩色多普勒（右腿外侧，纵切面）表现为边界不清的椭圆形皮下肿块。

3. 扫查所关注的区域　如果病变位于皮肤浅表，则应用大量的耦合剂，使探头在扫查时远离皮肤。对于较深的肿块，请使用一层薄薄的耦合剂（图43-15），并将探头直接接触皮肤。在至少两个垂直轴上进行灰阶扫描，以评估病变的性质（肿块或假肿块、实性和/或囊性）。在某些情况下，病变的压迫可能支持对成分的评估（例如，致密液体与瘢痕）。彩色多普勒应用于至少两个垂直轴上，以观察病变的血管分布模式（无血管、低血管、高血管、中心和/或周围）。使用不同频率的探头扫描病变，可以更好地观察不同深度的病变及周围结构（图43-16）。

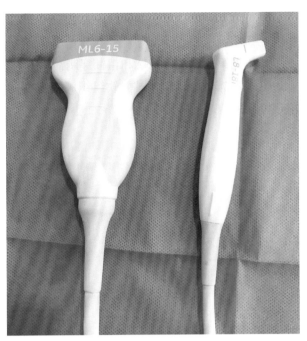

图 43-13　在软组织检查中使用的线性和致密线性探头示例。

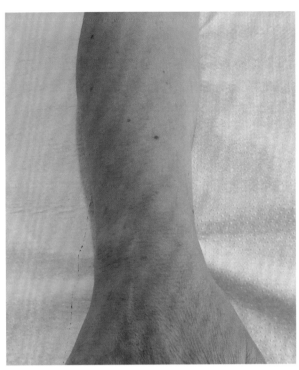

图 43-14　将患者右前臂可触及肿块面向操作者。

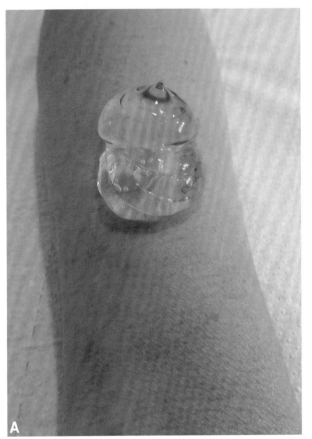

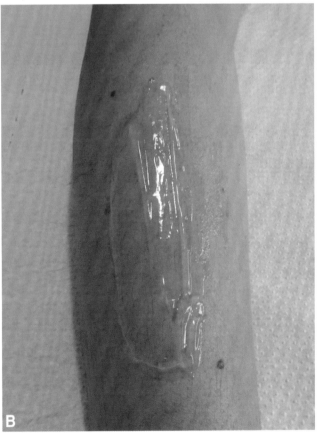

图 43-15　A 和 B，通过耦合剂的量来调节观察的聚焦面积。A，如果病变位于皮肤或真皮，则用大量的耦合剂。B，如果病变位于皮下或更深层的软组织结构，则用一层薄薄的耦合剂。

第二篇

患者管理

软组织肿块患者的治疗根据肿块呈现的超声征象而变化，例如性质（实性或囊性）、是否存在血管和边界清晰度等因素。有关恶性肿瘤的超声征象见表43-2[26-28]。有积液的脓肿或有实性肿块的患者可分别在超声引导下进行引流或活检[19, 29]（见第58章关于FNA和粗针穿刺活检）。

图43-17给出了一个根据软组织肿块主要的超声特征来治疗的建议。

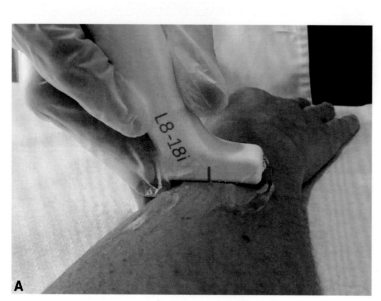
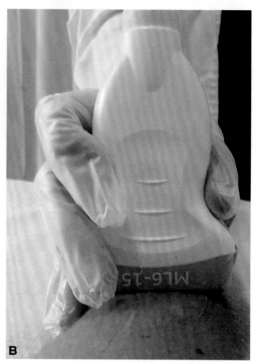

图 43-16　A 和 B，使用不同频率的探头扫查病变，以更好地观察病变及其周围结构。

表 43-2　软组织肿块的不良超声特征
快速增长
尺寸大于5cm（图43-8A）
肿块边界不清，内部回声不均匀（图43-12A）
边缘不规则、多叶状或针状（图43-12A）
病灶内中至高的血管分布（图43-12B）
病灶周围水肿（图43-12B）
侵入较深层次和/或邻近结构
严重疼痛
恶性肿瘤史

引自：DiDomenico P, Middleton W. Sonographic evaluation of palpable superficial masses. Radiol Clin North Am. 2014;52(6):1295-1305. doi:10.1016/j. rcl.2014.07.011; Hung EH, Griffith JF, Ng AW, Lee RK, Lau DT, Leung JC. Ultrasound of musculoskeletal soft-tissue tumors superficial to the investing fascia. AJR Am J Roentgenol. 2014;202(6):W532-W540. doi:10.2214/AJR.13.11457; Prativadi R, Dahiya N, Kamaya A, Bhatt S. Chapter 5 Ultrasound characteristics of benign vs malignant cervical lymph nodes. Semin Ultrasound CT MR. 2017;38(5):506-515. doi:10.1053/j.sult.2017.05.005.

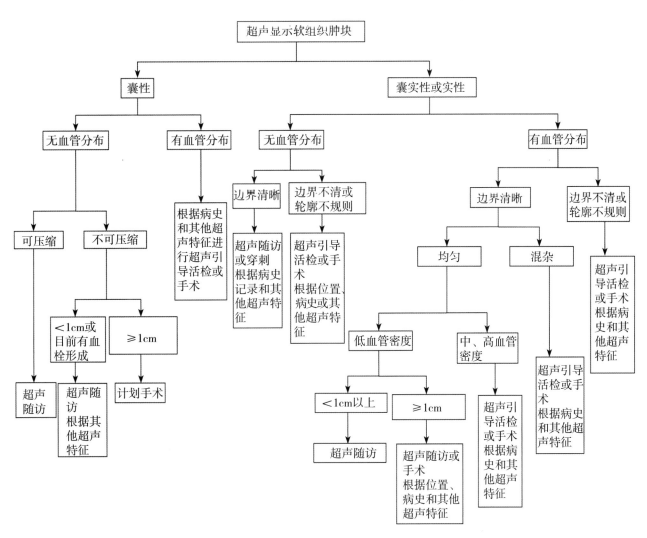

图 43-17 根据即时超声（POCUS）特征来管理软组织肿块的流程。

经验分享和要点提示

经验分享

- 鉴别软组织肿块良性与恶性，不应仅仅依赖于单一的超声特征。建议使用2个或2个以上。
- 由于浆液瘤或血肿通常是可压缩的，用探头加压可以辅助诊断液体积聚。
- 除了实时超声引导的经皮引流或活检术外，还可以对肿块进行皮肤标记[19, 22, 23, 29]。无论采用何种方法，超声检查都能提高手术的准确性和安全性。
- 建议行频谱分析，其可检查流动类型（动脉或静脉），并可能有助于诊断血管畸形。请记住，彩色多普勒的颜色并不意味着流动的

类型，而只是流动的方向（朝向和远离探头）。

- 全景视图可以帮助查看大型病变。
- 可在检查中添加灰度和能量多普勒3D重建，以提高临床对图像的理解。

要点提示

- 偶尔，淋巴结转移可出现假性囊性无回声区。据报道，淋巴瘤和黑色素瘤会存在这种超声表现，但与坏死无关。在这些病例中，由于存在致密的多细胞肿瘤巢而使超声呈囊性表现。使用能量或彩色多普勒可以鉴别这些病例，因为它们可以显示假性囊区内的

血管[19, 29]。

- 虽然肿块大是恶性肿瘤的危险因素，但其特

异性很低，因为许多大的肿块也是良性的。

参考文献

1. Wortsman X. Sonography of dermatologic emergencies. *J Ultrasound Med.* 2017;36(9):1905-1914.

2. Wortsman X. Common applications of dermatologic sonography. *J Ultrasound Med.* 2012;31:97-111.

3. Wortsman X, Wortsman J, Clinical usefulness of variable frequency ultrasound in localized lesions of the skin. *J Am Acad Dermatol.* 2010;62:247-256.

4. Barcaui Ede O, Carvalho AC, Lopes FP, Piñeiro-Maceira J, Barcaui CB. High frequency ultrasound with color Doppler in dermatology. *An Bras Dermatol.* 2016;91(3):262-273.

5. Alfageme Roldán F. Ultrasound skin imaging. *Actas Dermosifiliogr.* 2014;105(10):891-899.

6. Mandava A, Ravuri PR, Konathan R. High-resolution ultrasound imaging of cutaneous lesions. *Indian J Radiol Imaging.* 2013;23(3):269-277.

7. Wortsman X, Wortsman J, Carreño L, Morales C, Sazunic I, Jemec GBE. Sonographic anatomy of the skin, appendages and adjacent structures. In Wortsman X, Jemec GBE, eds. *Dermatologic Ultrasound with Clinical and Histologic Correlations.* 1st ed. New York, NY: Springer; 2013:15-35.

8. Wortsman X, Bouer M. Common benign non-vascular skin tumors. In Wortsman X, Jemec GBE, eds. *Dermatologic ultrasound with clinical and histologic correlations.* 1st ed. New York, NY: Springer; 2013:119-175.

9. Huang CC, Ko SF, Huang HY, et al. Epidermal cysts in the superficial soft tissue: sonographic features with an emphasis on the pseudotestis pattern. *J Ultrasound Med.* 2011;30:11-17.

10. Yuan WH, Hsu HC, Lai YC, Chou YH, Li AF. Differences in sonographic features of ruptured and unruptured epidermal cysts. *J Ultrasound Med.* 2012;31:265-272.

11. Jin W, Ryu KN, Kim GY, Kim HC, Lee JH, Park JS. Sonographic findings of ruptured epidermal inclusion cysts in superficial soft tissue: emphasis on shapes, pericystic changes, and pericystic vascularity. *J Ultrasound Med.* 2008;27:171-176.

12. Wortsman X, Castro A, Morales C, Franco C, Figueroa A. Sonographic comparison of morphologic characteristics between pilonidal cysts and hidradenitis suppurativa. *J Ultrasound Med.* 2017;36:2403-2418.

13. Solivetti FM, Elia F, Panetta C, Teoli M, Bucher S, Di Carlo A. Preoperative advantages of HF sonography of pilonidal sinus. *G Ital Dermatol Venereol.* 2012;147:407-411.

14. Mentes O, Oysul A, Harlak A, Zeybek N, Kozak O, Tufan T. Ultrasonography accurately evaluates the dimension and shape of the pilonidal sinus. *Clinics (Sao Paulo).* 2009;64:189-192.

15. Wortsman X. Azocar P, Bouffard JA. Conditions that can mimic dermatologic diseases. In Wortsman X, Jemec GBE, eds. *Dermatologic Ultrasound with Clinical and Histologic Correlations.* 1st ed. New York, NY: Springer; 2013:505-569.

16. Subramaniam S, Bober J, Chao J, Zehtabchi S. Point-of-care ultrasound for diagnosis of abscess in skin and soft tissue infections. *Acad Emerg Med.* 2016;23(11):1298-1306. doi: 10.1111/acem.13049.

17. Murphey MD, Arcara LK, Fanburg-Smith J. From the archives of the AFIP: imaging of musculoskeletal liposarcoma with radiologic-pathologic correlation. *Radiographics.* 2005;25(5):1371-1395.

18. Le CK, Harvey G, McLean L, Fischer J. Point-of-care ultrasound use to differentiate hematoma and sarcoma of the thigh in the pediatric emergency department. *Pediatr Emerg Care.* 2017;33(2):135-136.

19. Wortsman X. Skin cancer. In Wortsman X, ed. *Atlas of Dermatologic Ultrasound.* New York, NY: Springer; 2018.

20. Peer S, Wortsman X. Hemangiomas and vascular malformations. In Wortsman X, Jemec GBE, eds. *Dermatologic Ultrasound with Clinical and Histologic Correlations.* 1st ed. New York, NY: Springer; 2013:183-248.

21. White CL, Olivieri B, Restrepo R, McKeon B, Karakas SP, Lee EY. Low-flow vascular malformation pitfalls: from clinical examination to practical imaging evaluation—part 1, lymphatic malformation mimickers. *AJR Am J Roentgenol.* 2016;206(5):940-951.

22. Nazarian LN, Alexander AA, Kurtz AB, et al. Superficial melanoma metastases: appearances on gray-scale and color Doppler sonography. *AJR Am J Roentgenol.* 1998;170(2):459-463.

23. Catalano O, Voit C, Sandomenico F, et al. Previously reported sonographic appearances of regional melanoma metastases are not likely due to necrosis. *J Ultrasound Med.* 2011;30(8):1041-1049.

24. Wortsman X. Technical considerations and guidelines for the dermatologic ultrasound examination. In Wortsman X, ed. *Atlas of Dermatologic Ultrasound.* New York, NY: Springer; 2018.

25. Wortsman X, Alfageme F, Roustan G, et al. Guidelines for performing dermatologic ultrasound examinations by the DERMUS group. *J Ultrasound Med.* 2016;35(3):577-580.

26. DiDomenico P, Middleton W. Sonographic evaluation of palpable superficial masses. *Radiol Clin North Am.* 2014;52(6):1295-1305. doi:10.1016/j.rcl.2014.07.011.

27. Hung EH, Griffith JF, Ng AW, Lee RK, Lau DT, Leung JC. Ultrasound of musculoskeletal soft-tissue tumors superficial to the investing fascia. *AJR Am J Roentgenol.* 2014;202(6):W532-W540. doi:10.2214/AJR.13.11457.

28. Prativadi R, Dahiya N, Kamaya A, Bhatt S. Chapter 5 Ultrasound characteristics of benign vs malignant cervical lymph nodes. *Semin Ultrasound CT MR.* 2017;38(5):506-515. doi:10.1053/j.sult.2017.05.005.

29. Gaspari RJ, Sanseverino A. Ultrasound-guided drainage for pediatric soft tissue abscesses decreases clinical failure rates compared to drainage without ultrasound: a retrospective study. *J Ultrasound Med.* 2018;37(1):131-136. doi:10.1002/jum.14318.

第44章 患者是否有疝气？

John Rocco MacMillan Rodney, MD, FAAFP, RDMS and William MacMillan Rodney, MD, FAAFP, FACEP

●临床病例

一名2个月大的男婴，发现阴囊肿物，其母亲注意到患儿自出生后肿物有所增大。患儿双侧阴囊都有肿大，哭吵时右侧肿大明显。体格检查，一般情况良好，在双侧阴囊中有明显的肿块，随着腹部的深触诊而增大。患者是否有疝气？

文献综述

腹部疝气是指网膜、肠管或腹部其他器官通过腹部筋膜、膈膜或肠系膜的缺损而突出。腹部疝气可分为内疝和外疝。在本章中，我们将提到外疝或腹壁疝。

在全世界各个国家，疝气全部属于高发病。2009年，在美国门诊患者就诊原因中疝气是第五位常见疾病[1]，这导致美国每年大约有360万人在门诊就诊、38万人住院和1300人死亡[2]。2004年，美国因疝气的直接和间接花费估计为每年60亿美元[3]。然而，真实的发病率很难评估，因为许多疝气没有症状，没有被检查到和进行治疗。历史统计美国疝气发病率估计为5%～6%[4]。患病率呈双峰，婴儿由于先天性疝呈发病高峰，之后腹股沟疝的发病率随着年龄的增加而增加。男性患疝气的风险更高，与女性的患病比例为8：1。

腹股沟疝、股疝和腹壁疝是最常见的疝气类型。腹股沟疝位于腹股沟，腹部内容物进入腹股沟管，有时会延伸到男性的阴囊。腹股沟疝可进一步细分为斜疝和直疝。腹股沟直疝起源于Hesselbach三角（腹股沟三角）的筋膜缺陷。Hesselbach三角是腹直肌外侧缘、腹壁下动脉和腹股沟韧带围成的三角区域。腹股沟斜疝起源于

腹股沟环深处的开口。股疝位于腹股沟韧带以下，股静脉内侧。腹股沟疝是最常见的疝气，但股疝在女性中更为常见[7]。腹壁疝通常发生在腹直肌之间正中线。通常，继发于手术引起的腹壁筋膜缺损。尽管它会发生在脐部附近，但并不是真正的脐疝。真正的脐疝最常见于儿童，通常会在2岁时自行闭合。Spigelian疝很少见，发生在腹直肌下方肌肉的外侧。大多数疝气在体格检查中很明显，但也有隐匿性疝气。隐匿性疝气较小且在仰卧位时会自行缩小。在这些情况下，超声有助于诊断。即时超声具有独特的多功能性，可以检查仰卧位、站立位和因疼痛而处于其他体位的患者。一项Meta分析显示，超声对腹股沟疝的敏感性为96.6%，特异性为84.8%[8, 9]。当患者出现疝气部位疼痛时，假阳性的可能性较小[10]。假阳性包括精索或圆韧带的脂肪瘤，精索静脉曲张或淋巴结肿大。超声还可以检测出耻骨炎、肌腱病或其他髋部疾病引起的腹股沟区疼痛[10]。

在评估腹股沟疝时，特定的解剖标志有助于识别和分类疝气，如腹股沟韧带、腹壁下血管、股管、精索或圆韧带（如果可显示的话），以及腹股沟浅环和深环。熟悉这些结构的解剖关系很重要（图44-1）[11-15]。

许多疝气会自行缩小，因此，应在仰卧位放松状态和做Valsalva动作时进行检查。如果仰卧位不容易看到疝气，应在患者站立和处于其他可出现症状的位置重复检查。

在评估疝气时，了解其他结构超声表现也很有帮助[11, 12]。突出的肠管从肠腔到浆膜层呈现交替的高回声层和低回声层，同时在肠腔内可见高回声的气体（图44-2）。正常的肠管会出现蠕动。疝出的脂肪是均匀的等回声，有高回声分隔（图44-3）。

嵌顿疝是不能自行或人工回纳的疝。与疝气相关的发病率和死亡率主要是由于嵌顿和急诊手术的风险增加（标准化死亡率为平均水平的1.4倍），切除肠后增加了20倍[5]。嵌顿疝时发生绞窄并出现缺血坏死等并发症。在永久性损伤发生之前，绞窄很难评估。

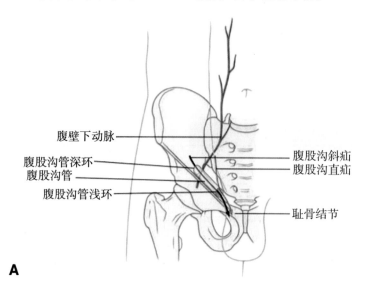

A

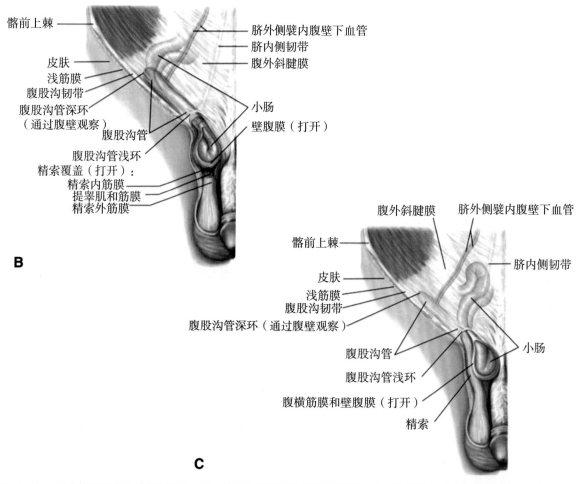

B

C

图 44-1 A，区分斜疝和直疝的解剖标志。B，腹股沟斜疝进入腹股沟深环。C，腹股沟直疝直接进入腹壁下动脉内侧。

经Gest TR.许可转自The abdomen. In: Gest TR，ed. Lippincott Atlas of Anatomy. 2nd ed . Philadelphia，PA: Wolters Kluwer；2020:243. Plate 5-11.

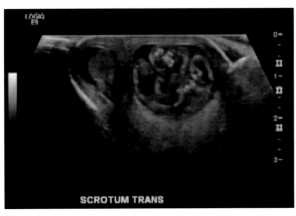

图 44-2 阴囊短轴图像上可见疝出的肠管。肠管在图像的右边，可见交替的高回声层与低回声层。图像的左侧可见一个睾丸回声。

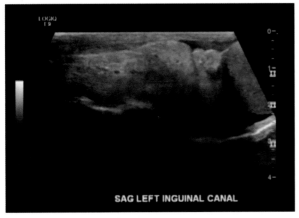

图 44-3 腹股沟纵向切面显示疝出的脂肪回声。呈均匀等回声，内见强回声分隔。图像的右侧可见睾丸回声。

表 44-1 在临床实践中应用即时超声的建议		
建议	证据等级	参考文献
当临床诊断不确定时，建议使用超声检查进行初步评估。	B	7～9，20
绞窄是不可预测的，但腹壁厚度可提示肠壁的病变。	B	6
超声对腹股沟疝的检测具有良好的敏感性和特异性。	B	7～9，13，20
对于患有腹股沟疝的女性，应该评估股疝，如果不修复，会增加复发的风险。	D	7
有症状的、大的、复发性的（包括非绞窄性的）疝气建议在1个月内修复。	C	20

A=一致的、质量良好的以患者为导向的证据；B=不一致或质量有限的以患者为导向的证据；C=共识，以疾病为导向的证据，通常的做法，专家意见，或病例系列。有关SORT证据评级系统的信息，请访问http://www.aafp.org/afpsort。

扫查方法

1. 准备工作　进行超声检查前，应详细询问病史，并在安静状态和做Valsalva动作时对相关区域进行触诊。

患者仰卧位。通常使用7～18MHz的高频线阵探头评估疝气。对于较深的腹股沟内环和腹壁疝，可换成5MHz的凸阵探头。

2. 评估腹壁疝　横向放置探头，轻度施加压力，沿腹中线从剑突下一直扫查至耻骨（图44-4）。可见一直延伸的增厚的线性高回声结构。这是腹白线，从上到下扫查时是连续的（图44-5）。这是检查腹壁疝和脐疝。如果怀疑有Spigelian疝，则在双侧腹直肌外侧缘重复该扫查。

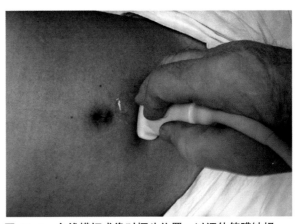

图 44-4 白线横切成像时探头位置，以评估筋膜缺损。

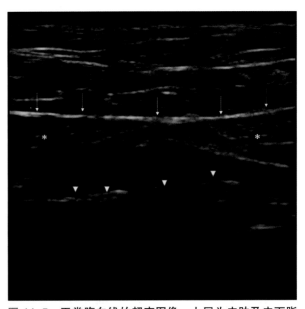

图 44-5 正常腹白线的超声图像。上层为皮肤及皮下脂肪层。长箭头所指为筋膜层。*代表左右两侧腹直肌。中间长箭头所指表示腹直肌鞘和两侧腹直肌相交汇区域是腹白线。无尾箭头所指为壁腹膜。

3. 评估腹股沟疝　对男性患者，将探头横向放置在睾丸上（图44-6）。对女性患者，位置相似，放置在会阴部上方。睾丸图像呈均匀的椭圆形（图44-7）。

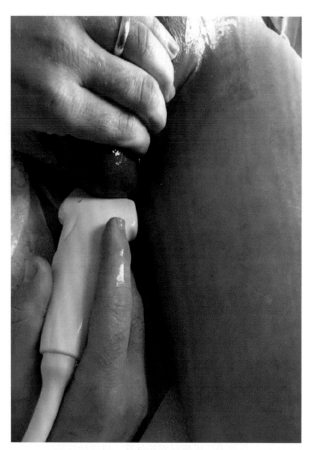

图 44-6　睾丸横切图的超声探头位置。

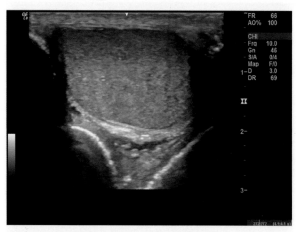

图 44-7　正常睾丸呈均匀的毛玻璃样回声。

接下来找到精索（或女性的圆韧带）。精索可通过圆形的静脉丛来识别，它表现为多个小的无回声圆形结构，彩色多普勒显示血流信号。

沿着精索到达浅环，其位于耻骨外侧，高于

腹股沟韧带。继续沿着腹股沟管横向扫查。精索及相关结构在腹股沟深环处消失。同时在腹股沟管和精索的长轴上重复扫查。腹膜以下突出的低回声脂肪和肠管即为腹股沟疝。追踪疝气的起源。如果其位于腹壁下动脉的外侧，那就是斜疝，否则为直疝（图44-8至图44-11）。

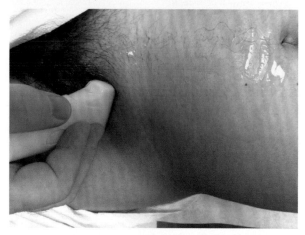

图 44-8　短轴切面，探头沿精索到达腹股沟韧带。

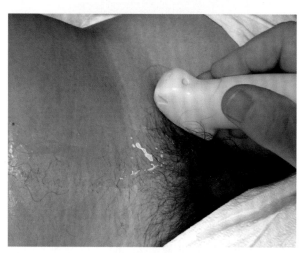

图 44-9　探头置于矢状位，位于髂前上棘和耻骨之间的腹股沟韧带上方。这是可以找到腹股沟深环的地方。

4. 评估股疝　在短轴上，追踪髂外动脉穿过腹股沟韧带，成为股总动脉。股总动脉（不易压瘪）是位于股总静脉（易于压瘪）旁的无回声结构。彩色多普勒有助于识别血管（图44-12）。股疝是发生在静脉内侧的脂肪或肠管突出，就在腹股沟韧带的远端。

5. 执行动态操作　如果没有发现疝气，则嘱患者做Valsalva动作并进行上述扫查，再观察有无疝气。如果仰卧位时做Valsalva动作仍无疝气，则需要进行站立位的检查。

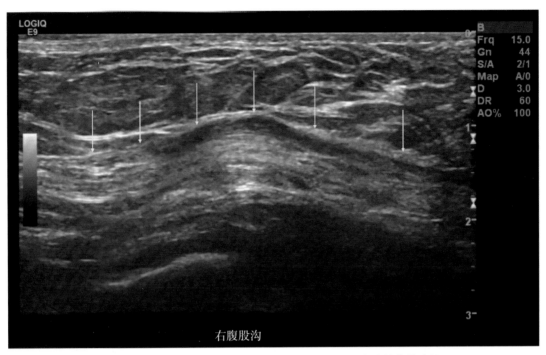

图 44-10 箭头所指为腹股沟管内正常精索回声。可见多个细小无回声的精索静脉丛。

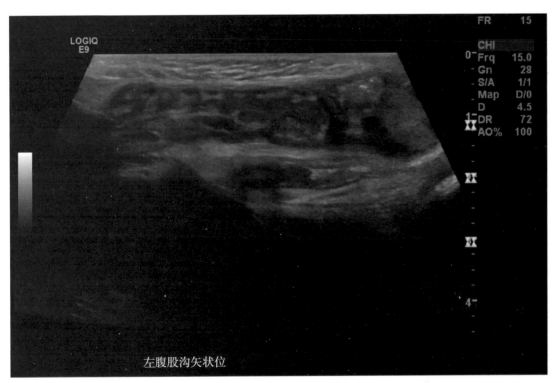

图 44-11 纵切图像中可见突出的肠管。图像左侧可见的筋膜缺损。图像右侧可见睾丸回声。

6. 评估嵌顿和绞窄　如果发现了疝气，就该马上评估其是否能回纳。可以用超声探头或检查者的手指轻柔、持续地朝着筋膜缺损处施加压力。如果疝气不能回纳缩小，则为嵌顿，应该排除绞窄的征象。绞窄的征象包括疝囊游离液体，疝内肠壁增厚（＞5mm），肠管内积液。肠蠕动消失为非特异性征象，后期表现为肠壁血流消失[6]（图44-13）。

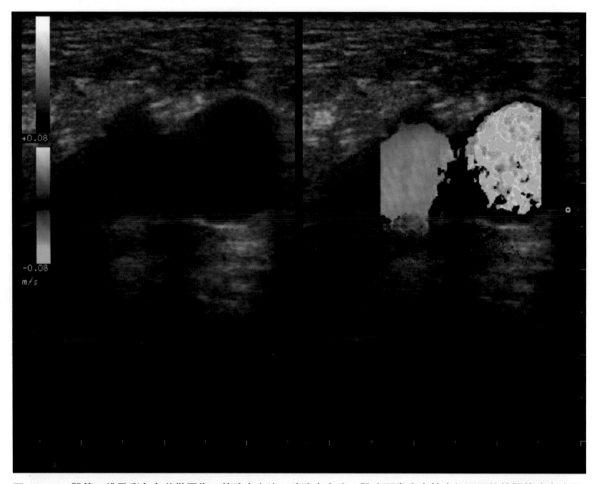

图 44-12　股管二维及彩色多普勒图像。静脉在左边，动脉在右边。股疝可发生在较大但可压缩的股静脉旁（图像的左侧）。

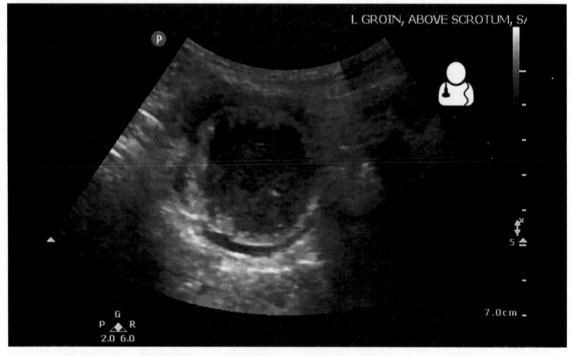

图 44-13　疝气引起肠绞窄的短轴图像。可见肠壁增厚，肠壁周围无回声液体，能量多普勒肠壁缺乏血流。

图片由 Ben Smith 提供，https://www.ultrasoundoftheweek.com。

患者管理

目前关于疝气管理的建议取决于绞窄的风险、症状的有无以及患者耐受手术的能力。最初，最重要的是确定疝气是仅嵌顿，还是已经发生绞窄。如果查体时有急腹症的表现或影像学检查有提示，应考虑肠绞窄。绞窄性疝应行紧急手术修复。嵌顿的腹股沟疝、脐疝以及所有股疝均应紧急修复，因为它们有发生绞窄的风险，并且早期诊断血流受阻有困难。

下一步是确定疝气是否有症状。有症状、但无嵌顿和绞窄征象的健康患者应进行择期修复。

欧洲疝学会指南（The European Hernia Society guidelines）建议对无症状非嵌顿疝患者进行观察[7]。

疝修补的推荐方法一般是无张力修复术。然而，无网片缝合修复仍然是一种有效的技术，特别是在儿科手术中。这两种方法的复发率都很低。不适宜手术的可复性疝患者可使用绑带将疝气回纳固定。

欧洲疝学会指南建议对没有明显症状且容易回纳的疝气患者进行观察[7]。如果疝气发生嵌顿、腹痛加重，或与疝气相关的腹部梗阻症状出现，则建议尽快就诊（图44-14）。

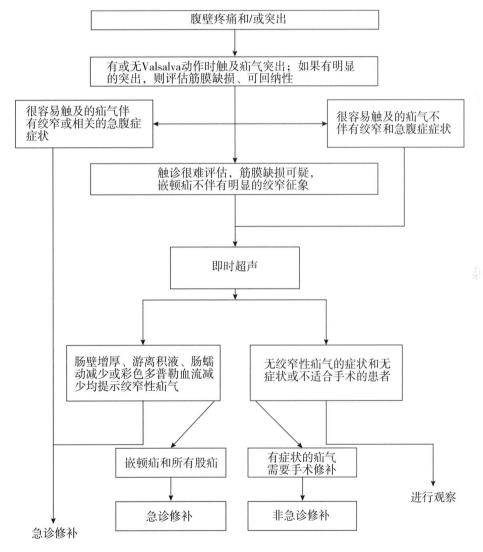

图 44-14 **腹壁疝推荐诊治流程。**

经验分享和要点提示

经验分享

- 当有疑问时，使用超声对患者做Valsalva动作时、站立位和疼痛位置成像。
- 如果发现了腹股沟疝，评估双侧腹股沟很重要，因为双侧腹股沟疝很常见，会影响治疗决策。也建议评估患有腹股沟疝的女性是否有股疝，因为有很高的合并发生率[7]。

要点提示

- 子宫内脂肪突出或精索、圆韧带的脂肪瘤会被误认为疝气中的脂肪组织。因此，要探查是否有腹壁缺失，以确认其是否为疝气。
- 绞窄的征象往往出现得很晚；不要等到彩色多普勒显示血流信号消失才给出绞窄的超声诊断，因为如果出现了绞窄，需要进行肠切除术，这会增加死亡率。

参考文献

1. Peery AF, Dellon ES, Lund J, et al. Burden of gastrointestinal disease in the United States: 2012 update. *Gastroenterology*. 2012;143(5):1179.e3-1187.e3. doi:10.1053/j.gastro.2012.08.002.

2. Everhart JE. Abdominal wall hernia. In Everhart JE, ed. *The Burden of Digestive Diseases in the United States*. Washington, DC: US Government Printing Office, US Department of Health and Human Services, Public Health Service, National Institutes of Health, National Institute of Diabetes and Digestive and Kidney Diseases; 2008.

3. Everhart JE, Ruhl CE. Burden of digestive diseases in the United States part I: overall and upper gastrointestinal diseases. *Gastroenterology*. 2009;136(2):376-386. doi:10.1053/j.gastro.2008.12.015.

4. Lassandro F, Iasiello F, Pizza NL, et al. Abdominal hernias: radiological features. *World J Gastrointest Endosc*. 2011;3(6):110-117. doi:10.4253/wjge.v3.i6.110.

5. Nilsson H, Stylianidis G, Haapamäki M, Nilsson E, Nordin P. Mortality after groin hernia surgery. *Ann Surg*. 2007;245(4):656-660.

6. Rettenbacher T, Hollerweger A, Macheiner P, et al. Abdominal wall hernias: cross-sectional imaging signs of incarceration determined with sonography. *AJR Am J Roentgenol*. 2001;177(5):1061-1066.

7. Simons MP, Aufenacker T, Bay-Nielsen M, et al. European Hernia Society guidelines on the treatment of inguinal hernia in adult patients. *Hernia*. 2009;13(4):343-403. doi:10.1007/s10029-009-0529-7.

8. Alabraba E, Psarelli E, Meakin K, et al. The role of ultrasound in the management of patients with occult groin hernias. *Int J Surg*. 2014;12(9):918-922. doi:10.1016/j.ijsu.2014.07.266.

9. Robinson A, Light D, Nice C. Meta-analysis of sonography in the diagnosis of inguinal hernias. *J Ultrasound Med*. 2013;32(2):339-346.

10. McSweeney SE, Naraghi A, Salonen D, Theodoropoulos J, White LM. Hip and groin pain in the professional athlete. *Can Assoc Radiol J*. 2012;63(2):87-99. doi:10.1016/j.carj.2010.11.001.

11. Yoong P, Duffy S, Marshall TJ. The inguinal and femoral canals: a practical step-by-step approach to accurate sonographic assessment. *Indian J Radiol Imaging*. 2013;23(4):391-395. doi:10.4103/0971-3026.125586

12. Lee RK, Cho CC, Tong CS, Ng AW, Liu EK, Griffith JF. Ultrasound of the abdominal wall and groin. *Can Assoc Radiol J*. 2013;64(4):295-305. doi:10.1016/j.carj.2012.07.001.

13. Bradley M, Morgan D, Pentlow B, Roe A. The groin hernia—an ultrasound diagnosis? *Ann R Coll Surg Engl*. 2003;85(3):178-180.

14. Jamadar DA, Jacobson JA, Morag Y, et al. Sonography of inguinal region hernias. *AJR Am J Roentgenol*. 2006;187(1):185-190.

15. LeBlanc KE, LeBlanc LL, LeBlanc KA. Inguinal hernias: diagnosis and management. *Am Fam Physician*. 2013;87(12):844-848.

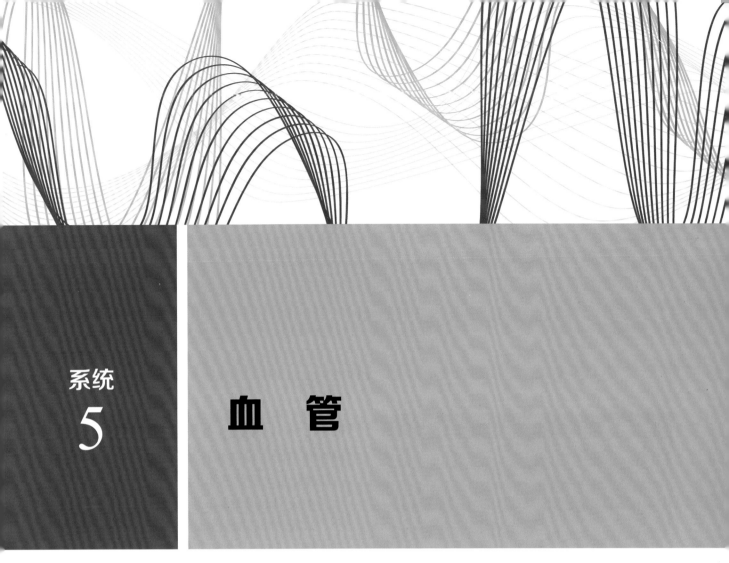

系统
5

血　管

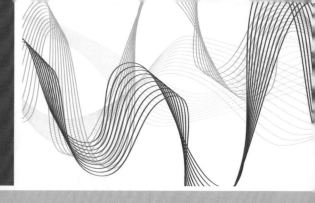

第1部分 外周静脉

第45章 患者是否有下肢深静脉血栓形成?

Paul Bornemann, MD, RMSK, RPVI

● 临床病例

患者,男,43岁,主诉乘坐12小时飞机后出现急性左下肢疼痛和肿胀。无血栓史、外科手术史和恶性肿瘤史。家族史中有多个家庭成员患有血栓。患者是否有下肢深静脉血栓形成?

文献综述

下肢深静脉血栓形成(Deep Venous Thrombo-sis,DVTs)每年发病率为1.92‰。主要的风险因素包括高龄、创伤、手术、制动和癌症;然而,有一半的DVTs是特发性的。高达7.7%的初发DVTs会在2年内复发[1]。之前有过两次深静脉血栓的患者未来发生深静脉血栓的可能性是过去只有一次的患者的1.73倍[2]。高达60%的近端DVTs可导致肺血管栓塞,在初始深静脉检查后的第一个月内死亡率为9%[1]。

DVTs可以根据其在下肢的位置进行分类。近端DVTs涉及大腿深静脉,例如股总静脉、股深静脉、股静脉和腘静脉。股静脉是真正的深静脉,以前被称为股浅静脉。但是,为了避免与真正的浅静脉混淆,已对名称进行了更改。远端DVTs累及小腿深静脉,包括胫后静脉和腓静脉。在胫前静脉中几乎从未发生血栓,通常不包括在诊断评估中[3]。

浅静脉血栓形成被称为浅表血栓性静脉炎。下肢的浅静脉穿过皮下组织,并且与深静脉不同,没有伴行的动脉。下肢的两条主要浅静脉是大隐静脉和小隐静脉。浅表血栓性静脉炎不会引起肺栓塞,但可以发展为深静脉血栓。如果浅静脉的受累区域在深静脉5cm范围内或血栓长于5cm,则更可能发生这种情况[4](图45-1)。

在过去的几十年中,用于诊断DVT的首选检查方法发生了很大的变化。在1980年之前,静脉造影是主要的诊断工具。静脉造影具有侵入性、疼痛性,也有10%的风险引起医源性DVT[5]。由于这些局限性,需要一种侵入性较小的诊断工具。在20世纪80年代,Talbot首次描述了如何使用超声波来区分血栓性的静脉和正常的静脉。

他提出了两者在二维超声,脉冲多普勒以及探头轻轻施压后的压缩性不同[6]。Raghavendra等人后来证实超声准确性与静脉造影术检查相当[7]。

虽然超声波是有效和无创的,但检查需要对整个下肢进行评估,很耗时。研究转向了寻找在不降低准确性的情况下简化检查方法。Raghavendra等人发现,有无压缩性是最重要的超声发现,而多普勒并不是检查的必要组成部分[8]。

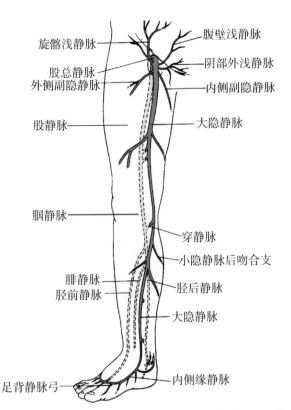

图 45-1　示意图显示下肢的静脉，分为股静脉、股深静脉和交通静脉。

经许可转自：Sussman C，Bates-Jensen BM. Wound care: a collaborative practice manual for health professionals. 4th ed. Philadelphia，PA: Wolters Kluwer Health/Lippincott Williams & Wilkins；2011. Figure 11.4.

大多数DVTs从小腿静脉内开始并向近端延伸。其余的少数DVTs不是从小腿开始的，而是从骨盆或浅静脉开始的，单发的股静脉血栓很罕见。根据这一理论，Lensing发现仅对股总静脉和腘静脉的可压缩性进行评估，对近端DVTs检出的敏感性为100%，特异性为99%[9]。这种技术后来被称为两点压缩检查。

尽管Lensing的两点评估法用于检测近端DVTs快速而准确，但对孤立的小腿静脉血栓形成敏感性仅为36%[9]。然而，这些远端DVTs的临床意义被质疑。一项系统综述发现，远端DVTs不太可能栓塞，最严重的风险是在1～2周内有20%的概率延伸成近端DVT[10]。因此，最初两点超声检查为阴性的，需要进行超声复查，才能明确排除DVT。在Birdwell等人[11]和Cogo等人[12]的研究中都表明，超声检查阴性的患者不给予抗凝治疗是安全的，等待5～7天进行随访扫查。

尽管如此，随访检查还是很麻烦的，患者并非都能依从。因此希望能找到使用超声来有效排除DVT的可能性。Wells等人表明，血栓形成低概率结合大腿近端超声检查阴性可以充分排除DVT，而不需要复查[13]。Fancher等人后来表明，D-二聚体测定试验阴性和血栓形成低概率也足以排除DVT[14]。最后，研究表明，如果最初超声与D-二聚体试验阴性，或者对包括小腿静脉在内的全腿进行超声评估为阴性，具有中度或高度血栓形成概率的患者也可以无需随访扫查[15-17]。

到目前为止，临床医生已经证明超声对诊断DVTs非常有效。当然也存在缺点，包括超声检查需要昂贵的设备以及训练有素的操作人员。Trottier等人首先证明了用廉价的便携式超声仪在床旁有效地进行DVT超声检查，并由训练有限的超声技师操作——之前只有35次扫查训练[18]。Blaivas等人后来指出，只经过5个小时训练的急诊室医生能够在平均不到4分钟的时间内准确地进行两点超声检查[19]。Jang等人对急诊科、内科和家庭医生进行了10分钟的初步培训。通过扫查199名患者，其中45例患有DVTs，他们发现与在放射学组进行的超声检查相比，其敏感性为100%，特异性为99%[20]。一些专家认为，10分钟的训练是不够的[21]。然而，Jang的研究确实支持，在床旁进行超声检查不需要接受广泛的培训。

最近出现了一些关于两点压缩超声是否可以充分检查近端大腿的争议。两点概念最初是在将超声与静脉造影相比较的早期研究中产生的，结果表明几乎所有的下肢DVTs都涉及股总静脉或腘静脉，而孤立的股静脉DVTs很少见[9, 22]。这一争议源于最近的几项研究，他们比较了两点压缩和全腿超声检查。这些研究发现孤立的股静脉DVTs高于预期的发生率，理论上两点压缩技术会漏诊[23-27]。然而，考虑到这些发现，重要的是要认识到这些研究将全腿超声检查作为金标准，该检查可能有假阳性。一些研究表明，将全腿超声检查与真正的金标准静脉造影相比时，近端DVTs的假阳性率高达14%[28]。此外，在两个大型前瞻性试验中，两点压缩与后续超声检查或D-二聚体试验已被证明与全腿检查的结果相同[12, 16]。

鉴于这些，两点压缩超声检查，若使用恰当，是个合理的选择。在进一步的数据可以提出确定的建议之前，除两点压缩扫查外，股静脉的扫查是可选择性的。为了准确地排除DVT，必须将大腿近端扫查结果阴性（无论是否包括股静脉）与以下三个结果之一结合使用：血栓形成的概率低，D-二聚体阴性，5～7天随访超声检查（表45-1）。

表 45-1	在临床实践中应用即时超声的建议		
建议		证据等级	参考文献
股总静脉和腘静脉的有限压缩超声检查以及血栓形成概率、D-二聚体检测或后续超声检查可以有效地检测和排除DVT		A	4，11～14
执业医师只需进行简短的培训，即可有效地使用即时超声评估DVT		A	18～20

A=一致的、质量良好的以患者为导向的证据；B=不一致或质量有限的以患者为导向的证据；C=共识，以疾病为导向的证据，通常的做法，专家意见，或病例系列。有关SORT证据评级系统的信息，请访问http://www.aafp.org/afpsort。
缩写：DVT，深静脉血栓形成。

扫查方法

1. 准备工作　患者应半直立地坐着，使下肢静脉血流汇聚。患肢髋部屈曲并外展外旋，膝关节部分屈曲，呈"青蛙腿"的姿势。将超声设备摆放于合适的位置，选择具有血管预设的高频线阵探头（图45-2）。

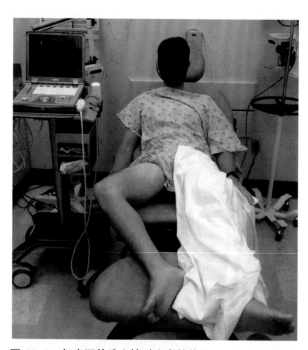

图 45-2　扫查深静脉血栓时患者的体位。

2. 评估股总静脉的可压缩性　将探头横向放置于腹股沟下方腿部表面，探头标记指向患者的右侧。寻找到股静脉和股动脉。静脉位于动脉的内侧（记住NAVL；nerve，神经，artery，动

脉，vein，静脉，lymphatics，淋巴管）。

扫查大腿近端和远端，直到发现股总静脉和大隐静脉的交界处。大隐静脉在皮下组织中延伸，然后从上方深部汇入股总静脉。评估此位置的可压缩性。向下按压探头，至少施加足够的压力使动脉壁开始变形并搏动增加。正常静脉应完全塌陷，静脉不可见。如果静脉没有完全塌陷，那么就存在凝块。当探头向远处移动时，每隔1cm进行一次此操作。一直持续到股总静脉分叉成股静脉和股深静脉。此处为股静脉和股深静脉的起源，也应评估其可压缩性（图45-3至图45-6）。

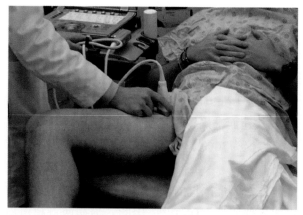

图 45-3　扫查股总静脉时探头的位置。

3. 评估腘静脉　将探头横向放置在膝盖后方腘窝水平，探头标记指向患者的右侧。转动探头使声束指向髌骨上缘。找到腘静脉和腘动脉，静脉在动脉的浅表位置。

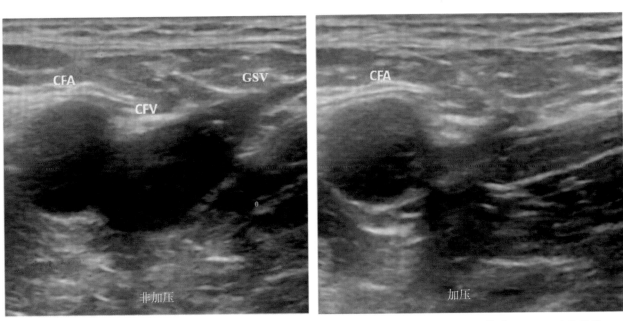

图 45-4　大隐静脉汇入股总静脉处探头非加压和加压后的图像。CFA，股总动脉；CFV，股总静脉；GSV，大隐静脉。

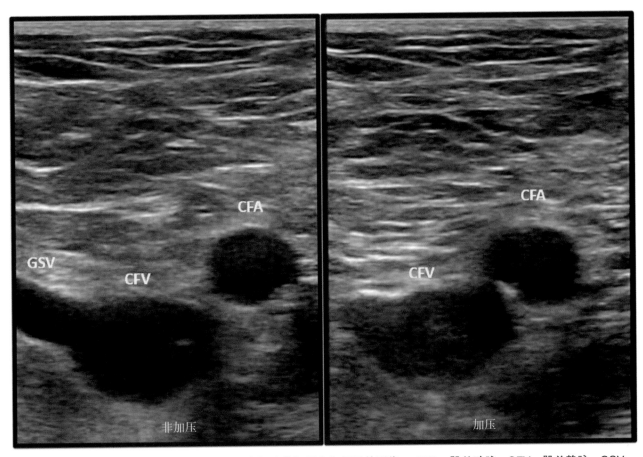

图 45-5　大隐静脉汇入处，股总静脉内血栓在探头非加压和加压后的图像 。CFA，股总动脉；CFV，股总静脉；GSV，大隐静脉。

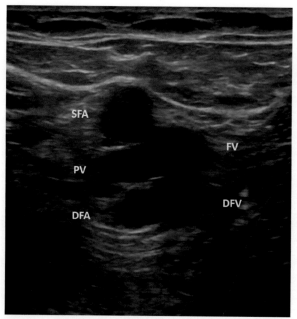

图 45-6 股总静脉分叉成股静脉和股深静脉。股总静脉可压缩性的评估应从大隐静脉汇入处开始，至少持续到该点。DFA，股深动脉；DFV，股深静脉；FV，股静脉；PV，股静脉穿支静脉；SFA，股浅动脉。

助记符 "pop on top"（腘静脉英文为popliteal vein，取 "pop" 代指腘静脉）可用于帮助记住这种关系。评估腘静脉在此处的可压缩性，然后每隔1cm向远端扫查，直至扫查到小腿静脉从腘静脉分支处。小腿静脉包括胫前静脉、胫后静脉和腓静脉。通常一条动脉伴行两条静脉，在腓肠肌和比目鱼肌之间走行。然而，经常会有变异，可能是一条动脉伴行一条静脉或三条静脉（图45-7到图45-10）。

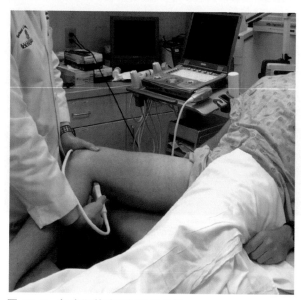

图 45-7 扫查腘静脉时探头的位置。

4. 完成整条腿静脉的评估（选择性的） 这一步骤大大增加了完成评估所需的时间，而且在技术上更具挑战性。然而，有一些情况下需要进行全腿检查。为了完成全腿的评估，必须评估股静脉的完整长度。完成股静脉压缩性评估后，继续检查。向肢体远端每隔1cm检查股静脉的可压缩性，直到它变得太深而无法显示，通常是在内收肌水平上。检查可以从腘窝水平开始，向近端每隔1cm检查可压缩性，直到静脉无法显示为止。最后，应评估胫后静脉和腓静脉的可压缩性。从腘静脉的分叉处开始，然后继续延伸到脚踝的水平。如果小腿静脉很难显示，将探头移至小腿内侧，以小腿内侧肌肉作为声窗会很有帮助。

胫前静脉不需要常规评估，几乎从未见过其有孤立的血栓形成[3]（图45-11至图45-13）。

5. 评估所有有症状的部位 可根据疼痛和肿胀等症状定位血栓。大腿后部的症状可能来自股深静脉。症状沿着大隐静脉或小隐静脉出现时应对这些血管进行评估。如果症状集中在小腿局部，请考虑评估小腿静脉。位于小腿前侧方的症状应考虑对胫前静脉进行评估（图45-14）。

患者管理

在计划患者管理时，第一步是使用经验证的工具（例如Well评分）确定DVT的发生概率。如果患者为低风险，可以用大腿近端超声和D-二聚体检查进行评估。因床旁大腿近端超声检查可在4分钟内完成，通常为初诊首选检查方式。此外，如果D-二聚体呈阳性，患者必须进行腿部超声来进一步评估。然而，如果D-二聚体是阴性，那么就有效地排除了DVT。如果腿部近端超声为阴性，则排除DVT（表45-2）。

如果患者是中或高风险，第一步应行超声检查。通常，选择大腿近端超声，因为其快速，技术上也不具有挑战性。如果超声检查是阴性的，那么看一下D-二聚体，如果也是阴性的，可排除DVT。

如果D-二聚体呈阳性或无结果，患者需要在7～10天内复查腿部近端超声。如果复查时超声结果为阴性，则排除DVT。如果担心患者无法在7～10天内进行随访，可以考虑进行全腿加压超声检查。如果全腿超声检查阴性，则排除DVT，不需要进行 D-二聚体检查或随访。然而，全腿超声检查耗时且技术上更难操作。

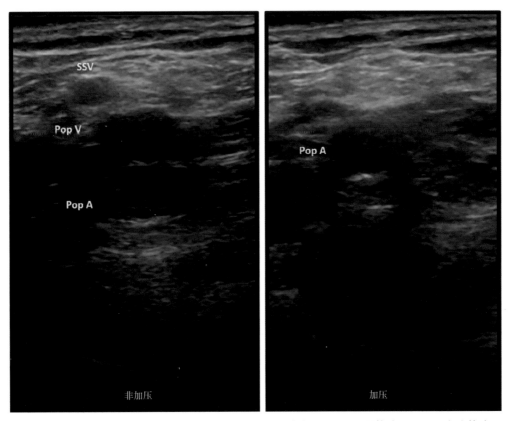

图 45-8　正常腘静脉的非加压和加压图像。Pop A，腘动脉；Pop V，腘静脉；SSV，小隐静脉。

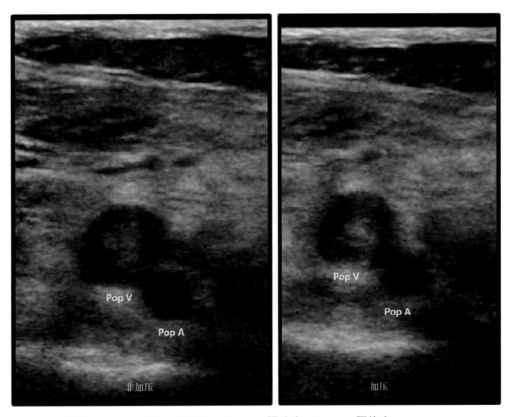

图 45-9　腘静脉血栓非加压和加压图像。Pop A，腘动脉；Pop V，腘静脉。

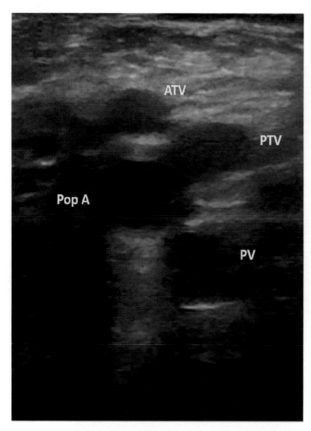

图 45-10 腘静脉的三支分叉。对腘静脉的可压缩性评估至少应到该部位。ATV，胫前静脉；Pop A，腘动脉；PTV，胫后静脉；PV，腓静脉。

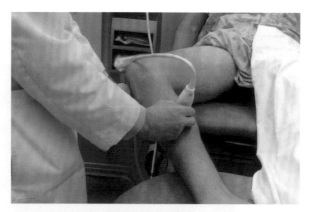

图 45-11 探查小腿静脉的探头位置。

如果超声检查呈阳性，DVT诊断成立，患者需要接受治疗。治疗方法根据血栓的类型来定。近端DVTs应抗凝治疗至少90天。对有近端深静脉血栓或肺栓塞病史的患者应给予终身的抗凝治疗。当患者抗凝治疗出血并发症风险较低时，则需要考虑当初形成 DVT 的原因。远端的DVTs如有严重的症状或有高风险进展到近端DVT时，需用抗凝药治疗90天。否则，可以每1～2周对患者进行超声检查，以排除向近端延伸。用阿司匹林治疗浅表性血栓性静脉炎，除非血栓累及浅静脉段超过5cm或在与深静脉交界处5cm以内，在这种情况下应进行30天抗凝治疗（图45-15和表45-3）。

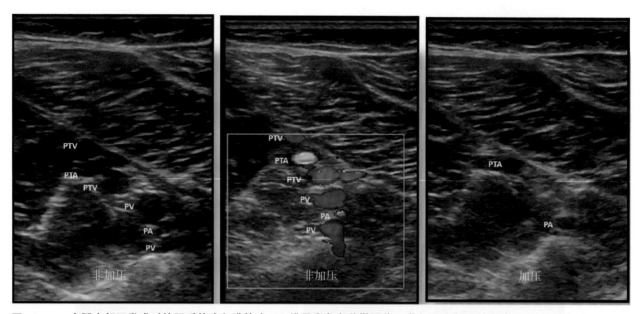

图 45-12 小腿中部正常成对的胫后静脉和腓静脉，二维及彩色多普勒图像，非加压和加压的图像。PA，腓动脉；PTA，胫后动脉；PTV，胫后静脉；PV，腓静脉。

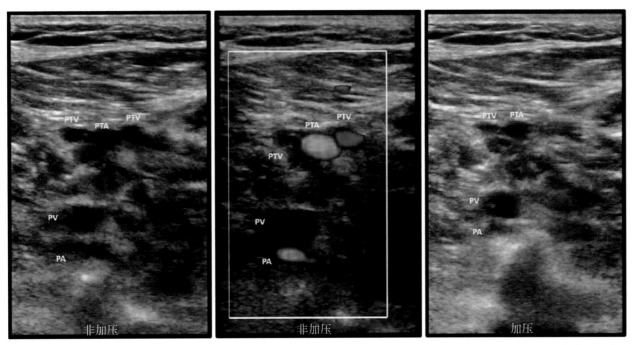

图 45-13 小腿中部成对的胫后静脉和单支腓静脉,二维及彩色多普勒图像,非加压和加压的图像。图像中动脉左侧的胫后静脉和腓静脉血栓形成,不可压缩。同样在彩色多普勒上未见血流信号。PA,腓动脉;PTA,胫后动脉;PTV,胫后静脉;PV,腓静脉。

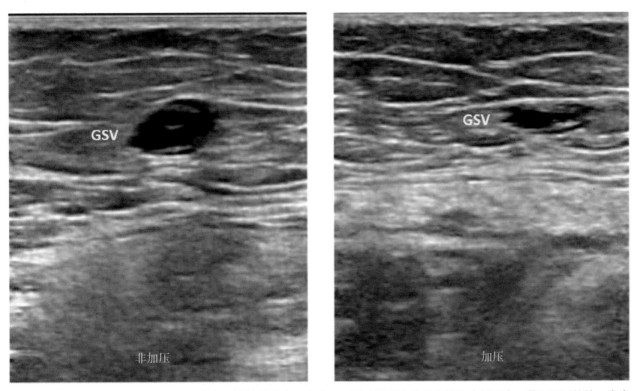

图 45-14 血栓性浅表静脉,也称为浅表血栓性静脉炎。在这里,可以看到大隐静脉管腔内低回声,是不可压缩的。浅表静脉通常在皮下组织中走行,没有伴行的动脉。GSV,大隐静脉。

表 45-2　深静脉血栓形成的预测概率	
表现	**得分**
活动性癌症（过去6个月接受癌症治疗或目前接受姑息治疗）	1
下肢瘫痪、偏瘫或最近有行下肢石膏固定术	1
最近卧床不起≥3天，或最近12周内行大手术需要全身麻醉或局部麻醉	1
沿深静脉走行的局部压痛	1
整个腿肿胀	1
小腿围比对侧无症状腿至少大3cm（胫骨粗隆以下10cm处测量）	1
浅静脉明显可见（非静脉曲张）	1
之前有深静脉血栓形成的记录	1
鉴别诊断与深静脉血栓形成的可能性一样	−2

得分≥2分或被认为是高风险。得分<2分是低风险。

引自：Wells PS，Anderson DR，Rodger M，et al. Evaluation of D-dimer in the diagnosis of suspected deep-vein thrombosis. N Engl J Med. 2003；349（13）：1227–1235. Copyright © 2003 Massachusetts Medical Society. 经 Massachusetts Medical Society 许可后引用。

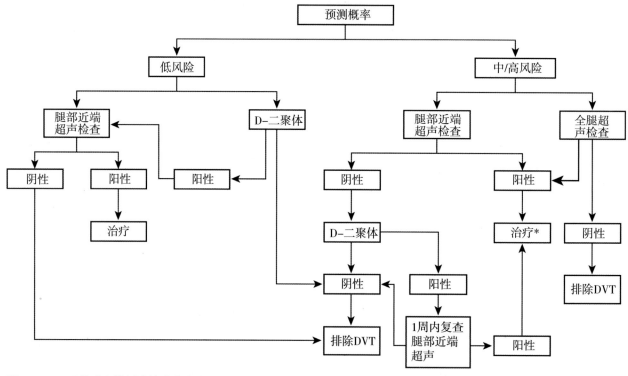

图 45-15　深静脉血栓形成的诊治流程。

表 45-3　血栓治疗的建议	
血栓类型	**治疗方法**
近端DVT	如果是有复发高风险或之前有血栓，需抗凝90天或更久
末梢DVT	一般来说，不治疗。如果患者有明显症状或进展到近端深静脉血栓的风险很高，则考虑90天的抗凝治疗
浅表血栓性静脉炎	阿司匹林，除非血栓累及浅静脉段超过5cm或在与深静脉交界处5cm以内，在这种情况下应进行30天抗凝治疗

缩写：DVT，深静脉血栓。

经允许转自：Bates SM，Jaeschke R，Stevens SM，et al. Diagnosis of DVT: antithrombotic therapy and prevention of thrombosis，9th ed: American College of Chest Physicians evidence-based clinical practice guidelines. Chest. 2012；141（2 suppl）:e351S–e418S. Copyright © 2012 The American College of Chest Physicians.

经验分享和要点提示

经验分享

- 使用彩色多普勒来帮助区分动脉和静脉。静脉通常流速低并且很难看到其内部颜色的变化。尝试通过挤压患者的小腿肌肉来增加血流，或让患者做踝部跖屈收缩小腿。

- 在肥胖患者或水肿患者中，更深部的血管很难显示。在这些情况下，使用较低的频率，或切换到凸阵探头。

- 如果静脉很细或难以探查到，让患者坐得更直些或把脚悬在检查台的边缘，让小腿能靠在某个地方，并放松，这样可增加静脉血流汇聚，扩大静脉的直径。

- 急性DVT静脉扩张有时可以通过一些超声特征来区别于慢性DVT。急性DVT血栓松散地附着在静脉壁上（或自由漂浮），并随着压缩而轻微变形。慢性DVT血栓往往很小，紧贴静脉壁，壁增厚，边缘不规则，并有再通通道。

要点提示

- 初学者最易犯的错误是腘静脉显示不佳。一定不要把淋巴结或胫神经错认为静脉。彩色多普勒有助于区分。

- 在靠近腘窝的位置有几条穿支静脉发自腘静脉，包括腓肠肌的深静脉和小隐静脉。确保对其进行跟踪扫查发自腘静脉。相对于腘动脉，腘静脉更靠近这些静脉分支。

- 静脉通常很容易塌陷。在第一次探查静脉时，一定不要施加太大的压力，否则静脉会塌陷，无法显示。

- 一定要以与探头垂直方向从正上方压缩静脉。因为角度倾斜时静脉很难被压缩，会导致假阳性的结果。

- 腘静脉解剖变异较常见。在靠近或远离腘窝处或腘静脉较深的位置有2～3支分支。彩色多普勒可用于区分动、静脉。

- 发生血栓的静脉不能被压缩会被误认为动脉。如果施加足够的压力，正常的动脉也会被压缩而误认为是静脉。动脉很难塌陷，而且被压缩时会出现搏动。

参考文献

1. Cushman M, Tsai AW, White RH, et al. Deep vein thrombosis and pulmonary embolism in two cohorts: the longitudinal investigation of thromboembolism etiology. *Am J Med*. 2004;117(1):19-25.
2. Schulman S, Wåhlander K, Lundström T, Clason SB, Eriksson H. Secondary prevention of venous thromboembolism with the oral direct thrombin inhibitor ximelagatran. *N Engl J Med*. 2003;349(18):1713-1721.
3. Mattos MA, Melendres G, Sumner DS, et al. Prevalence and distribution of calf vein thrombosis in patients with symptomatic deep venous thrombosis: a color-flow duplex study. *J Vasc Surg*. 1996;24(5):738-744.
4. Bates SM, Jaeschke R, Stevens SM, et al. Diagnosis of DVT: antithrombotic therapy and prevention of thrombosis, 9th ed: American College of Chest Physicians evidence-based clinical practice guidelines. *Chest*. 2012;141(2 suppl):e351S-e418S.
5. Cronan JJ. History of venous ultrasound. *J Ultrasound Med*. 2003;22(11):1143-1146.
6. Talbot S. Use of real-time imaging in identifying deep venous obstruction: a preliminary report. *Bruit*. 1982;(7):41-42.
7. Raghavendra BN, Rosen RJ, Lam S, Riles T, Horii SC. Deep venous thrombosis: detection by high-resolution real-time ultrasonography. *Radiology*. 1984;152(3):789-793.
8. Raghavendra BN, Horii SC, Hilton S, Subramanyam BR, Rosen RJ, Lam S. Deep venous thrombosis: detection by probe compression of veins. *J Ultrasound Med*. 1986;5(2):89-95.
9. Lensing AW, Prandoni P, Brandjes D, et al. Detection of deep-vein thrombosis by real-time B-mode ultrasonography. *N Engl J Med*. 1989;320(6):342-345.
10. Philbrick JT, Becker DM. Calf deep venous thrombosis. A wolf in sheep's clothing? *Arch Intern Med*. 1988;148:2131-2138.
11. Birdwell BG, Raskob GE, Whitsett TL, et al. The clinical validity of normal compression ultrasonography in outpatients suspected of having deep venous thrombosis. *Ann Intern Med*. 1998;128(1):1-7.
12. Cogo A, Lensing AW, Koopman MM, et al. Compression ultrasonography for diagnostic management of patients with clinically suspected deep vein thrombosis: prospective cohort study. *BMJ*. 1998;316(7124):17-20.
13. Wells PS, Anderson DR, Bormanis J, et al. Value of assessment of pre-test probability of deep-vein thrombosis in clinical management. *Lancet*. 1997;350(9094):1795-1798.
14. Fancher TL, White RH, Kravitz RL. Combined use of rapid D-dimer testing and estimation of clinical probability in the diagnosis of deep vein thrombosis: systematic review. *BMJ*. 2004;329(7470):821.
15. Tick LW, Ton E, Van Voorthuizen T, et al. Practical diagnostic management of patients with clinically suspected deep vein thrombosis by clinical probability test, compression ultrasonography, and D-dimer test. *Am J Med*. 2002;113(8):630-635.
16. Bernardi E, Camporese G, Büller HR, et al; Erasmus Study Group. Serial 2-point ultrasonography plus D-dimer vs whole-leg color-coded Doppler ultrasonography for diagnosing suspected symptomatic deep vein thrombosis. *JAMA*. 2008;300(14):1653-1659.
17. Stevens SM, Woller SC, Graves KK, et al. Withholding anticoagulation following a single negative whole-leg ultrasound in patients at high pretest probability for deep vein thrombosis. *Clin Appl Thromb Hemost*. 2013;19(1):79-85.
18. Trottier SJ, Todi S, Veremakis C. Validation of an inexpensive B-mode ultrasound device for detection of deep vein thrombosis. *Chest*. 1996;110(6):1547-1550.
19. Blaivas M, Lambert MJ, Harwood RA, Wood JP, Konicki J. Lower-extremity Doppler for deep venous thrombosis—can emergency physicians be accurate and fast? *Acad Emerg Med*. 2000;7:120-126.

20. Crisp JG, Lovato LM, Jang TB. Compression ultrasonography of the lower extremity with portable vascular ultrasonography can accurately detect deep venous thrombosis in the emergency department. *Ann Emerg Med.* 2010;56(6):601-610.

21. Blaivas M. Point-of-care ultrasonographic deep venous thrombosis evaluation after just ten minutes' training: Is this offer too good to be true? *Ann Emerg Med.* 2010;56(6):611-613.

22. Cogo A, Lensing AW, Prandoni P, Hirsh J. Distribution of thrombosis in patients with symptomatic deep vein thrombosis. *Arch Intern Med.* 1993;153:2777-2780.

23. Frederick MG, Hertzberg BS, Kliewer MA, et al. Can the US examination for lower extremity deep venous thrombosis be abbreviated? A prospective study of 755 examinations. *Radiology.* 1996;199(1):45-47.

24. Maki DD, Kumar N, Nguyen B, et al. Distribution of thrombi in acute lower extremity deep venous thrombosis: implications for sonography and CT and MR venography. *AJR Am J Roentgenol.* 2000;175(5):1299-1301.

25. Caronia J, Sarzynski A, Tofighi B, et al. Resident performed two-point compression ultrasound is inadequate for diagnosis of deep vein thrombosis in the critically ill. *J Thromb Thrombolysis.* 2014;37(3):298-302.

26. Adhikari S, Zeger W, Thom C, Fields JM. Isolated deep venous thrombosis: implications for 2-point compression ultrasonography of the lower extremity. *Ann Emerg Med.* 2015;66:262-266.

27. Zitek T, Baydoun J, Yepez S, Forred W, Slattery DE, Budhram G. Mistakes and pitfalls associated with two-point compression ultrasound for deep vein thrombosis. *West J Emerg Med.* 2016;17(2):201-208.

28. Heijboer H, Cogo A, Büller HR, Prandoni P, Wouter ten Cate J. Detection of plethysmography and real-time compression ultrasonography in hospitalized patients. *Arch Intern Med.* 1992;9(152):1901-1903.

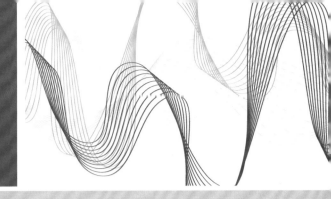

第2部分 下腔静脉

第46章 患者的中心静脉压是多少？

Matthew Fentress，MD

● 临床病例

　　一名63岁的肥胖男性患者，有充血性心力衰竭（congestive heart failure，CHF）和慢性阻塞性肺疾病（chronic obstructive pulmonary disease，COPD），出现呼吸短促，咳嗽3天。无发烧或寒战。所用药物包括利尿剂、β-阻滞剂、血管紧张素转换酶抑制剂以及治疗COPD使用的吸入器。查体：血压和脉搏正常，氧饱和度为96%，体重3个月来无明显变化。因患者体型，很难触及颈静脉搏动（jugular venous pulse，JVP）。肺部检查显示双侧有轻微喘息声，双下肢轻微的水肿。你考虑其CHF有轻度加重，需要增加利尿剂的用量。患者的中心静脉压是多少？

文献综述

　　基于超声的下腔静脉（inferior vena cava，IVC）测量与右房压（right atrial pressure，RAP）之间的关系在1979年首次被描述[1, 2]。在没有腔静脉阻塞的情况下，中心静脉压（central venous pressure，CVP）就是RAP[1]，通过体格检查，超声心动图或中心静脉导管进行测量，中心静脉导管被认为是准确评估血管容量的关键工具。体格检查很难评估，准确的流量评估需要结合病史、体格检查、实验室和影像学结果[3-7]。虽然CVP没有提供血液循环容量的直接测量，但在临床实践中经常用于血管内容量状态的评估，并一直用于指导危重症住院患者的液体管理[8]。通过中心静脉导管估测CVP是评估RAP的金标准[1]，但在门诊无法使用。因此，用即时超声检查IVC来估计CVP可以为门诊患者评估液体容量增加有价值的信息。

　　超声评估CVP可以通过对 IVC 进行测量：（1）最大IVC直径；（2）随呼吸的变化，常用IVC 塌陷指数（IVC collapsibility index，IVCCI）来表示。IVC塌陷指数，有时也称为腔静脉指数，定义为最大和最小IVC直径的差除以最大IVC直径，通常以百分比表示（图46-1）。IVC是一种高度兼容的血管，其大小很容易因CVP 和血管内容积的变化而改变。吸气会产生胸内负压，这反过来会增加右心室舒张期充盈压，增加肺血管的容量，并有效地增加右心室的心输出量，从而增加了IVC到右心房的血液流动，因此，IVC在吸气时容易塌陷。

$$\text{IVCCI} = \frac{\text{IVC 最大直径 - IVC 最小直径}}{\text{IVC 最大直径}} \times 100\%$$

图 46-1　IVCCI 计算公式。
IVC，腔静脉；IVCCI，下腔静脉塌陷指数。

　　目前来自心脏病学、急诊医学和重症监护的文献总体支持超声测量IVC是一种安全、易获得、无创、可靠的评估CVP手段（表46-1）。一般而言，随呼吸变化小的扩张IVC与CVP升高相关，而随呼吸显著变化的窄的IVC与低CVP相关。Ciozda等人在2016年进行的一项大型系统综述中，包括对21项共1430名患者的研究，发现IVC测量结果和CVP之间存在一致的相关性[9]。作者总结道："超声测量IVC直径和塌陷性是估计CVP和RAP的有效方法。鉴于这种非侵入性技术的简便性、安全性和实用性，需要在临床上更广泛地应用该方法。"2010年，美国超声心动图学会和美国急诊医师学会（ASE和ACEP）发表的一份联合共识支持使用床旁心脏超声进行血管内容积评估，以及其他心脏参数评估[10]。据报道，IVCCI与CVP的相关性在低值（<20%）和高值（>60%）下最强，这表明IVCCI越接近0%或100%，患者就越有可能出现容量超载或容量不足[11]。然而，许多研究已经使用50%的IVCCI阈值作为CVP高低的标记。例如，在一项研究中，IVCCI>50%与CVP<10mmHg相关，而IVCCI<50%与CVP>10mmHg相关[12]。另一项研究同样发现，IVCCI>50%是CVP<8mmHg的强预测因素，阴性预测值为96%[13]。在操作培训中训练不到1小时的新手，只要经过21次练习培训就能达到90%的准确率[14]。

尽管有充分的证据支持IVC估计CVP的有效性，以及广泛的临床应用，但IVC的最佳测量方法尚未确定[15]。大多数研究在纵向平面上测量距离入右心房2~4cm处的IVC直径。ASE指南[16]建议通过肋下窗口显示IVC的长轴，测量IVC肝段距离入右心房0.5~3.0cm处的直径。然而没有证据表明哪个测量位置优于另一个测量位置。一项研究发现，在左肾静脉水平距离肝静脉入口2cm的位置测量IVC有良好的相关性，但在IVC-心房交界处测量相关性较差，结论是不应在IVC-心房交界处测量IVC[17]。IVC的呼吸相变化通常在正常呼吸期间测量，但一些有影响力的研究和指南提倡使用"深吸气"操作，即患者用力吸气[16, 18]，一项研究表明，这种操作提高了测量的准确性[19]。此外，用目测方法可能与用卡尺测量一样可靠[20]。许多研究使用M型超声来测量IVC的塌陷性，但这种做法有可能引入了额外的变异

性。在呼吸期间，IVC平均移动21.7mm[21]，这意味着在呼吸期间沿着固定的M型进行的测量，实际上测量的是IVC两个完全不同的部分。此外，使用M型光标也可能无法始终测量真实的垂直直径，这进一步导致了误差。由于这些原因，通常应避免常规使用M型来获得IVC测量值，特别是对于初学者。

使用IVC估计CVP还有几个限制。在CVP没有增加的情况下，一些因素也会导致IVC增大，包括体表面积大、运动训练、明显的欧氏瓣、IVC-RA交界处狭窄以及IVC中存在滤器或组织[1]。此外，某些情况可能导致RAP增加，因此CVP增加，而血管内总容积没有增加，如心动过速和三尖瓣反流[22]，以及心脏压塞和大面积肺栓塞。临床医生应该了解这些潜在的局限性和鉴别诊断。

采用即时超声进行IVC评估，作为临床容量状态检查的辅助手段，已被研究用于住院患者和门诊患者的心力衰竭管理[18, 20, 23, 24]。一项针对心力衰竭门诊患者的研究发现，近1/3的参与者发现超声和体格检查容量评估之间存在差异，并发现超声新手比仅进行临床评估的专家能够更好地预测入院风险[20]。此外，对高血容量患者，临床检查和IVC超声检查相结合比单独检查更能预测急诊就诊或入院，这表明即使是专家，如果他们在临床评估中加入IVC超声检查，也能提高诊断准确性。

另一项追踪心力衰竭加重患者入院的研究发现，IVC的大小和出院时的塌陷性是再次入院的重要预测因素，甚至优于体格检查参数和肾功能等常规实验室检查[25]。门诊IVC测量也用于评估透析患者[22, 26, 27]的净重和液体状态，并具有评估心力衰竭患者预后的意义[28]。

近年来，关于IVC超声的几个方面一直存在争论，从如何正确测量IVC这样的基本问题，到关于这些测量的临床效用问题。例如，一些研究对CVP预测液体反应性的能力，以及CVP与血容量之间的关系提出了质疑[29, 30]。IVC测量预测危重病患者CVP的可靠性也被一些研究提出了质疑[31, 32]。对于门诊临床医生，值得注意的是，这些研究主要针对住院患者和围手术期患者，而不是针对门诊人群。此外，这些研究通常集中在评

估危重患者的液体反应性，而不是心力衰竭患者利尿剂治疗的容量评估。

总的来说，文献表明，使用即时超声测量IVC来评估CVP，并为门诊患者液体管理提供依据，可能是临床评估的一个非常有用的辅助手段。然而，在系统回顾或Meta分析上仍然缺乏可靠的数据，仍然需要更多的研究来阐明IVC超声在门诊中的作用。

表 46-1	在临床实践中应用即时超声的建议		
建议		证据等级	参考文献
即时超声测量下腔静脉直径和随呼吸变化可用于评估门诊患者的中心静脉压力		C	9，11~13，34

A=一致的、质量良好的以患者为导向的证据；B=不一致或质量有限的以患者为导向的证据；C=共识，以疾病为导向的证据，通常的做法，专家意见，或病例系列。有关SORT证据评级系统的信息，请访问http://www.aafp.org/afpsort。

扫查方法

1. **准备工作** 患者仰卧位，将超声设备放置在患者右侧。选择低频（2.5~5MHz）相控阵或凸阵探头。选择"心脏"或"腹部"模式。注意，如果在心脏模式下执行，探头标记将显示在屏幕右侧，图像在屏幕上从右到左翻转。本章使用了这两种模式下获得的图像。

2. **识别IVC** 获取心脏剑突下图像（有关心脏成像的内容详见第8~11章）。将右心房图像置于屏幕的中心。将探头旋转90°，指向地面，垂直于患者的身体，标记指向患者的头部（图46-2）。将探头指向患者头部，以获得IVC进入右心房的纵向视图（图46-3）。IVC为一薄壁的肝内管状结构，直接连接右心房。肝静脉在距离右心房0.5~3cm处汇入IVC。如果没有立即扫查到IVC，请从右到左逐渐摆动探头，直到查看到。主动脉与IVC很容易相混淆。主动脉呈厚壁，搏动，位于IVC的左侧，并不直接连接到右心房。如果剑突下切面IVC很难清晰地成像，另一种方法是使用经肝冠状切面。与FAST检查中查看Morrison陷凹方法相同（第50章），然后进一步向前方和头侧进行扫查，观察IVC流经肝脏[33]（图46-4）。

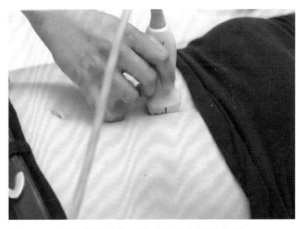

图 46-2 下腔静脉成像时患者体位和探头位置。

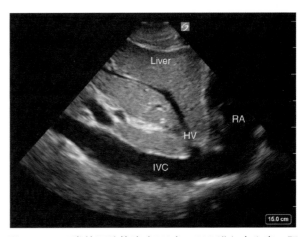

图 46-3 正常的下腔静脉（IVC）。IVC进入右心房，肝静脉连接IVC，进入右心房。在这张图片中，使用的是心脏模式，探头标记在屏幕右边，对应患者的头端。HV，肝静脉；RA，右心房。

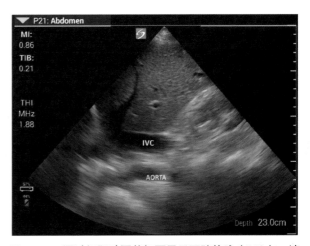

图 46-4 通过经肝脏冠状切面显示下腔静脉（IVC）。请注意，在此视图中，IVC和主动脉同时显示。IVC是在靠近屏幕顶部显示的管腔。在这张图像中，使用的是腹部模式，探头标记在屏幕左边，对应患者的头端。

3. **测量IVC最大直径** 在呼气末，距右心房开口处2~3cm，或肝静脉汇入处测量最大IVC直径。获得如前面所述的IVC汇入右心房的纵切图像，冻结图像，如果需要，使用回放功能识别呼吸循环中IVC达到的最大直径。使用卡尺或目测的方法来测量IVC的直径（图46-5）。使用卡尺时，务必沿IVC的真实长轴测量，因为即使是短距离的离轴测量也会导致直径错误（图46-6）。

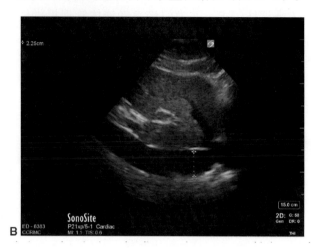

图 46-5　A，呼气末正常下腔静脉（IVC）的最大直径。直径为 1.66cm。该图像中，使用的是腹部模式，探头标记在屏幕左边，对应患者头端。B，血容量增多时，呼气末 IVC 的最大直径。直径为 2.25cm。该图像中，使用的是心脏模式，探头标记在屏幕右边，对应患者头端。

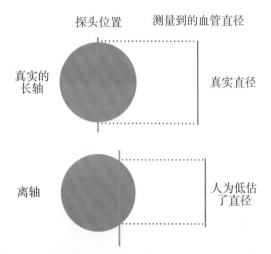

图 46-6　离轴成像的影响。如果 IVC 的二维平面偏离中线，那么直径测量将会偏小。

4. 测量IVC随呼吸变化　通过比较最大（呼气末）IVC直径和最小（吸气末）IVC直径来评估呼吸变化。在临床实践中，许多临床医生仅仅通过在整个呼吸周期中观察IVC来对呼吸变化进行视觉评估。一种更精确的方法包括测量最大IVC直径和最小IVC直径。使用前面所述的IVC纵向视图来测量最大直径，并确定呼吸后IVC处于的最小直径，使用卡尺或目测的方法测量最大直径和大致相同区域IVC 的最小直径（图46-7）。再一次强调，一定要沿着血管的真实长轴进行测量，以尽量提高准确性。呼吸变化可以通过让患者用力呼吸来增强，也被称为"深吸气"动作。

5. 计算IVCCI　IVCCI是最大直径和最小直径的差除以最大直径，并以百分比表示（图46-1）。例如，最大直径为1.5cm，最小直径为0.5cm，则IVCCI为（1.5-0.5）/1.5=0.67=67%。当IVC呼吸末完全塌陷，IVCCI将接近100%，而当IVC 呼吸末塌陷最小时，IVCCI 将接近0%。

患者管理

对任何需液体评估的门诊患者，进行身体检查初步评估后仍不能确定，以及需要通过准确的液体评估指导下一步正确诊治的患者，床旁超声检查IVC可作为其辅助手段。一个常见的例子是慢性心力衰竭患者，查体结果模棱两可，需要通过适当的利尿剂来改善治疗效果。即时超声检查IVC可提供重要的诊断信息，但其须始终与病史、身体检查和实验室或影像学检查相结合，以评估患者的液体状态。使用IVC超声管理CHF的建议见图46-8。

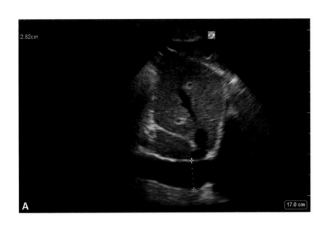

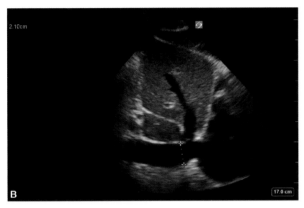

图 46-7 血容量增多患者 IVC 随呼吸变化。A，呼气末直径 2.82cm。B，吸气末直径 2.10cm。IVCCI ＜ 50%。使用的是心脏模式，探头标记位于屏幕右边，对应患者头端。

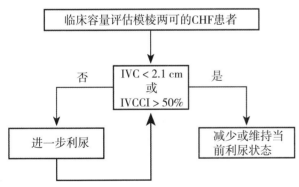

图 46-8 IVC 超声应用于心力衰竭患者的管理流程。CHF，充血性心力衰竭；IVC，下腔静脉；IVCCI，下腔静脉塌陷指数。

如果IVC的最大直径＞2.1cm，且IVCCI＜50%，则该患者CVP＞10mmHg（表46-1）。该患者很可能是高血容量的，需要进一步利尿。除了高血容量外，右心房压力增加还有多种原因，包括心脏压塞、大面积肺栓塞、肺动脉高压和二尖瓣反流，会产生类似的IVC表现。

如果IVC直径≤2.1cm，IVCCI＞50%，患者CVP为0～5mmHg（表46-1）。该患者进一步利尿不一定有益处，需要根据临床情况，减少利尿剂的用量。

如果IVC表现超出这些参数，即直径＞2.1cm，IVCCI＞50%，或直径≤2.1cm，IVCCI＜50%，则估计CVP为5～10mmHg（表46-2）。当IVC落在中间区域时，超声心动图医师可以使用二次超声心动图来更准确地估计患者的CVP，但这通常超出了临床医生进行即时超声的范围。

如前所述，关于即时超声监护IVC在CVP评估和临床决策中的应用存在一些争议。它并不是一项完美的检查方法，仍需要进一步的研究。然而，鉴于它的安全性、证据基础、可随访性和易用性，可以作为体格检查中评估临床液体状态的辅助检查，有望提高门诊诊断和治疗的准确率。

表 46-2 通过测量 IVC 直径和 IVC CI 估测 CVP

	IVC 直径≤2.1cm	IVC 直径＞2.1cm
IVCCI ＜ 50%	CVP 5～10mmHg	CVP 10～20mmHg
IVCCI ≥ 50%	CVP 0～5mmHg	CVP 5～10mmHg

CVP，中心静脉压；IVC，下腔静脉；IVCCI，下腔静脉塌陷指数
经允许转自：Rudski LG，Lai WW，Afilalo J，et al. Guidelines for the echocardiographic assessment of the right heart in adults: a report from the American Society of Echocardiography endorsed by the European Association of Echocardiography, a registered branch of the European Society of Cardiology, and the Canadian Society of Echocardiography. J Am Soc Echocardiogr. 2010；23（7）:685–713. Copyright © 2010 by the American Society of Echocardiography.

经验分享和要点提示

经验分享

- 确保观察到肝静脉进入IVC，IVC进入右心房，以避免与主动脉混淆。

- 如果由于体型原因或肠道气体，难以通过肋下扫查到IVC，可尝试通过经肝脏冠状切面进行扫查。将探头放置在FAST检查中评估Morrison陷凹的相同位置（图46-4）。

- 将超声探头放在患者的身体上，用1～2根手指帮助稳定探头。尽量减少患者呼吸期间探头的平面外移动，特别是在深吸气试验时。

要点提示

- 不要把主动脉误认为IVC。主动脉呈厚壁，搏动，不连接到右心房，且位于IVC的左侧。如有疑问，可使用彩色多普勒来帮助区分IVC和主动脉。

- 避免常规使用M型模式来测量IVC的塌陷性，因为在呼吸期间IVC的上下运动可能会导致测量不准确。

- 注意，即使小距离的离轴测量也会导致测量值偏小（图46-6）。

- 除了血管内容积过量，其他如心脏压塞、二尖瓣反流和主动脉硬化也会出现IVC扩张、不塌陷。

参考文献

1. Beigel R, Cercek B, Luo H, Siegel RJ. Noninvasive evaluation of right atrial pressure. *J Am Soc Echocardiogr*. 2013;26:1033-1042.

2. Natori H, Tamaki S, Kira S. Ultrasonographic evaluation of ventilatory effect on inferior vena caval configuration. *Am Rev Respir Dis*. 1979;120(2):421-427.

3. Wang CS, FitzGerald JM, Schulzer M, Mak E, Ayas NT. Does this dyspneic patient in the emergency department have congestive heart failure? *JAMA*. 2005;294(15):1944-1956.

4. Hanson J, Lam SW, Alam S, et al. The reliability of the physical examination to guide fluid therapy in adults with severe falciparum malaria: an observational study. *Malar J*. 2013;12:348.

5. Saugel B, Kirsche SV, Hapfelmeier A, et al. Prediction of fluid responsiveness in patients admitted to the medical intensive care unit. *J Crit Care*. 2013;28(4):537.e1-537.e9.

6. Demeria DD, MacDougall A, Spurek M, et al. Comparison of clinical measurement of jugular venous pressure versus measured central venous pressure. *Chest*. 2004;126:747S.

7. McGee S, Abernethy WB III, Simel DL. The rational clinical examination. Is this patient hypovolemic? *JAMA*. 1999;281(11):1022-1029.

8. Boldt J, Lenz M, Kumle B, Papsdorf M. Volume replacement strategies on intensive care units: results from a postal survey. *Intensive Care Med*. 1998;24:147-151.

9. Ciozda W, Kedan I, Kehl DW, Zimmer R, Khandwalla R, Kimchi A. The efficacy of sonographic measurement of inferior vena cava diameter as an estimate of central venous pressure. *Cardiovasc Ultrasound*. 2016;14:33.

10. Labovitz A, Noble VE, Bierig M, et al. Focused cardiac ultrasound in the emergent setting: a consensus statement of the American Society of Echocardiography and American College of Emergency Physicians. American Society of Echocardiography Consensus Statement. *J Am Soc Echocardiogr*. 2010;23(12):1225-1230. doi:10.1016/j.echo.2010.10.005.

11. Stawicki SP, Braslow BM, Panebianco NL, et al. Intensivist use of hand-carried ultrasonography to measure IVC collapsibility in estimating intravascular volume status: correlations with CVP. *J Am Coll Surg*. 2009;209(1):55-61.

12. Kircher BJ, Himelman RB, Schiller NB. Noninvasive estimation of right atrial pressure from the inspiratory collapse of the inferior vena cava. *Am J Cardiol*. 1990;66(4):493-496.

13. Nagdev AD, Merchant RC, Tirado-Gonzalez A, Sisson CA, Murphy MC. Emergency department bedside ultrasonographic measurement of the caval index for noninvasive determination of low central venous pressure. *Ann Emerg Med*. 2010;55(3):290-295.

14. Gómez Betancourt M, Moreno-Montoya J, Barragan-Gonzalez AM, Ovalle JC, Bustos Martinez YF. Learning process and improvement of point-of-care ultrasound technique for subxiphoid visualization of the inferior vena cava. *Crit Ultrasound J*. 2016;8:4.

15. Stone MB, Huang JV. Inferior vena cava assessment; correlation with CVP and plethora in tamponade. *Glob Heart*. 2013;8(4):323-327.

16. Rudski LG, Lai WW, Afilalo J, et al. Guidelines for the echocardiographic assessment of the right heart in adults: a report from the American Society of Echocardiography endorsed by the European Association of Echocardiography, a registered branch of the European Society of Cardiology, and the Canadian Society of Echocardiography. *J Am Soc Echocardiogr*. 2010;23(7):685-713. doi:10.1016/j.echo.2010.05.01.

17. Wallace DJ, Allison M, Stone MB. Inferior vena cava percentage collapse during respiration is affected by the sampling location: an ultrasound study in healthy volunteers. *Acad Emerg Med*. 2010;17:96-99.

18. Perera P, Mailhot T, Riley D, Mandavia D. The RUSH exam: Rapid Ultrasound in SHock in the evaluation of the critically ill. *Emerg Med Clin North Am*. 2010;28:29-56.

19. Brennan JM, Blair JE, Goonewardena S, et al. Reappraisal of the use of inferior vena cava for estimating right atrial pressure. *J Am Soc Echocardiogr*. 2007;20:857-861.

20. Saha NM, Barbat JJ, Fedson S, Anderson A, Rich JD, Spencer KT. Outpatient use of focused cardiac ultrasound to assess the inferior vena cava in patients with heart failure. *Am J Cardiol*. 2015;116(8):1224-1228.

21. Blehar DJ, Resop D, Chin B, Dayno M, Gaspari R. Inferior vena cava displacement during respirophasic ultrasound imaging. *Crit Ultrasound J*. 2012;4:18.

22. Mandelbaum A, Ritz E. Vena cava diameter measurement for estimation of dry weight in haemodialysis patients. *Nephrol Dial Transplant*. 1996;11(supp2): 24-27.

23. Gundersen GH, Norekval TM, Haug HH, et al. Adding point of care ultrasound to assess volume status in heart failure patients in a nurse-led outpatient clinic. A randomised study. *Heart*. 2016;102:29-34.

24. Dalen H, Gundersen GH, Skjetne K, et al. Feasibility and reliability of pocket-size ultrasound examinations of the pleural cavities and vena cava inferior performed by nurses in an outpatient heart failure clinic. *Eur J Cardiovasc Nurs*. 2015;14(4):286-293.

25. Goonewardena SN, Gemignani A, Ronan A, et al. Comparison of hand-carried ultrasound assessment of the inferior vena cava and N-terminal pro-brain natriuretic peptide for predicting readmission after hospitalization for acute decompensated heart failure. *JACC Cardiovasc Imaging*. 2008;1(5):595-601.

26. Yanagiba S, Ando Y, Kusano E, Asano Y. Utility of the inferior vena cava diameter as a marker of dry weight in nonoliguric hemo- dialyzed patients. *ASAIO J*. 2001;47:528-532.

27. Brennan JM, Ronan A, Goonewardena S, et al. Hand carried ultrasound measurement of the inferior vena cava for assessment of intravascular

2006;1:749-753.

28. Pellicori P, Carubelli V, Zhang J, et al. IVC diameter in patients with chronic heart failure: relationships and prognosis. *JACC Cardiovasc Imaging*. 2013;6(1):16-28.

29. Marik PE, Baram M, Vahid B. Does central venous pressure predict fluid responsiveness? A systematic review of the literature and the tale of seven mares. *Chest*. 2008;134(1):172-178.

30. Marik PE, Cavallazzi R. Does the central venous pressure predict fluid responsiveness? An updated meta-analysis and a plea for some common sense. *Crit Care Med*. 2013;41:1774-1781.

31. Alavi-Moghaddam M, Kabir A, Shojaee M, Manouchehrifar M, Moghimi M. Ultrasonography of inferior vena cava to determine central venous pressure: a meta-analysis and meta-regression. *Acta Radiol*. 2016;58:537:541.

32. Ng L, Khine H, Taragin BH, Avner JR, Ushay M, Nunez D. Does bedside sonographic measurement of the inferior vena cava diameter correlate with central venous pressure in the assessment of intravascular volume in children? *Pediatr Emerg Care*. 2013;29(3):337-341.

33. Kulkarni AP, Janarthanan S, Harish MM, et al. Agreement between inferior vena cava diameter measurements by subxiphoid versus transhepatic views. *Indian J Crit Care Med*. 2015;19(12):719-722.

34. Dipti A, Soucy Z, Surana A, Chandra S. Role of inferior vena cava diameter in assessment of volume status: a meta-analysis. *Am J Emerg Med*. 2012;30(8):1414-1419.

第二篇

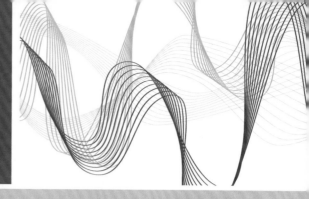

第3部分 | 主动脉

第 47 章　患者是否有腹主动脉瘤？

Neil Jayasekera, MD and Naman Shah, MD, PhD

●临床病例

在家庭成员的鼓励下，一名有长期吸烟史和慢性阻塞性肺疾病（chronic obstructive pulmonary disease，COPD）的65岁男子前往诊所进行"检查"。他已经15年没去看医生了。他感到疲乏，但没有其他不适，状况稳定。除了有与COPD相关的症状外，查体无其他明显异常。因其有长期吸烟史，按照美国预防服务工作组（US Preventive Services Task Force，USPSTF）指南，建议该患者筛查腹主动脉瘤（abdominal aortic aneurysm，AAA）。患者是否有腹主动脉瘤？

文献综述

在美国，每年有10 000～15 000人死于AAA的并发症[1]。AAA是主动脉的局部扩张，至少比正常血管大50%。通常直径>3cm诊断AAA。一旦出现，AAA将继续扩张，不过扩张率差异很大，并受到潜在风险因素的影响。AAA的危险因素包括年龄、男性、吸烟、高血压、动脉粥样硬化、高脂血症、家族史和结缔组织疾病如马方综合征和埃勒斯-当洛斯综合征。最重要的可变风险因素是吸烟。吸烟者患AAA的可能性是不吸烟者的3～5倍[2]。

AAA最严重的并发症是破裂。当AAA破裂

时，死亡率高达80%～95%[3]。无症状AAA患者的破裂率取决于动脉瘤的大小、扩张率和位置。无症状患者的最大风险因素是AAA直径超过5.0cm[3]。在这个尺寸下，破裂的风险超过了择期手术修复导致死亡的风险。择期手术修复与5%的死亡率相关。如果AAA出现症状，紧急手术修复的死亡率高达50%[3]。因此，通过筛查发现无症状AAA至关重要。

体格检查诊断AAAs的准确性很差[4]。一项Meta分析体格检查对3.0～3.9cm的AAA检出的敏感性为29%，对4.0～4.9cm的AAA敏感性为50%，对5.0cm或以上的AAA敏感性为76%[5]。虽然腹部触诊的敏感性随着动脉瘤大小的增加而增加，但仍然太低，在任何大小下都不可靠。此外，该检查还会导致许多假阳性。

另一方面，对腹主动脉的超声检查是非常准确的。已证明其与金标准有很高的相关性，包括计算机断层扫描和腹主动脉的术中测量[6, 7]。此外，超声快速、经济、无创和无辐射。

因此，超声是由USPSTF认可的首选筛查方法。他们建议向所有65～75岁吸烟的男性推荐进行一次性AAA筛查[8]。挽救一例AAA相关死亡需要216次筛查。如同需要进行400次乳腺癌筛查，以挽救一名与乳腺癌相关的死亡患者。

尽管有这些建议，但筛查率仍然很低。一项研究表明，只有9.2%的适应证患者在初级保健机构中接受了筛查。如果遵循筛查建议，估计

AAA并发症的死亡率可以降低一半[9]。初级保健机构可以帮助增加AAA患者的筛查。有充分的证据表明，接受集中训练的医生，通过几个小时到几天的练习，可以准确地使用床旁即时超声（POCUS）筛查AAA。对急诊科进行研究的系统综述发现，综合敏感性和特异性分别为99%和98%[10]。多项研究支持初级保健医生在诊所进行POCUS的AAA筛查[11-17]。2012年加拿大前瞻性观察研究表明，基于诊室的AAA超声筛查是可靠

的。作者是一名乡村家庭医生，接受过超声培训，其中包括50次对主动脉扫查。将他在诊室中的扫查结果与医院的扫查结果进行了比较，两组之间主动脉直径的平均差异仅为2mm，基于诊室扫查的敏感性和特异性为100%。在这项研究中，诊室超声扫查平均用时只需212秒。这对于在忙碌的诊所工作，觉得没有时间做超声的医生来说是一个有用的数据[17]。

表 47-1	在临床实践中应用即时超声的建议		
建议		**证据等级**	**参考文献**
即时超声在评估AAA方面比体格检查具有更高的敏感性和特异性。		A	4，5
即时超声可以用来筛查65岁以上有吸烟史的男性患者的AAA。		A	8
评估AAA的即时超声可由训练有素的非超声医生进行，他们的检查结果具有与医院超声科医生检查相似的敏感性和特异性。		A	12，21

A=一致的、质量良好的以患者为导向的证据；B=不一致或质量有限的以患者为导向的证据；C=共识，以疾病为导向的证据，通常的做法，专家意见，或病例系列。有关SORT证据评级系统的信息，请访问http://www.aafp.org/afpsort。

除了筛查无症状患者，超声对诊断有症状的AAA患者也有价值。尽管AAA破裂患者的死亡率很高，但只有50%的患者存在典型的腹痛、低血压和搏动性肿块三联征[18]。及时诊断AAA破裂是很重要的，因为能够进入手术室的患者死亡率将降低一半[19]。初级保健医生接诊急性腰痛和非特异性腹痛的患者，需将AAA破裂列入鉴别诊断。当这些患者的病史有限或需要长时间等待进行常规检查的情况下，进行床旁主动脉扫查可能会挽救生命。

扫查方法

1. 准备工作　患者取仰卧位。超声仪放于合适的位置，以便在扫查患者时轻松查看图像。使用相控阵或凸阵探头（3.5～5.0MHz）来进行扫查。将探头横向放置于剑突下方，探头标记指向患者右侧（图47-1）。

2. 横向扫查主动脉　找到椎体的声影。椎体正上方的唯一结构是主动脉。使用椎体作为标志来寻找主动脉，因为试图一眼就找到主动脉是困难的，而且很容易将主动脉误认是下腔静脉（IVC）或其他主动脉分支大血管。调整深度，使椎体声影和主动脉位于屏幕中间（图47-2）。

向下1～2cm的间隔扫描主动脉直到脐部。沿主动脉的走行涂抹超声耦合剂，以减少扫查时的中断和从腹部移开探头的影响。如果中途移开探头或图像显示不佳，需再次重新扫查。对主动脉进行从近端到远端的连续扫查很重要，稍后再做描述。

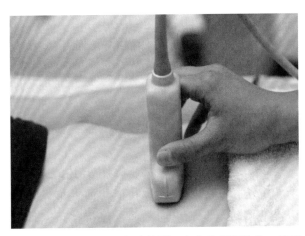

图 47-1　患者体位和探头位置。患者处于仰卧位。使用凸阵探头，横向放置于腹中线上，探头标记朝向患者右侧。

3. 显示主动脉近端　主动脉从剑突向脐部走行时，首先发出腹腔动脉，腹腔动脉分成肝总动脉和脾动脉，呈现"海鸥"形外观（图47-

3）。肠系膜上动脉（superior mesenteric artery，SMA）从腹主动脉前方发出，距离腹腔动脉远端约1cm。它平行走行在主动脉正前方，然后延伸到主动脉右侧。肾动脉于SMA远端约1cm处从主动脉的左侧和右侧发出。在此位置，SMA 为主动脉横截面前方一条较小的动脉（图47-4）。可以看到左肾静脉从IVC分支并延伸到左肾，走行在SMA后方，主动脉前方。在此水平，将看到门静脉与左肾静脉平行延伸，但在SMA之前（图47-5）。虽然可能看不到肾动脉，但重要的是看到腹腔动脉、SMA或肾静脉，以确保你已经扫查到肾动脉的水平，因为几乎所有的AAA都发生在肾动脉以下。

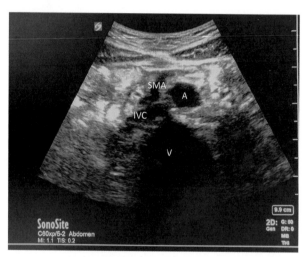

图47-2　横切面上椎体的声影。椎体可以作为一个标志，帮助识别主动脉。主动脉位于左前方，IVC 位于右前方。A，主动脉；IVC，下腔静脉；SMA，肠系膜上动脉；V，椎体。

4. 显示主动脉远端　将探头放在脐部，向远侧扫查以观察主动脉分叉至髂总动脉。评估动脉近端是否有直径＞1.5cm的动脉瘤。髂动脉向下走行进入骨盆（图47-6）。

5.纵向扫查主动脉　如步骤1中描述的那样，重新定位探头。当主动脉在横切面上可见时，缓慢地旋转探头到纵向平面，保持整条主动脉可见。从近端到远端纵向反复扫查。腹腔动脉和SMA是纵切面中最好的近端标志，在主动脉中线可见，腹腔动脉于近端分出，SMA于稍远端分出。肾动脉不可见，因为它们在这个视野之外。同样，髂动脉分叉只表现为主动脉逐渐变细，因

为髂总动脉侧向分支，在该平面中无法显示（图47-7）。

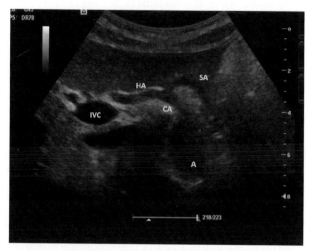

图47-3　腹腔动脉水平主动脉横切图像。腹腔动脉发出肝总动脉和脾动脉。A，主动脉；CA，腹腔动脉；HA，肝总动脉；IVC，下腔静脉；SA，脾动脉。

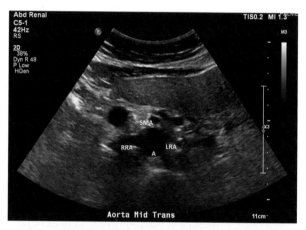

图47-4　肾动脉水平的主动脉横切图像。A，主动脉；LRA，左肾动脉；RRA，右肾动脉；SMA，肠系膜上动脉。

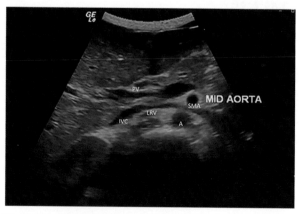

图47-5　左肾静脉水平，主动脉横切图像。A，主动脉；IVC，下腔静脉；LRV，左肾静脉；PV，门静脉；SMA，肠系膜上动脉。

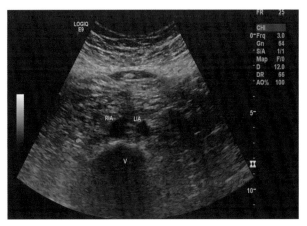

图 47-6　脐水平的髂动脉分叉。LIA，左侧髂总动脉；RIA，右侧髂总动脉；V，椎体。

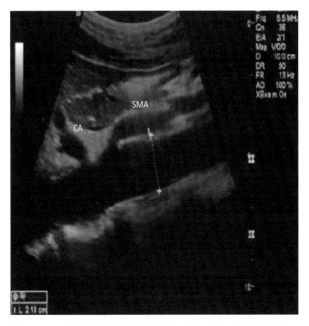

图 47-7　长轴切面上近端主动脉。CA，腹腔动脉；SMA，肠系膜上动脉。

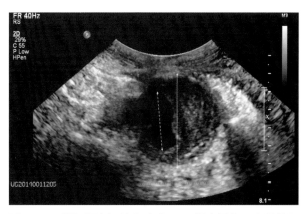

图 47-8　横切面上远端主动脉 AAA 超声图像。直径的正确测量是从外壁到外壁，3.8cm（实线箭头）。管壁有血栓，测量内部的管腔会使测量值偏小（虚线箭头）。关键是不要把假腔误当成主动脉直径。

患者管理

无症状的AAA患者需要进行后续超声检查，或者根据AAA的大小转诊给血管外科医生。AAA直径为3.0～3.9cm的患者应在1～3年内进行超声随访。AAA直径为4.0～4.9cm的患者应每隔12个月进行主动脉扫查，以评估其进展。AAA直径为5～5.5cm的患者应在6个月内复查超声或转诊给血管外科医生进行随访。我们建议5cm以上者转诊，其破裂风险较高，如女性，AAA直径为5～5.5cm 需进行修复。任何大于5.5cm的AAA都应转诊给血管外科医生进行择期修复。对已知AAA复查显示每年增长>0.5cm，则其破裂风险增加，不论动脉瘤大小都应进行血管手术[20]。

对于无症状AAA的患者，无论大小，均应对危险因素予以干预，包括戒烟，高血压控制和高脂血症管理。AAA等同于冠状动脉疾病，因此所有已知AAA的患者都应服用小剂量阿司匹林和他汀类药物，以减少将来发生心肌梗死的风险。

任何有AAA危险因素的患者都可能出现AAA症状，包括急性腹部、背部或侧方痛，可进行紧急POCUS（即时超声）检查。超声对确认破裂的敏感性很低，所以如果存在AAA，应该假设它是症状的来源。任何可能有AAA症状的患者应立即稳定病情并进行紧急评估。计算机断层扫描（CT）血管造影术是超声检查后确定其大小和评估破裂迹象的首选诊断方法。任何有症状的AAA的患者都应尽早接受血管手术治疗（图47-9和图

6.进行测量　可进行近端、中段和远端主动脉测量，但并非总需要如此测量。可以测量看起来异常（>3cm 或更大）的区域。

应该在横向和纵向两个平面上进行测量。确保探头与主动脉成90°角，不要以倾斜角度扫查，否则会高估直径。直径应从主动脉的外壁（包括高回声的肌肉壁）开始测量。AAA通常有附壁血栓，形成假管腔的区域，如果仅从内腔测量而不包括外壁，则会导致测量结果错误（图47-8）。

47-10）。

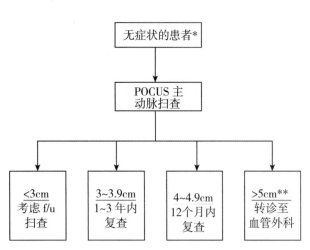

图 47-9　无症状患者。* 美国预防服务工作组（*US Preventive Services Task Force，USPSTF）筛查标准、其他临床问题或在体检中发现的无症状腹部肿块。** 考虑到测量之间可接受的变化范围，我们保守的建议 5cm 为转诊至血管外科手术的临界值（有些建议为 5.5cm）。如果复查的扩张率＞ 0.5cm/ 年，则不管主动脉直径多少，都应进行血管外科手术。POCUS，即时超声。

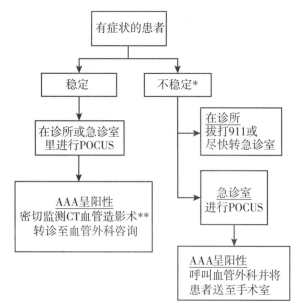

图 47-10　有症状的患者。* 不稳定的患者可能会有低血压或休克的迹象。转诊 / 诊断应同时稳定患者（即监护床、建立大静脉注射通道、输血）。**CT 血管造影术可以评估是否涉及肾动脉，并决定稳定患者所需的手术类型。POCUS 评估 AAA 阴性者应进行鉴别诊断。AAA，腹主动脉瘤；CT，计算机断层扫描；POCUS，即时超声。

经验分享和要点提示

经验分享

- 在筛查患者之前，应检查患者是否已因其他原因而进行了其他影像学检查方式［腹部CT或磁共振成像（MRI）］。
- 为了减少肠内气体对主动脉成像的影响，尽可能在筛查前禁食至少4～12小时。但是，如果患者在该时间范围内进食，也不应推迟检查。在这种情况下，用探头向下推开充满气体的肠管。很多时候，采用这种方法，可以看到脊柱和主动脉。
- 通过形状、可压缩性和多普勒频谱来区分IVC（三角形、可压缩、单相波形、静脉频谱）和主动脉（圆形、不可压缩、双相波形、动脉频谱）。
- 远端（肾下方）AAA很常见，近端AAA很罕见。近端AAA通常有远端受累。因此，一些学者建议从脐部进行主动脉扫描，并向上直至剑突下。

要点提示

- 虽然主动脉夹层的体征和症状类似于AAA，但这两个疾病的病理生理学和诊疗管理是不同的。虽然使用POCUS可以发现主动脉夹层撕裂的"中膜"，但夹层的诊断方法是主动脉CT血管造影术。如果涉及主动脉夹层，应进行胸腹部主动脉CT血管造影术。
- 如果发现了AAA，一定要测量包括高回声肌壁在内的管壁之间的距离。AAA中有附壁血栓，经常会发生仅对管腔进行测量的错误。
- AAA破裂的首要误诊是输尿管绞痛。AAA破裂的表现与肾结石出现腹痛、腰痛和血尿的患者相同。在对腰痛患者的评估中，即使存在肾盂积水，评估有无AAA也很重要。一个大的AAA伴有破裂会压迫邻近的输尿管，导致肾盂积水。

参考文献

1. Underlying Cause of Death, 1999-2015 Request [Internet]. [cited 2016 Dec 9]. https://wonder.cdc.gov/ucd-icd10.html

2. Aggarwal S, Qamar A, Sharma V, Sharma A. Abdominal aortic aneurysm: a comprehensive review. *Exp Clin Cardiol*. 2011;16(1):11-15.

3. Metcalfe D, Holt PJ, Thompson MM. The management of abdominal aortic aneurysms. *BMJ*. 2011;342:d1384.

4. Lynch RM. Accuracy of abdominal examination in the diagnosis of non-ruptured abdominal aortic aneurysm. *Accid Emerg Nurs*. 2004;12(2):99-107.

5. Lederle FA, Simel DL. The rational clinical examination. Does this patient have abdominal aortic aneurysm? *JAMA*. 1999;281(1):77-82.

6. Leopold GR, Goldberger LE, Bernstein EF. Ultrasonic detection and evaluation of abdominal aortic aneurysms. *Surgery*. 1972;72(6):939-945.

7. Wanhainen A, Bergqvist D, Björck M. Measuring the abdominal aorta with ultrasonography and computed tomography—difference and variability. *Eur J Vasc Endovasc Surg*. 2002;24(5):428-434.

8. Fleming C, Whitlock EP, Beil TL, Lederle FA. Screening for abdominal aortic aneurysm: a best-evidence systematic review for the U.S. Preventive Services Task Force. *Ann Intern Med*. 2005;142(3):203-211.

9. Thompson SG, Ashton HA, Gao L, Buxton MJ, Scott RA; Multicentre Aneurysm Screening Study (MASS) Group. Final follow-up of the Multicentre Aneurysm Screening Study (MASS) randomized trial of abdominal aortic aneurysm screening. *Br J Surg*. 2012;99(12):1649-1656.

10. Rubano E, Mehta N, Caputo W, Paladino L, Sinert R. Systematic review: emergency department bedside ultrasonography for diagnosing suspected abdominal aortic aneurysm. *Acad Emerg Med*. 2013;20(2):128-138.

11. Abdominal Aortic Aneurysm—American Family Physician [Internet]. [cited 2016 Dec 9]. http://www.aafp.org/afp/2015/0415/p538.html

12. Ruff AL, Teng K, Hu B, Rothberg MB. Screening for abdominal aortic aneurysms in outpatient primary care clinics. *Am J Med*. 2015;128(3):283-288.

13. Sisó-Almirall A, Gilabert Solé R, Bru Saumell C, et al. Feasibility of hand-held-ultrasonography in the screening of abdominal aortic aneurysms and abdominal aortic atherosclerosis [in Spanish]. *Med Clínica*. 2013;141(10):417-422.

14. Oviedo-García AA, Algaba-Montes M, Segura-Grau A, Rodríguez-Lorenzo Á. Ultrasound of the large abdominal vessels [in Spanish]. *Semergen Soc Esp Med Rural Generalista*. 2016;42(5):315-319.

15. Steinmetz P, Oleskevich S. The benefits of doing ultrasound exams in your office. *J Fam Pract*. 2016;65(8).517-523.

16. Bonnafy T, Lacroix P, Desormais I, et al. Reliability of the measurement of the abdominal aortic diameter by novice operators using a pocket-sized ultrasound system. *Arch Cardiovasc Dis*. 2013;106(12):644-650.

17. Blois B. Office-based ultrasound screening for abdominal aortic aneurysm. *Can Fam Physician*. 2012;58(3):e172-e178.

18. Kiell CS, Ernst CB. Advances in management of abdominal aortic aneurysm. *Adv Surg*. 1993;26:73-98.

19. Hoffman M, Avellone JC, Plecha FR, et al. Operation for ruptured abdominal aortic aneurysms: a community-wide experience. *Surgery*. 1982;91(5):597-602.

20. Chaikof EL, Dalman RL, Eskandari MK, et al. The Society for Vascular Surgery practice guidelines on the care of patients with an abdominal aortic aneurysm. *J Vasc Surg*. 2018;67(1):2.e2-77.e2.

21. Costantino TG, Bruno EC, Handly N, Dean AJ. Accuracy of emergency medicine ultrasound in the evaluation of abdominal aortic aneurysm. *J Emerg Med*. 2005;29(4):455-460.

第二篇

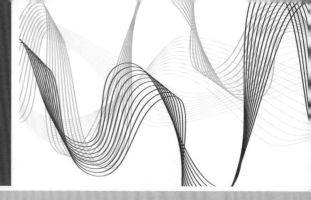

第 4 部分 | 颈动脉

第48章 患者是否有颈动脉狭窄？

●临床病例

患者，男，72岁，患有高脂血症、高血压和控制不良的2型糖尿病。他前往初级保健诊所就诊，主诉前一天晚上左眼突然发黑，"就像眼前拉上了幕布一样"，5分钟左右视力又恢复了正常。你担心这可能是一过性黑矇。患者是否有颈动脉狭窄？

文献综述

人群中严重颈动脉狭窄的患病率为0～3.1%[1]。2011年美国心脏协会预防卒中的指南表明，无症状患者的严重狭窄患病率低于1%。对于无症状狭窄患者，每年造成的卒中风险低于1%[2]。颈动脉缺血的典型症状包括无力，感觉异常，面部、手臂或腿部感觉缺陷或短暂性同侧失明（一过性黑矇）。晕厥、眩晕、共济失调、构音障碍和意识水平下降与颈动脉粥样硬化疾病没有因果关系[3]。严重颈动脉狭窄高患病率（>20%）的人群包括计划进行冠状动脉搭桥术（CABG）的吸烟者和有症状的外周动脉疾病的吸烟者[3]。颈动脉听诊有杂音不能预测无症状患者存在严重狭窄，其不能单独作为行颈动脉超声检查的提示征象[3, 4]。

基于过去20年的几次主要试验，人们普遍认为，针对有症状的严重颈动脉狭窄患者进行干预——颈动脉内膜切除术（carotid endarterec-tomy，CEA）或颈动脉支架术（carotid artery stenting，CAS）有利于降低未来卒中的发生率。北美症状性颈动脉内膜切除术试验（The North American Symptomatic Carotid Endarterectomy Trial，NASCET）根据其成像标准确定了狭窄率70%为阈值（现已广泛使用）[5, 6]。欧洲颈动脉手术试验（The European Carotid Surgery Trial，ECST）使用略微不同的诊断标准，报告了有意义的干预以80%狭窄为阈值[7]。不幸的是，符合这些标准的患者往往有很高的手术风险，而且CEA和CAS的术后并发症发生率和死亡率均较高。大型中心引用的30天卒中或死亡率为2.4%～3%，但据报道，并发症发生率高达6%。CEA后心肌梗死发生率较高（2.2%）[8]。颈动脉支架等新策略可降低心肌梗死发生率，但与之相关的围术期卒中发生率较高[9]。由于这些干预措施的相关并发症发生率很高，过度诊断的后果会很严重。因此，诊断检查应仅限于最有可能从治疗中获益的患者（表48-1）。许多专业协会，包括美国预防服务工作组、美国心脏协会和美国放射学院现在强烈反对对无症状患者进行常规筛查[2, 4, 10]。其他国家甚至建议在干预前进行确证性的检查，如磁共振成像（MRI）[11]。

美国超声医学研究所（The American Institute of Ultrasound in Medicine，AIUM）发布了"颅外脑血管系统超声检查"的具体参数，建议进行完整成像检查（表48-2）[12]。颈动脉超声检查比大多数

表 48-1	超声评估颈动脉狭窄的适应证

筛查或考虑筛查	不常规筛查
1.典型的神经系统症状，同侧一过性黑蒙，对侧卒中或者TIA包括虚弱、感觉丧失或感觉异常	1.无症状的患者，不论年龄如何
2.>65岁的接受CABG治疗的高危患者	2.腹主动脉瘤患者
3.有症状的外周动脉疾病	3.听诊有颈动脉杂音的无症状患者
	4.有非典型神经症状，包括晕厥或晕厥前兆的患者

缩写：CABG，冠状动脉旁路搭桥术；TIA，短暂性脑缺血发作。

经允许转载自：Ricotta JJ, Aburahma A, Ascher E, et al. Updated Society for Vascular Surgery guidelines for management of extracranial carotid disease. J Vasc Surg. 2011；54（3）:e1-31. Copyright © 2011 Society for Vascular Surgery.346

表 48-2	美国医学超声研究所颅外脑血管系统超声检查的具体参数

所需的二维灰阶图像	所需的彩色多普勒图像	具有收缩期峰值流速的频谱多普勒图像
1.颈总动脉长轴图像	1.颈动脉远端长轴图像	1.颈总动脉近端
2.颈动脉分叉长轴图像	2.颈内动脉近端和中段长轴图像	2.颈总动脉中段或远端（分叉处以下2～3cm）
3.颈内动脉长轴图像	3.颈外动脉长轴图像（显示分支）	3.颈内动脉近端
4.颈内动脉近端短轴图像	4.椎动脉长轴图像	4.颈内动脉中至远端
		5.颈外动脉近端
		6.椎动脉（颈部或靠近起始处）

经许可转自：American Institute of Ultrasound in Medicine, American College of Radiology, Society of Radiologists in Ultrasound. AIUM practice guideline for the performance of an ultrasound examination of the extracranial cerebrovascular system. J Ultrasound Med. 2012;31(1):145-54. Copyright © 2016 by the American Institute of Ultrasound in Medicine. Reprinted by permission of John Wiley & Sons, Inc.

即时超声（POCUS）需要更先进的知识和技术，因此，大多数POCUS实施者通常不进行此项检查。最有效的POCUS检查通常是回答重点的临床问题，改善患者护理，执行速度较快，并且可以由培训有限的非超声科医生进行检查。对于大多数操作者来说，不需要了解颈动脉多普勒成像这些参数。但是，在某些情况下，例如资源有限的地方，这样的重点检查将发挥效用。由于临床上重要的疾病发生率最高的部位是颈内动脉（ICA），因此从即时医疗检查方案中剔除椎动脉和颈外动脉（ECA）检查可能会遗漏那些相对较少见的临床重要疾病。

大多数笔记本电脑大小的床旁超声仪，当安装了适当的线阵高频探头，将包含血管计算包。与超声科常见的机器相比，调节多普勒角度的能力会受到限制。手持装置可能缺乏脉冲/频谱多普勒。关于初级保健者使用颈动脉超声的研究很少，也没有经过验证的相关报告，包括这里提出的报告。为了研究通过有限训练获得快速使用即时超声的方法，Ray等人研究了不使用多普勒的二维评估斑块的准确性。经过一段时间的培训，研究人员能通过灰阶成像识别出严重狭窄（>50%）的所有病例[13]。一项对接受6周训练的欧洲内科医师的研究显示，单独对斑块检测（不包括狭窄严重程度的多普勒评估）的敏感性和特异性分别为78.5%和93.6%[14]。

到目前为止，所有的小规模研究都评估了操作者在灰阶成像上识别斑块的能力，但没有包括多普勒成像。

凭借实时向患者展示他们的解剖学和病理学的能力，支持颈动脉超声检查的另一个观点在于它具有引导高心血管风险患者改变行为的能力。一些试验表明，通过采用超声波向患者显示颈动脉斑块，可使他们对心血管风险有更多的了解。但尽管患者有了更好的理解，但大多数试验并没有显示出对患者行为改变的影响（包括戒烟率）[15-18]。另一项大型的欧洲试验显示，与没有看到颈动脉斑块的对照组患者相比，目睹颈动脉斑块（或内膜中层厚度）的患者在1年内降低了Framingham风险评分[19]。表48-3 讨论了使用颈动脉即时超声检查的关键点。

表 48-3 在临床实践中应用即时超声的建议		
建议	**证据等级**	**参考文献**
一些主要专业协会和美国预防服务工作组（United States Preventive Services Task Force，USPSTF）反对进行颈动脉狭窄的常规筛查，但这在即时超声中不会改变	A	2，4，10
仅使用灰阶成像识别颈动脉斑块的颈动脉即时超声对于潜在狭窄＞50%的患者可能是可靠的	C	13，14
使用即时超声对斑块成像作为高心血管风险患者的健康教育工具，可能会改变医生的处方，降低Framingham风险评分，但并不能提高戒烟率	B	15，16，17，18，19

A＝一致的、质量良好的以患者为导向的证据；B＝不一致或质量有限的以患者为导向的证据；C＝共识，以疾病为导向的证据，通常的做法，专家意见，或病例系列。有关SORT证据评级系统的信息，请访问http://www.aafp.org/afpsort。

扫查方法

1. 患者体位和检查选择　应使用线阵高频探头，并选择血管/动脉检查设置。超声操作者应该面对超声仪，并坐在患者的右侧。患者应仰卧，头部略微倾斜。一部分操作者更喜欢坐在床头，面向患者的脚（图48-1）。

2. 灰阶/B型成像检查颈动脉　显示颈动脉从锁骨到下颌骨全程。可以定位探头，从前方或后侧角度观察动脉（图48-2和图48-3）。保存颈总动脉（图48-4）、颈动脉分叉（图48-5）和ICA的纵向图像。应保存颈内动脉近端的短轴图像。可在颈中部到下颌角的不同位置看到颈总动脉分成颈内、外动脉。颈外动脉可以识别为分叉血管中较小的，通常有分支，而颈内动脉没有分支（图48-6）。

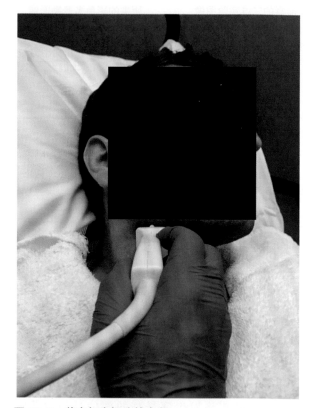

图 48-2　前方扫查探头的方向。

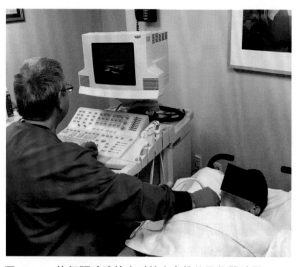

图 48-1　执行颈动脉检查时的患者体位及仪器放置。

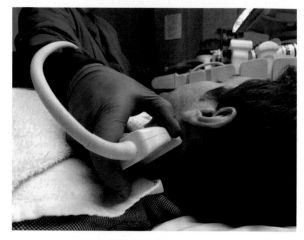

图 48-3　后外侧扫查探头的方向。

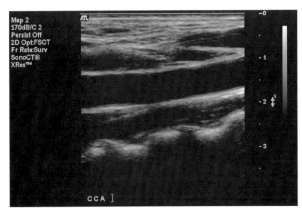

图 48-4　颈总动脉（CCA）B 型图像。

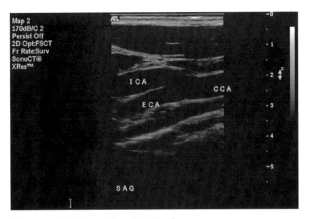

图 48-5　颈动脉分叉的 B 型图像。

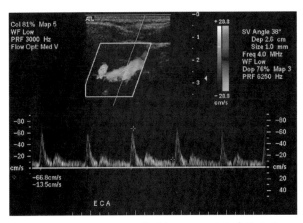

图 48-6　颈外动脉的多普勒特征。可见彩色血流分支。

头向锁骨和下颌骨倾斜）（图48-8）。保存彩色图像（图48-9和图48-10）。一项聚焦即时超声的研究认为，可以不用进行椎动脉和颈外动脉（ECA）彩色多普勒成像，因为ECA（供应面部）不是栓塞的来源，而椎动脉也不是此项评估的适应证。

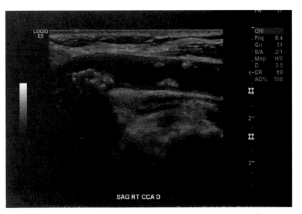

图 48-7　CCA 靠近分叉的远端存在斑块（后伴声影）。

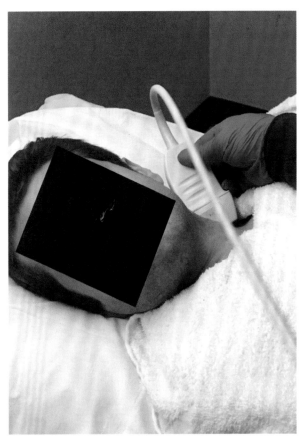

图 48-8　行彩色多普勒检查时探头的放置。

　　3. 记录纵向和短轴的斑块图像　如果探及斑块，应在纵向和短轴切面上都予以记录，并根据管腔直径估计狭窄的百分比。这是一种视觉估计。当血管垂直于超声探头时，可以获得最佳图像（图48-7）。

　　4. 应用彩色多普勒再次观察　切换到多普勒评估时，应注意血管不能再垂直于超声探头，必须始终处于屏幕上的角度（始终小于60°）。为了保持这样的角度，探头可能需要进行调整（探

　　5. 应用脉冲波多普勒成像，测量收缩期峰值流速　确保角度校正保持在60°以下（理想为45°～60°），应在颈总动脉和颈内动脉

（ICA）的近端和中段进行脉冲波多普勒检查。如果在彩色成像上看到速度增加的区域，脉冲波多普勒取样线应该直接放置于该处中间位置，并测量这个速度（图48-11到图48-13）。应测量收缩期峰值流速（peak systolic velocity，PSV）。

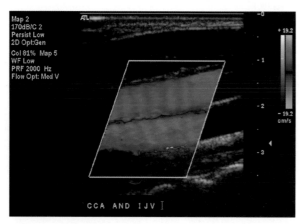

图 48-9 彩色多普勒显示 CCA 血流。前方有壁较薄的颈内静脉。红色和蓝色代表血流流向或远离探头，而不是动脉或静脉。

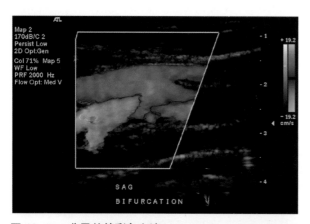

图 48-10 分叉处的彩色血流。

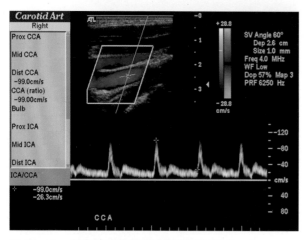

图 48-11 颈总动脉收缩期峰值流速为 99.0cm/s。

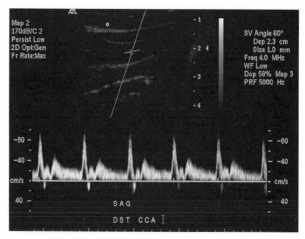

图 48-12 CCA 远端脉冲波多普勒频谱。

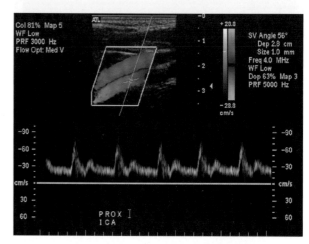

图 48-13 颈内动脉（ICA）脉冲波多普勒频谱。

6. 根据标准确定狭窄程度 对于颈动脉狭窄，有很多多普勒标准。在美国，最常见的方法是基于NASCET，并由超声波放射学家学会来定义[20]。还有其他标准，如修改后的NASCET指数[21]。这都依赖于斑块的大小，ICA与CCA的PSV比率（表48-4）。

患者管理

对于有症状的颈动脉粥样硬化患者和提示狭窄＞50%的患者，应在有认证的血管成像实验室进行综合成像（图48-14和图48-15）。在得到结果之前，可以建议去血管外科咨询。颈动脉狭窄的医疗管理超出了本章节的范围。有不同的证据表明，实时向患者展示动脉粥样硬化斑块可能有助于他们了解心血管风险[15-18, 22]。

表 48–4	放射科医师学会 ICA 狭窄的超声诊断标准			
狭窄程度	ICA PSV（cm/s）	斑块 / 大小	ICA/CCA PSV 比率	ICA EDV（cm/s）
正常	<125	无	<2.0	<40
<50%	<125	<50%	<2.0	<40
50%～69%	125～230	>50%	2.0～4.0	40～100
>70% 近至近闭塞	>230	>50%	>4.0	>100
近闭塞	高、低或无法检测到	可见的	变化	变化
完全闭塞	无法检测到	可见的，没有可检测到的管腔	不可用/不适用	不可用/不适用

缩写：CCA，颈总动脉；EDV，舒张末期速度；ICA，颈内动脉；PSV，收缩期峰值流速。

经允许转载自Grant EG，Benson CB，Moneta GL. Carotid artery stenosis: gray-scale and Doppler US diagnosis—Society of Radiologists in Ultrasound Consensus Conference. Radiology. 2003；229（2）:340–346.

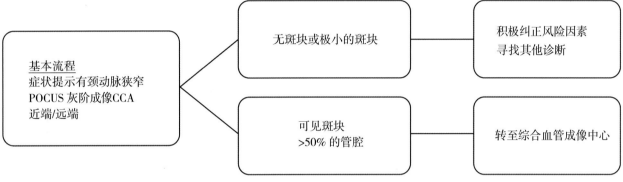

图 48–14 仅用超声检测斑块是一项可靠的基本技能，因此作为一个可选的基本方案提出。

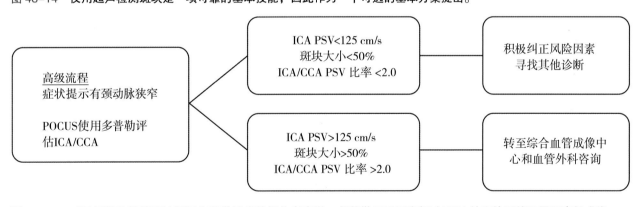

图 48–15 对于能够熟练精确地测量多普勒速度的操作者来说，多普勒显示阻塞超过 50% 的斑块可能不需要高级成像。

经验分享和要点提示

经验分享

- ECA通常比ICA要小，并在前方朝向面部，而不在后方走行。它通常有分支，而ICA无。在观察多普勒图像的同时，拍打耳前的颞动脉分支，将会改变ECA描迹，但对ICA的影响极小。

- 仅B型/灰阶成像就足以检测斑块，但需要多普勒成像来确定狭窄的程度。对于有症状的斑块，没有经验的操作者应建议患者到专业血管成像中心进行综合成像。

- PSV＞125cm/s或ICA/CCA PSV比率＞2.0与显

第二篇

著狭窄超过50% 相关。

要点提示

- 当多普勒取样线角度不正确时，狭窄程度可被严重低估（图48-16）。
- 脉冲取样线应置于血管的中间，因为在边缘自然可以看到湍流[19]（图48-17和图48-18）。湍流时多普勒信号是"填充"的，而不是层流的"空心"信号（宽带宽与窄带宽）。
- 会有解剖变异，包括血管扭转，这可能会人为地提高速度，使成像更具挑战性。当遇到这些患者时，应转给更有经验的超声医生进行检查[19]。

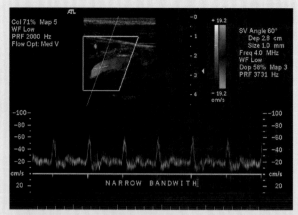

图 48-17　当取样线置于血管中间时，呈尖锐的窄带宽信号。

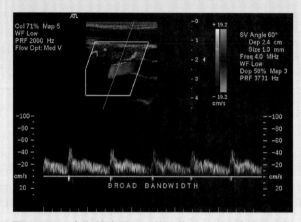

图 48-18　当取样线置于血管边缘时，出现失真的宽带宽信号。

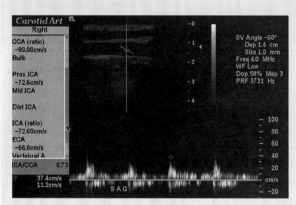

图 48-16　当角度为 0°（血管平行）时出现虚假的低速度。

参考文献

1. de Weerd M, Greving JP, Hedblad B. Prevalence of asymptomatic carotid artery stenosis in the general population: an individual participant data meta-analysis. *Stroke.* 2010;41(6):1294-1297.
2. Goldstein LB, Bushnell CD, Adams RJ. Guidelines for the primary prevention of stroke: a guideline for healthcare professionals from the American Heart Association/American Stroke Association. *Stroke.* 2011;42(2):517-584.
3. Ricotta JJ, Aburahma A, Ascher E. Updated society for vascular surgery guidelines for management of extracranial carotid disease. *J Vascular Surg.* 2011;54(3):e1-e31.
4. LeFevre ML. Screening for asymptomatic carotid artery stenosis: U.S. Preventive Services Task Force recommendation statement. *Ann Internal Med.* 2014;161(5):356-362.
5. The North American Symptomatic Carotid Endarterectomy Trial Collaborators. Beneficial effect of carotid endarterectomy in symptomatic patients with high-grade carotid stenosis. *N Engl J Med.* 1991;325(7):445-453.
6. Ferguson GG, Eliasziw M, Barr HW. The North American Symptomatic Carotid Endarterectomy Trial: surgical results in 1415 patients. *Stroke.* 1999;30(9):1751-1758.
7. European Carotid Surgery Trialists' Group. Randomised trial of endarterectomy for recently symptomatic carotid stenosis: final results of the MRC European Carotid Surgery Trial (ECST). *Lancet* (London, England). 1998;351(9113):1379-1387.
8. Executive Committee for the Asymptomatic Carotid Atherosclerosis Study. Endarterectomy for asymptomatic carotid artery stenosis. *JAMA.* 1995;273(18):1421-1428.
9. Murad MH, Shahrour A, Shah ND, Montori VM, Ricotta JJ. A systematic review and meta-analysis of randomized trials of carotid endarterectomy vs stenting. *J Vascular Surg.* 2011;53(3):792-797.
10. Brott TG, Halperin JL, Abbara S. 2011 ASA/ACCF/AHA/AANN/AANS/ACR/ASNR/CNS/SAIP/SCAI/SIR/SNIS/SVM/SVS guideline on the management of patients with extracranial carotid and vertebral artery disease. *Stroke.* 2011;42(8):e464-e540.
11. Wardlaw JM, Chappell FM, Stevenson M. Accurate, practical and cost-effective assessment of carotid stenosis in the UK. *Health Technol Assess* (Winchester, England). 2006;10(30):iii-iv, ix-x, 1-182.
12. American Institute of Ultrasound in Medicine; American College of Radiology; Society of Radiologists in Ultrasound. AIUM practice guideline for the performance of an ultrasound examination of the extracranial cerebrovascular system. *J Ultrasound Med.* 2012;31(1):145-154.
13. Bhandari T, Socransky SJ. Is B-mode ultrasound alone a sufficient screening tool for carotid stenosis? A pilot study. *Crit Ultrasound J.* 2014;6(1):17. doi:10.1186/s13089-014-0017-x.
14. Ray A, Tamsma JT, Hovens MM, op 't Roodt J, Huisman MV. Accuracy of carotid plaque detection and intima-media thickness measurement with ultrasonography in routine clinical practice. *Eur J Int Med.* 2010;21(1):35-39.
15. Wyman RA, Gimelli G, McBride PE, Korcarz CE, Stein JH. Does detection of carotid plaque affect physician behavior or motivate patients? *Am Heart J.* 2007;154(6):1072-1077.
16. Rodondi N, Collet TH, Nanchen D. Impact of carotid plaque screening on smoking cessation and other cardiovascular risk factors: a randomized controlled trial. *Arch Int Med.* 2012;172(4):344-352.
17. Johnson HM, Turke TL, Grossklaus M. Effects of an office-based carotid

ultrasound screening intervention. *J Am Soc Echocardiogr*. 2011;24(7): 738-747.

18. Hollands GJ, Hankins M, Marteau TM. Visual feedback of individuals' medical imaging results for changing health behaviour. *Cochrane Database Syst Rev*. 2010. doi:10.1002/14651858.CD007434.pub2.

19. Näslund U, Ng N, Lundgren A, et al. Visualization of asymptomatic atherosclerotic disease for optimum cardiovascular prevention (VIPVIZA): a pragmatic, open-label, randomised controlled trial. *Lancet* (London, England). 2018;393(10167):133-142.

20. Grant EG, Benson CB, Moneta GL. Carotid artery stenosis: gray-scale and Doppler US diagnosis—Society of Radiologists in Ultrasound Consensus Conference. *Radiology*. 2003;229(2):340-346.

21. Hathout GM, Fink JR, El-Saden SM, Grant EG. Sonographic NASCET index: a new Doppler parameter for assessment of internal carotid artery stenosis. *Am J Neuroradiol*. 2005;26(1):68-75.

22. Pellerito JS, Polak JF. *Introduction to Vascular Ultrasonography: ExpertConsult*. 6th ed. Philadelphia, PA: Saunders/Elsevier; 2012.

第二篇

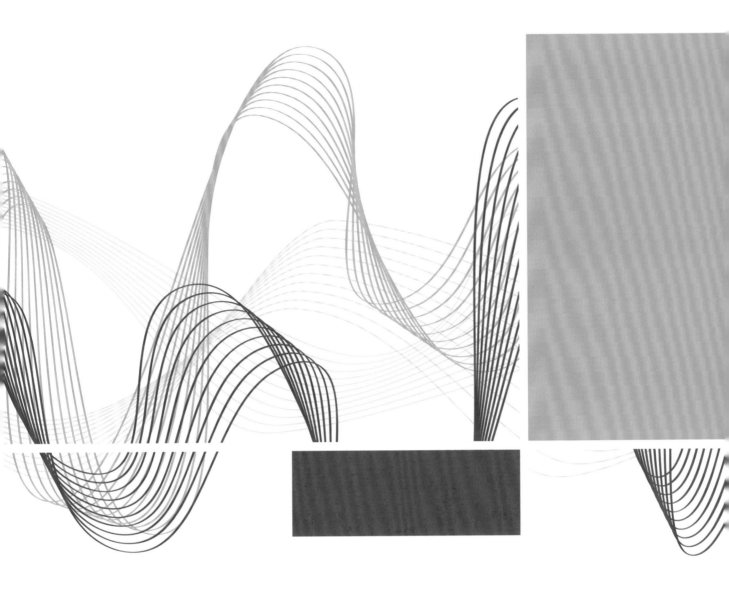

第三篇　超声检查方案

第49章 心肺有限超声检查

Zachary B. Self，MD，FAAFP and F. Laura Bertani，MD

●临床病例

患者，男，54岁，因呼吸短促来诊所就诊。他主诉3天以来有轻微的咳嗽、偶尔喘息、劳力性呼吸困难。否认发烧、寒战和胸痛。既往史包括慢性阻塞性肺疾病、糖尿病、高血压和吸烟史。

文献综述

随着超声的可用性和便携性的提高，它在体格检查中越来越常用，尤其是在不明原因的胸痛或呼吸短促患者中。当典型的病史和体格检查不能得到诊断时，快速扫查心肺超声有助于患者得到快速评估和医疗决策。这种"快速扫查"的方案已经显示出其在住院、门诊、急诊、重症监护和资源有限环境中的价值[1-7]，而且培训这些地点的从业者领会和使用这些方案也较为简单[4, 8-12]。聚焦式心肺超声较侵入性大、耗时或辐射大的影像检查技术，具有快速、日益普及的优势，并且除了因其显示性能简单而导致的可能的误诊之外，没有其他不良影响，因此具有明显的优势。这些优点使其非常适合作为初始评估的一部分或在需要快速诊断和干预的急性心肺代偿失调的情况下使用。

已经开发了多种心脏超声检查方案，并将多种名称应用于这种形式的成像，包括聚焦心脏超声，床旁心血管超声检查，床旁超声心动图，手持式心脏超声，超声听诊器和速查型心脏超声。所有这些都适用于快速床旁超声检查，旨在帮助实时做出医疗决策或在患者整个诊治过程中进行比较监测。重要的是需要操作者从有限的超声心动图上获得任何偶然的发现，而床旁或即时超声的目的是对关于患者心肺状况的临床问题进行快速回答，是或否。

最著名的研究快速心肺检查的是 Kimura等人最初于2011年发表的心肺有限超声检查或称CLUE[13]。该检查在5分钟内快速评估左右心脏功能以及肺部病变[13]。CLUE的目的是快速扩充体格检查的结果，以提供初步评估或在整个疗程中对患者进行临床随访，无需进行特定的测量，而只需对阳性和阴性结果进行分类即可。

原方案包括四个图像：胸骨旁左心长轴切面评估左心室功能障碍和左心房（LA）扩张，双侧纵向肺尖图像评估肺水肿，下腔静脉（IVC）进入右心房的肋下纵向视图以评估中心静脉压升高[13]。选择上述视图是因为它们易于新手操作，并且能够在患者仰卧位、插管或受约束的多种情况下适用[1]。2015年，该方案扩大到了于肋下评估右心房，于双侧肺底评估胸腔积液。

CLUE方案中的左心室收缩功能障碍定义为二尖瓣前叶打开时无法接近室间隔（相距在1cm以内）。与常规超声心动图和磁共振成像相比，这一发现的敏感性约为65%，特异性为92%[14, 15]。在最初的CLUE研究中，该发现对左心室射血分数小于40%的敏感性和特异性分别为69%和91%。这一发现也与住院患者的死亡率呈正相关[13]。多次评估发现，对左心室功能下降的即时超声评估优于单独的体格检查结果，但低于完整的常规超声心动图[1, 13, 16]。

在舒张末期，如果左心房前后径大于主动脉，LA扩张为阳性。即使是轻度LA扩张也提示左房压升高和舒张功能障碍。2010年Kimura等人研究表明，该检查对所有LA扩大的敏感性和特异性为59%和79%，对中度LA扩大的敏感性和特异性为80%和74%，对严重LA扩大的敏感性和特异性为90%和68%[18]。2011年初步的CLUE方案，与常规超声心动图相比，敏感性和特异性为75%和72%[13]。如果在心脏功能不全的情况下没有出现

LA增大，则可能是因为有良好的心脏代偿能力或适当的利尿作用[1]。

方案中的下一个视图是肺部的B线或超声肺彗星尾征。彗星尾征由线性混响组成，主要是由炎症液体或小叶间间隔纤维化变厚引起[20, 21]。"彗星尾征"阳性（特别是发现聚集B线），左心室高动力和"IVC容量过多"阴性，应考虑潜在的感染病因和败血症的可能（见表

49-1）[1, 20, 21]。该征象被认为是比左心室功能障碍具有更高死亡率的独立预测因子[13]。LA增大和B线表明心脏原因，而彗星尾征可能表明孤立的肺部疾病，如间质性肺疾病。Liteplo等人[22]报告了仅两侧肺部超声图像对充血性心力衰竭（CHF）的特异性为89%，但敏感性只有40%。可以通过结合NT-proBNP检测或超声评估胸腔积液将敏感性提高至85%～90%[23]。

表 49-1	CLUE 中的诊断模式					
异常表现	C	L	U	E	S_R	S_I
左心室收缩功能障碍，有代偿	·	++/-				
舒张期功能障碍，有代偿		·				
心房颤动（阵发性或慢性）		·				
严重的二尖瓣反流/狭窄，有代偿		·				
严重的多血管CAD，有代偿	+/-					
有症状的主动脉瓣疾病，有代偿		·				
CHF 恶化，HFpEF	·		++/-	·		·
CHF 恶化，HFrEF			++/-			
心源性肺水肿		++/-	·	++/-		++/-
ARDS，非心源性肺水肿		·	++/--			+/-
间质性肺疾病（急性或慢性）			++/-		++/-	
COPD 伴肺源性心脏病			++/--			
肺炎或小面积肺栓塞			++/--			
大面积肺栓塞			++/--			
心源性休克	++/-		·	++/-		
心脏压塞					·	
RV 心肌梗死						
慢性右心衰竭伴严重TR						
败血症或低血容量性休克					·	·

缩写：ARDS，成人型呼吸窘迫综合征；C，心脏功能障碍；CAD，冠状动脉疾病；CHF，充血性心力衰竭；CLUE，心肺有限超声检查；COPD，慢性阻塞性肺疾病；E，胸腔积液征象；HFpEF，射血分数保留的心力衰竭；HFrEF，射血分数降低的心力衰竭；L，左房增大征象；LV，左室；S_I，肋下IVC容量过多征象；S_R，肋下右室增大征象；TR，三尖瓣反流；U，超声肺部彗星尾征；·，存在；++/-，频繁存在；+/-，常见；+/--，偶见。

经许可引自：Kimura BJ，Shaw DJ，Amundson SA，et al. Cardiac Limited Ultrasound Examination Techniques to Augment the Bedside Cardiac Physical Examination.J Ultrasound Med. 2015；34（9）:1683–1690. copyright © 2016 by the American Institute of Ultrasound in Medicine. John Wiley & Sons，Inc。

超声对肋膈角胸腔积液检出的敏感性比胸片要高得多，AP胸片检出胸腔积液需200ml，而超声能检出胸腔积液少至2ml[1,13,23]。与其他阳性的心脏结果相结合提示可能为CHF，而孤立的胸腔积液提示间质性肺疾病、

肺栓塞或恶性肿瘤[1]。研究表明，CHF、肺炎和恶性肿瘤伴发胸腔积液的患者预后较差[24-26]。

2015年Kimura等人更新了CLUE方案，增加了肋下右心室图像[1]。正常右室大小约为左心室

的2/3，当其接近或等于左室时为右室增大。右心室增大结合其他发现，可以帮助鉴别肺源性心脏病、肺栓塞和右侧心肌梗死[1, 27-29]。

第二个肋下视图是评估IVC的容量过多，表现为IVC直径几乎等于主动脉，并且随着呼吸的变化没有超过50%[1]。IVC容量过多与院内死亡率[13]、CHF患者再入院率相关[30]。此外，IVC在出现压塞和休克时始终呈阳性[1]。

总的来说，CLUE方案是对患者的快速评估，以在最初和后续的医疗决策中增加可用病史和体格检查资料。

多个研究描述了个别CLUE结果的敏感性和特异性明显低于常规超声心动图的金标准[1, 4, 5, 10, 13, 16]。然而，CLUE是一个快速和简单的途径，当常规超声心动图不可用时，让受过适当训练的医生来评估急性病痛患者的心肺状态[1, 13, 18]。尽管已根据诊断准确性和在各种临床环境中的应用，对方案中的各个指标进行了评价，但只有进一步的研究才能确定CLUE总体在影响患者预后方面的效用。

表 49-2	在临床实践中应用即时超声的建议		
建议		证据等级	参考文献
心肺有限超声检查（CLUE）可作为评估循环系统或呼吸窘迫的一种监护方式		B	1～4, 6, 9, 10, 13, 17～19
在经验丰富的医师指导下，可由经过有限的培训的操作者来执行CLUE，或者通过住院医师项目培训来执行		B	11, 12

A=一致的、质量良好的以患者为导向的证据；B=不一致或质量有限的以患者为导向的证据；C=共识，以疾病为导向的证据，通常的做法，专家意见，或病例系列。有关SORT证据评级系统的信息，请访问http://www.aafp.org/afpsort。

扫查方法[1]

1. 准备工作 将超声仪放到床边，用低频探头（通常为2～3MHz）。患者仰卧位。向患者解释检查的目的。在放置探头的位置涂抹耦合剂。

2. 评估左心室收缩功能障碍的征象 将探头放置在患者胸骨左侧第3或第4肋间，探头标记指向患者的右肩（图49-1）。获得心脏胸骨旁左室长轴切面。观察二尖瓣前叶（图49-2）。主观估计，二尖瓣前叶不触及室间隔，距离小于1cm，则认为是"左心室收缩功能障碍征象"[14]（图49-3）。

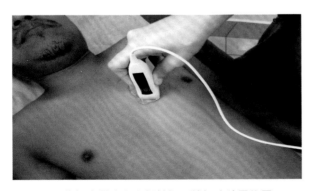

图 49-1 获得胸骨旁左室长轴切面的探头放置位置。

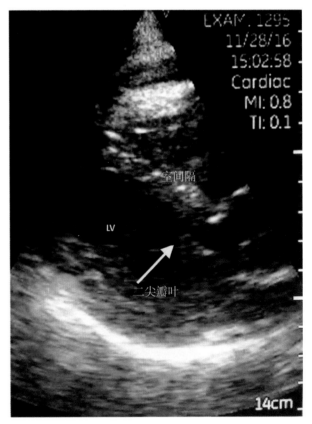

图 49-2 胸骨旁左室长轴切面，无"左室收缩功能障碍征象"。LV，左心室。

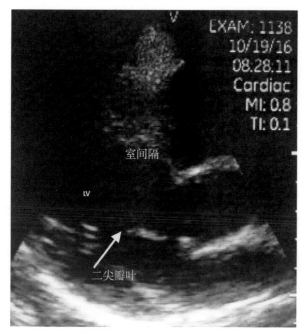

图 49-3　胸骨旁左室长轴切面，有"左室收缩功能障碍征象"。LV，左心室。

3. 评估LA扩大的征象　从相同的胸骨旁左室长轴切面观察心脏（图49-1），比较LA和主动脉的前后径（图49-4）。如果在整个心动周期LA直径大于主动脉，则为"LA增大征象"[18]（图49-5）。

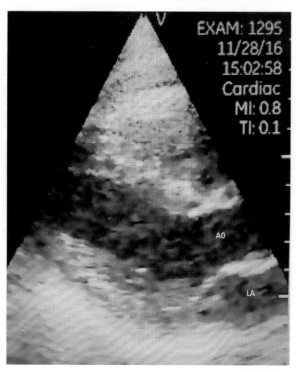

图 49-4　胸骨旁左室长轴切面，无"LA增大征象"。AO，主动脉；LA，左心房。

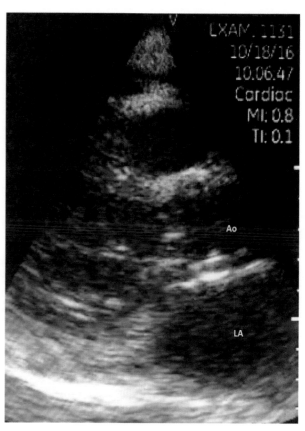

图 49-5　胸骨旁左室长轴切面，有"LA增大征象"。

4. 评估肺超声彗星尾征　将探头放置在锁骨中线第3肋间矢状位置（探头标记朝向患者头部）（图49-6）。对每叶肺的前壁进行检查。如果在一个图像中观察到至少3条B线，则"肺超声彗星尾征"阳性[21, 31]（图49-7和图49-8）。

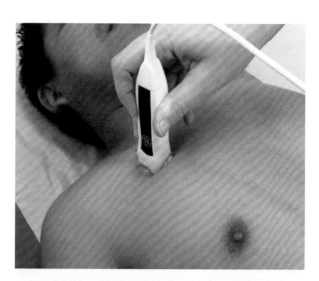

图 49-6　评估"肺超声彗星尾征"探头放置位置

5. 评估胸腔积液征象　将探头置于腋后线外侧肋膈角冠状切面位置（标记朝向患者头部）。

狄取患者两侧胸腔图像（图49-9）。肺和横膈膜之间的无回声区域表明有胸膜腔积液，即"胸腔积液征象"阳性[32]（图49-10和图49-11）。

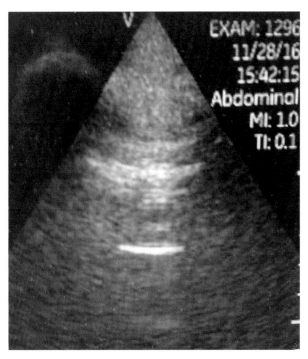

图 49-7 肺部超声，无"肺超声彗星尾征"。

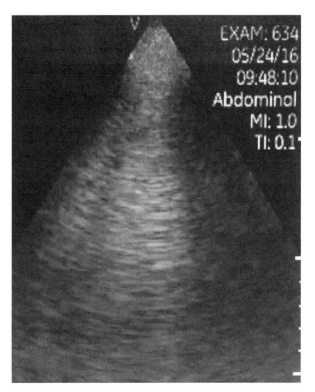

图 49-8 肺部超声，有"肺超声彗星尾征"。

6. 评估右心室（RV）增大征象 将探头置于患者剑突下，并获得心脏肋下四腔心图像（图

49-12）。观察RV面积与LV面积之间的关系（图49-13）。如果RV面积接近或等于LV面积，则存在"RV扩大征象"[33]（图49-14）。

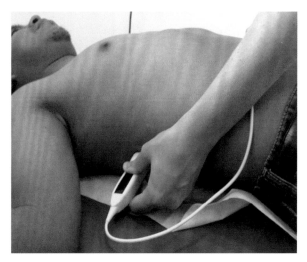

图 49-9 评估"胸腔积液征象"探头放置位置。

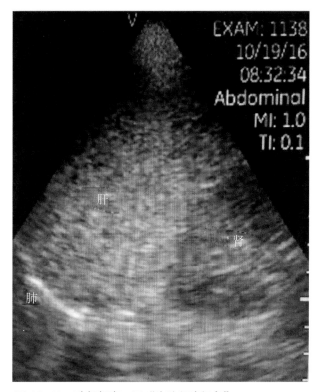

图 49-10 肺部超声，无"胸腔积液征象"。

7. 评估IVC容量过多征象 从肋下切面，将探头从9点旋转到12点位置（探头标记指向患者头部），观察IVC肝段（图49-15和图49-16）。如果IVC直径增大（即接近相邻主动脉的直径），且随呼吸变化不超过50%[34]（图49-17），则存在"IVC容量过多征象"。

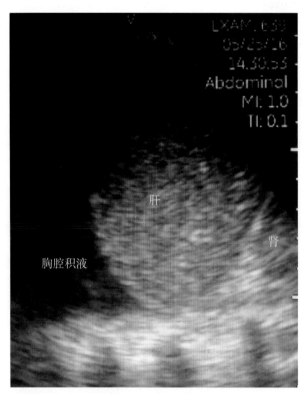

图 49-11 肺部超声，有"胸腔积液征象"。

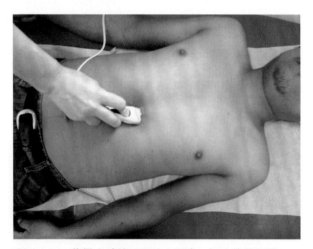

图 49-12 获得心脏肋下四腔心图像，探头放置位置。

患者管理

在"CLUE方案"的组织框架内使用即时超声，可以迅速将诊断缩小为患者症状最有可能的病因。对不明原因的呼吸困难患者，所有的鉴别诊断可以被有效而准确地归结为更容易处理的疾病列表。

"左心室收缩功能障碍"阳性，提示收缩功能障碍［CHF加重、射血分数降低的心力衰竭（HFrEF）］是急性症状的病因。然而，如果存

在"左心室收缩功能障碍"阴性但"LA增大"，应考虑舒张功能障碍［CHF加重、射血分数保留的心力衰竭（HFpEF）］是当前症状的原因。

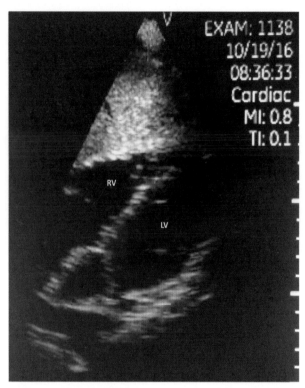

图 49-13 肋下四腔心图像，无"RV扩大征象"。LV，左心室；RV，右心室。

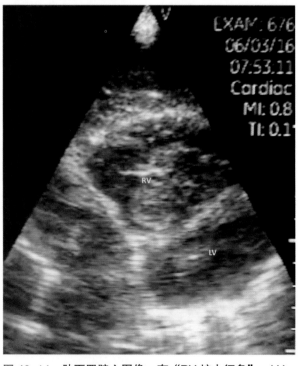

图 49-14 肋下四腔心图像，有"RV扩大征象"。LV，左心室；RV，右心室。

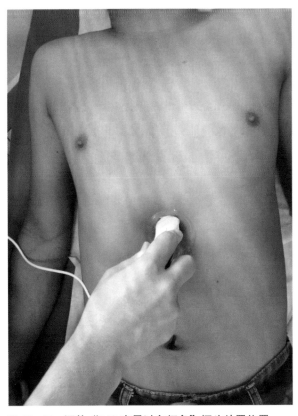

图 49-15 评估"IVC 容量过多征象"探头放置位置。

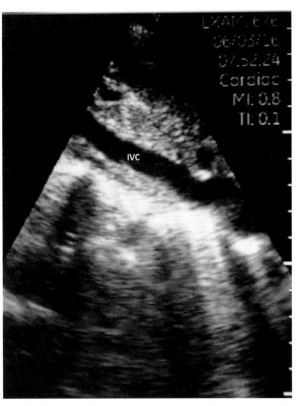

图 49-17 IVC 超声，有"IVC 容量过多征象"。IVC，下腔静脉。

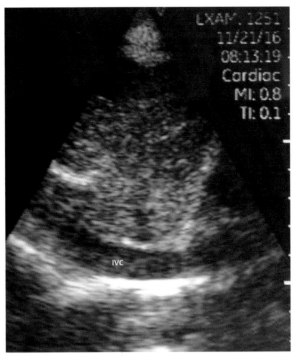

图 49-16 IVC 超声，无"IVC 容量过多征象"。IVC，下腔静脉。

如果"左心室收缩功能障碍"阳性和/或"LA增大"阳性，检查者发现"肺部彗星尾征"阳性，将进一步支持失代偿性心力衰竭是患者症状的可能原因。

相反，"左心室收缩功能障碍"阴性和"LA增大"阴性伴"肺部彗星尾征"阳性，应考虑非心源性肺水肿（如弥漫的B线）或感染性病因（如肺炎，表现为密集的B线）。

许多病理过程（心源性、感染性、恶性肿瘤等）都可能产生"胸腔积液征象"。然而，积液本身，特别是较多的话，是患者产生呼吸道症状的重要原因，因此需要进一步检查和干预（即诊断/治疗性胸腔穿刺术）。

"RV增大"——特别是新出现的——应该强烈考虑肺栓塞的可能性。然而，如果患者已知有慢性肺部疾病史，"RV 增大"可能是由于慢性疾病引起，并可能与急性症状有关，也可能与急性症状无关。

"IVC容量过多征象""左心室收缩功能障碍"和/或"LA增大"和"肺部彗星尾征"进一步支持急性失代偿性心力衰竭是最有可能产生症状的原因。如果在没有"左心室收缩功能障碍"或"LA增大"的情况下，出现"IVC容量过多征象"和"肺部彗星尾征"，应重点考虑导致高血容量的非心脏原因。除了"RV增人"外，如果还出现了"IVC容量过多征象",进一步考虑肺栓塞的可能性。

"肺部彗星尾征"（特别是如果发现聚集的B线）、高动力的LV和不伴有"IVC容量过多征象"，应考虑感染病因和败血症。

与任何其他检查结果一样（体检、实验室等），在单独使用CLUE方案时，没有任何一部分具有100%敏感性或100%特异性来诊断或排除诊断。但是，考虑到临床病史和相关体格检查结果，通过CLUE方案获得的信息可以极大地帮助临床医生迅速缩小诊断范围，得出最有可能的诊断，并指导及时适当的患者管理（图49-18）。

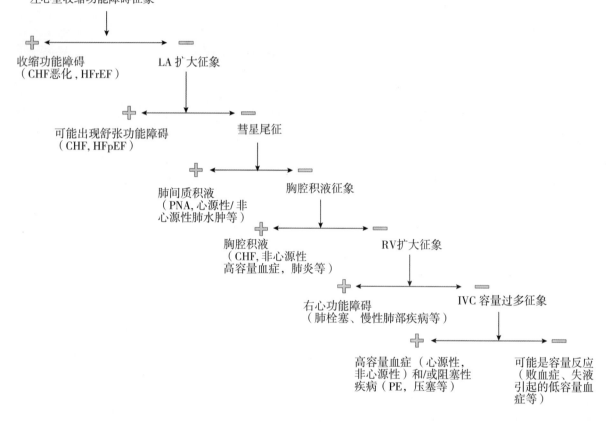

图49-18 CLUE方案流程。CHF，充血性心力衰竭；HFpEF，射血分数保留的心力衰竭；HFrEF，射血分数减低的心力衰竭；IVC，下腔静脉；LA，左心房；LV，左心室；PE，肺栓塞；PNA，肺炎；RV，右心室。

经验分享和要点提示

经验分享

● 逆着血液流动的方向，从评估左心室功能开始，然后到左心房，再到肺部彗星尾征和积液，最后评估右心和IVC[12]。

● 当获得胸骨旁左室长轴切面时，调整探头，直到同时看到主动脉瓣和二尖瓣。三尖瓣不在这个图像中。

● 胸骨旁切面通常在第3到第5肋间隙之间；如果需要向较低的肋骨移动才能获得较好的图像，那么轴线可能会稍微偏离。

● 如果在胸骨旁左室长轴切面看到LV心尖，请尝试稍微顺时针旋转探头，以避免缩短图像。

● 在胸骨旁左室长轴切面上，室间隔应该几乎是水平的。

- 在检查双侧肺时，为了正确显示B线或彗星尾征，要确保关闭一些滤波器。
- 在评估胸腔积液时，积液中的血液或脓液可能出现等回声[1]。
- 在肋下切面评估有困难时，试着让患者屏住呼吸来获得肋下四腔心图像[1]。
- 如果不能获得良好的IVC图像，颈静脉的超声或影像检查也可以用于估测中心静脉压力。这并不是CLUE必要的一部分，但可以增加对患者的评估。

要点提示

- 在评估左心室功能障碍时，急性左心室功能障碍可能不会出现对称扩张，导致假阴性的结果。这可发生在心尖缺血或应激诱发的（Takotsubo）心肌病。此评估不包括在CLUE中。

- 偏心的主动脉瓣关闭不全或小叶钙化引起的二尖瓣前叶运动异常/二尖瓣狭窄可导致LV功能障碍的假阳性结果。
- 虽然测量前后径已被证明是LA大小/增大的良好指标，但由胸廓畸形如漏斗胸等造成的空间限制，或右心整体增大造成的左心房的不对称扩张，可导致假阴性[1, 13, 17, 18]。
- 主动脉根部动脉瘤会导致左心房评估的假阴性。
- 彗星尾征可继发于慢性肺纤维化，而不是急性炎症或水肿[1, 31]。
- 如果探头放置不够靠后，可能会漏诊肺底部少量胸腔积液。
- 在肺底寻找胸腔积液时，不要把腹水或胃液误认为胸腔积液。胸腔积液位于横膈膜以上[1]。
- 评估IVC时，识别IVC和主动脉以免两者相混淆。主动脉位于患者的左侧，与肝静脉没有连接，并有动脉搏动[1, 13]。

参考文献

1. Kimura BJ, Shaw D, Amundson S, Phan J, Blanchard D, DeMaria A. Cardiac limited ultrasound examination techniques to augment the bedside cardiac physical examination. *J Ultrasound Med.* 2015;34(9):1683-1690.
2. Kajimoto K, Madeen K, Nakayama T, Tsudo H, Tadahide K, Abe T. Rapid evaluation by lung-cardiac-inferior vena cava (LCI) integrated ultrasound for differentiating heart failure from pulmonary disease as the cause of acute dyspnea in the emergency setting. *Cardiovasc Ultrasound.* 2012;10:49.
3. Oren-Gringberg A, Talmor D, Brown SM. Concise definitive review: focused critical care echocardiography in the ICU. *Crit Care Med.* 2013;41(11):2618-2626.
4. Benjamin E, Griffin K, Leibowitz AB, et al. Goal-directed transesophageal echocardiography performed by intensivists to assess left ventricular function: comparison with pulmonary artery catheterization. *J Cardiothorac Vasc Anesth.* 1998;12(1):10-15.
5. Kimura BJ, Shaw DJ, Agan DL, Amundson SA, Ping AC, DeMaria AN. Value of a cardiovascular limited ultrasound examination using a hand-carried ultrasound device on clinical management in an outpatient clinic. *Am J Cardiol.* 2007;100:321-325.
6. Shah SP, Shah SP, Fils-Aime R, et al. Focused cardiopulmonary ultrasound for assessment of dyspnea in a resource-limited setting. *Crit Ultrasound J.* 2016;8:7.
7. Croft LB, Duvall WL, Goldman ME. A pilot study of the clinical impact of hand-carried cardiac ultrasound in the medical clinic. *Echocardiography.* 2006;23(6):439-446.
8. Jensen MB, Sloth E, Larsen KM, Schmidt MB. Transthoracic echocardiography for cardiopulmonary monitoring in intensive care. *Eur J Anaesthiol.* 2004;21(9):700-707.
9. Jones AE, Craddock PA, Tayal VS, Kline JA. Diagnostic accuracy of left ventricular function for identifying sepsis among emergency department patient with nontraumatic symptomatic undifferentiated hypotension. *Shock.* 2005;24(6):513-517.
10. Moore CL, Rose GA, Tayal VS, Sullivan M, Arrowood JA, Kline JA. Determination of left ventricular function of emergency physician echocardiography of hypotensive patients. *Acad Emerg Med.* 2002;9(3):186-193.
11. Lucas BP, Candotti C, Margeta B, et al. Diagnostic accuracy of hospitalist-performed hand-carried ultrasound echocardiography after a brief training program. *J Hosp Med.* 2009;4(6):340-349.
12. Kimura BJ, Amundson SA, Phan JN, Agan DL, Shaw DJ. Observations during development of an internal medicine residency training program in cardiovascular limited ultrasound examination. *J Hosp Med.* 2012;7(7):537-542.
13. Kimura BJ, Yogo N, O'Connell CW, Phan JN, Showalter BK, Wolfson T. Cardiopulmonary limited ultrasound examination for "Quick-Look" bedside application. *Am J Cardiol.* 2011;108(4):586-590.
14. Lew W, Henning H, Schelbert H, Karliner JS. Assessment of mitral valve E-point septal separation as an index of left ventricular performance in patients with acute and previous myocardial infarction. *Am J Cardiol.* 1978;41: 836-845.
15. Silverstein JR, Laffely NH, Ritkin RD. Quantitative estimation of left ventricular ejection fraction from mitral valve E-point septal separation and comparison to magnetic resonance imaging. *Am J Cardiol.* 2006;97:137-140.
16. Martin LD, Howell EE, Ziegelstein RC, et al. Hand-carried ultrasound performed by hospitalists: does is improve the cardiac physical examination? *Am J Med.* 2009;122(1):35-41.
17. Kimura BJ, Fowler SJ, Fergus TS, et al. Detection of left atrial enlargement using hand-carried ultrasound devices to screen for cardiac abnormalities. *Am J Med.* 2005;118:912-916.
18. Kimura BJ, Kedar E, Weiss DE, Wahlstrom CL, Agan DL. A hand-carried ultrasound sign of cardiac disease: the left-atrium-to-aorta diastolic ratio. *Am J Emerg Med.* 2010;28:203-207.
19. Kimura BJ, Gilcrease GW 3rd, Showalter BK, Phan JN, Wolfson T. Diagnostic performance of a pocket-sized ultrasound device for quick-look cardiac imaging. *Am J Emerg Med.* 2012;30(1):32-36.
20. Volpicelli G, Elbarbary M, Blaivas M, et al; International Liason Committee on Lung Ultrasound (ILC-LUS) for International Consensus Conference on Lung Ultrasound (ICC-LUS). International evidence-based recommendations for point-of-care lung ultrasound. *Intensive Care Med.* 2012;38(4):577-591.
21. Picano E, Frassi F, Agricola E, Gilgorova S, Gargani L, Mottola G. Ultrasound lung comets: a clinically useful sign of extravascular lung water. *J Am Soc Echocardiogr.* 2006;19(3):356-363.
22. Liteplo AS, Marill KA, Villen T, et al. Emergency thoracic ultrasound in the differentiation of the etiology of shortness of breath (ETUDES): sonographic B-lines and N-terminal pro-brain-type natriuretic peptide in diagnosing congestive heart failure. *Acad Emerg Med.* 2009;16(3):201-210.
23. Katoaka H, Takada S. The role of thoracic ultrasonography for evaluation of patients with decompensated chronic heart failure. *J Am Coll Cardiol.* 2000;35:1638-1646.

24. Wong CL, Holroyd-Leduc J, Straus SE. Does this patient have a pleural effusion? *JAMA.* 2009;301:309-317.

25. Roguin A, Behar D, Ben Ami H, et al. Long-term prognosis of acute pulmonary oedema—an ominous outcome. *Eur J Heart Fail.* 2000;2(2):137-144.

26. Ercan S, Davutoglu V, Altunbas G, et al. Prognostic role of incidental pleural effusion diagnosed during echocardiographic evaluation. *Clin Cardiol.* 2014;37(2):115-118.

27. Kimura BJ, Amundson SA, Willis CL, Gilpin EA, DeMaria AN. Usefulness of a hand-held ultrasound device for the bedside examination of left ventricular function. *Am J Cardiol.* 2002;90:1038-1039.

28. Frémont B, Pacouret G, Jacobi D, Puglsi R, Charbonnier B, de Labriolle A. Prognostic value of echocardiographic right/left ventricular end-diastolic diameter ratio in patients with acute pulmonary embolism: results from a monocenter registry of 1,416 patients. *Chest.* 2008;133(2):358-362.

29. Lainscak M, Pernat A. Importance of bedside echocardiography for detection of unsuspected isolated right ventricular infarction as a casue of cardiovascular collapse. *Am J Emerg Med.* 2007;25:110-114.

30. Goonewardena SN, Gemigani A, Ronan A, et al. Comparison of hand-carried ultrasound assessment of the inferior vena cava and N-terminal pro-brain natriuretic peptide for predicting readmission after hospitalization for acute decompensated heart failure. *JACC Cardiovasc Imaging.* 2008;1(5):595-601.

31. Bedetti G, Gargani L, Corbisiero A, Frassi F, Poggianti E, Mottola G. Evaluation of ultrasound lung comets by hand-held echocardiography. *Cardiovasc Ultrasound.* 2006;4:34.

32. Grimberg A, Shigueoka DC, Atallah AN, Ajzen S, Iared W. Diagnostic accuracy of sonography for pleural effusion: systematic review. *Sao Paulo Med J.* 2010;128(2):90-95.

33. Kasper W, Konstantinides S, Geibel A, Tiede N, Krause T, Just H. Prognostic significance of right ventricular afterload stress detected by echocardiography in patients with clinically suspected pulmonary embolism. *Heart.* 1997;77:346-349.

34. Brennan JM, Blair JE, Goonewardena S, et al. Reappraisal of the use of the inferior vena cava for estimating right atrial pressure. *J Am Soc Echocardiogr.* 2007;20(7):857-861.

第 50 章 创伤超声快速评估检查

Caroline Brandon，MD and Tarina Lee Kang，MD，MHA，FACEP

●临床病例

患者，女，19岁，出现急性发作的右下腹痛。自测妊娠试验，结果呈阳性。末次月经是在6周前。患者否认恶心、呕吐或阴道流血。3年前，曾行阑尾切除术。既往史有口服抗生素治疗盆腔炎（pelvic inflammatory disease，PID）。查体：心率90次/分，血压100/60mmHg，呼吸18次/分，口腔温度98.4° F（36.9℃），血氧饱和度99%。腹部触诊：全腹柔软，中等膨隆。实验室检查：尿液人绒毛膜促性腺激素（HCG）试验阳性，血红蛋白100g/L。考虑患者有异位妊娠破裂。

文献综述

20世纪80年代，几篇德国论文提出了运用超声（ultrasound，US）来评估疑似腹部钝器伤（blunt abdominal trauma，BAT）的患者。使用US对BAT患者进行检查在欧洲和亚洲很快得到了发展，但是直到90年代才进入美国[1]。1992年，Tso和他的同事们率先在美国发表了一篇关于使用US对BAT患者进行检查的文章[2]。这是一项连续8个月的前瞻性研究，研究了US检测腹腔积血的敏感性和特异性。总共入选了163名疑似BAT的创伤患者，其中20例接受了诊断性腹腔灌洗（diagnostic peritoneal lavage，DPL），149例接受了腹部计算机断层扫描（CT）静脉造影。经过短期培训后，一名外科创伤研究员（PGY6）对所有163名患者进行了US检查。总体而言，对于检测腹腔出血，US的敏感性为69%，特异性为99%，而DPL的敏感性为75%，特异性为100%。作者得出结论，US检测腹腔出血既快速又敏感，是确定是否需要进行额外检查的一种有价值的筛选工具[2]。这些发现是意义深远的，因为当时识别腹腔积血的金标准是DPL。然而，DPL是侵入性的，通常不容易操作，手术前需要给胃和膀胱减压，并有腹部血管损伤的风险。

很快，更多的关于创伤超声快速评估法（Focused Ultrasonography in Trauma，FAST）的验证研究开始跟进。Chambers 和Pilbrow总结出腹部右上象限（right upper quadrant，RUQ）肝区扫查显示腹腔积液是一种可替代DPL的，可行的、无创检查方法[3]。

然而，在1997年，Nordenholz等人在Annals of Emergency Medicine上发表了一篇综述，比较了US与CT和DPL在疑似BAT患者腹腔积血检测中的敏感性。总的来说，DPL既敏感又有特异性，但有许多禁忌证，如既往腹部手术史、凝血障碍、怀孕和病态肥胖。它的有效性还会受到了实验室等待时间和进行测试时间的限制[4]。CT有同样的敏感性和特异性，但侵入性要小得多。经过适当的US培训，US敏感性接近90%。作者得出结论，一种检查并不优于另一种检查[4, 5]。当时CT的限制很大，包括造影剂过敏的风险，需要将不稳定的患者转移到科室之外，时间、成本、放射科医生经验不稳定性，以及需要额外的人员进行扫描。然而，随着CT成像技术和经验的不断进步，使用CT评估疑似BAT患者最终成为许多医院的主要影像学方法[5]。

虽然早期的研究宣称FAST令人印象深刻，但最近的研究已经暴露了它的局限性。Rothlin等人进行了一项前瞻性研究，比较US与CT或剖腹手术来检测312例患者的腹内损伤。作者得出的结论是，与CT相比，US对检测实体器官损伤不敏感，最终建议对FAST阳性的稳定患者进行CT扫描，以确定出血的来源[6, 7]。最近的研究继续支持FAST只用于寻找是否存在腹腔或胸腔积液。血流动力学不稳定且有腹腔出血的患者，如异位妊娠破裂或严重的腹部创伤，其敏感性较高，但对诊断腹内损伤仍然缺乏敏感性，尤其是对于病情稳定的患者。

虽然FAST有以上这些限制，但它仍然是创伤和非创伤患者必不可少的检查工具。2013年，Sheng等人回顾了US和CT在过去10年中的使用。研究表明，US在某些钝性创伤患者中的使用总体上是增加的，CT的使用是减少的[8]。FAST不仅继续作为高级创伤生命支持（Advanced Trauma Life Support，ATLS）方案中的资源工具而站稳脚跟，以帮助指导治疗，而且还为非创伤患者的高级成像和决策提供了便利。

由于在紧急医疗情况下FAST检查的成功应用，几项研究提出初级保健医生是否可以在床边有效使用US。Flick在*Journal of Ultrasound* *Medicine*中得出结论，初级保健医师使用即时超声在非紧急情况下评估腹部情况是一种成本低廉且安全的方法，类似于在紧急情况下使用的应用程序。他得出的结论是，初级保健医生实施US，降低了成本且具有准确性。只需3小时的教学训练，5小时的实践训练就可以实现[9]。Wong等人出版了为家庭医生进行US试点培训课程。Wong的结论是，一旦将教育课程和相应的US教学方案纳入计划并执行，就可以基于US的发现做出准确而有效的临床决策[10]。Hall等人随后揭示了即时US培训的挑战，并指出2.2%的家庭医学住院医师有US课程，11.2%的项目正在课程实施过程中。Hall等人认为，培训的最大障碍不是课程的实施，而是缺乏训练有素的US教员，以及主治医师对给患者进行即时超声有效性的认知[11]。

表 50-1	在临床实践中应用即时超声的建议		
建议		证据等级	参考文献
FAST超声，包括右上、左上象限以及耻骨联合上方和心脏图像，对评估腹腔积血和心包积血具有很高的敏感性。		A	3-7
只要经过简短的训练，就可以有效运用即时超声评估腹腔积液。		A	9-11

A=一致的、质量良好的以患者为导向的证据；B=不一致或质量有限的以患者为导向的证据；C=共识，以疾病为导向的证据，通常的做法，专家意见，或病例系列。有关SORT证据评级系统的信息，请访问http://www.aafp.org/afpsort。

尽管FAST检查最初是为外科医生和急诊医生设计的，但将其纳入初级保健的原因很容易得到验证。在初级保健机构中评估腹腔内创伤性游离积液的需求很常见。此外，FAST检查可以诊断出胸腔积液、血胸和心包积液。诊出这些相关症状的患者可被迅速转移到急诊室接受进一步治疗。

扫查方法

1.准备工作 患者仰卧位，避免坐直或半躺，否则腹腔积液因重力作用下沉，易导致FAST检查漏诊。拉上隔帘挡住患者，暴露腹部和下胸部。将超声仪放在患者的右边，确保仪器和患者床位于检查者合适的高度，接通仪器电源。使用2～5MHz的低频探头，选择"腹部"设置，可使用相控阵探头或凸阵探头（图50-1）。

2.评估腹部RUQ和胸腔的游离积液 将低频探头放在RUQ腋中线第8～11肋间，探头标记指向患者的头部（图50-2）。将探头放置在此位置可显示肝肾间隙的冠状切面图像，也称Morrison陷凹（图50-3）。确保可以看到肝尖以排除该间隙内有少量积液。Morrison陷凹中的液体显示为条状无回声（图50-4）。接下来，移动探头以评估肝脏和横膈膜之间的肝周间隙。胸腔内的液体会表现为横膈膜上方的无回声区（图50-5）。如果看到液体高于肝脏，但低于膈膜，则表明肝脏与横膈膜分离，腹腔积液充满了该空间。肋骨声影是长长的低回声，在屏幕上垂直走行，可能会遮挡图像。逆时针旋转探头，使探头位于肋间隙，以消除肋骨声影。

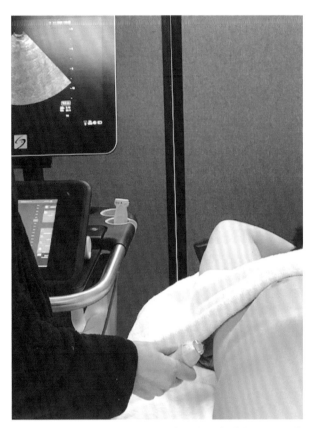

图 50-1　FAST 超声检查时，检查者和超声仪位于患者的右侧。选择腹部设置，低频探头，将深度调整至 16 ～ 19cm。

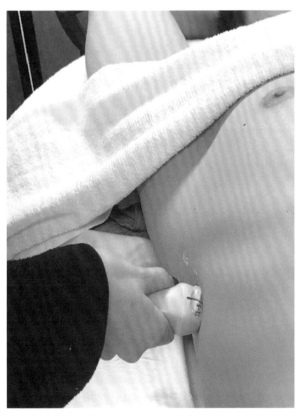

图 50-2　选择低频探头进行右上象限扫查，将探头置于腋中线 8 ～ 11 肋间。

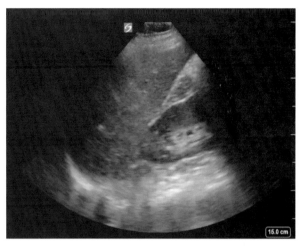

图 50-3　FAST 超声检查右上象限正常图像。

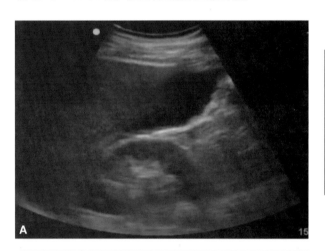

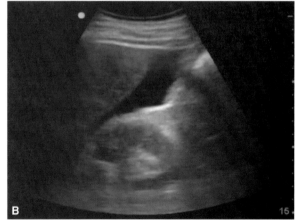

图 50-4　A 和 B，创伤 FAST 超声显示右上象限 Morrison 陷凹有积液。积液表现为肝肾之间的无回声带。

3. 评估腹部左上象限是否有游离积液　将低频探头置于左上象限（LUQ）腋后线第 6 ～ 9 肋间，探头标记指向患者的头部（图 50-6）。LUQ 图像可能很难获得，因为脾脏位置靠后，且脾脏与肝脏相比，声窗更小（图 50-7）。首先在横膈膜下间隙沿脾尖寻找肾脏和脾脏之间的积液（图

第三篇

50-8）。图像可能被肋骨遮挡，旋转探头使其在肋间隙扫查。如果有胸腔积液的存在，则无回声将出现在横膈上方。此外，胸腔中的液体可让椎体显示清晰，在整个图像后方显示椎体（图50-9）。

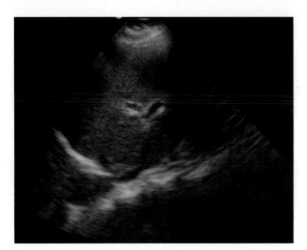

图 50-5 FAST超声检查右上象限胸腔积液呈阳性。积液表现为横膈上方无回声区。可以看到脊柱向胸腔的延伸，无积液时无法显示。

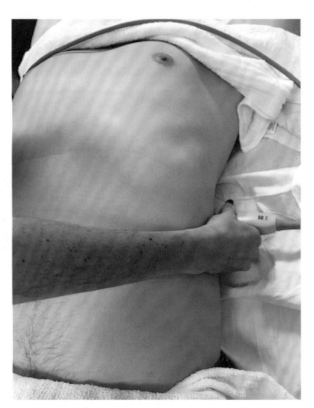

图 50-6 低频探头扫查左上象限，探头置于腋后线6～9肋间。

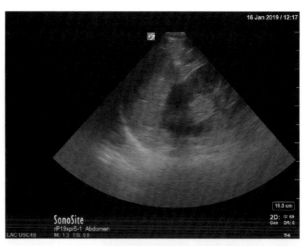

图 50-7 FAST超声检查左上象限正常图像。确保显示整个脾脏，并密切注意脾脏与横膈之间的界面，液体首先聚集在此。

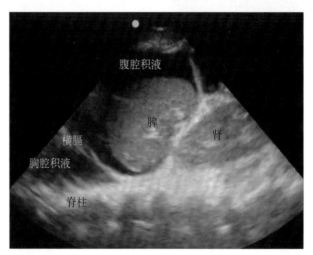

图 50-8 FAST超声检查显示左上象限脾周积液。积液表现为脾脏和横膈之间的无回声带。

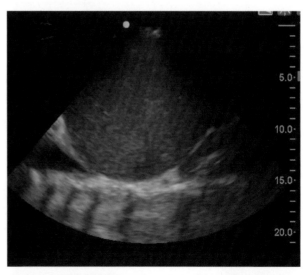

图 50-9 FAST超声检查左上象限显示胸腔积液阳性。积液表现为横膈上方的无回声区。如果肺部完全充气，则无法显示脊柱延伸到胸腔。

4. 评估盆腔中是否有液体 患者仰卧，将低频探头横向放在耻骨联合上方，探头标记指向患者的右侧（图50-10A）。获得正常骨盆的FAST图像（图50-10B），上下摆动探头以扫查膀胱（图50-10C）。接下来，顺时针旋转探头90°以获得膀胱的纵向视图，探头标记指向患者的头部（图50-11）。腹腔积液积聚在膀胱后面，屏幕上显示在膀胱的左侧（图50-12）。在女性患者中，子宫位于膀胱后面。腹腔积液可以积聚在子宫后方的Douglas陷凹，以及膀胱和子宫之间的潜在间隙（图50-13）。

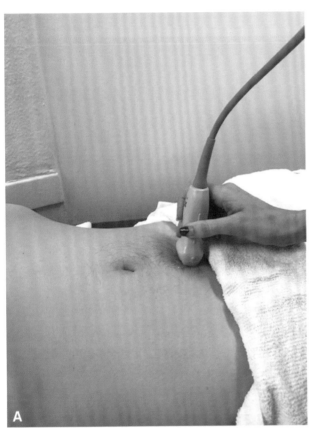

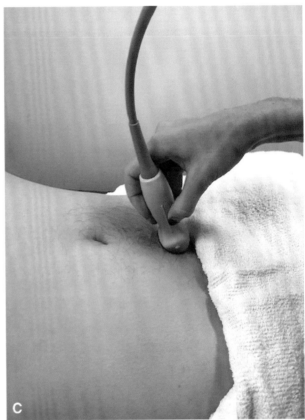

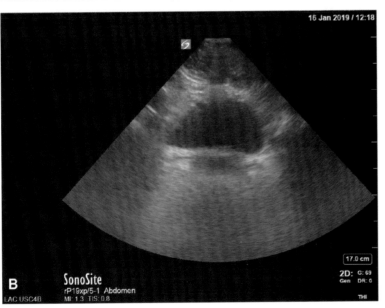

图 50-10 A 和 B，低频探头置于耻骨联合上方。A，将探头放置在下腹中线耻骨上方，标记指向患者的右侧。B，正常盆腔超声图像。C，上下摆动扫查整个膀胱。

5. 在剑突下四腔心切面评估是否有心包积液 患者仰卧位，将低频探头放在剑突下区域，探头标记指向患者的右侧。将探头尾部降低到与患者胸部大约30°的位置，并使探头平面朝向患者的右肩（图50-14）。慢慢地将探头指向患者左肩。肝脏位于屏幕左侧，心脏位于肝脏下方和后方（图50-15）。心包积液表现为心包腔内无回声的液体（图50-16）。心脏的另一个观察点是胸骨旁左室长轴切面。将探头放置在患者胸骨左缘第4～5肋间，探头标记朝向患者的左髋部（图50-17A）。在此视图中，可以看到心包前侧（右心室上方）和后侧（左心室后方）的液体（图50-17B）。

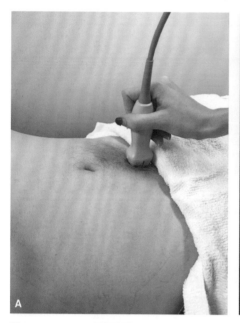
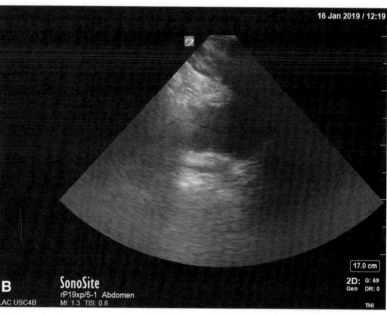

图 50-11 A，正常耻骨上方纵切图像。确保在横向和纵向方向上观察整个膀胱。B，降低增益以减少膀胱后方增强，以便更好地显示膀胱后的空间。

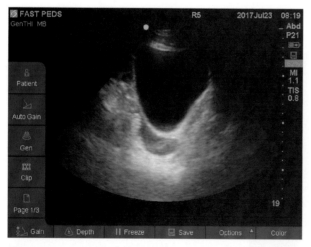

图 50-12 FAST 超声检查耻骨上切面显示积液。积液表现为膀胱后方的无回声带。

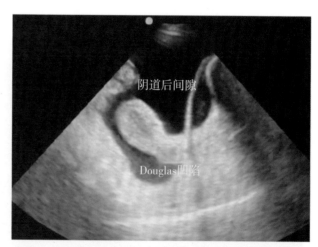

图 50-13 女性患者 FAST 超声检查耻骨上切面显示积液。一小部分积液表现为纵切图像上子宫后方的无回声带。

患者管理

对于怀疑有创伤性或无创伤性腹腔出血的患者，FAST 检查结果有助于指导进一步治疗。在可疑的 BAT 和 FAST 检查阳性的情况下，治疗人员应遵循 ATLS 创伤方案。该方案中，稳定的患者将接受腹部和骨盆增强 CT 以确定腹腔出血的来源。FAST 阳性的不稳定患者可以直接进入

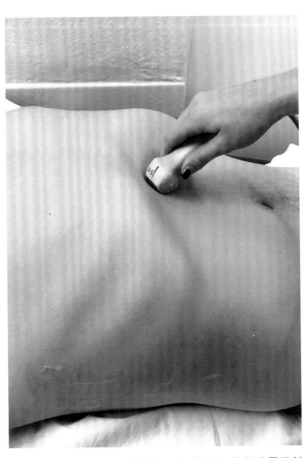

图 50-14 低频探头扫查剑突下心脏切面。将探头置于剑突下，且探头标记朝向患者的右侧。用肝脏作为声窗将探头角度指向胸腔。

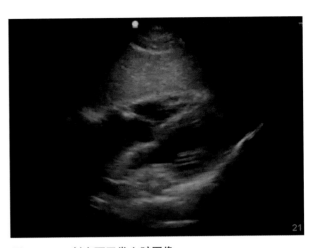

图 50-15 剑突下正常心脏图像。

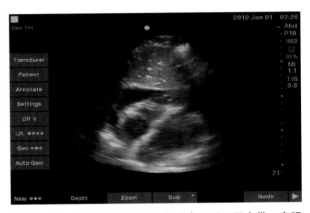

图 50-16 剑突下切面显示心包腔内环形无回声带，表明存在心包积液。

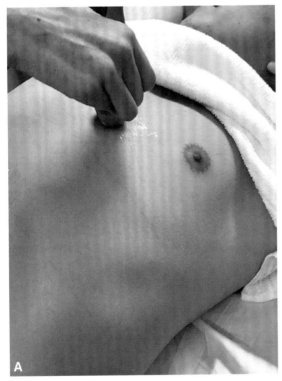

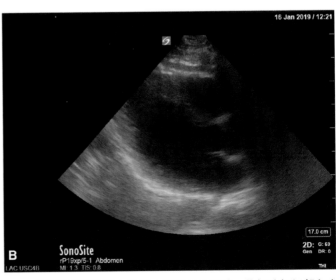

图 50-17 A 和 B，低频探头扫查胸骨旁左室长轴切面。A，将探头置于胸骨左缘第 4 或第 5 肋间隙。将探头标记朝向患者的左髋，以获得正确的图像。B，正常心脏胸骨旁左室长轴图像。

手术室进行剖腹探查手术，或者在创伤区进行复苏，具体取决于所涉及的治疗团队。在FAST阳性的非创伤患者中，该管理流程类似，具体取决于患者的表现和稳定性。腹痛伴HCG阳性，FAST检查阳性的患者，考虑异位妊娠破裂，可能危及生命。床旁超声提示腹腔积血，应尽快送急诊室进行紧急抢救，并向产科咨询，以进一步行手术治疗。

有时候，在FAST上看到液体，可能没有必要立即行CT或剖腹手术进行评估。肝硬化腹水患者在FAST上几乎都有游离积液。腹膜透析患者的FAST也为阳性。患有其他慢性疾病（例如充血性心力衰竭或癌症）的患者可能会在胸腔、腹部或心包中有长期积液。在女性和小儿患者中发现生理性腹腔积液也并不罕见[12]。患者的病史、症状和体格检查有助于确定积液是否需要紧急治疗。将FAST与生命体征和血红蛋白相结合有助于决定患者下一步的最佳治疗方案。如有疑问，请将患者转诊至急诊科以进行进一步评估（图50-18）。

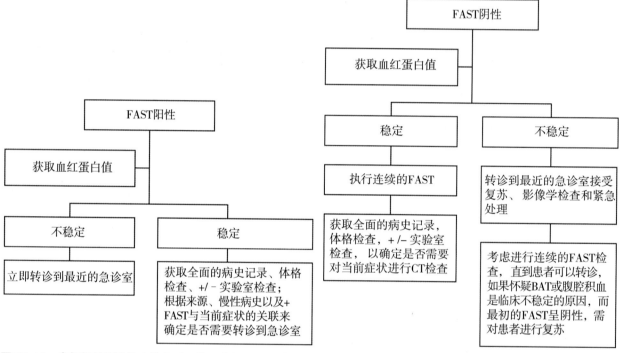

图50-18 在初级保健机构中的FAST管理流程。BAT，腹部钝器伤；CT，计算机断层扫描；FAST，创伤超声快速评估检查。

经验分享和要点提示

经验分享

- 使用低频相控阵探头，频率较低时穿透力足够进入腹腔。相比凸阵探头，相控阵探头面积较小，更容易在肋间隙获得图像，进行评估。相反，凸阵探头提供了更大的接触面积。
- Trendelenburg体位因重力作用使FAST检查更易显示腹腔积液。
- 确保足够的深度，通常是16~19cm，这样每个结构都清晰可见。
- 确保从肾脏的上极到肝尖获得腹部RUQ图像，以便显示积液的整个区域。
- 评估腹部RUQ和LUQ时，注意观察胸腔积液，关注屏幕后方连续的脊柱回声。
- 肋骨声影会影响腹部RUQ和LUQ图像。逆时针旋转探头，使其向后瞄准，以便在肋间隙更好地显示图像。

- 在评估骨盆时，控制远场增益，以防止膀胱后方增强过度。

要点提示

- 确保全面扫查，以增加游离积液检出的敏感性，并减少假阴性。
- 男性的精囊位于膀胱后方，并表现为低回声。容易被误认为游离积液。在两个平面中扫描膀胱，若膀胱外部的液体是对称并包含在其中，那就更有可能是精囊。
- 沿前心包的局灶性低回声或无回声很可能是正常的脂肪垫，而圆周液体更有可能是心包积液。
- 沿胸骨旁左室长轴切面心包后方局灶性液体可能是胸腔积液。如果液体在降主动脉前面移动，则是心包积液；如果在主动脉后方和外侧，则是胸腔积液。
- 如果FAST结果模棱两可，又无法行CT等高级检查，对高度可疑的患者，请考虑进行连续扫查。
- 不要把低回声的肾周脂肪误认为肾脏周围的游离液体。对比扫查两侧上象限。

参考文献

1. Scalea TM, Rodriguez A, Chiu WC, Brenneman FD, et al. Focused Assessment with Sonography for Trauma (FAST): results from an international consensus conference. *J Trauma*. 1999;46:466-472.
2. Tso P, Rodriguez A, Cooper C, et al. Sonography in blunt abdominal trauma: a preliminary progress report. *J Trauma*. 1992;33:39-44.
3. Chambers JA, Pilbrow WJ. Ultrasound in abdominal trauma: an alternative to peritoneal lavage. *Arch Emerg Med*. 1988;5:26-33.
4. Nordenholz K, Rubin M, Gularte G, et al. Ultrasound in the evaluation and management of blunt abdominal trauma. *Ann Emerg Med*. 1997;29:357-366.
5. Federle MP, Crass RA, Jeffrey RB, et al. Computed tomography in blunt abdominal trauma. *Arch Surg*. 1982;117:645-650.
6. Rothlin MA, Naf RN, Amgwerd M, et al. Ultrasound in blunt abdominal and thoracic trauma. *J Trauma*. 1993;34:488-495.
7. Huang MS, Liu M, Wu JK, et al. Ultrasonography for the evaluation of hemoperitoneum during resuscitation: a simple scoring system. *J Trauma*. 1994;36:173-177.
8. Sheng AY, Dalziel P, Liteplo AS, Fagenholz P, Noble VE. Focused assessment with sonography in trauma and abdominal computed tomography utilization in adult trauma patients: trends over the last decade. *Emerg Med Int*. 2013:678380. doi:10.1155/2013/678380.
9. Flick D. Bedside ultrasound education in primary care. *J Ultrasound Med*. 2016;35:1369-1371.
10. Wong F, Franco Z, Phelan MB, Lam C, David A. Development of a pilot family medicine hand-carried ultrasound course. *WMJ*. 2013;112:257-261.
11. Hall JW, Holman H, Bornemann P, et al. Point of care ultrasound in family medicine residency programs: a CERA study. *Fam Med*. 2015;47(9):706-711.
12. Rathaus V, Grunebaum M, Konen O, et al. Minimal pelvic fluid in asymptomatic children: the value of the sonographic findings. *J Ultrasound Med*. 2003;22(1):13-17.

第三篇

第51章 休克和低血压的快速超声检查

Mena Ramos, MD

临床病例

患者，男，45岁，有高血压病史，呼吸短促、胸痛、干咳和头晕持续1周。患者看起来痛苦和恐惧，但意识清醒。生命体征为血压85/60mmHg，心率120次/分，呼吸30次/分，血氧饱和度95%。体格检查：双肺听诊呼吸音清，无颈静脉扩张（JVD），无明显的心脏杂音，但有双侧胫前水肿。心电图显示无急性缺血性变化。

文献综述

18世纪，法国外科医生Le Dran首次使用"Choc"来描述最终导致循环衰竭的严重创伤[1]。如今，休克被定义为一种弥漫性全身组织低灌注的状态，如果不及时治疗，通常会导致不可逆转的多器官衰竭和死亡。急诊室患者出现低血压症状与更多的不良预后相关[2]。对休克原因的早期诊断和治疗能显著改善发病率和死亡率[3]。床旁超声检查有助于更快地诊断休克原因，这突显了其对于一线医疗服务人员的实用性，因为患者的就诊地点可能与最近的重症监护病房（ICU）相距很远，从而导致诊断和治疗的延误[4]。在一线医疗服务人员离最近的医院有一定距离的情况下，对危重患者采取快速的逐步治疗具有相当大的价值。

文献描述了Seif等人总结的休克因素的多种超声学检查方法，如ACES[6]，FALLS[7]，Trinity[8]，SIMPLE[9]，CAUSE[10]，RUSH-HIMAP[11]，和RUSH—"泵、蓄水池、管道"（"Pump，Tand和Pipes"）[12]等。它们在回答具体临床问题方面很相似。休克快速超声检查（RUSH）方案由Weingart等人于2006年制定，并于2009年发表，作为一种快速超声方法来识别休克病因，缩写为HIMAP［心脏（Heart）、下腔静脉（IVC）、Morrison陷凹、主动脉（Aorta）、气胸（Pneumothorax）］[13, 14]。本章描述了Perera等人于2010年发表的一种基于生理学的RUSH检查方法（泵、蓄水池、管道）。

目标导向的超声方案对休克患者的好处在于，可使医生在最初诊断休克原因时的准确率从50%提高到了80%[15]。在最近的一项评估RUSH方案准确性的研究表明，急诊室医生或放射科医生执行的RUSH方案，低血容量、心源性和阻塞性休克的阴性预测值（NPV）为97%，阳性预测值（PPV）为100%，但对分布性和混合性休克的敏感性较低[16]。研究强调了在初步评估中排除某些休克病因的重要性。在一项比较RUSH检查诊断和最终诊断的前瞻性研究中，发现其总体敏感性为88%，特异性为96%[17]。从2018年开始确定RUSH方案诊断准确性的Meta分析显示，高阳性似然比为19.19，低阴性似然比为0.23[18]。有关RUSH方案应用的临床建议，见表51-1[19]。

扫查方法

扫查方法为依次检查泵（心脏）、蓄水池（IVC、胸腔、肺）和管道［主动脉、深静脉血栓（DVT）］。推荐的探头是用于扫查腹部和胸部的相控阵心脏探头（3.5～5MHz），以及用于检查静脉和气胸的线阵/血管探头（7.5～10MHz）。

第1步：对泵的评估 使用胸骨旁长轴、短轴、心尖四腔和剑突下视图，评估心包积液/压塞、左心室（LV）收缩性和急性右心功能障碍。应用四个图像来回答手头的临床问题，因为某些图像可能难以获得（图51-1）。

表 51-1	在临床实践中应用即时超声的建议		
建议		证据等级	参考文献
RUSH方案应在转诊至急诊的不明原因休克患者中执行，因为它具有很好的区分休克原因的能力		A	18
核心关注点侧重于确定休克的类别，无论是心源性还是非心源性休克，包括基本的心脏图像（剑突下或胸骨旁左室长轴），肺部胸腔积液图像和B线，下腔静脉（inferior vena cava，IVC）图像		C	19
如果需要有关心包积液、心脏形态或功能的进一步信息，应进行补充检查，包括胸骨旁的短轴和心尖图像		C	19
必要时，应进行其他检查，包括腹腔积液，主动脉和盆腔检查，以及腿部近端深静脉血栓（deep vein thrombosis，DVT）		C	19

A=一致的、质量良好的以患者为导向的证据；B=不一致或质量有限的以患者为导向的证据；C=共识，以疾病为导向的证据，通常的做法，专家意见，或病例系列。有关SORT证据评级系统的信息，请访问http://www.aafp.org/afpsort。

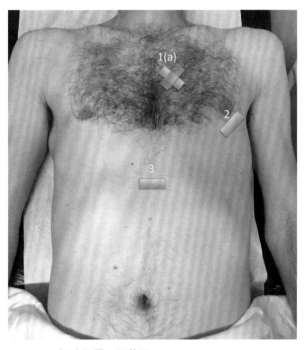

图 51-1　探头位置：评估泵。

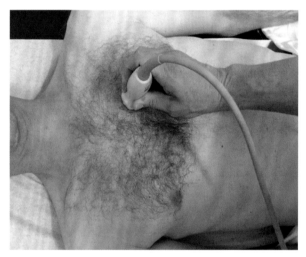

图 51-2　探头位置：胸骨旁左室长轴切面。

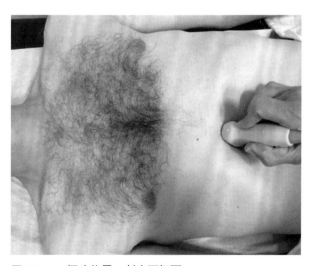

图 51-3　探头位置：剑突下切面。

A部分。胸骨旁左室长轴和剑突下切面评估心包积液。将相控阵探头放置在胸骨左缘第3～5肋间，探头标记朝向患者的右肩（图51-2）。应关注心脏压塞的可能，液体的体积不是压塞的直接指标，累积的速度才是[20]。心脏探头置于剑突下位置，探头标记朝向患者的左侧（图51-3）。右心室（RV）和肝脏之间最易见到心包积液（图51-4）。心脏压塞的征象包括右心房和心室塌陷，舒张期呈蛇形运动，称为"蹦床征"，此时心包内压大于右心室舒张压。心脏压塞可以在剑突下切面进行评估（图51-5）。详见第10章。

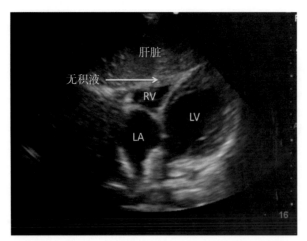

图 51-4 剑突下正常图像。LA，左心房；LV，左心室；RV，右心室。

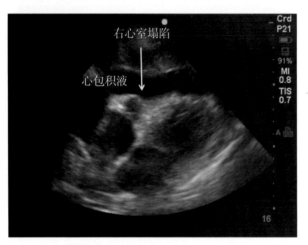

图 51-5 心脏压塞：心包积液导致右心室舒张期塌陷。

B部分。胸骨旁左室长轴切面（图51-2）和心尖四腔切面（图51-6）评估LV收缩功能。有多种技术来评估左心室收缩率/射血分数。研究表明，若有足够的经验，简单目测法可对射血分数进行可靠评估[21]。最快速的方法是定性的目测估计，尽管这种技术需要目测足够的正常和异常情况，以便分组为左心室收缩功能正常、降低和严重降低。一般来说，如果二尖瓣前叶在舒张期接触室间隔，则射血分数正常。M型可用于通过计算二尖瓣前叶E峰与室间隔左室面的距离（E-point septal separation，EPSS）来评估射血分数（图51-7和图51-8）。另一种方法是通过观察乳头肌水平的左心室心肌增厚。如果舒张末期和收缩末期之间心肌厚度差异小于30%，则表示射血分数严重下降。

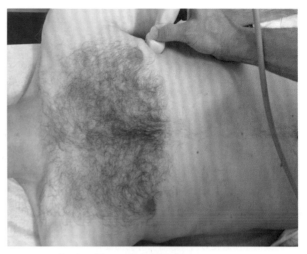

图 51-6 探头位置：心尖四腔切面。

第四种方法是评估缩短分数（fractional shortening，FS），指左心室直径从舒张到收缩减小的比例（FS）。FS大于25%为射血分数正常，而FS小于15%为EF严重降低。左心室收缩功能下降或严重降低可能是缺血性心肌病或继发性脓毒症和毒素引起的心源性休克的征象。

相反，如果左心室壁在收缩末期接触，并且舒张末期和收缩末期之间的变化大于90%，则表明由于分布性/败血性休克，低血容量或出血性休克导致的前负荷降低，进而导致心脏高动力性。详见第8章。

C部分。胸骨旁长轴、短轴和心尖四腔切面评估RV增大。通常左侧卧位能获得更好的图像。将心脏探头置于第5肋间，搏动最强处，指向左腋窝（图51-6）。将探头的角度降低至距前胸壁30°～45°的角度。比较RV与LV的大小。在正常情况下，RV大小约为LV的60%（图51-9）。如果急性不稳定患者的RV大于或等于LV，则应高度考虑大面积肺栓塞的诊断并开始适当的治疗（图51-10）。详见第11章。

第2步：评估管道的情况

A部分。通过IVC和颈静脉的大小和吸气塌陷来评估"蓄水池的充盈度"。将心脏探头放置于剑突下切面（图51-11）。将探头缓慢旋转到纵向切面，直到见到IVC进入RA。另一种方法是探头在剑突下纵向位置缓慢滑动到患者右侧，可见肝静脉在IVC进入RA之前汇入IVC。虽然IVC的大小和塌陷指数可以用来估计CVP[23]，但IVC作为

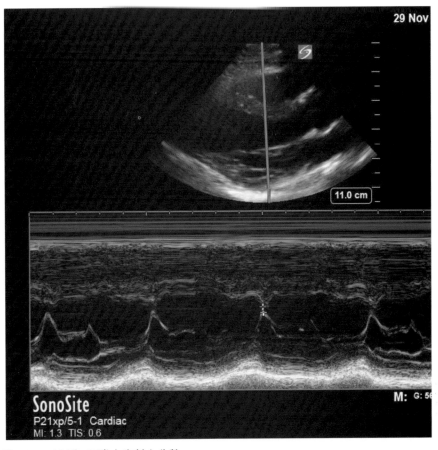

图 51-7 M 型：正常左室射血分数。

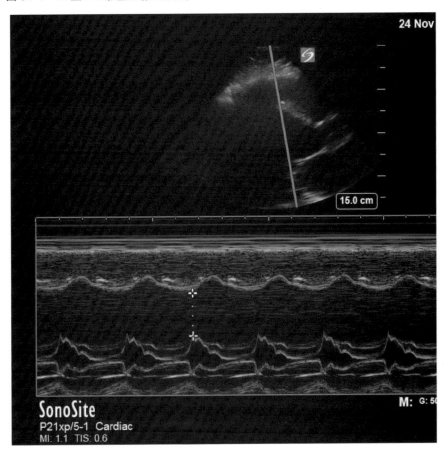

图 51-8 M 型 左室射血分数严重降低。

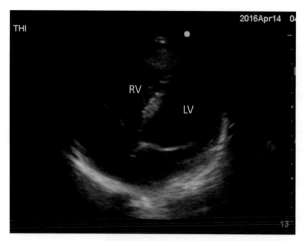

图 51-9　正常心尖四腔心切面。LV，左心室；RV，右心室。

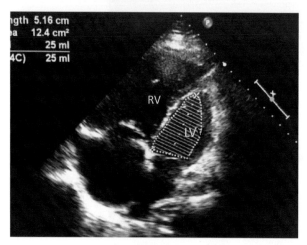

图 51-10　急性右心功能障碍。LV，左心室；RV，右心室。

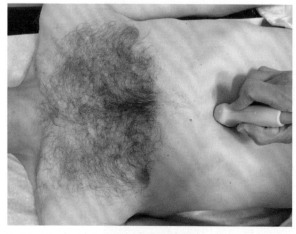

图 51-11　扫查下腔静脉探头放置位置。

容量响应性的预测因素仍然存在争议；然而，IVC 在极端情况下还是很有帮助的。IVC 直径 < 2.1cm，吸气时 IVC 塌陷指数 > 50% 与 CVP < 5mmHg 相关，高度提示分布性休克状态（图

51-12）；而 IVC 直径 > 2.1cm 且吸气时 IVC 塌陷指数 < 50% 提示心源性或阻塞休克（图 51-13）[24]。详见第 46 章。

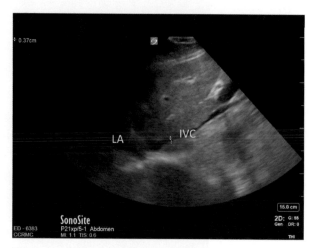

图 51-12　吸气时下腔静脉塌陷指数 > 50%。LA，左心房；IVC，下腔静脉。

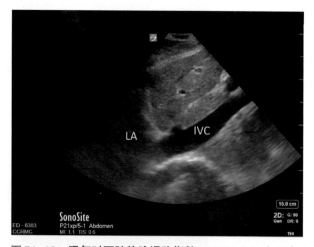

图 51-13　吸气时下腔静脉塌陷指数 < 50%。LA，左心房；IVC，下腔静脉。

B 部分。 颈内静脉也可用于估计血管内容积，类似于 JVD 的体格检查。将线阵探头放置在短轴位置以识别颈内静脉，然后转至长轴观察颈静脉怒张，其与高 CVP 相关[25]。

第 3 步：评估蓄水池的情况。

A 部分。 评估"容量流失性"。执行创伤快速超声评估（FAST），检查腹腔内有无创伤和非创伤状态下的腹腔积液。虽然凸阵探头通常用于此检查，但为了 RUSH，使用相控阵探头，因为用它也可以获得必要的图像，同时节省切换探头的时间。扫查肝肾间隙、脾周及耻骨联合上方以评估胸水、腹水。同样的检查也适用于育龄妇

女，以评估异位妊娠破裂的征象。然后将探头转到胸腔，滑动到肝肾间隙和脾周，观察横膈上方的胸腔积液。胸腔积液是横膈上方无回声区，肝脏镜面伪像消失，并可见脊柱图像。详见第13章和第50章。

B部分。评估蓄水池是否"受损"。张力性气胸可导致纵隔移位，阻碍静脉回流入心脏，从而导致梗阻性休克。一些研究支持超声检测气胸的敏感性（92%～98%），比便携式直立式胸腔X线检查（52%～57%）更高[26, 27]。

使用高频线阵探头或相控阵探头于锁骨中线第3～5肋间评估气胸（图51-14）。胸膜线为肋间隙可见的高回声水平线。在正常的肺中，脏层和壁层胸膜相互滑动，形成一条闪烁的高回声水平线，形成"蚂蚁在原木上行进"的图像。如果存在肺滑动征，则可以排除气胸的诊断，另外，慢性阻塞性肺疾病（COPD）和肺炎等疾病也没有肺滑动征[28, 29]。气胸的一种更特异性（100%）但不太敏感（66%）的征象是肺点，其特征是在邻近肺滑动的胸壁上特定位置的肺滑动消失[30]。

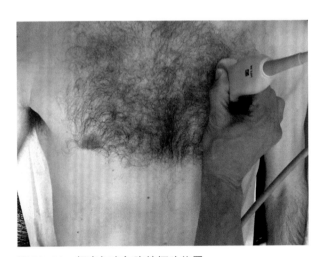

图51-14 超声扫查气胸的探头位置。

气胸的评估也可以通过M型进行。与正常肺滑动的"沙滩征"或"海滨征"相比，由于缺乏肺运动，气胸形成了"平流层"或"条形码"征，看起来像是横贯屏幕的水平线。对于不稳定的原因不明的休克患者，气胸超声呈阳性，应考虑立即穿刺减压。详见第14章。

C部分。评估"蓄水池超载"。由阻塞性或

心源性休克引起的肺血管压力增加会导致液体渗出和肺水肿。垂直的肺部伪影为B线伪影（B-line artifact，BLA）是声波穿过充满液体的肺部而产生的混响，Lichtenstein在1998年将其描述为肺水肿征象[31]（图51-15）。从那时起，BLA就被纳入多个方案，包括 BLUE和FALLS，以评估急性呼吸困难和急性循环衰竭[32]。虽然BLA存在于心源性肺水肿，但它不是特异性的，也可存在于其他疾病，如肺炎、弥漫性或局灶性间质性肺病、恶性肿瘤和急性呼吸窘迫综合征（acute respiratory distress syndrome，ARDS）[33]。然而，结合扩张的IVC的轻度塌陷和左心室收缩功能下降，应引起对心源性休克的怀疑[34]。

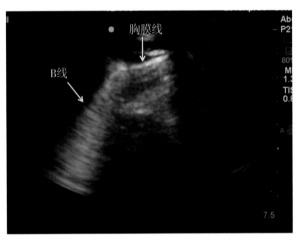

图51-15 B线。

在仰卧位，使用相控阵探头于第2～5肋间胸腔前壁、侧壁和后下壁评估BLA。B线表现为高回声线，垂直于胸膜线，像扇形图案深入肺部。B线与正常肺中发现的彗星尾征不同，因为B线会延伸到远处的肺野并且更明显。详见第12章。

第4步：评估管道的情况

A部分。评估主动脉瘤或夹层形式的"管道破裂"。文献支持急诊超声，对检测腹主动脉瘤（AAA）的敏感性为95%，特异性为100%[35]。将相控阵探头横向放置于剑突下，垂直于皮肤。识别椎体上方右侧的主动脉（图51-16）。施加恒定压力，将探头滑动到髂动脉分叉。AAA是指腹主动脉的外壁之间直径大于3cm，髂动脉外壁之间直径大于1.5cm。在纵轴上观察主动脉，确定囊状和梭形动脉瘤（图51-17）。此外，测量

主动脉直径时从外壁到外壁，以免仅测量血凝块之间的管腔而造成AAA漏诊（图51-18和图51-19）。一定要评估至髂动脉分叉处，因为大多数AAA都是肾下的。详见第47章。

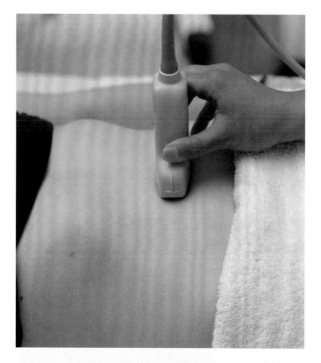

图 51-16　主动脉横切图像探头放置位置。

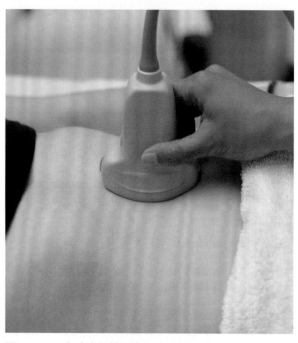

图 51-17　主动脉长轴图像探头放置位置。

B部分。检查股骨和腘窝区域的DVT，评估"管道堵塞"。急诊超声检查两点压缩试验对下肢静脉DVT具有高敏感性（100%）和特异性（99%）[36]。使用线阵血管探头，患者仰卧位，膝盖屈曲外旋，识别大隐静脉连接处的股静脉，每隔1cm加压再向远处滑动，直到股深静脉分叉。然后继续向远处滑动，识别位于腘动脉表面的腘静脉。压缩腘静脉，向远处滑动，直到分叉为三根静脉水平并压缩。股静脉和腘静脉的压缩时壁贴壁，则可以排除这些位置存在深静脉血栓的可能性。详见第45章。

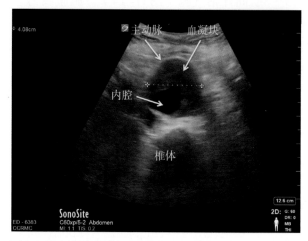

图 51-18　主动脉瘤。

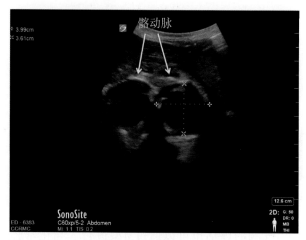

图 51-19　髂动脉分叉处的动脉瘤。

患者管理

　　休克是一种危及生命的疾病，必须得到迅速的诊断和治疗。休克的诊断基于临床特征，包括以下特征之一：低血压、心动过速、呼吸急促、少尿、脑病、毛细血管充盈减少、代谢性酸中毒和血清乳酸升高。通过评估休克的生理学指标，RUSH方案迅速缩小了对原因的诊断范围，并允许有针对性的经验治疗。针对休克类型的治疗方法至关重要，因为某些治疗方法（如低血容量或分布性休克的静脉输液）对于另一种疾病来说可能是有害的（如心源性休克的静脉输液）。

　　虽然超声是一个有用的工具，但对病情的诊断应该首先考虑患者的临床表现和最有可能的休克原因。例如，对于有胸痛、呼吸短促、单侧腿部疼痛和肿胀的患者，心脏的评估应通过对腿部DVT的评估来完成。同样，对于患有心动过速、头晕和严重腹痛向背部放射的患者，心脏检查后应评估AAA。

梗阻性休克

　　梗阻性休克患者通常会有颈静脉压升高、心音遥远、单侧呼吸音或已知的导致心脏压塞、张力性气胸或肺栓塞的危险因素。梗阻性休克需要立即解决造成梗阻的根本原因。静脉补液不太有用，反而可能有害。

　　如果心脏检查显示有心包积液，特别是如果有心脏压塞的征象，则应考虑紧急进行心包穿刺术。相反，如果发现IVC较小，吸气塌陷率超过50%，即使存在心包积液，也不太可能引起休克。如果存在急性右心室功能受损的征象，则可能出现肺栓塞，如果没有禁忌证，应考虑立即溶栓[37]。如果LE静脉检查中也发现深静脉血栓，则

支持该诊断。如果单方面注意到肺滑动消失，则应考虑是张力性气胸的原因，特别是如果看到肺点，应考虑立即行胸腔穿刺和胸腔置管。

心源性休克

　　心源性休克的患者通常会有胸痛、心电图异常和心脏病危险因素。射血分数严重下降，提示有心源性休克，双侧肺水肿或IVC扩张支持这一诊断。

　　与梗阻性休克一样，静脉输液不太有用，很可能有害。如果怀疑是心源性休克，则必须确定并治疗其原因。应评估患者是否存在心律失常、急性瓣膜功能不全或急性冠脉综合征。如果存在危及生命的心律失常，应按照高级心脏生命支持（ACLS）程序进行治疗[38]。正性肌力药可以帮助稳定原因不明的心源性休克，同时等待心脏专家进一步检查和治疗[39]。

低血容量性休克和分布性休克

　　对于心脏高动力且IVC塌陷的患者，应重点考虑出血性或分布性休克。低血容量或分布性休克的初始治疗包括静脉输液快速复苏。进一步的检查旨在确定患者低血容量性休克或分布性休克的原因。

　　如果FAST检查呈阳性或发现AAA，则应考虑失血性休克。应紧急寻求外科咨询。如果患者稳定，应考虑进一步检查，如计算机断层扫描。对于休克伴有发热或可能感染来源的患者，应考虑感染和脓毒症。这些患者还应该早期使用广谱抗生素，并控制所有可疑的感染来源[40]。吸气性喉鸣、口腔和面部水肿、荨麻疹或最近接触常见过敏原的患者应考虑过敏反应。这些患者应快速肌注肾上腺素（图51-20）。

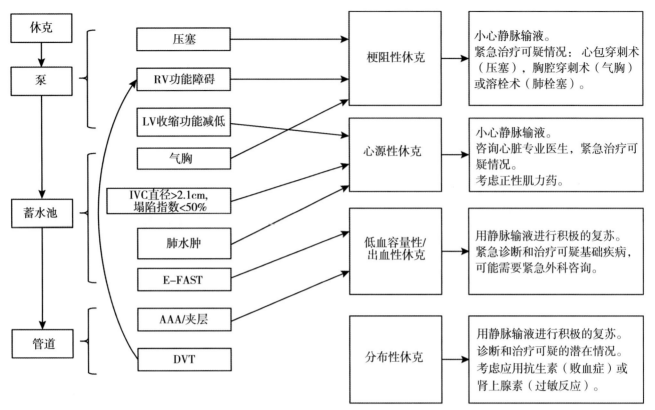

图 51-20　RUSH 治疗流程。AAA，腹主动脉瘤；DVT，深静脉血栓形成；FAST，创伤快速超声评估检查；IVC，下腔静脉；LV，左心室；RUSH，休克和低血压的快速超声检查；RV，右心室。

经验分享和要点提示

经验分享

- 检查心脏和 IVC 后，根据临床情况改变检查项目和顺序，优先考虑与诊断相关的检查。例如，对于呼吸短促和急性 RV 损伤的患者，继续寻找 DVT。对腹痛患者，继续进行 FAST 和主动脉检查。
- 使用不同的心脏图像来聚焦特定的临床问题。如果无法获得图像，请继续到下一个图像。
- 不要仅仅依赖 IVC 来确定容量状态，而是将其作为辅助，在极端情况时有用（扩张随呼吸无变化；内径小且完全塌陷）。
- 在评估主动脉时，对腹部施加恒定的压力，以推开肠道气体来观察主动脉。

要点提示

- 在胸骨旁左室长轴切面注意不要混淆心包积液和胸腔积液。
- 心脏前方的脂肪垫可能会被混淆为心包积液。心包积液倾向于向后下方聚积，因此在心脏周围可见[41]。
- 不要将 RV 与 LV 混淆。根据使用的机器，某些标准的心脏设置会将屏幕标记放置在屏幕的右侧，从而将所有图像反转 180°，此时 LV 和 RV 的方向反转。因二尖瓣环位置高，LV 总是长于 RV。
- RV 和 LV 腔室的不完全显示可能导致 RV 假性扩张。确保扫查整个图像以查看心室壁边界，并用多个切面进行确认。
- 在评估 DVT 时，请确保在向远处滑动时勿施压力，因为恒定的压力会压瘪静脉致其难以追踪。

参考文献

1. Strehlow M. Early identification of shock in critically ill patients. *Emerg Med Clin North Am.* 2010;28:57-66.

2. Jones AE, Abornk LS, Kline JA. Severity of emergency department hypotension predicts adverse hospital outcome. *Shock.* 2004;22(5):410-414.

3. Rivers E, Nguyen B, Haystad S, et al. Early goal directed therapy in the treatment of severe sepsis and septic shock. *N Engl J Med.* 2001;348:1368-1377.

4. Jones A, Tayal V, Sullivan M, Kline J. Randomized, controlled trial of immediate versus delayed goal-directed ultrasound to identify the cause of nontraumatic hypotension in emergency department patients. *Crit Care Med.* 2004;32(8):1703-1708.

5. Seif D, Perera P, Mailhot T, Riley D, Mandavia D. Bedside ultrasound in resuscitation and the rapid ultrasound in shock protocol. *Crit Care Res Pract.* 2012;2012:503254.

6. Atkinson PRT, McCauley DJ, Kendall RJ, et al. Abdominal and Cardiac Evaluation with Sonography in Shock (ACES): an approach by emergency physicians for the use of ultrasound in patients with undifferentiated hypotension. *Emerg Med J.* 2009;26(2):87-91.

7. Lichtenstein DA, Karakitsos D. Integrating ultrasound in the hemodynamic evaluation of acute circulatory failure (FALLS-the fluid administration limited by lung sonography protocol). *J Crit Care.* 2012;27(5):53.

8. Bahner DP. Trinity: a hypotensive ultrasound protocol. *J Diagn Med Sonogr.* 2002;18(4):193-198.

9. Mok KL. Make it SIMPLE: enhanced shock management by focused cardiac ultrasound. *J Intensive Care.* 2016;4:51. doi:10.1186/s40560-016-0176-x.

10. Hernandez C, Shuler K, Hannan H, Sonyika C, Likourezos A, Marshall J. C.A.U.S.E.: cardiac arrest ultra-sound exam—a better approach to managing patients in primary non-arrhythmogenic cardiac arrest. *Resuscitation.* 2008;76:198-206.

11. Weingart SD, Duque D, Nelson B. Rapid ultrasound for shock and hypotension (RUSH-HIMAPP). 2009. http://emedhome.com

12. Perera P, Mailhot T, Riley D, Mandavia D. The RUSH exam: rapid ultrasound in Shock in the evaluation of the critically ill. *Emerg Med Clin North Am.* 2010;28(1):29-56.

13. EMCrit Project. http://emcrit.org/rush-exam/original-rush-article/. Accessed 9 November, 2016.

14. Weingart SD, Duque D, Nelson B. Rapid ultrasound for shock and hypotension. 2009. http//emedhome.com/

15. Jones AE, Tayal VS, Sullivan DM, Kline JA. Randomized, controlled trial of immediate versus delayed goal-directed ultrasound to identify the cause of nontraumatic hypotension in emergency department patients. *Crit Care Med.* 2004;32(8):1703-1708.

16. Ghane M, Gharib M, Ebrahimi A, et al. Accuracy of Rapid Ultrasound in Shock (RUSH) exam for diagnosis of shock in critically ill patients. *Trauma Mon.* 2015;20(1).

17. Bagheri-Hariri S, Yekesadat M, Farahmand S, et al. The impact of using RUSH protocol for diagnosing the type of unknown shock in the emergency department. *Emerg Radiol.* 2015;22:517-520.

18. Keikha M, Salehi-Marzijarani M, Soldoozi Nejat R, Sheikh Motahar Vahidi H, Mirrezaie SM. Diagnostic Accuracy of Rapid Ultrasound in Shock (RUSH) exam: a systematic review and meta-analysis. *Bull Emerg Trauma.* 2018;6(4):271-278. doi:10.29252/beat-060402.

19. Atkinson P, Bowra J, Milne J, et al. Sonography in Hypotension and Cardiac Arrest (SHoC) protocol consensus statement. *CJEM.* 2017;19459-470. doi:10.117/cem.2016.394.

20. Walsh BM, Tibias LA. Low-pressure pericardial tamponade: case report and review of the literature. *J Emerg Med.* 2016. doi:10.1016/j.jemermed.2016.05.069.

21. Moore CL, Rose GA, Tayal VS, et al. Determination of left ventricular function by emergency physician echocardiography of hypotensive patients. *Acad Emerg Med.* 2002;9:186-193.

22. Rudski L, et al. Guidelines for the echocardiographic assessment of the right heart in adults: a report from the American Society of Echocardiography. *J Am Soc Echocardiogr.* 2010;23:685-713

23. Kircher BJ, Himelman RB, Schiller NB. Noninvasive estimation of right atrial pressure from the inspiratory collapse of the inferior vena cava. *Am J. Cardiol.* 1990;66(4):493-496.

24. Perera P, Mailhot T, Riley D, Mandavia D. The RUSH exam: rapid ultrasound in Shock in the evaluation of the critically ill," *Emerg Med Clin North Am.* 2010;28(1):29-56.

25. Jang T, Aubin C, Naunheim R, et al. Ultrasonography of the internal jugular vein in patients with dyspnea without jugular venous distention on physical examination. *Ann Emerg Med.* 2004;44:160-168.

26. Blaivas M, Lyon M, Duggal S. A prospective comparison of supine chest radiography and bedside ultrasound for the diagnosis of traumatic pneumothorax. *Acad Emerg Med.* 2005;12:844-849.

27. Soldati G, Testa A, Sher S, Pignataro G, La Sala M, Silveri NG. Occult traumatic pneumothorax: diagnostic accuracy of lung Ultrasonography in emergency department. *Chest.* 2008;133:204-211.

28. Lichtenstein DA, Menu Y. A bedside ultrasound sign ruling out pneumothorax in the critically ill. Lung sliding. *Chest.* 1995;108(5);1345-1348.

29. Lichtenstein DA, Meziere GA. Relevance of lung ultrasound in the diagnosis of acute respiratory failure: the BLUE protocol. *Chest.* 2008;134:117-125.

30. Lichtenstein D, Meziere G, Biderman P, Gepner A. The "lung point": an ultrasound sign specific to pneumothorax. *Intensive Care Med.* 2000;26(10):1434-1440.

31. Lichtenstein D, Meziere G. A lung ultrasound sign allowing bedside distinction between pulmonary edema and COPD: the comet-tail artifact. *Intensive Care Med.* 1998;24(12):1331-1334.

32. Lichtenstein D. FALLS-protocol: lung ultrasound in hemodynamic assessment of shock. *Heart Lung Vessel.* 2013;5(3):142-147.

33. Dietrich CF, Mathis G, Blaivas M, et al. Lung B-line artefacts and their use. *J Thoracic Dis.* 2016;8(6):1356-1365.

34. Gaskamp M, Blubaugh M, McCarthy LH, Scheid DC. Can bedside ultrasound inferior vena cava measurements accurately diagnose congestive heart failure in the emergency department? A Clin-IQ. *J Patient Cent Res Rev.* 2016;3(4):230-234.

35. Dent B, Kendall RJ, Boyle AA, Atkinson PRT. Emergency ultrasound of the abdominal aorta by UK emergency physicians: a prospective cohort study. *Emerg Med J.* 2007;24:547-547.

36. Crisp J, Lovato L, Jang T. Compression ultrasonography of the lower extremity with portable vascular ultrasonography can accurately detect deep venous thrombosis in the emergency department. *Ann Emerg Med.* 2010;56:601-610.

37. Kearon C, Akl EA, Ornelas J, et al. Antithrombotic therapy for VTE disease: CHEST Guideline and Expert Panel Report. *Chest.* 2016;149(2):315-352. doi:10.1016/j.chest.2015.11.026. Erratum in: *Chest.* 2016 Oct;150(4):988.

38. Link MS, Berkow LC, Kudenchuk PJ, et al. Part 7: adult advanced cardiovascular life support: 2015 American Heart Association Guidelines update for cardiopulmonary resuscitation and emergency cardiovascular care. *Circulation.* 2015;132(18 suppl 2):S444-S464.

39. Yancy CW, Jessup M, Bozkurt B, et al. 2013 ACCF/AHA guideline for the management of heart failure: executive summary: a report of the American College of Cardiology Foundation/American Heart Association Task Force on practice guidelines. *Circulation.* 2013;128(16):1810-1852.

40. Rhodes A, Evans LE, Alhazzani W, et al. Surviving sepsis campaign: international guidelines for management of sepsis and septic shock: 2016. *Intensive Care Med.* 2017;43(3):304-377.

41. Blanco P, Volpicelli G. Common pitfalls in point-of-care ultrasound: a practical guide for emergency and critical care physicians. *Crit Ultrasound J.* 2016;8:15.

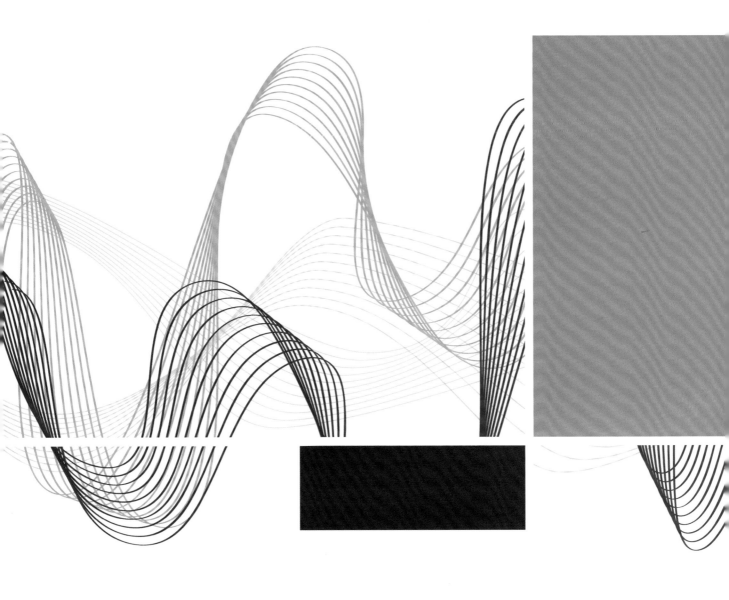

第四篇　操　作

第52章 肌肉骨骼系统抽吸和注射

Alexei O. DeCastro，MD，Dae Hyoun（David）Jeong，MD，and Jock Taylor，MD

文献综述

超声引导下肌肉骨骼系统注射具有一些优点，如实时可视化和引导。最重要的可能是在整个手术过程中持续可视化穿刺针。所以当针准确放置在目标病变位置时，可避免重要结构如血管和神经的损伤，这样既可以提高成功率，也可以提高安全性。与体表标记或触诊引导注射相比，确保了高准确度，并最大程度地减少了并发症和疼痛的发生[1, 2]。

超声引导下操作可分为直接方法和间接方法。在间接方法中，超声仅用于识别目标和确定目标深度。对体表皮肤进行相应的标记。这对于较大的浅表目标最有效，因为在操作过程中针不可见。直接方法是首选的，在探头扫查的平面内或平面外进针。平面内方法可以对针的角度和深度进行连续、实时矫正，通常是首选方法。

超声引导下膝关节注射和抽吸有更高的准确率和更好的效果[1, 2]。在比较超声引导与体表标记引导膝关节注射的研究中，超声引导注射的操作疼痛减少了48%，膝关节疼痛减轻幅度增加了42%，治疗有效者增加了107名，治疗无效率减少52%。尽管超声引导膝关节注射前期成本较高，但后期更具有成本效益。研究显示，每年每患者成本降低13%，每年每有效者成本降低58%[3]。膝关节抽吸的结局显示抽吸的液体多183%[4]。此外，在注射粘胶补充剂时，确保药物的准确沉积可能更加重要，这可以提高疗效，并避免误注射到软组织造成的严重疼痛等并发症。

因为Hoffa脂肪垫位于髌腱正后方，故通常采用体表标记引导进行的前路膝关节注射效果不佳[1]。在临床上必须辨别膝关节积液是否为化脓性关节炎，因为这才是真正的膝关节急症。在上述情况下，也助于区分痛风和/或其他原因炎性积液。

肩锁（AC）关节顽固性疼痛经适当的活动调节、口服或外用药物、治疗方式、加强锻炼以及根据指征给予保护或托架均无效，则可考虑AC关节注射。此外，如果根据病史、体格检查或成像无法确定主要疼痛部位，则可以使用AC关节注射进行诊断。

据报道，盲法AC关节注射准确率为40%～72%[2]。超声引导时准确率可达到95%～100%[5]。在两项研究中，使用超声引导AC关节注射明显比触诊引导更准确[6]。另有研究发现，触诊引导与超声引导AC关节注射在长达3周时间的临床结局相似[7]。髋关节注射可能有助于诊断疼痛的来源，超声引导也提供了更好的准确性[8]。注射已被证明可以减轻疼痛和增加活动范围[9]。由于准确性下降，体表标记引导髋关节注射增加了对邻近神经血管结构损伤或刺激的风险[10]。与超声相比，透视和计算机断层扫描（CT）引导注射具有辐射和成本增加等不足。此外，X线透视引导注射缺乏对神经血管束可视化。

表 52–1	在临床实践中应用即时超声的建议	
建议	证据等级	参考文献
准确注射比不准确注射更有效。	A	11
超声引导关节穿刺术与体表标记引导关节穿刺术相比，疼痛更轻，效果更好。	B	11

A=一致的、质量良好的以患者为导向的证据；B=不一致或质量有限的以患者为导向的证据；C=共识，以疾病为导向的证据，通常的做法，专家意见，或病例系列。有关SORT证据评级系统的信息，请访问http://www.aafp.org/afpsort。

器材

- 无菌探头套
- 18～25G，1.5～2in（3.81～5.08cm）针头

- 5~25ml注射器
- 0.5~5ml不含肾上腺素的1%利多卡因和0.5~2ml注射用皮质类固醇，或2~6ml透明质酸，取决于注射的关节大小

适应证

- 膝关节
  - 膝关节骨关节炎
  - 晶体性膝关节病（痛风、假痛风）
  - 积液抽吸
  - 复发性髌股疼痛综合征（保守治疗失败）
  - 退行性半月板撕裂
- AC关节
  - 慢性AC关节痛
  - Ⅰ级或Ⅱ级AC关节扭伤的AC关节炎（保守治疗至少2周后疼痛仍然严重）
- 髋关节
  - 髋关节骨关节炎
  - 股骨髋臼撞击综合征
  - 髋关节髋臼盂唇撕裂
  - 用于排除关节内和关节外病变的诊断性注射

禁忌证

- 绝对禁忌证
  - 表皮蜂窝织炎
  - 菌血症
  - 关节假体
  - 急性骨折
  - 急性前交叉韧带（ACL）、后交叉韧带（PCL）或内侧副韧带（MCL）损伤
- 相对禁忌证
  - 重度凝血障碍
  - 抗凝治疗［尤其是国际标准化比值（INR）大于3.5~4.0］
  - 2~4次注射后无效
  - 关节不稳定（慢性不稳定）
  - 周围骨质疏松症的证据
  - 近期关节内骨质疏松症
  - 有注射药物过敏史

操作步骤

关节穿刺术的一般准备注意事项

无论关节穿刺术的解剖位置如何，最好首先扫查关节并识别相关标志和病理，如关节积液。

接下来，根据初始扫查标记理想的探头位置。用碘伏或氯己定给患者大面积消毒。铺无菌铺巾和戴探头套。

使用常规25G针头在标记部位用1%利多卡因在皮肤下注射皮丘，麻醉皮肤。在超声引导下，将1%利多卡因注射至皮下组织更深的位置，然后将25G针头更换为更大的18~22G针头进行抽吸。如果不进行抽吸，则仅需要较小的25G针头进行注射。在这些情况下，皮肤麻醉步骤通常可以省略。但是，如使用22G或更大的针头，均建议进行皮肤麻醉。

膝关节穿刺术

第1步：患者取仰卧位。可使患者舒适，减少运动，避免潜在的血管迷走性晕厥。上外侧入路首选徒手在平面内完成（图52-1）。

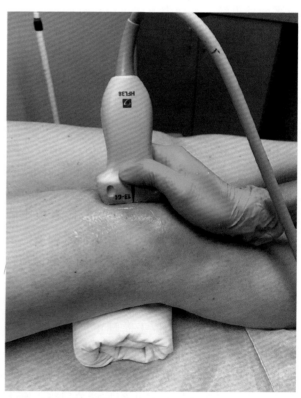

图 52-1　患者仰卧。首先通过探头来识别体表标记，标记朝向患者头部。

第2步：在膝后下方放置毛巾卷，使膝关节轻微屈曲至约20°。这将有助于识别髌上隐窝和松弛股四头肌。在该位置髌股关节上方和外侧的滑膜凸起，关节积液最明显。有时，患者可将膝关节向后下压，积液可能变得更明显。

第3步：使用放置在股四头肌肌腱上的线阵探头作为初始标志。然后，在纵向和横向位置识别关节积液。标记此位置，然后如前所述为患者准备手术。

第4步：确定针的进入点。保持探头在膝关节上的横向位置（髌上囊上方）。最佳进入点在髂胫（IT）带和股外侧肌之间的软点。隐窝位于股四头肌腱或股四头肌脂肪垫（浅表）和股前脂肪（深部）之间。为了帮助定位针头，用戴手套的手指在膝关节外侧非常接近探针的位置推动，深部脂肪垫将在滑囊下方移动。在膝关节外侧进针，使针尖朝向内侧（图52-2）。

第5步：在关节积液中看到针尖后，立即停止进针（图52-3）。

抽吸关节隐窝的上外侧。

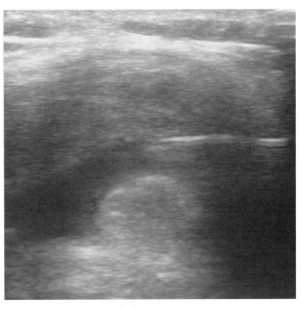

图 52-3　当针进入滑膜时，在平面内可见。

肩锁关节穿刺术

第1步：患者直立坐在椅子或检查床上。同侧手臂保持内收在中立位。在AC关节前面的矢状面上探查AC关节，随后通过向内侧旋转探头约30°，在改良长轴上观察（图52-4）。

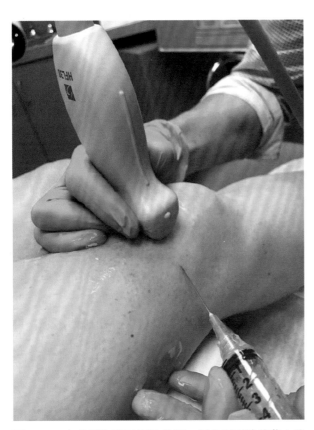

图 52-2　上外侧入路时探头位置。探头扫查膝关节上隐窝上的股四头肌肌腱的短轴。

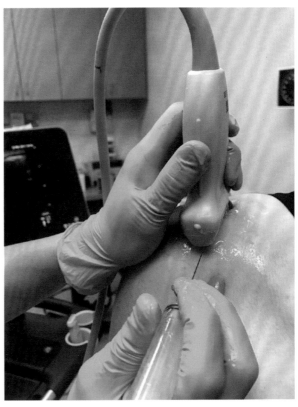

图 52-4　超声引导下肩锁关节注射前平面内入路的探头和针定位。

第2步：如前所述为患者准备手术。

第3步：在探头扫查平面外，将针头从前向后进针。一旦在关节内可见头端，停止插入。此时针头显示为强回声点，然后注入注射器内容物（图52-5）。

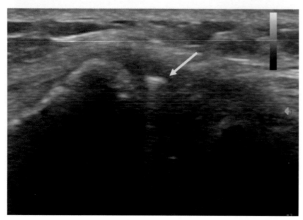

图52-5 引导肩锁关节注射时平面外针头（箭头）的超声图像。

髋关节穿刺术

第1步：患者仰卧于检查床上（图52-6）。

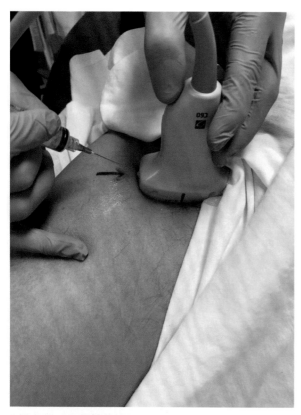

图52-6 超声引导下髋关节注射的前斜入路。探头放置在头内侧入路平面内。

第2步：在股骨颈长轴前方扫描。瞄准股骨头和股骨颈交界处，寻找覆盖的关节囊（前滑膜隐窝）。扫描平面应位于股血管外侧（图52-7）。

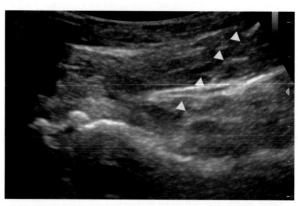

图52-7 股骨头和股骨颈在长轴方向可见。在平面内观察针（箭头）进入位于股骨头和股骨颈之间的前滑膜隐窝。

第3步：如前所述为患者准备手术。

第4步：在超声引导下将脊椎穿刺针推进到股骨头、颈交界处水平。

第5步：测试注入情况，以观察是否容易扩散。如果没有阻力，并且可以看到关节囊膨胀，则注入注射器内的全部内容物。

术后指导

拔出针头后，用酒精清洁皮肤，如果发现出血，用绷带包扎。告知患者该部位可能会酸痛、跳痛或轻微肿胀，持续数天。建议观察注射部位24～48小时。

可在该部位敷冰块15～20分钟，每1～2小时一次，持续1～2天，这可能有助于减轻疼痛。局麻药可持续5～12小时，但皮质激素可能需要2～5天才能起效。告知患者需警惕的体征，如肿胀恶化、发红、皮疹，甚至呼吸短促。如果患者患有糖尿病并正在使用胰岛素，血糖可能升高1～5天。指导糖尿病患者术后定期检查血糖，并考虑按需使用胰岛素，以帮助控制血糖水平。粘胶补充疗法可能需要长达1个月的时间才能看到效果，效果的持续时间因人而异。

并发症

- 注射耀斑反应
- 类固醇性关节病

- 肌腱断裂
- 面部潮红
- 皮肤萎缩、色素脱失
- 医源性感染性关节炎
- 注射肢体一过性轻瘫
- 超敏反应
- 无症状囊周钙化
- 软骨磨损加速

患者管理

类固醇注射已被证明可以减轻疼痛和增加活动范围。

超声可用于准确识别关节融合（第35章）。所有原因不明的关节积液病例均应做关节穿刺术及随后的关节液分析[11]。应分析抽吸液的细胞计数、革兰氏染色、培养和晶体分析。分析滑膜抽吸液：全血细胞计数（CBC）及分类计数［白细胞（WBC）、多形核白细胞］、晶体检查、培养和革兰氏染色、黏度、葡萄糖。晶体的存在不能完全排除化脓性关节炎。据统计，不到5%的病例化脓性关节炎与痛风或假痛风同时发生（表52-2）。如果证实为化脓性膝关节积液，应开始经静脉（IV）应用抗生素。必要时骨科会诊，因为关节引流与快速恢复、低发病率相关。关节镜可实现关节的可视化，具有松解粘连、引流任何化脓区的作用，并可在需要时进行坏死物质的清创[11]。

在骨关节炎患者中，关节内注射利多卡因有助于确认疼痛是否来源于关节。此外，关节内注射皮质类固醇或粘胶补充剂可暂时缓解症状并有助于治疗。

表 52-2　关节液分析

关节炎诊断	颜色	透明度	黏度	WBC 计数（每 mm³）	PMN 细胞计数（%）	革兰染色	培养	晶体
正常	无色或浅色	透明	高/厚	<200	<25	阴性	阴性	阴性
非炎性	淡黄	半透明	高/厚	200～2000	<25	阴性	阴性	阴性
炎症：结晶性疾病	黄色	混浊	低/薄	2000～100 000	>50	阴性	阴性	阳性
炎症：非结晶性疾病	黄色	混浊	低/薄	2000～100 000	>50	阴性	阴性	阴性
感染性：莱姆病	黄色	混浊	低	3000～100 000（平均：25 000）	>50	阴性	阴性	阴性
感染性：淋球菌	黄色	混浊–不透明	低	34 000～68 000	>75	可变（<50%）	阳性（25%～70%）	阴性
感染性：非淋球菌	黄绿色	不透明	极低	>50 000（>100 000）则更明确	>75	阳性（60%～80%）	阳性（>90%）	阴性ª

ª 结晶性疾病可与化脓性关节炎并存。阳性结果不能排除感染。缩写：PMN，多形核白细胞。

经验分享和要点提示

经验分享

- 实时监测针尖位置。
- 用非惯用手握住探头，保持探头与患者接触。用惯用手推进针头。
- 请勿同时移动探头和针头。一旦穿透皮肤，保持针头不动，移动探头找到针头。
- "抖动"针尖或使用缝纫机操作（旋转针头斜面）可能有助于在推进针头时识别针尖。

要点提示

- 如果看不到针尖，请勿推进针头。
- 针头穿透滑膜的增厚部分可能引起严重疼痛，因此尝试在积液或髌上囊内推进针头。
- 确保针的长度足以到达目标关节。在髋关节等深部关节，常需要脊椎穿刺针。
- 避免多次注射综合征。根据经验，每年注射不应超过3次或注射间隔时间大于6周。

参考文献

1. Jackson D, Evans N, Thomas B. Accuracy of needle placement into the intra-articular space of the knee. *J Bone Joint Surg Am*. 2002;84:1522-1527.
2. Curtiss H, Finnoff J, Peck E. Accuracy of ultrasound guided and palpation-guided knee injections by an experienced and less-experienced injector using a supero-lateral approach: a cadaveric study. *PM R*. 2011;3:507-515.
3. Sibbitt WL Jr, Band PA, Kettwich LG, et al. A randomized controlled trial evaluating the cost-effectiveness of sonographic guidance for intra-articular injection of the osteoarthritic knee. *J Clin Rheumatol*. 2011;17(8):409-415.
4. Sibbitt WL Jr, Kettwich LG, Band PA, et al. Does ultrasound guidance improve the outcomes of arthrocentesis and corticosteroid injection of the knee? *Scand J Rheumatol*. 2012;41(1):66-72.
5. Bain GI, Van Riet RP, Gooi C, Ashwood N. The long-term efficacy of corticosteroid injection into the acromioclavicular joint using a dynamic fluoroscopic method. *Int J Shoulder Surg*. 2007;1:104-107.
6. Sabeti-Aschraf M, Lemmerhofer B, Lang S, et al. Ultrasound guidance improves the accuracy of the acromioclavicular joint infiltration: a prospective randomized study. *Knee Surg Sports Traumatol Arthrosc*. 2011;19(2): 292-295.
7. Sabeti-Aschraf M, Ochsner A, Schueller-Weidekamm C, et al. The infiltration of the AC joint performed by one specialist: ultrasound versus palpation a prospective randomized pilot study. *Eur J Radiol*. 2010;75(1):e37-e40.
8. Robinson R, Keenan AM, Conaghan PG. Clinical effectiveness and dose response of image-guided intra-articular corticosteroid injection for hip osteoarthritis. *Rheumatology (Oxford)*. 2007;46(2):285-291.
9. Kullenberg B, Runneson R, Tuvhag R, et al. Intraarticular corticosteroid injection: pain relief in osteoarthritis of the hip? *J Rheumatol*. 2004;31(11):2265-2268.
10. Sofka CM, Saboeiro G, Adler RS. Ultrasound-guided hip injections. *J Vasc Interv Radiol*. 2005;16(8):1121-1123.
11. Gerena L, DeCastro A. *Knee Effusion*. StatPearls [Internet]. Treasure Island, FL: StatPearls Publishing; 2019.

第53章 中心静脉导管置管

Jilian R. Sansbury, MD, FACP

文献综述

中心静脉导管适用于输送各种高级药物，并且适用范围十分广泛。需要监测中心静脉压或药物须经中心静脉导管应用的患者均需要中心静脉导管置管。此类药物包括高渗盐水、血管加压药、静脉内电解质快速输注或同时给予多种静脉内药物或溶液[1]。隧道式导管是在皮肤下插入中心静脉导管，在远离中心静脉的位置退出。隧道式导管发生长期并发症的可能性较小，但需由专业人员操作。非隧道式导管不含套囊器械，可直接进入中心静脉。它们可以在不进行外科手术的情况下插入和取出，通常具有双腔或三腔。Quinton导管是一种非隧道式器械，可放置用于短期血液透析或单采。非隧道式中心静脉导管也可用于血流动力学监测，通常与Cordis或Swan–Ganz导管配合使用[2]。

中心静脉导管之名称源自其放置的位置（颈内静脉、锁骨下静脉、股静脉）。锁骨下静脉放置中心静脉导管的位置为锁骨的下方，因锁骨遮挡，超声引导困难。股静脉置管的中心静脉导管虽然超声引导方便，但相关血流感染（CLABSI）的发生率显著升高，因此股静脉置管亦不作为首选[3]。

颈内静脉位于颈动脉外侧的胸锁乳突肌的胸骨头和锁骨头形成的三角形的顶点，出于超声引导手术的目的，我们首选颈内静脉置管（图53–1）。

文献报道超声引导可提高中心静脉置管的安全性和准确性。一项Meta分析研究显示，动态二维超声引导显著减少了意外动脉穿刺、气胸和血肿形成[4]。一项Cochrane系统评价证明，中心静脉置管相关并发症的发生率降低了71%[5]。

除置入过程中的实时引导外，超声还可用于确认导管头端在上腔静脉（SVC）中的位置，并

在手术完成后排除气胸的存在。一项Meta分析发现超声对导管错位的综合敏感性和特异性分别为82%和98%。与标准胸部X线检查相比，超声检查将诊断中心静脉导管错位的时间缩短了58.3分钟。排除术后合并气胸的敏感性接近100%[6]。

表 53–1　在临床实践中应用即时超声的建议

建议	证据等级	参考文献
即时超声引导中心静脉导管置管	A	7
即时超声引导验证中心静脉导管的位置	C	2

A=一致的、质量良好的以患者为导向的证据；B=不一致或质量有限的以患者为导向的证据；C=共识，以疾病为导向的证据，通常的做法，专家意见，或病例系列。有关SORT证据评级系统的信息，请访问http://www.aafp.org/afpsort。

器材

这是一项无菌操作，要求执行该操作的人员穿无菌手术衣并佩戴无菌手套。不同机构使用的中心静脉导管包存在一些差异，三腔中心静脉导管包的基本工具概述如下：

1. 无菌工作服、手套、帽子、口罩和面罩。
2. 无菌超声探头套。
3. 备皮溶液——首选氯己定。
4. 皮肤消毒和铺消毒洞巾。
5. 利多卡因溶液。
6. 无菌纱布。
7. 注射器。
8. 手术刀。
9. 缝线和持针器。
10. 生理盐水冲洗液——中心静脉导管的每个管腔各一份。
11. 肝素帽——中心静脉导管的每个管腔各一个。

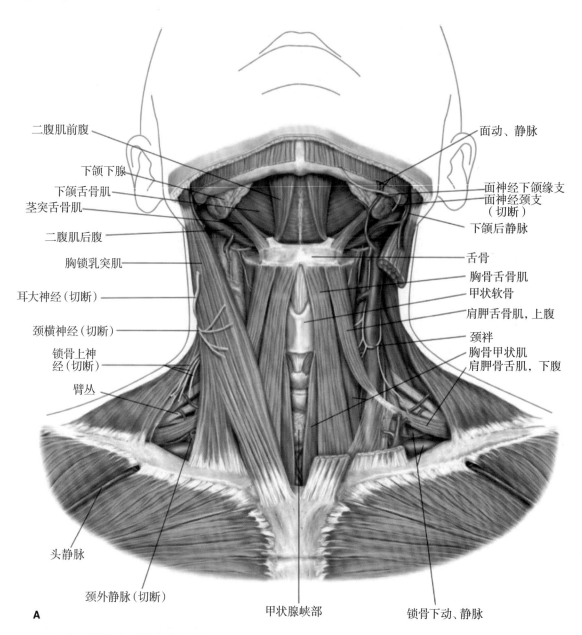

二腹肌前腹

下颌下腺

下颌舌骨肌

茎突舌骨肌

二腹肌后腹

胸锁乳突肌

耳大神经（切断）

颈横神经（切断）

锁骨上神经（切断）

臂丛

头静脉

颈外静脉（切断）

甲状腺峡部

锁骨下动、静脉

面动、静脉

面神经下颌缘支
面神经颈支
（切断）
下颌后静脉

舌骨

胸骨舌骨肌

甲状软骨

肩胛舌骨肌，上腹

颈袢

胸骨甲状肌
肩胛骨舌肌，下腹

A

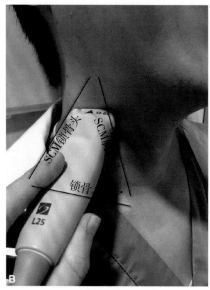

B

图 53-1　探头所放置的解剖结构。SCM，胸锁乳突肌。

12. 导管、扩张器、针和导丝——7F 15cm或20cm三腔导管最常用于成人。对于液体复苏或血液透析，首选大口径导管，通常使用11.5F 20cm双腔导管。在导管置入静脉之前，应对所选择的导管进行试验，确保生理盐水冲洗每个管腔，使其保持通畅（图53-2）。

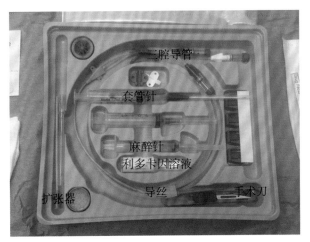

图53-2 典型中心静脉导管包的内容物。

适应证

- 血管加压药给药
- 高渗盐水给药
- 快速经静脉输注电解质溶液
- 血液制品快速输注
- 紧急血液透析或单采
- 中心静脉压监测
- 缺乏外周静脉通路且禁忌使用其他静脉通路模式。

禁忌证

- 靶血管的区域出现皮肤、软组织感染、蜂窝织炎或皮疹
- 已知准备用于中心静脉置管的大血管存在静脉血栓栓塞
- 已知凝血障碍，易使患者在中心静脉导管置管过程中发生失血过多

操作步骤

超声引导中心静脉置管使用高频线阵探头。一般建议双人操作，一人进行超声引导，另一人进行置管。技术熟练后，单人操作更易于协调超声探头和穿刺针。由非惯用手进行超声引导，惯用手放置导管。

1.将床调至头低脚高位10°～15°。这会使静脉充血并降低空气栓塞的风险。优先选择右颈内静脉，因为SVC与该部位直接交通。患者头部应朝向左侧（图53-3）。

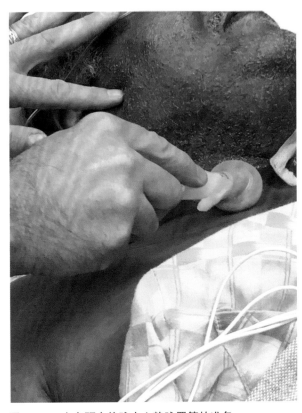

图53-3 患者颈内静脉中心静脉置管的准备。

2.使用超声探头扫查解剖结构，并在超声探头中心下方的皮肤上标记位置。在超声图像上，颈内静脉和颈动脉显示为黑色圆圈。用探头轻压，静脉更易受压变扁（图53-4至图53-7）。

3.为患者准备无菌洞巾（图53-8）。

4.打开中心静脉导管包并检查内容物。

5.用生理盐水冲洗中心静脉导管的所有管腔，确保管腔通畅。

6.测试导丝通过中心静脉导管的中心腔，以确保其无阻力顺利通过。

7.准备带有无菌耦合剂和无菌套的超声探头。

8.应使用25G针头在之前标记的部位用1%利多卡因在皮下注射皮丘。

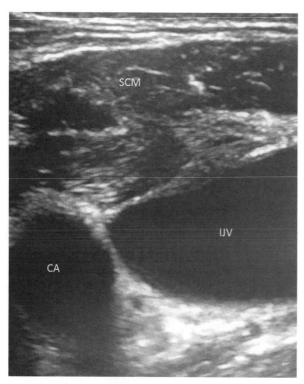

图 53-4 颈部血管的解剖结构。CA，颈动脉；IJV，颈内静脉；SCM，胸锁乳突肌。

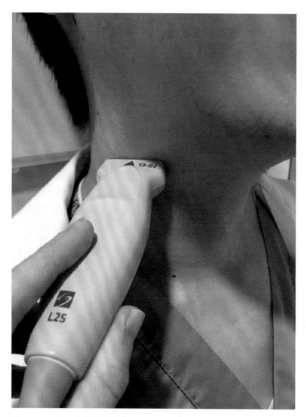

图 53-5 正确放置探头。

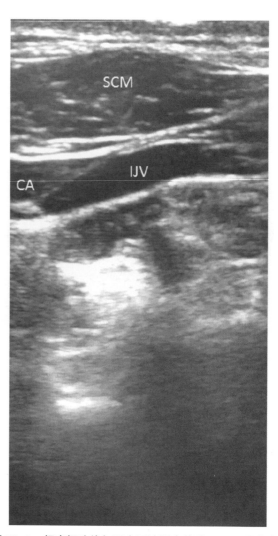

图 53-6 超声探头施加压力压迫颈内静脉：CA，颈动脉；IJV，颈内静脉；SCM，胸锁乳突肌。

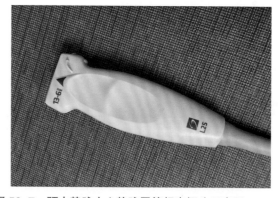

图 53-7 颈内静脉中心静脉置管超声探头示意图。

9.用超声探头确认进针部位，与皮肤垂直。

10.在向注射器施加轻微负压的同时，用针头穿刺颈内静脉——针头应以45°角插入，针头朝向同侧的腋中线。横向超声图像上看到针头，然后可以跟踪到其在血管中的放置位置。在穿刺进入颈内静脉时针内会有暗红色血液闪现（非搏动性）。如果静脉回血消失，可能是因为针头刚刚穿过静脉导致，应轻撤回针头以重新进入静脉（图53-9至图53-11）。

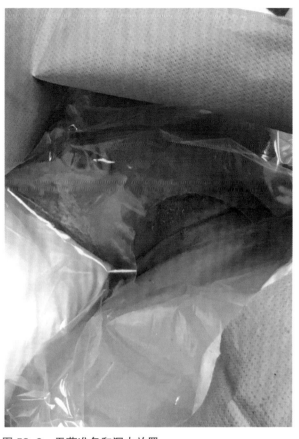

图 53-8 无菌准备和洞巾放置。

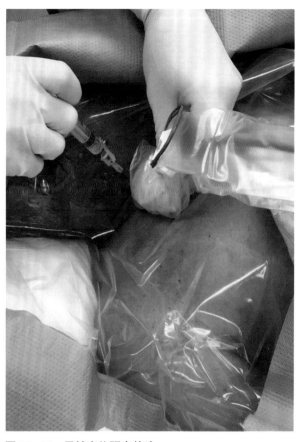

图 53-10 用针定位颈内静脉。

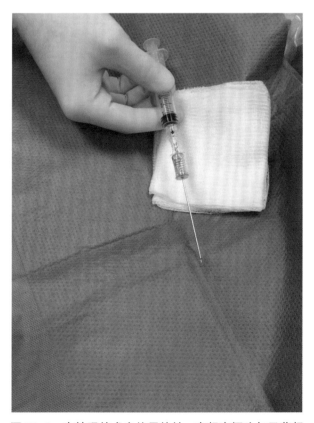

图 53-9 在抽吸技术中使用的针，在超声探头与无菌超声探头套就位的情况下定位颈内静脉。

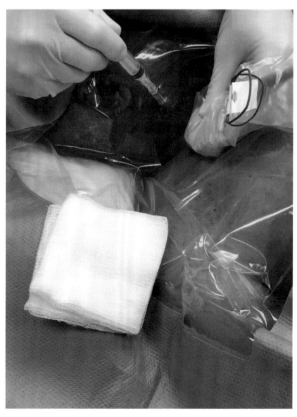

图 53-11 用针头负压抽吸颈内静脉。

第四篇

11. 取下注射器，始终用非惯用手将针头固定。

12. 一旦血液自动流动，可使用导引器将导丝推入针内。应先推进导丝的弯曲末端（图53-12）。

13. 一旦导丝就位，取出穿刺针的同时不要移动导丝。非惯用手应始终保持导丝不动（图53-13）。

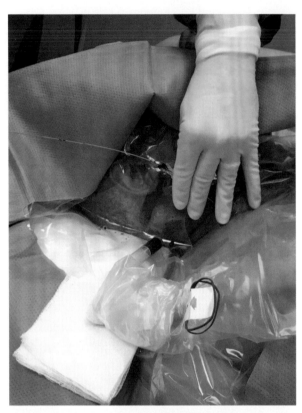

图 53-12 导丝穿过针头进入颈部深静脉结构。

a. 放置导丝时，应由护士或助理观察患者的心电监测。如果发生心律失常，则轻轻回撤导丝，直至恢复正常心律。

b. 纵向旋转超声探头，确认导丝已置入血管。获得位于颈内静脉内的导丝图像，并将其保存到患者病历中以完成记录，并出于计费目的说明在静脉内的放置位置（图53-14和图53-15）。

14. 使用手术刀在导丝底部插入颈部皮肤处做一个小切口。这将使扩张器能够通过皮肤推进。需要注意的是不要切断导丝。为确保使用手术刀这步的安全性，在皮肤上做切口时，刀锋朝外，远离导丝。

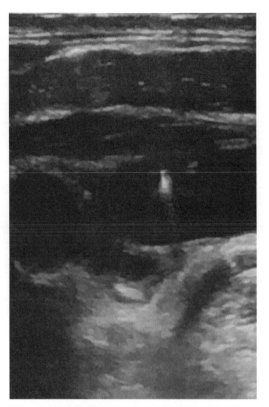

图53-13 使用超声验证穿刺针和导丝是否在颈内静脉内。

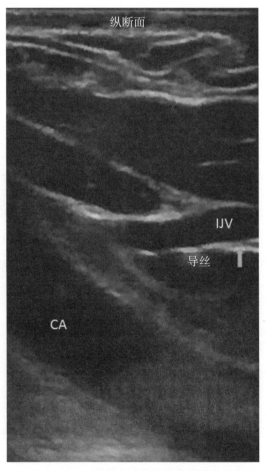

图 53-14 使用超声探头验证颈内静脉内导丝，与颈内静脉走行平行。CA，颈动脉；IJV，颈内静脉。

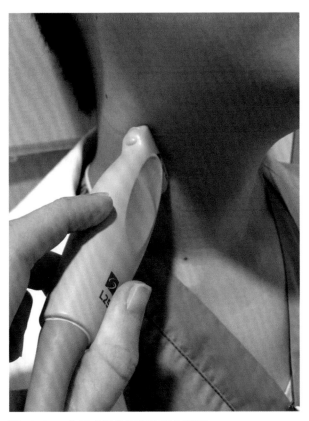

图53-15 将超声探头平行放置在颈部。

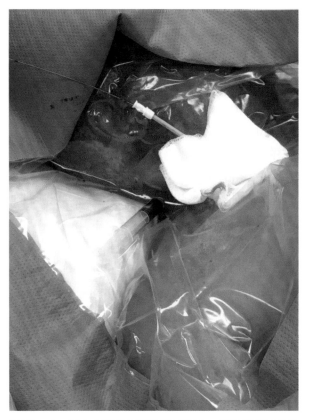

图53-16 在中心静脉导管放置过程中，扩张器和导丝的位置。

a. 一只手应始终拿住导丝，以防止导丝进入体内形成栓塞或丢失。

15.将扩张器沿导丝轻轻推进，直至约一半进入皮肤。放置颈内静脉中心静脉导管时，无需将扩张器"搭接"或完全推进皮肤。

a. 靠近尖端握住扩张器，并顺时针旋转，然后从左向右逆时针旋转，直到扩张器穿透皮肤和软组织，这样最容易推进扩张器。

b. 将扩张器推进一半后，沿导丝取出，同时导丝留在原位（图53-16）。

16.露出导丝外端，将中心静脉导管头端置于导丝上，穿过皮肤，推进长度为17～20cm。通常导丝必须退出其位置，直到其在导管的远端重现（通常是远端三腔中的一个棕色座）。一旦在导管远端看到导丝，可沿导管推进。在该步骤中，应始终用一只手拿住导丝。

a. 导管头端有一个测量标记，用于估算距离。导管的头端应位于SVC和右心房（RA）的交界处（图53-17）。

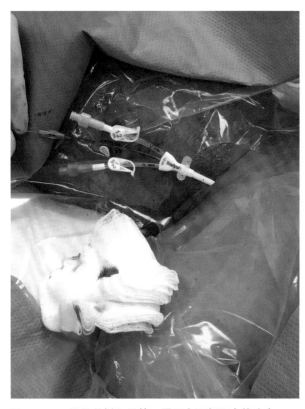

图53-17 沿导丝插入导管，置于右颈部颈内静脉内。

17.拉动导丝穿过导管腔的远端，取出导

第四篇

丝。

18.用生理盐水冲洗所有端口,并将肝素帽盖在导管座上。

19.将抗菌耦合剂垫直接放置在导管插入部位的皮肤上。

20.在导管座每侧用缝线缝合固定导管,并在该部位贴无菌敷贴。

21.评估SVC-RA交界处的管路放置是否正确,并评估是否出现医源性气胸。这可以通过便携式胸部X线或床旁超声完成。

a. 如果使用床旁超声,首先使用线阵探头扫查置管同侧胸壁前胸膜线,即中心静脉导管所在的胸膜线。可见肺滑动可排除医源性气胸。肺滑动消失则需要进一步评估肺点,以确认气胸。如果没有肺滑动和肺点,则需要进一步的影像学检查(气胸评估的详细信息见第14章)。

b. 使用线阵探头识别颈内静脉和锁骨下血管。迅速注入10ml生理盐水至中心静脉导管的远端。评估是否存在微泡回声。在对侧颈部血管重复该步骤。接下来,使用相控阵探头获得心尖或肋下四腔心切面,再次快速注入10ml生理盐水至远端。采集有关心脏视图的详细信息,请参阅第12章和第13章。如果导管位置正常,则静脉或动脉血管内看不到微泡回声,RA和心室内可见微泡回声。如果导管位置异常,可以在静脉或动脉血管中看到微泡回声,而在RA和心室中看不到微泡回声。

术后指导

手术后,用无菌透明敷贴包扎患处,并将中心静脉导管缝合到皮肤上。应指导患者不要触碰缝合部位。导管是临时措施,一旦解决了中心静脉置管的直接指征,应立即拔除。

并发症

- 中心静脉导管位置出血
- 中心静脉导管相关感染,可能导致菌血症或败血症
- 相关中心静脉导管部位周围皮肤的感染,包括蜂窝织炎或皮疹
- 中心静脉导管位置周围区域的皮肤破损

患者管理

在许多情况下,超声引导中心静脉导管置管获得的信息,可帮助初级保健医生。这些措施包括但不限于血管加压药或高渗盐水给药、快速经静脉输注电解质溶液或输注血液制品、紧急血液透析、单采或中心静脉压监测。

经验分享和要点提示

经验分享

- 在液体容量充足的患者中进行中心静脉置管通常在技术上不太困难。在放置中心静脉导管之前,鼓励患者口服足量的液体。
- 通过沿血管纵向转动探头,确保导丝正确放置。可将此位置图片保存到超声仪器或打印附在患者病历上。在手术过程中,助手应监测患者的心律,如导丝已到达心脏将出现心律失常。轻轻回撤导丝,直至心律恢复正常。频繁的室性早搏(PVCs)是导丝已超过心脏SVC和RA交界处的警示体征。
- 许多医师会一边看着超声屏幕,一边以弹簧样动作反复上下按针。这有助于确保针尖对准血管内的目标。当针尖通过组织到达血管壁时,针的头端将出现"环形伪影"。

要点提示

- 获得所需材料时应实行无菌操作。确保在开始操作之前备好所有材料。在整个手术过程中,应至少有一名助理帮忙。
- 避免手术过程中的工效学并发症。确保患者床的高度适于您工作,无需弯腰。
- 避免在动脉深部的静脉行中心静脉导管置管,因为这可能导致意外穿刺动脉和潜在出血并发症。

致谢

特别感谢Thad Golden博士和Steven Allen博士参与摄影。

参考文献

1. Agency for Healthcare Research and Quality. AHRQ patient safety indicators for central line placement. http://www.ahrq.gov/sites/default/files/wysiwyg/professionals/systems/hospital/qitoolkit/d4a-crbsi-bestpractices.pdf. Accessed November 14, 2016.
2. Institute for Healthcare Improvement. Implement the central line bundle. Cambridge, MA. http://www.ihi.org/IHI/topics/CriticalCare/IntensiveCare/Changes/ImplementtheCentralLineBundle.htm. Accessed November 14, 2016.
3. O'Grady NP, Alexander M, Burns LA, et al. Guidelines for the prevention of intravascular catheter-related infections. *Clin Infect Dis.* 2011;52(a):1087-1099.
4. Lalu MM, Fayad A, Ahmed O, et al. Ultrasound-guided subclavian vein catheterization. *Crit Care Med.* 2015;43(7):1498-1507. doi:10.1097/CCM.0000000000000973.
5. Smith AF, Kolodziej L, Schick G, Hellmich M, Brass P. Ultrasound guidance versus anatomical landmarks for internal jugular vein catheterization. *Cochrane Database Syst Rev.* 2017(1). doi:10.1002/14651858.cd006962.
6. Ablordeppey EA, Drewry AM, Beyer AB. Diagnostic accuracy of central venous catheter confirmation by bedside ultrasound versus chest radiography in critically ill patients: a systematic review and meta-analysis. *Crit Care Med.* 2017;45(4):715-724. doi:10.1097/CCM.0000000000002188.
7. Practice guidelines for central venous access: a report by the American Society of Anesthesiologists Task Force on Central Venous Access. http://www.google.com/url?sa=t&rct=j&q=&esrc=s&source=web&cd=1&ved=0ahUKEwiUp8vShKnQAhWBJCYKHQcsCLwQFggdMAA&url=http%3A%2F%2Fwww.asahq.org%2F-%2Fmedia%2Fsites%2Fasahq%2Ffiles%2Fpublic%2Fresources%2Fstandards-guidelines%2Fpractice-guidelines-for-central-venous-access.pdf&usg=AFQjCNFG99gtLzAA7tHcWD1cvWtIDfCLUA. Accessed November 13, 2016.

第四篇

Wynn Traylor Harvey, II, MD, Sergio Urcuyo, MD 和 Claire Hartung, MD

文献综述

　　"不要等太阳落山了再处理胸腔积液"是全美医学院教授的格言。包括美国胸科和英国胸科学会在内的许多医学学会认为，在大多数情况下，胸腔积液取样过程较安全，并可通过液体检验进行诊断[1]。然而，尽管此方法在医疗过程中非常普遍，却很少有随机对照试验来评估它的技术和疗效。此外，现有的有限高质量数据是在每周进行大量手术的大型住院中心收集的，很难推测出门诊的数据，因为除了特殊情况外，不会在健康人身上进行胸腔穿刺术。

　　用于胸腔穿刺术的早期技术有胸片（包括卧位片）或计算机断层扫描（CT），用来诊断和定位胸腔积液。胸片诊断胸腔积液的敏感性仅为65%，而超声的敏感性和特异性高达100%[2]。胸部CT虽然有助于诊断和评估胸腔积液的量，但在穿刺过程中不能引导进针，并存在高辐射性。

　　超声可用于选择手术的进针部位，且并发症较少，已被证实是一种安全可靠的方法[3, 4]。胸腔穿刺术中的叩诊定位积液法依赖于经验，并且伴随较高的失败率和气胸发生率[5]。超声的优势在于操作者能在进针前观察到积液的准确位置、明确在最大深吸气时的积液深度以及判断肺是否在进针的路线上（手术禁忌证）[6]。有研究证实，超声引导下胸腔穿刺术可使气胸发生率下降达52%，穿刺成功率提高25%，并降低20%的住院费用。

　　总之，与传统定位和手术技术相比，即时超声检查具有明显优势，已成为住院胸腔穿刺术的标准配置。尽管没有随机对照试验证明门诊也是如此，但有证据表明早期应用超声引导可提高手术安全性，故强烈建议门诊手术医生考虑在叩诊定位后使用即时超声检查，以提高准确性。

表 54-1	在临床实践中应用即时超声的建议		
建议		证据等级	参考文献
应在超声引导下进行胸腔穿刺术。		A	5, 6, 9
如果怀疑气胸，超声评估是替代常规术后胸部X线检查的有效方法。		B	2, 5, 6

A=一致的、质量良好的以患者为导向的证据；B=不一致或质量有限的以患者为导向的证据；C=共识，以疾病为导向的证据，通常的做法，专家意见，或病例系列。有关SORT证据评级系统的信息，请访问http://www.aafp.org/afpsort。

器材

- 相控阵或凸阵探头
- 线阵探头
- 胸腔穿刺术导管（通常为8Fr，18G引导针，带有三通旋塞阀）
- 22G×1.5in（3.81cm）针头（用于抽取利多卡因）
- 25G×1in（2.54cm）针头（用于注射利多卡因）
- 10ml注射器
- 60ml注射器
- 1%利多卡因
- 氯己定
- 无菌洞巾
- 手术刀，11号刀片
- 纱布垫4in×4in（10.16cm×10.16cm）
- 敷贴
- 采样管
- 如果需要大量排出积液，则需要用于收集积液的真空容器和管道

适应证

- 在最大呼气点，观察到膈上方的胸腔积液

深度超过1cm，且有以下情况之一。

- 积液的原因未知，渗出性与漏出性的诊断将决定治疗方法。
- 患者出现积液症状，清除积液可缓解这些症状。

禁忌证

- 绝对禁忌证
  - 最大呼气时，积液深度小于1cm
  - 拟定穿刺部位有感染征象
  - 已知有长期包裹性积液
- 相对禁忌证
  - 国际标准化比值（INR）高于1.5。
  - 患者正在接受抗凝治疗。
  - 血小板低于50 000/μl或怀疑患者有血小板减少[9]。
  - 积液位置需通过超声定位（这些患者更需要手术探查来确定）[4]。
  - 临床怀疑积液继发于心力衰竭（在这些情况下，医生可选择进行2～3天的利尿试验，如果积液在此期间有所改善，可继续药物治疗并重新评估）。
  - 已知肺储备功能差的患者。
  - 对侧肺有严重肺部疾病的患者（并发症的耐受性较差）

操作步骤

1. 患者体位 患者取坐位，靠在mayo支架或其他一些坚硬物体上略微向前倾斜（图54-1）。使患者体位舒适，防止过多的移动改变解剖标志。

2. 从相控阵或凸阵探头开始 低频探头穿透力强，有助于评估积液的性质，且更容易观察内部的回声和变化（图54-2）。

3. 用超声评估积液 先将探头标记朝向头侧，于肩胛中线第12肋间开始，依次向上移动探头通过每个肋间隙，直到在屏幕上看到一个上下移动的白色线样隔膜。在手术过程中，应注意任何位置的高回声液体（与出血有关）或其他可能危及患者安全的解剖障碍（见图54-3）。仔细记下患者皮肤和积液之间的距离、积液的深度以及探头相对于皮肤的角度。

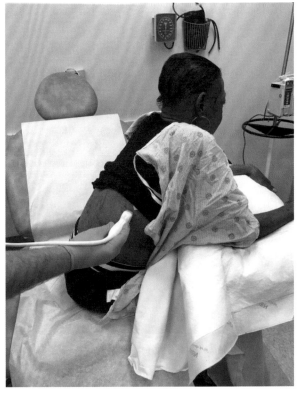

图 54-1 患者和探头的正确位置。

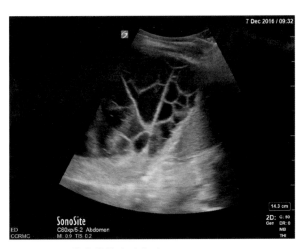

图 54-2 呈蜂窝状的胸腔积液。

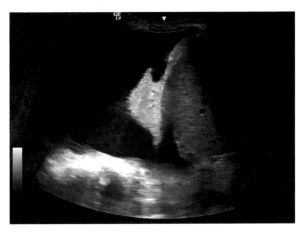

图 54-3 膈肌、胸腔积液、肺组织显影。

第四篇

4. 标记胸腔穿刺术导管穿刺的位置 确定合适的肋间隙后，沿肋间隙上方做标记。神经血管束通常在肋骨下方走行，因此最安全的进入点在下一肋骨上方（图54-4和图54-5）。

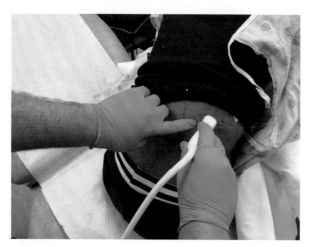

图 54-4 凸阵探头，识别靶目标。

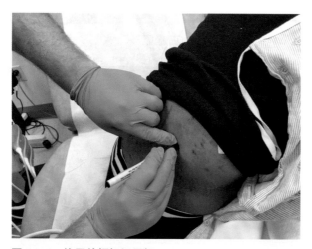

图 54-5 使用笔帽标记目标。

5. 评估穿刺部位的血管 在进行手术之前最好应用彩色多普勒进行评估，因为在拟定穿刺点下方可能存在血流。该步骤最好使用高频线阵探头进行。值得注意的是，靠近脊柱的肋间动脉走行易发生变异[10]。因此，如果入路不在肩胛中线，强烈推荐应用彩色多普勒，确保进针的方向上没有血管分布[6]。

6. 消毒并铺巾 使用氯己定或普罗碘铵（必妥碘）消毒标记的穿刺部位及其周围10cm的皮肤。铺无菌洞巾，将有粘合剂的一面朝患者，并暴露标记穿刺位置（图54-6）。

7. 使用利多卡因麻醉皮肤和胸膜腔之间的通道（图54-7至图54-9） 注射利多卡因皮丘麻醉表皮。每次推进利多卡因5～10ml。边回抽针边注入少量利多卡因，重复进行，直至抽出胸腔积液。将针回退至胸膜表面时，推注2～3ml利多卡因。在拔出针头同时注射少量利多卡因。

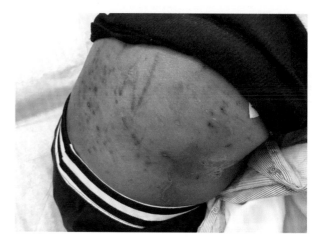

图 54-6 用笔帽印出的凹陷为目标标记。

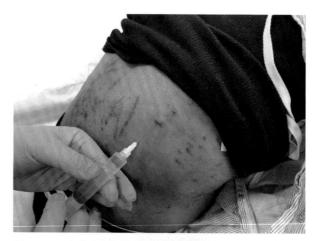

图 54-7 皮内注射利多卡因后出现皮丘。

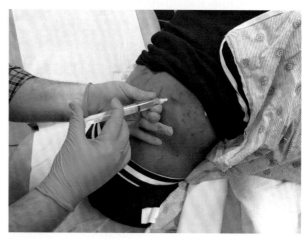

图 54-8 皮下注射利多卡因。

8. 准备采集管及收集容器 利多卡因起效需要45～90秒。利用该时间准备采集管及其他收集容器（图54-10）。在继续操作前检查表皮的麻醉情况，必要时注入更多的利多卡因。

9. 在皮肤上做一个切口 使用11号刀片，插入刀片深度的3/4（图54-11），以便后续插入穿刺导管。

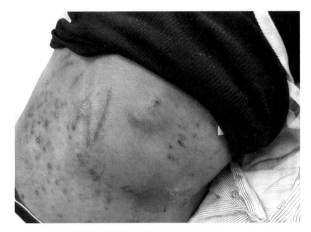

图54-9　局部麻醉后的目标部位。

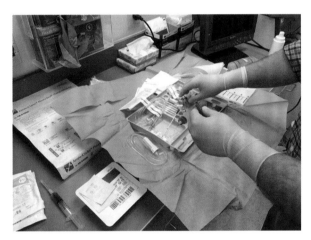

图54-10　胸腔穿刺包。

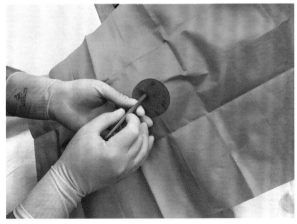

图54-11　用11号手术刀做切口。

10.在胸腔穿刺术导管上标记插入深度 插入深度为前面提到的从表皮到胸膜的距离。许多套管针上有cm标记，或者使针头-表皮间的距离与超声上测量的皮肤-积液的深度相同（图54-12）。

11.将胸腔穿刺导管插入胸膜腔 确保注射器已连接引导针上，并且胸腔穿刺导管已置于引导针上。按照超声检查时记录的角度通过皮肤切口插入胸腔穿刺导管。从下一肋骨上方进针，避免接触骨膜引起明显疼痛。回抽注射器施加负压。当导管顶端到达胸膜时，会感觉到一些阻力。再用力一点，同时旋转导管使尖端螺旋运动突破胸膜。在导管插入正确的位置后，胸腔积液将引流至注射器内（图54-13）。

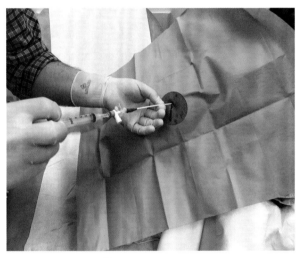

图54-12　插入导管。

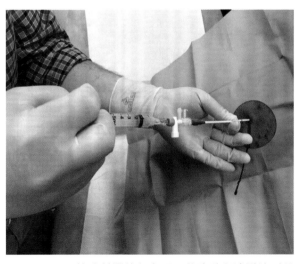

图54-13　回抽注射器施加负压，使胸腔积液引流到导管中。

第四篇

12.沿引导针推进胸腔穿刺导管 一旦抽出胸腔积液,立即停止推进引导针。保持引导针位置固定,并轻轻沿引导针推进胸腔穿刺导管。在推进导管时,不要撤回或推进引导针。完全推进导管后,取出引导针。

13.将引流系统连接至胸腔穿刺导管 大多数胸腔穿刺包都使用三通旋塞阀将导管连接到注射器和收集容器(图54-14)。通常使用自带的引流袋、注射器系统或真空瓶。如果使用真空瓶,通过管道连接到真空瓶上,如图54-15所示。

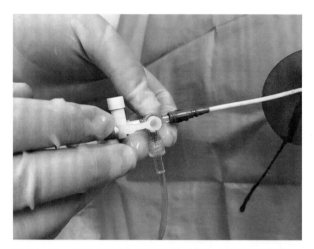

图54-14 通过三通旋塞阀连接注射器、导管和收集管。

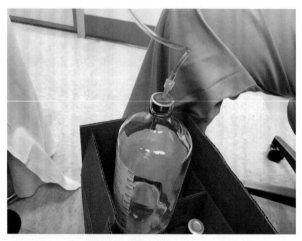

图54-15 真空瓶收集容器示例。

14. 引流胸腔积液 引流的液体量取决于这次穿刺操作是为了诊断还是治疗。如果只是为了诊断,则充满采集瓶即可。如果是为了治疗,则应引流出胸腔积液的最大量(1.5~2L)。超过最大量,可能会有复张性肺水肿的风险[11]。

15.小心撤出胸腔穿刺导管 快速拔出导管。

嘱患者平卧或咳嗽以增加胸内压,避免空气进入胸膜腔(图54-16)。

16.使用创可贴或塑料粘性敷贴(图54-17)。

17.让患者取仰卧位,并告知手术完成(图54-18)。

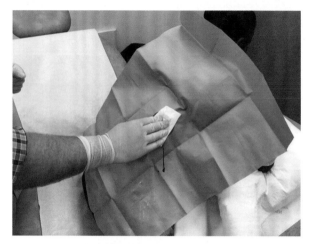

图54-16 拔出导管后按压止血。

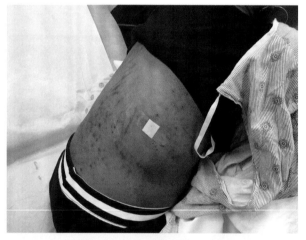

图54-17 在穿刺部位贴上敷贴。

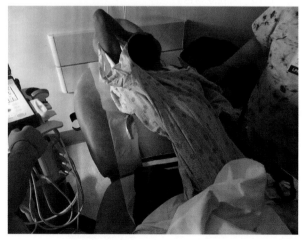

图54-18 术后让患者躺下。

18.建议按照第14章所述进行气胸评估，并将其记录为操作过程的一部分（图54-19）。

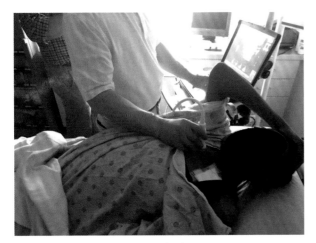

图54-19 检查术后是否出现气胸。

术后指导

- 术后让患者躺下不动，监测5分钟。
- 留置创可贴或敷贴1天。
- 术后24～48小时内，患者不应剧烈活动。
- 如果出现咯血、新发胸痛、新发呼吸困难、新发发热、疼痛且使用非处方（OTC）止痛药后未改善、穿刺部位有感染迹象或穿刺部位有液体渗出，患者应就医。

并发症

- 术中和术后疼痛（常见）
- 头晕目眩
- 穿刺部位出血（常见），可通过简单压迫和绷带止血
- 穿刺部位感染
- 气胸（不常见，在一些研究中使用床旁超声时低于2%）[11]，需急诊治疗
- 血胸（罕见），需急诊治疗
- 刺破肝或脾（罕见），需急诊治疗
- 复张性肺水肿（罕见），需急诊治疗

患者管理

有关胸腔积液的诊断请参见第35章。一旦诊断为胸腔积液，应针对前面描述的适应证施行胸腔穿刺术。该过程可以为诊断性和治疗性。积液检验可提示胸腔积液的原因。积液的常规检验应包括肉眼检查、蛋白质和乳酸脱氢酶（LDH）水平（液体和血清）、革兰氏染色、培养、抗酸杆菌（AFB，如有指征查分枝杆菌）和细胞学检查。经肉眼检查有血液提示血胸，胆汁染色提示胆瘘，乳白色提示乳糜胸，出现食物颗粒提示存在食道破裂。

表54-2	渗出液和漏出液的病因举例
漏出液	**渗出液**
左心衰竭	恶性胸腔积液
肝硬化	肺炎旁胸腔积液
低白蛋白血症	结核
腹膜透析	肺栓塞
甲状腺功能减退	类风湿性关节炎
肾病综合征	良性石棉性胸腔积液
二尖瓣狭窄	胰腺炎
缩窄性心包炎	心肌梗死后
Meigs综合征	冠状动脉旁路移植术后
尿胸	真菌感染

引自：Hooper C，Lee YCG，Maskell N. Investigation of a unilateral pleural effusion in adults: British Thoracic Society pleural disease guideline 2010. Thorax. 2010；65（suppl 2）:ii4-ii17. doi:10.1136/thx.2010.136978

积液检验的一个重要步骤，是使用Light标准确定积液是渗出液还是漏出液。积液必须符合以下标准之一才能视为渗出液：

- 胸水蛋白/血清蛋白>0.5。
- 胸水LDH/血清LDH>0.6。
- 胸水LDH超过血清LDH实验室正常值上限的2/3。

漏出性和渗出性积液的病因见表54-2。细胞学有助于诊断恶性胸腔积液，不典型或恶性细胞可用免疫组化鉴定和评价，进一步鉴别恶性类型。其他可能有帮助的检查包括胸水红细胞压积（如果超过血清红细胞压积50%则提示血胸）、淀粉酶（可以支持胰腺炎为病因）、甘油三酯和胆固醇（用于区分乳糜胸和假乳糜胸）。最后，可以测得胸水pH值（用血气分析仪测得），pH值小于7.2提示复杂性胸膜感染，可能需要胸管

第四篇

（图54-20）[12]。

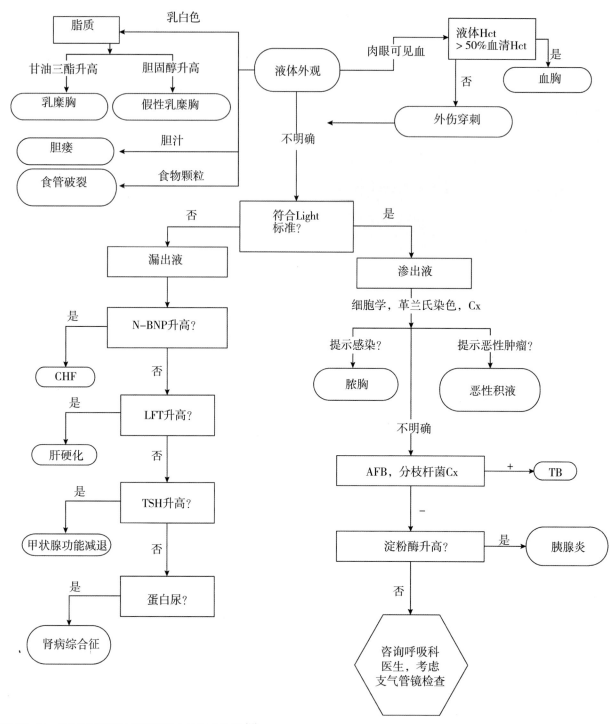

图 54-20 通过胸腔穿刺术获得胸水的检验流程[12]。

缩写：AFB，抗酸杆菌；BNP，脑利钠肽；CHF，充血性心力衰竭；Cx，培养；Hct，红细胞压积；LFT，肝功能检查；TB，结核病；TSH，促甲状腺激素。

经验分享和要点提示

经验分享

- 穿刺部位可用笔帽按压皮肤做标记。即在皮肤上做一个标记,在皮肤消毒过程中不会被清除。

- 表皮和胸膜是胸腔穿刺术中最敏感的两个部位。应充分麻醉这两个部位,以减轻手术过程中的疼痛。

- 恶性积液常为血性。如果担心可能是引流出的血液而非血性渗出液,可将部分液体在洁净容器中静置1分钟。如果没有凝血,则不太可能是血液,更可能是血性积液。

- 由于胸膜刺激,当胸腔积液完全引流时,患者通常会开始咳嗽。这是拔出导管的指征。

要点提示

- 如果在最初抽出胸腔积液后未置入导管,则一旦拔出引导针,将很难抽吸液体。因此,置入导管很重要,而不仅仅是简单地拔出引导针。

- 在超声标记穿刺部位后至进行穿刺时,确保患者不要乱动。

参考文献

1. Havelock T, Teoh R, Laws D, Gleeson F. Pleural procedures and thoracic ultrasound: British Thoracic Society pleural disease guideline 2010. *Thorax*. 2010;65(suppl 2):i61-i76. doi:10.1136/thx.2010.137026.

2. Xirouchaki N, Magkanas E, Vaporidi K, et al. Lung ultrasound in critically ill patients: comparison with bedside chest radiography. *Intensive Care Med*. 2011;37(9):1488-1493. doi:10.1007/s00134-011-2317-y.

3. Hibbert RM, Atwell TD, Lekah A, et al. Safety of ultrasound-guided thoracentesis in patients with abnormal preprocedural coagulation parameters. *Chest*. 2013;144(2):456-463. doi:10.1378/chest.12-2374.

4. Sikora K, Perera P, Mailhot T, Mandavia D. Ultrasound for the detection of pleural effusions and guidance of the thoracentesis procedure. *ISRN Emerg Med*. 2012;2012:1-10. doi:10.5402/2012/676524.

5. Gordon CE. Pneumothorax following thoracentesis. *Arch Intern Med*. 2010;170(4):332. doi:10.1001/archinternmed.2009.548.

6. Kanai M, Sekiguchi H. Avoiding vessel laceration in thoracentesis. *Chest*. 2015;147(1). doi:10.1378/chest.14-0814

7. Barnes TW, Morgenthaler TI, Olson EJ, Hesley GK, Decker PA, Ryu JH. Sonographically guided thoracentesis and rate of pneumothorax. *J Clin Ultrasound*. 2005;22(9):442-446.

8. Diacon AH, Brutsche MH, Solèr M. Accuracy of pleural puncture sites: prospective comparison of clinical examination with ultrasound. *Chest*. 2003;123(2):436-441.

9. Mohammed I, Maddirala S, Khan A. Evaluating clinical predictors of complications of thoracentesis. *Chest*. 2010;138(4). doi:10.1378/chest.10230.

10. Yoneyama H, Arahata M, Temaru R, Ishizaka S, Minami S. Evaluation of the risk of intercostal artery laceration during thoracentesis in elderly patients by using 3D-CT angiography. *Intern Med*. 2010;49(4):289-292. doi:10.2169/internalmedicine.49.2618.

11. Ault MJ, Rosen BT, Scher J, Feinglass J, Barsuk JH. Thoracentesis outcomes: a 12-year experience. *Thorax*. 2014;70(2):127-132. doi:10.1136/thoraxjnl-2014-206114.

12. Hooper C, Lee YCG, Maskell N. Investigation of a unilateral pleural effusion in adults: British Thoracic Society pleural disease guideline 2010. *Thorax*. 2010;65(suppl 2):ii4-ii17. doi:10.1136/thx.2010.136978.

第四篇

第55章 腹腔穿刺术

Andrew D. Vaughan，MD and Daniel P. Dewey，MD

文献综述

腹水的定义为腹膜腔内的液体。门静脉高压症是最常见的病因，其发病过程多种多样[1]。病理过程包括肝硬化、酒精性肝炎、肝静脉闭塞性疾病、心力衰竭、心包炎和肾源性腹水。腹水也可以由低蛋白血症引起，如肾病综合征、恶性或感染性的腹膜疾病或胰腺疾病及其他很多病因。患者通常表现为腹胀、早期饱腹、呼吸困难以及与腹水基础病因相关的症状[2]。

超声用于引导手术已有30多年的历史。仪器的实用性、可及性、质量及可负担性的不断提高使即时超声已成为用于引导穿刺术的标准方法，代替了传统基于体表标志的穿刺术。

穿刺具有一定的风险，包括肠或其他器官（结构）穿孔、血管意外出血、感染和疼痛。在手术过程中使用静态或动态超声引导可以将这些风险降至最低[3]。超声引导还提高了腹腔穿刺前腹水诊断的准确性（见第21章）。查体时腹部膨胀并不一定都是腹水引起的[4]。超声可直接确诊腹水，还可排除其他原因引起的腹胀，如肥胖、肠梗阻、膀胱出口梗阻、实性包块、妊娠以及巨大囊肿等。

研究显示，超声在降低总成本的同时，提高了安全性、准确性和首次尝试成功[5]。考虑到个体间血管解剖结构的巨大变异性，基于体表标志行穿刺术更易导致术后出血。尤其是使用传统技术引起的腹壁下血管穿孔，危险性极大。而使用即时超声多普勒可识别穿刺预定路径中的较大血管，提高手术的安全性，避免出血并发症和后续的住院治疗，从而降低总成本[6]。进行多次皮肤穿刺将会增加感染风险，而首次穿刺成功率可以降低感染率。超声引导有助于避免多次皮肤穿刺，同时避开腹部器官或肠管，使患者在手术过程中更加安全舒适[3]。

表 55-1	在临床实践中应用即时超声的建议		
建议		证据等级	参考文献
使用超声引导进行腹腔穿刺术的成本较低、患者术后结局更好，包括：不良反应较少、并发症较少、首次尝试成功率更高。		A	3，5，6

A=一致的、质量良好的以患者为导向的证据；B=不一致或质量有限的以患者为导向的证据；C=共识，以疾病为导向的证据，通常的做法，专家意见，或病例系列。有关SORT证据评级系统的信息，请访问http://www.aafp.org/afpsort。

器材

- **准备**
  - 氯己定或碘伏，局部抗菌药
  - 无菌和非无菌手套
  - 无菌洞巾
- **局部麻醉**
  - 不含肾上腺素的1%利多卡因
  - 25～27G针头至少1.5in（3.81cm）
  - 无菌注射器，3～5ml
- **穿刺术**
  - 无菌4in×4in（10.16cm×10.16cm）纱布垫
  - 穿刺针/导管（根据穿刺术为治疗性还是诊断性的不同，需求可能也不同；治疗性穿刺术应使用16～18G，而22G或更小规格可能更适用于诊断性穿刺术）。穿刺针/导管的长度也会因腹部位置和患者体型而不同。
  - 11号刀片（通常只有在治疗过程中使用大口径针头/导管时才需要）
  - 黏性绷带

- 采集
  - 大容量真空瓶（治疗性穿刺术期间可抽出8L液体）
  - 用于培养、革兰氏染色、细胞计数等的标本管（如果仅进行治疗性穿刺术，则不是必要的）

适应证

- 新发腹水
- 住院治疗的腹水患者[7]
- 张力性腹水或利尿剂治疗无效的腹水
- 原来有腹水者出现以下新症状或症状恶化
  - 发热
  - 腹痛
  - 腹部压痛
  - 白细胞增多
  - 肾功能恶化
  - 酸中毒

禁忌证

- 绝对禁忌证
  - 无
- 相对禁忌证
  - 严重出血性疾病（弥散性血管内凝血、原发性纤维蛋白溶解）
  - 大多数接受穿刺术的患者凝血酶原时间异常，但实际出血风险非常低（＜1%）[8,9]
  - 例外情况是临床上明显的弥散性血管内凝血或纤溶亢进。手术前纠正出血障碍（如果可能）。超声有助于防止大血管损伤
  - 肠梗阻
  - 肠穿孔风险高。穿刺时超声有助于避免肠穿孔
- 既往腹部手术史
  - 通常表现为腹部手术留有疤痕。这增加了肠粘连的风险，增加了肠穿孔的机会。如果进行穿刺，超声可以帮助确保肠道没有穿孔

操作步骤

1. 术前让患者排空膀胱或放置Foley导尿

管，以便对膀胱进行减压。患者应取仰卧位或半直立位（图55–1）。这使得充满气体的肠管在腹水中向前漂浮到中线，形成腹水袋，通常在右下腹和左下腹最明显。

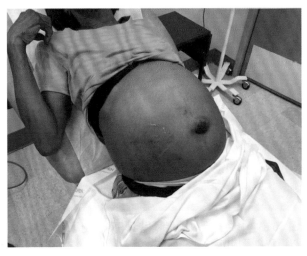

图 55–1 穿刺时正确的患者体位。

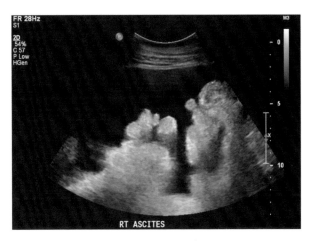

图 55–2 用凸阵低频探头观察到的腹水。

2. 使用线阵超声探头或其他低频率、高穿透探头，扫描腹部的四个象限，以确认是否存在腹水，并排除其他病理过程。腹水是低回声的，患者取仰卧位时，以右下腹和左下腹最为明显（图55–2）。选择积液最多的区域，且该区域的肠道、血管或其他解剖结构的数量最少，与液体不接触。一般左下腹要优于右下腹，因为乙状结肠活动度大，盲肠在腹部的位置相对固定。如果右下腹比左下腹的腹水更深，此时优先选择右下腹。选定位置后，让患者侧卧位于最容易接触到液体的一侧（部分向左或向右倾斜）。

3. 避免损伤血管，可在术前使用彩色多普勒

（图55-3）。对于大量腹水，超声定位体表标记即可，无需实时引导。当患者侧卧位时，标记皮肤穿刺部位。有关腹水诊断的更多信息，请参见第21章。

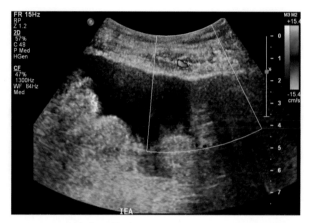

图 55-3 彩色多普勒功能可用于识别位于腹壁的血管，以避免血管损伤。

4.患者准备，用消毒剂消毒皮肤，并铺上无菌洞巾。让患者保持侧卧位。使用静态或动态超声引导以常规方式进行穿刺，如下一节所述（图55-4）。

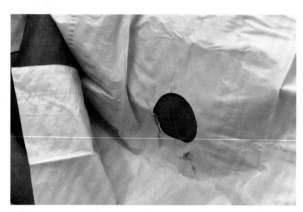

图 55-4 用消毒剂（碘伏或氯己定）为患者消毒，并以无菌方式给患者铺巾。

5.使用局部麻醉剂，向下浸润麻醉皮肤至腹膜。

6.如果做诊断性穿刺术，首选大号腹腔穿刺导管（16～18G）；因此，建议在穿刺部位使用11号刀片做一个小切口（图55-5）。

7.穿刺导管针垂直于皮肤指向之前确定的腹水袋。使用Z字形进针技术，避免大量腹水术后渗漏。为了进行Z字形进针技术，在抽吸的同时推进针，并轻轻牵拉皮肤。在最终拔出针头或导管

时，这种皮肤牵拉可促进伤口愈合。回抽注射器的同时向前推进导管针，直至液体进入注射器，然后向前推动导管进入腹膜腔并撤回针（图55-6）。

8.将注射器中收集的液体用于所需要的诊断性研究。将导管的接口连接到三通旋塞阀上，或直接连接到用于治疗性腹水清除术的管道、真空瓶、真空容器和真空系统上（图55-7）。

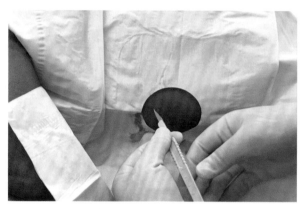

图 55-5 对于治疗性腹腔穿刺术，使用11号刀片做切口以放置大口径导管。

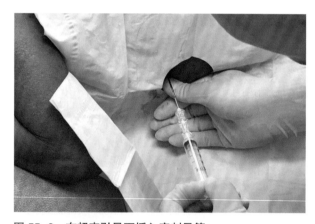

图 55-6 在超声引导下插入穿刺导管。

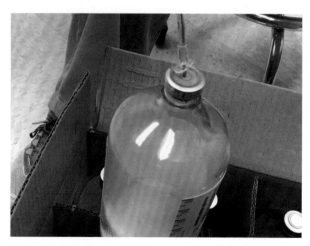

图 55-7 可用真空瓶收集腹水。在治疗性腹腔穿刺术中，可收集的腹水量高达8L。

9. 液体停止流出后，关闭真空抽吸，再次对患者进行超声检查，确保液体引流干净。

10.如果仍有液体残留，在尝试抽吸更多液体之前，关闭抽吸并使用超声重新定位导管头端——通过180°转动导管、重新摆放患者体位和（或）回撤部分导管。手术完成后，关闭抽吸并取出导管。

11.观察是否有持续渗漏，没有渗漏则在穿刺部位绑上绷带。

注：也可采用标准的 Seldinger 技术，使用导丝置入导管进行上述手术。

静态与动态超声引导过程

一些医师更倾向于动态超声引导下穿刺术，但大多数医生使用静态技术进行大容量穿刺，而使用动态方法进行小容量、诊断性穿刺。使用静态技术，即用超声识别腹水袋后用无菌记号笔标记穿刺部位，但手术过程中不使用超声。使用动态引导，在初始扫描（步骤2）后，给探头套上无菌探头套，并使用无菌耦合剂。将超声仪器置于患者手术位置的对侧。这可以方便术者实时观察超声的动态成像，而不用回头看超声仪器。然后追踪并引导导管针进入腹膜。可以使用平面内或平面外方法进行。首选平面内方法，但这取决于操作者的技能和经验。在手术期间，可以使用凸阵或线阵探头。在选用平面内方法时，使用线阵探头更容易看到穿刺针。一旦通过超声引导将导管引至液体中，则按照步骤3所述继续操作。

术后指导

按照操作步骤，患者应该在门诊或病房观察30～60分钟，进行生命体征和症状的监测。如果患者要出院回家，应先尝试下床活动，以确保无头晕、低血压、跌倒风险以保障家庭安全，因为腹腔穿刺后引流大量液体可发生上述风险。根据穿刺术的适应证和检查结果，患者可能需要入院等待诊断结果，例如可能会出现自发性细菌性腹膜炎（SBP）。出于治疗性腹腔穿刺或门诊诊断目的，应对患者进行随访。应对患者进行宣教，告知可能存在的潜在并发症以及注意事项，如低血压、呕吐、发热、腹胀加剧、腹痛、出血或明显漏液。还应告知患者基本的伤口护理方法和定期更换绷带。如果进行腹腔穿刺大量抽液（大于5L）时，可根据抽取的液体量给予白蛋白6～8g/L，以预防血容量不足[10-12]。

并发症

- 腹水渗漏
  - 最常见的并发症，发生率约为5%[13]。
  - 通过在手术过程中尽可能多地引流液体以降低腹内压，从而降低风险。
  - Z字形进针技术也可用于降低渗漏风险。
- 低血容量
  - 更常见于大容量腹腔穿刺抽液术，可考虑术后输注白蛋白[10]。
- 出血
  - 罕见，但可能会很严重和致死[8, 13]。
  - 超声可显示潜在的血管，提高安全性。
- 感染
  - 罕见，一般与肠穿孔相关。
  - 穿刺导致的肠穿孔发生率约为6‰[14]。

患者管理

如果为了诊断腹水的病因而进行腹腔穿刺，通常要获取完整的数据，如细胞计数、白蛋白水平、革兰氏染色、乳酸脱氢酶（LDH）和培养结果。为了计算血清-腹水白蛋白梯度（SAAG），需要在与手术大致相同的时间内采样测血清白蛋白水平。SAAG≥1.1表明在肝硬化、心力衰竭或肾衰竭的情况下，由于门静脉高压而导致腹水。

多形核中性粒细胞（PMN）的数量可以通过检测到的白细胞数量（或有核细胞总数）乘以分类中PMN的百分比来计算。如果PMN数量大于250/mm^3，应高度怀疑细菌感染（原发性或继发性）。

SAAG≥1.1且PMN≥250，应高度怀疑自发性细菌性腹膜炎，且通常与肝硬化相关。

如果担心胰源性腹水或分枝杆菌感染，还应分别进行淀粉酶水平和分枝杆菌检测。参见图55-8。

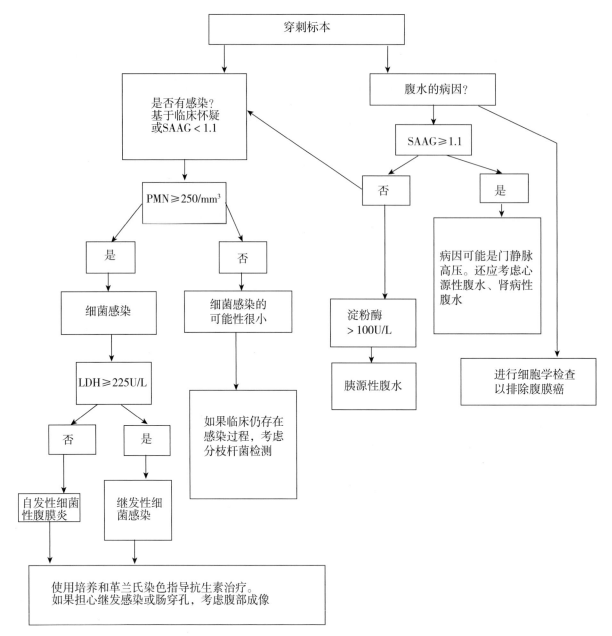

图 55-8 腹水的评估方法。

经验分享和要点提示

经验分享

- 患者取仰卧位或半直立位，使用凸阵探头确定积液最多且最易进针处。
- 谨记让患者排空膀胱或放置Foley导尿管，以避免无意中刺破充盈的膀胱。
- 在手术过程中，始终使用彩色多普勒识别和避开血管。
- 术中患者采取部分侧卧位。
- 对于小容量腹腔穿刺术，使用平面内动态超声引导。

要点提示

- 在聚焦深层结构时近场小血管容易被遗漏。使用彩色多普勒扫描近场中的血管，以避免血管破裂。要特别注意腹壁下血管。
- 膀胱内尿液和单纯性卵巢囊肿可与腹水回声相同。在诊断腹水时应谨慎鉴别。
- 在对大量腹水行腹腔穿刺过程中，如果不完全清除液体或不使用Z字形进针技术，则容易出现持续性渗漏。术后超声检查可用于确定腹水残留量。
- 在小容量腹水腹腔穿刺的动态超声引导过程中，视野内看不见针尖可能导致误刺脏器。练习并熟练掌握动态超声引导下的针尖可视化操作。
- 在标记部位后和手术前，请勿移动患者，因为液体会移动使解剖结构改变。

参考文献

1. Runyon BA. Management of adult patients with ascites caused by cirrhosis. *Hepatology*. 1998;27:264.
2. Runyon BA. Care of patients with ascites. *N Engl J Med*. 1994;330:337.
3. Nazeer SR, Dewbre H, Miller AH. Ultrasound-assisted paracentesis performed by emergency physicians vs the traditional technique. *Am J Emerg Med*. 2005;23(3):363-367.
4. Cattau EL Jr, Benjamin SB, Knuff TE, Castell DO. The accuracy of the physical examination in the diagnosis of suspected ascites. *JAMA*. 1982;247:1164.
5. Patel PA, Ernst FR, Gunnarsson CL. Evaluation of hospital complications and costs associated with using ultrasound guidance during abdominal paracentesis procedures. *J Med Econ*. 2012;15(1):1-7.
6. Mercaldi CJ, Lanes SF. Ultrasound guidance decreases complications and improves the cost of care among patients undergoing thoracentesis and paracentesis. *Chest*. 2013;143(2):532-538.
7. Orman ES, Hayashi PH, Bataller R, Barritt AS IV. Paracentesis is associated with reduced mortality in patients hospitalized with cirrhosis and ascites. *Clin Gastroenterol Hepatol*. 2014;12:496.
8. Runyon BA. Paracentesis of ascitic fluid. A safe procedure. *Arch Intern Med*. 1986;146:2259.
9. McVay PA, Toy PT. Lack of increased bleeding after paracentesis and thoracentesis in patients with mild coagulation abnormalities. *Transfusion*. 1991;31:164.
10. Peltekian KM, Wong F, Liu PP, et al. Cardiovascular, renal, and neurohumoral responses to single large-volume paracentesis in patients with cirrhosis and diuretic-resistant ascites. *Am J Gastroenterol*. 1997;92:394.
11. Runyon BA; AASLD. Introduction to the revised American Association for the Study of Liver Diseases Practice Guideline management of adult patients with ascites due to cirrhosis 2012. *Hepatology*. 2013;57:1651.
12. Runyon BA. Patient selection is important in studying the impact of large-volume paracentesis on intravascular volume. *Am J Gastroenterol*. 1997;92:371.
13. De Gottardi A, Thévenot T, Spahr L, et al. Risk of complications after abdominal paracentesis in cirrhotic patients: a prospective study. *Clin Gastroenterol Hepatol*. 2009;7:906.
14. Runyon BA, Hoefs JC, Canawati HN. Polymicrobial bacterascites. A unique entity in the spectrum of infected ascitic fluid. *Arch Intern Med*. 1986;146:2173.

第四篇

第 56 章 腰椎穿刺术

Naushad Amin，MD，FAAFP

文献综述

德国医生Heinrich Quincke首先描述了标准腰椎穿刺（LP），这是一种使用传统的体表标记技术将针刺入腰椎以获得脑脊液（CSF）的手[1]。从很早开始，腰椎穿刺就已经被用于诊断和治疗。它可以用于诊断脑膜炎、多发性硬化、吉兰-巴雷综合征和常压性脑积水等疾病。腰椎穿刺是一种有用的技术，但并非没有风险，其并发症包括穿刺失败或多次穿刺导致的组织损伤和疼痛、不适、头痛和脑脊液漏等[2]，尤其是对于已知有腰椎关节病、脊柱手术史或肥胖的患者。如果BMI＞35可将成功率显著降低至58%[3]。替代传统体表标记技术的透视引导LP，由于时间限制，不容易操作，也不实用。

1971年俄罗斯麻醉文献首次描述了超声检查在腰椎穿刺中的应用[4]。最近的一项Meta分析显示，在成人中，超声引导下腰椎穿刺成功率为90%，而传统标记下进行穿刺成功率只有81.4%。此外，还观察到在超声引导下手术时间、穿刺次数、损伤性结局和疼痛显著减少[5-7]。在儿童中，超声引导下LP在确定最佳穿刺体位和标志、确定鞘内注射和避免放射治疗方面表现出优越性[8-9]。

器材

需要以下器材，包含在标准的腰椎穿刺包中。

- 无菌手套和敷贴
- 消毒剂和消毒刷
- 无菌洞巾
- 23～25G针头

表 56–1	在临床实践中应用即时超声的建议		
建议		证据等级	参考文献
当条件允许时，应进行超声引导腰椎穿刺，以显著降低创伤操作的风险和穿刺次数		A	5，6

A=一致的、质量良好的以患者为导向的证据；B=不一致或质量有限的以患者为导向的证据；C=共识，以疾病为导向的证据，通常的做法，专家意见，或病例系列。有关SORT证据评级系统的信息，请访问http://www.aafp.org/afpsort。

- 3～5ml注射器
- 局部麻醉剂，通常为不含肾上腺素的1%利多卡因
- 腰椎穿刺针，最好是无创腰椎穿刺针
- 压力计和三通旋塞阀
- 4个带编号的脑脊液采集管
- 无菌超声探头套（选配）

适应证

疑似患者的诊断或评估

- 脑膜炎、脑炎或脑脓肿
- 中枢神经系统（CNS）恶性肿瘤
- 中枢神经系统血管炎
- 吉兰-巴雷综合征和脱髓鞘疾病
- 常压性脑积水

治疗

- 假性脑瘤
- 鞘内注射抗生素、抗真菌药和化疗
- 椎管内麻醉

禁忌证

在进行腰椎穿刺时使用超声检查没有禁忌证，但必须了解腰椎穿刺的禁忌证。可能包括：

- 颅内压升高
- 颅内肿块或脓肿
- 出血倾向，包括凝血障碍或血小板减少症。如果血小板计数低于 $50×10^9/L$ 或国际标准化比值（INR）小于1.5，则避免进行腰椎穿刺。对于接受华法林治疗的患者，应推迟腰椎穿刺直至INR低于1.5。如果需行紧急腰椎穿刺，可考虑使用逆转剂。对于接受新型口服抗凝剂（NOAC）治疗的患者，肾功能正常时腰椎穿刺应推迟24小时，肾功能受损时腰椎穿刺应推迟60小时。对于接受华法林或NOAC治疗且血栓栓塞风险高的患者，考虑桥接治疗。
- 腰椎穿刺部位皮肤或软组织感染

扫查方法

1. 将患者置于屈髋的侧卧位或下背部弓起的坐位（图56-1） 研究表明，坐位的成功率更高。在成人和儿童患者中，这种体位扩大了骨内间隙，可以更加容易穿刺入蛛网膜下腔；但是，同时必须考虑患者的舒适度[10]。确保患者舒适并愿意保持所需的体位。

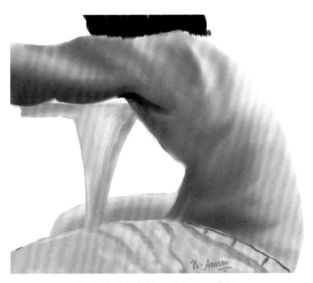

图 56-1 腰椎穿刺时患者的正确坐位示意图。

2. 选择探头 在大多数情况下，选用高频线阵探头（5~10MHz）。在肥胖患者中，可使用凸阵探头。

3. 将探头置于L4棘突上方中线的横向位置 探头标记指向患者左侧。该位置通常与两髂嵴间连线相对应（图56-2）。

4. 发现棘突呈高回声新月状，并伴有声影（图56-3） 调整探头位置，使棘突位于屏幕中心。

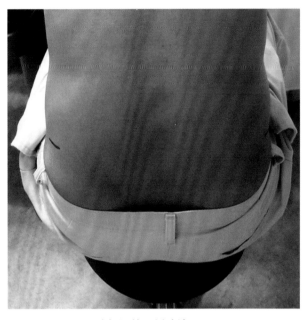

图 56-2 Tuffier 线标记的双侧髂嵴。

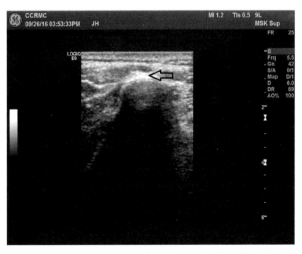

图 56-3 棘突表现为强回声的新月形（空心箭头），伴后方声影。

5. 使用记号笔在探头中心标记皮肤 重复该过程以标记棘突头侧。连接这些标记画一条与脊柱平行的直线（图56-4）。

6. 定位棘突间隙 纵向转动探头，探头标记朝向头侧。确定相邻两个棘突之间的棘突间隙，如图56-5所示。

7. 调整探头位置，使棘突间隙位于屏幕中心 在探头的中心做体表标记，如图56-6所示。

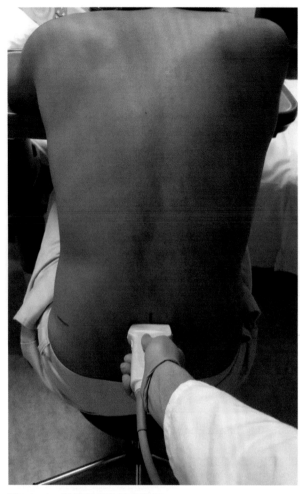

图 56-4 探头定位和棘突标记。

8. 连接刚做的标记，画一条垂直于脊柱的直线 如图56-7所示，"十"字的交点是穿刺针进入L3～L4椎间隙的常用位置。

9. 使用探头在纵轴上确定黄韧带及其与皮肤的距离 这可以用于估计穿刺针头进入脑脊液所需的距离（图56-8）。

穿刺步骤

一旦使用超声做好标记，接下来在无菌条件下行腰椎穿刺，此时不需要使用探头。但是，如果需要重新标记，可以使用无菌套覆盖超声探头和导线。

1. 首先将脑脊液收集瓶按数字顺序放置在无菌脊柱样本收集器的指定槽中。将三通旋塞阀连接到腰椎穿刺套件中的气压表柱上。

2. 用消毒液对标记部位及周围的皮肤进行清洁并消毒。

3. 使用23～25G针头注射局部麻醉剂，首先打一个皮丘，然后再注射深层组织（图56-9）。

4. 使用无创穿刺针预防头痛，尽管这可能会导致获得开放性压力更加困难[11-12]。

5. 如果使用传统的有锋利斜面的穿刺针，在通过黄韧带时，确保针的斜面与脊柱平行，以避免脑脊液漏。

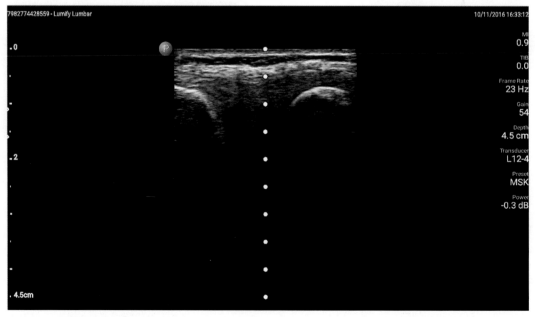

图 56-5 虚线表示椎间隙的中心。

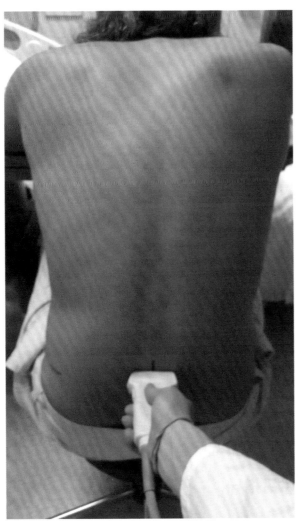

图 56-6 探头定位和标记棘突间。

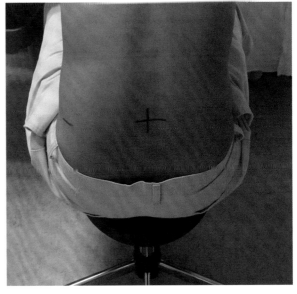

图 56-7 交叉中心代表了腰椎穿刺针的进入点。

6. 在超声标记的位置穿刺并推进穿刺针。通常，针头指向脐部。进针深度应与之前步骤中使用超声测量的从皮肤到黄韧带的距离一致。

7. 当针尖距离目标深度 1cm 时，停止操作并拔出针芯，检查脑脊液流量。如果没有脑脊液流出，则将针芯放回原位后继续向前进针 1～2mm，再次检查是否有脑脊液流出。重复该过程，直至有脑脊液流出。当针穿过硬脑膜时，会有一种落空感。

第四篇

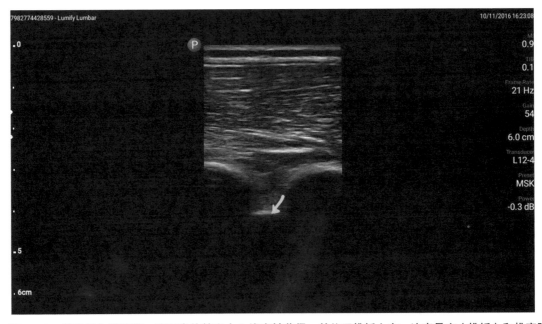

图 56-8 箭头指向黄韧带。该图像从棘突中心线旁轴获得，并位于椎板上方。注意骨突（椎板）和椎旁肌的深度。该平面可用于测量到黄韧带的深度，但不应用于标记进针的中线。

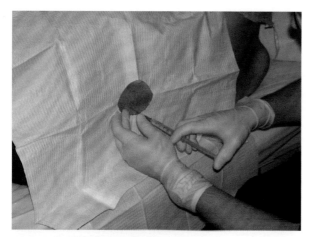

图 56-9 术前进行局部麻醉。

8. 将测压仪连接到腰椎穿刺针的针座上，测量开口处压力。建议患者尽可能放松，以获得准确的测量值。尽管坐位可提高穿刺的总体成功率，但准确的开口压力要求患者取侧卧位（图56-10）[13]。

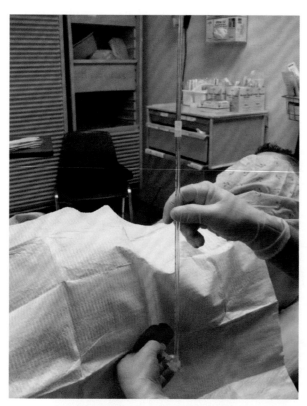

图 56-10 患者取侧卧位时，使用测压仪测量脑脊液压力。

9. 旋转旋塞阀，逐个收集1～2ml液体到指定采集管中，重新盖上盖子后以编号将试管放回收集器中（图56-11）。

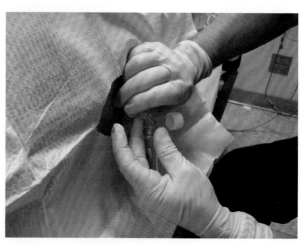

图 56-11 将脑脊液收集在小瓶中。

10.最后，放回针芯，拔出腰椎穿刺针。在穿刺部位贴上无菌敷贴。

术后指导

根据以往实践经验，腰椎穿刺后无需预防性卧床休息[14-16]。患者可以在24小时内淋浴，可让黏性敷贴自行脱落。鼓励患者额外多摄入液体。

监测是否出现极度不适、呕吐、头痛、颈部僵硬、穿刺部位疼痛、发红、肿胀和出现分泌物。此外，要求患者自查有无发热情况，如果有发热，立即寻求医疗救助。

并发症

尽管超声引导下行腰椎穿刺已经最大限度地减少了相关并发症，但医师仍应了解以下并发症：

- 术后头痛
- 感染，包括穿刺部位蜂窝织炎、硬膜外或脊柱脓肿、椎间盘炎和脑膜炎
- 穿刺部位血肿
- 硬膜外、硬膜下或蛛网膜下腔出血，尽管罕见，但也有可能发生。如果可能，最好在进行腰椎穿刺之前纠正凝血功能障碍、

血小板减少和其他出血因素。

- 脑疝，是腰椎穿刺术后可能发生的严重并发症。可以通过保持正常的颅内压来预防。

患者管理

LP在神经系统疾病的管理中可作为诊断和治疗指征。超声引导的腰椎穿刺可减少尝试次数、疼痛、创伤并提高成功率，尤其是在BMI较大的患者中。在疑似细菌性脑膜炎病例中使用腰椎穿刺的一般方法如下所述。

一旦确定需要进行腰椎穿刺，应尽可能在开始抗生素治疗前进行血液和脑脊液培养（图56-12）。然而，由于存在脑疝的风险，有任何危险因素或颅内压增高迹象的患者都需要在腰椎穿刺前行CT扫描。危险因素包括免疫功能低下史、中枢神经系统疾病史、新发癫痫发作、视神经乳头水肿、意识改变和局灶性神经功能缺损。这些患者应立即进行血培养，然后在等待CT扫描时开始静滴抗生素治疗。此外，如果因任何其他原因使诊断性腰椎穿刺发生延迟，仍应进行血培养，且开始静滴抗生素，不应延迟抗生素的使用。在面对来源未知的疑似细菌性脑膜炎，或如果来源已知且为肺炎链球菌感染时还应考虑经静脉应用类固醇。表56-2列出了不同情况下的典型脑脊液结果。

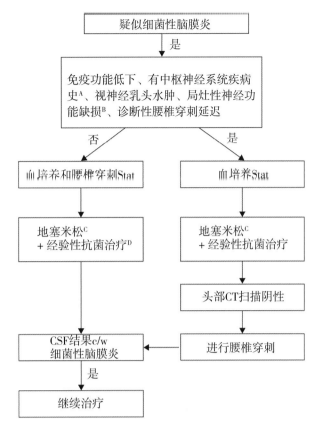

图 56-12 疑似细菌性脑膜炎的治疗方案。"Stat"表示应紧急进行干预。"c/w"表示一致。A：包括神经外科手术后、各种占位性病变引发的脑脊液（CSF）分流、脑积水、创伤相关的疾病。B：第Ⅵ或Ⅶ脑神经麻痹不是延迟腰穿的指征。C：有关细菌性脑膜炎中辅助使用地塞米松的建议，请参见正文。D：抽取脑脊液后应立即给予地塞米松和抗菌治疗。

经美国传染病学会许可转自：Tunkel AR，Hartman BJ，Kaplan SL，et al. Practice guidelines for the management of bacterial meningitis. Clin Infect Dis. 2004；39（9）:1267–1284.

表 56-2　不同情况下的典型脑脊液结果

项目	正常	细菌	病毒	假性脑瘤	蛛网膜下腔出血
开口处压力（cm H_2O）	5～20	＞20	正常或升高	升高	升高
白细胞计数（个/ mm^3）	＜5	＞500	6～1000	正常	血性
细胞类型	–	多形核细胞为主	淋巴细胞为主	–	–
葡萄糖（mg/dl）	50～100（或血糖的60%～70%）	降低（0～40）	正常	正常	正常
蛋白质（mg/dl）	15～45	＞50	正常或升高	正常或降低	升高
其他	–	乳酸＞3.5mmol/L，脑脊液血糖比值≤0.4	–	–	黄染

经许可转自：Mayeaux EJ Jr. The Essential Guide to Primary Care Procedures. 2nd ed. Philadelphia，PA: Wolters Kluwer；2015. Copyright Dr. FJ Mayeaux，Jr.

第四篇

经验分享和要点提示

经验分享

- 超声仪器接到墙上的电源,避免在手术过程中电池耗尽。
- 进行体表标记后,注意探头的角度,有助于引导进针。
- 在进行腰椎穿刺时,应准备好无菌超声探头,因为患者可能会移动而导致标记点移位。如果发生这种情况,可以重新标记。
- 从皮肤到黄韧带的距离是选择穿刺针型号的关键,尤其是给肥胖患者行腰椎穿刺时。

要点提示

- 尽管超声引导下腰椎穿刺优于传统标记下穿刺,但对于BMI>30的患者,仍有困难。如果因为身体因素耽误了腰椎穿刺,一定要进行血培养。如果怀疑是细菌性脑膜炎,应经静脉应用抗生素。
- 在标记中线时,不要把椎板误认为棘突。棘突在皮肤下面,没有肌肉覆盖。在椎板深处可以看到覆盖在椎旁的肌肉。参见图56-8。

参考文献

1. Pearce JM. Walter Essex Wynter, Quincke, and lumbar puncture. *J Neurol Neurosurg Psychiatry*. 1994;57(2):179.
2. Armon C, Evans RW. Addendum to assessment: prevention of post LP headaches: report of the Therapeutics and Technology Assessment Subcommittee of the American Academy of Neurology. *Neurology*. 2005;65(4):510-512.
3. Edwards C, Leira EC, Gonzalez-Alegre P. Residency training: a failed LP is more about obesity than lack of ability. *Neurology*. 2015:84(10). doi:10.1212/wnl.0000000000001335.
4. Bogin IN, Stulin ID. Application of the method of 2-dimensional echospondylography for determining landmarks in LPs. *Zh Nevropatol Psikhiatr Im S Korsakova*. 1971;71(12):1810-1811.
5. Shaikh F, Brzezinski J, Alexander S, et al. Ultrasound imaging for LPs and epidural catheterisations: systematic review and meta-analysis. *BMJ*. 2013; 346:f1600.
6. Mofidi M, Mohammadi M, Saidi H, et al. Ultrasound guided lumbar puncture in emergency department: time saving and less complication. *J Res Med Sci*. 2013;18(4):303-307.
7. Gottlieb M, Holladay D, Peksa GD. Ultrasound-assisted lumbar punctures: a systematic review and meta-analysis. *Acad Emerg Med*. 2019;26(1):85-96.
8. Wang PI, Wang AC, Naidu JO, et al. Sonographically guided LP in pediatric patients. *J Ultrasound Med*. 2013;32(12):2191-2197.
9. Neal JT, Kaplan SL, Woodford AL, et al. The effect of bedside ultrasonographic skin marking on infant LP success: a randomized controlled trial. *Ann Emerg Med*. 2017;69(5):610.e.1-619.e1.
10. Sandoval M, Shestak W, Sturmann K, Hsu C. Optimal patient position for LP, measured by ultrasonography. *Emerg Radiol*. 2004;10(4):179-181.
11. Lavi R, Yarnitsky D, Yernitzky D, et al. Standard vs atraumatic Whitacre needle for diagnostic LP: a randomized trial. *Neurology*. 2006;67(8):1492-1494.
12. Lavi R, Rowe JM, Avivi I. Traumatic vs. atraumatic 22 G needle for therapeutic and diagnostic LP in the hematologic patient: a prospective clinical trial. *Haematologica*. 2007;92(7):1007, 1008.
13. Doherty CM, Forbes RB. Diagnostic LP. *Ulster Med J*. 2014;83(2):93-102.
14. Spriggs DA, Burn DJ, French J, et al. Is bed rest useful after diagnostic LP? *Postgrad Med J*. 1992;68(801):581-583.
15. Ebinger F, Kosel C, Pietz J, Rating D. Strict bed rest following LP in children and adolescents is of no benefit. *Neurology*. 2004;62(6):1003-1005.
16. Teece S, Crawford I. Towards evidence based emergency medicine: best BETs from the Manchester Royal Infirmary. Bed rest after LP. *Emerg Med J*. 2002;19(5):432-433.

第 57 章 外周静脉置管

David Schrift, MD, RDMS, Carol Choe, MD, and Darien B. Davda, MD

文献综述

在中心静脉导管（CVC）置管时，超声引导被视为首选方法。随着超声的用途不断扩大，还可用于在静脉通路不畅的患者放置外周静脉（PIV）导管。已有研究证明，超声引导下外周静脉（USGPIV）置管可以提高成功率，减少并发症，并提高静脉通路困难人群的患者满意度。静脉通路可用于采集血样、胃肠外给药、静脉输液和电解质[1, 2]。随着我国人口年龄和人口结构的变化，越来越多的患者建立静脉通路困难。充血性心力衰竭、慢性肾病和肥胖都会增加建立静脉通路的难度，预计未来还会增加[3-5]。根据疾病控制中心的数据，1962年至2014年期间，肥胖的患病率（体重指数≥30kg/m^2）从13%增加至38%[6]。Witting等人发现操作者在39%的急诊患者中难以建立静脉通路，22%的患者需要3次或3次以上穿刺来建立静脉通路[7]。这些趋势是近年来人们对使用USGPIV通路越来越感兴趣的主要原因。多项研究已经证明，与体表标志定位方法相比，在静脉通路困难的患者中建立USGPIV通路的成功率更高、完成时间更快、患者满意度更高、效果更好[8-14]。

当操作者无法建立外周静脉通路时，一种常见的抢救方法是中心静脉置管或经外周放置中心静脉导管（PICC）。这种方法不是最适合的，会对患者造成不必要的伤害和增加费用。美国通常每年有数百万的患者需中心静脉置管，其相关并发症可增加患者的发病率。主要并发症包括中心静脉导管相关血液感染（CLABSI）、深静脉血栓形成（DVT）和气胸。Marik等人进行的一项Meta分析发现，16 370个中心静脉置管中CLABSIs的发生率是1.4%[15]。最近，Parienti等人发表了一项多中心随机对照试验，评估了

CVC插入部位不同时，CLABSI发生率的变化情况，发现CLABSI的发生率相似，为1%[16]。一次CLABSI可使住院时间增加20天，医疗费用增加56 000美元[17]。此外，研究证实，置入CVC后DVT和气胸的发生率分别高达33%和4.9%，这受穿刺部位和超声使用的影响[18, 19]。导管相关DVT的潜在发病因素包括发生肺栓塞、住院时间延长、需要溶栓药物、长期抗凝治疗以及罕见的上腔静脉综合征。

气胸若不能及时发现，可能会危及生命；虽然气胸可通过胸腔闭式引流术治疗，但会导致身体不适以及诊疗费用增加。此外，许多并发症的治疗费用已不能得到大型保险项目的赔付[20]。

USGPIV置管可大幅减少CVC和PICC的使用，从而减少上述并发症。Shokoohi等人发现开展USGPIV项目后，置入CVC的急诊患者减少了80%[21]。Au等人发现，放置PIV失败的患者转而接受USGPIV置管而非常规CVC置管，CVC的需求降低了85%[22]。在已经放置CVC或PICC的患者中，使用USGPIV置管可加快拔除导管[11]。

熟练掌握USGPIV置管是一个难题。医生、护士和其他卫生保健人员需要接受基本的培训才能掌握这项技能。急诊科技术人员能在2小时的培训后熟练操作，其中第一个小时用于方法教学，第二个小时用于实践操作教学[23]。护士在45分钟的操作演示后在模型上练习，就能熟练掌握USGPIV置管[9]。虽然培训方法各不相同，但建议采用3小时的培训时间，包括教学、模拟和实践培训。

我们建议在静脉通路不畅的患者中常规使用USGPIV置管。这将提高插管成功率，缩短完成时间，增加患者满意度，并减少并发症，特别是与CVC或PICC置入相关的并发症。此外，这项技能只要几个小时的训练就可以轻松学会（表57-1）。

表 57-1	USGPIV 置管与体表标志定位法的成功率比较		
研究	患者人群	USGPIV 置管成功率	体表标志定位置管成功率
Keyes等[8]	ED中101例静脉输液困难的患者	91%	0%*
Brannam等[9]	ED中321例静脉输液困难的患者	87%	0%*
Costantino等[10]	ED中60例静脉输液困难的患者	97%	33%
Gregg等[11]	重症监护室中77例静脉输液困难的患者	99%	0%*
Ismailog lu等[12]	ED中60例静脉输液困难的患者	70%	30%
Costantino等[13]	ED中60例静脉输液困难的患者	89%	55%
Bauman等[14]	ED中75例静脉输液困难的患者	81%	44%

*将在之前传统方法失败的患者中行USGPIV置管的研究。缩写：ED，急诊科；USGPIV，超声引导下外周静脉内。

表 57-2	在临床实践中应用即时超声的建议		
建议		证据等级	参考文献
建议静脉通路不畅的患者进行超声引导下外周静脉置管		A	8-14

A=一致的、质量良好的以患者为导向的证据；B=不一致或质量有限的以患者为导向的证据；C=共识，以疾病为导向的证据，通常的做法，专家意见，或病例系列。有关SORT证据评级系统的信息，请访问http://www.aafp.org/afpsort。

器材

- 止血带
- 延长管
- 盐水注射器
- 普通超声耦合剂
- 无菌耦合剂
- 纱布
- 酒精棉
- 氯己定制剂
- 胶带
- 作为静脉通路的18~20G导管。应避免使用长度短于1.75in（4.45cm）的导管，因为它们不适用于USGPIV方法中定位较深的静脉（图57-1和图57-2）。

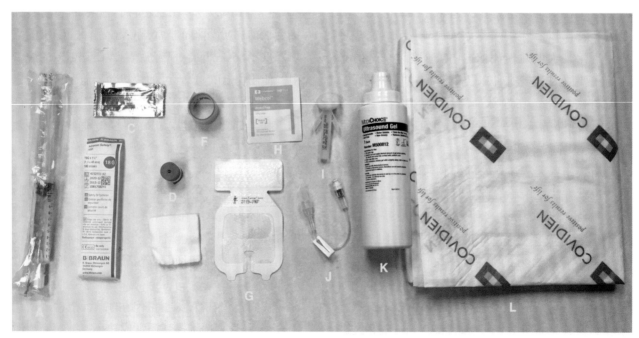

图 57-1 操作所需的所有物品。A，盐水注射器；B，导管；C，无菌耦合剂；D，止血带；E，纱布；F，胶带；G，透明敷贴；H，酒精棉；I，氯己定制剂；J，延长管；K，超声耦合剂；L，床垫。

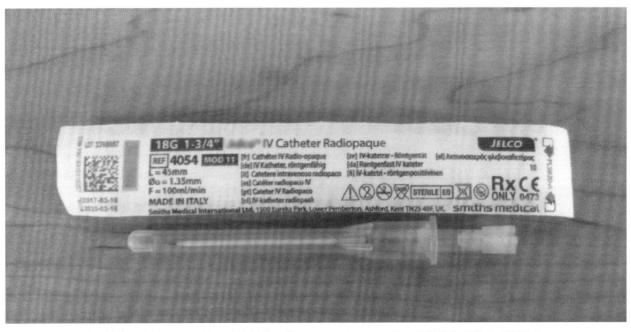

图 57-2　用于外周静脉通路的 18G 导管。注意导管长度 ≥ 1.75in（4.45cm），这是此次操作的建议长度。

适应证

- 体格检查时不易观察到血管
- BMI≥30kg/m² 或 ≤18.5kg/m²
- 经静脉药物使用史
- PIV 置管困难
- 体表标志定位法 PIV 置管失败

禁忌证

- USGPIV 置管没有绝对的禁忌证。

操作步骤

1. 患者体位　患者可以取坐位或卧位。在置管过程中，医生可以坐着或站着；应当摆好患者手臂的位置，以最大限度地提高超声医师的舒适度和更好地暴露目标血管。将检查床或椅子调到合适的位置，外展和外旋患者手臂。若患者无法保持此动作，则需要将其固定在附近的物体上，来保持最佳的手臂位置。临床医生应准备好超声仪，与操作者处于同一水平，便于操作者看到的超声图像与操作过程。在执行操作时不得不回头看会增加操作难度，降低成功率（图 57-3）。

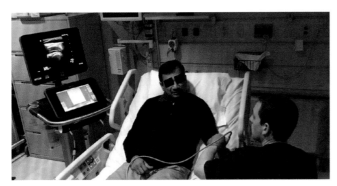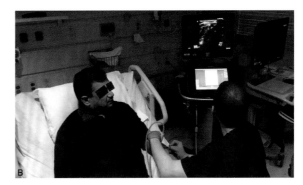

图 57-3　A，超声仪放置的位置正确，操作区域和超声屏幕在同一视线范围内。B，超声仪放置的位置不正确，操作者必须将注意力从手术区域转移到超声屏幕才能看到超声图像。

2. 选择静脉　打开超声仪，在线阵探头上涂抹耦合剂。将探头设置为静脉或血管预设模式，并确保超声屏幕上的指示与探头标记方向一致。简单的方法是触摸超声探头最左侧表面（带

第四篇

指示器的一侧）。如果方向正确，超声屏幕最左侧会出现耦合剂移动。超声扫查深度不应低于2cm，因为任何静脉低于该深度都不能通过常规USGPIV置管进行插管。在患者手臂靠近腋窝的位置扎一条止血带，使肢体血管充血，从而更容易定位。以平面外（短轴）方向扫查患者手臂来观察静脉的解剖。理想静脉特点一般包括位置浅表、走行较直、内径较粗，并且与重要的结构如动脉和神经有一定距离。在静脉通路困难的患者

中，贵要静脉或头静脉最适合，因为它们的位置相对表浅，没有相邻的动脉和神经，并且在肥胖患者和静脉吸毒者中这些静脉通常都能显示[24]。当使用1.88in（4.78cm）导管时，若静脉直径＜0.4cm或深度＞1.5cm，插管的成功率将显著降低。在对具有这些特征的静脉插管之前，应寻找可替代的血管[25]。找到合适的血管后，用探头轻压。轻压不会塌陷的血管是动脉或有血栓形成的静脉，应予以避免（图57-4和图57-5）。

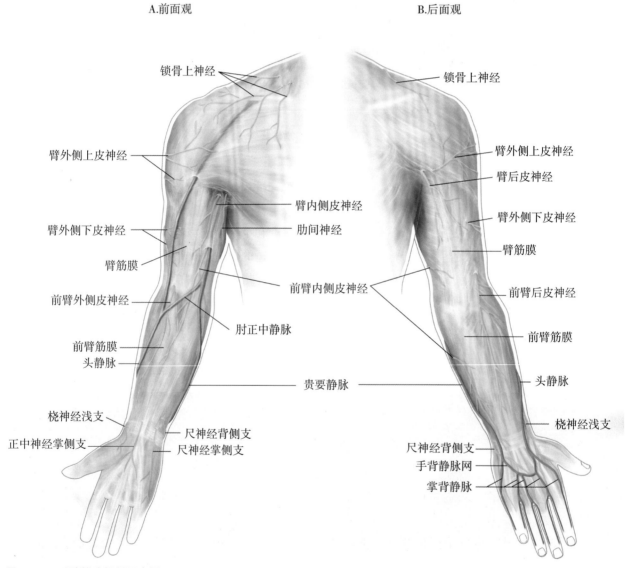

图 57-4　手臂静脉解剖示意图。

经许可转自：Gest TR. Lippincott Atlas of Anatomy. 2nd ed. Philadelphia, PA: Wolters Kluwer; 2020:36. Plate 2-2. FIGURE

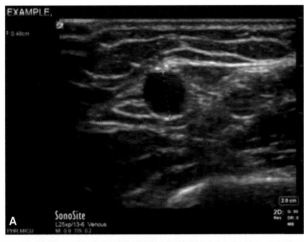
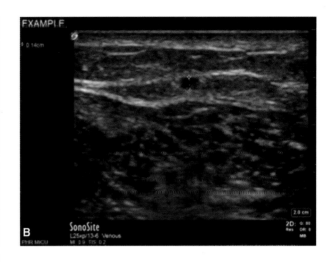
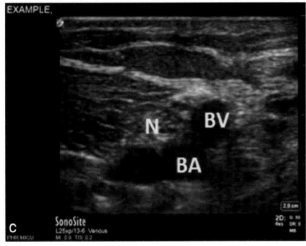

图 57-5 A，理想静脉示例。直径 > 0.4cm，深度 < 1.5cm，附近无任何动脉和神经。B，非理想静脉示例。直径 < 0.4cm，插管的成功概率小。C，非理想静脉示例。虽然直径和深度是理想的，但注意在肱静脉（BV）附近有正中神经（N）。此外，肱动脉（BA）位于 BV 的正后方，周围结构损伤的风险很高，应避免选择这条静脉。

3. 导管穿刺　选择好合适的静脉后，擦去皮肤上残留的耦合剂，并用酒精棉或氯己定制剂消毒该部位。然后，按照制造商的说明对超声探头进行消毒。使用未经制造商批准的消毒剂溶液可能损坏探头。将无菌耦合剂涂在皮肤上。一些操作者喜欢在探头上套一个透明套保持清洁，这一步骤是可选的。从包中取出选定的导管并且检查。用非惯用手握住超声探头，以便用惯用手穿刺静脉。该操作的进针方法通常可在平面外或平面内方向进行。

a.平面外（短轴）方法。探头的方向垂直于目标血管，使静脉在超声屏幕上显示为一个黑色圆圈。操作开始前，确保方向是正确的。在将针直接插入超声探头的中间之前，确保静脉位于屏幕的中心。这一步至关重要，因为这样可以确保导管和静脉对齐，并且在进入皮肤后立即看到导管尖端。导管尖端在图像上呈一个明亮的白点。一旦确定导管尖端，稍微移动探头，直到导管尖端消失。然后推进导管，直到再次看到导管尖端。重复此过程，直到导管尖端插入静脉。对导管尖端位置的密切关注很重要，因为导管尖端和导管轴在超声屏幕上看起来都像一个明亮的白点。一个常见的错误是将导管轴的亮点识别为导管尖端并继续推进导管。这导致导管尖端进入更深或周围的结构，从而导致并发症（图57-6）。

b. 平面内（长轴）方法。将超声探头与目标血管平行放置。在超声屏幕上显示静脉的前后壁是两条横贯屏幕的白线，两线中间是黑色的。操作开始前，确保方向是正确的。确保静脉在屏幕的中间位置。当静脉壁清晰，管腔很黑时，就达到了这个目的。当探头从一侧移动到另一侧观察静脉的侧面时，管壁将变得模糊，管腔将变得

第四篇

更小且黑色的部分减少。现在，将导管从探头下方的中间位置直接插入，进针方向与探头平行。导管刺穿皮肤后，在插入静脉之前，在屏幕上识别导管尖端。平面内技术的优势是在整个操作过程中可以看到从尖端到管身的整根导管。当在屏幕上看到导管尖端碰到静脉时，可以继续推进导管，直到插入静脉中。确保导管尖端在整个过程中始终可见，直到插入静脉中，以提高穿刺成功率及避免并发症的发生。如果在屏幕上不能同时看到导管尖端和静脉，说明它们没有处于同一平面，不应向前推进导管。若要纠止这一点，横向（向左或向右）移动探头，直到识别出静脉的中间位置。然后，横向移动探头寻找导管尖端。同时显示两者后，你将能够确定导管应该向哪个方向进针以完成该操作。当你将导管转向静脉时，两者应该同时出现在超声屏幕上。如果没有，需要按照之前的步骤重新评估它们的位置，可能需要更大地改变方向。如果需要较大地调整方向，操作成功率小，应撤出导管并重新插入。

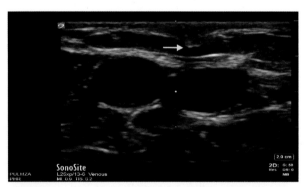

图 57-6 以平面外方向经皮肤插入导管。黄色箭头指示针尖。

    c. **对于两种方法**。在操作过程中注意不要将探头压得太重，因为这会压迫静脉，增加插管的难度和穿透后壁的可能性。

进针角度应根据血管的深度而变化。浅静脉需要较小的进针角度，以避免导管穿透血管后壁。较深的静脉需要较大的进针角度，以避免整根导管都在皮下组织而无法到达静脉。如果没有足够的导管进入管腔，USGPIV导管的留置时间将会缩短[26]。一般而言，用较小的角度进针，导管在超声上更容易显示。如果血管深度比较合适，建议进针角度≤30°。在突破血管之前，导

管尖端通常会将静脉的前壁压向后壁。如果不小心，导管可能会完全穿透血管的前壁和后壁，而不在静脉腔内。为了避免以上失误，可用更小的角度穿刺血管，或动作轻微使导管突破前壁进入血管腔。一旦进入静脉，一闪而过的血流将进入导管腔内。稍微减小进针角度，并向前推进导管，使导管尖端位于血管腔的中间。确保有足够的导管位于腔内，放下超声探头时，导管不会移位。放下探头，沿针推送导管进入静脉。

    4. **完成操作**　拔下针芯时避免被针头刺伤。一旦拔针，血液可能会流出导管，将延长管连接到导管上。在连接之前，预先冲洗延长管，避免空气进入静脉。回抽确保血液回流良好，即使成功放置静脉导管也可能回抽不畅。成功置管后，在冲洗导管前松开止血带，避免静脉破裂。导管应易于冲洗；无渗透迹象，并且患者在冲洗时无疼痛感。如果未发生任何一种上述情况，重新评估导管以确保其位于血管腔内。这可以通过对目标血管重新成像来完成，以确保导管在腔内。可在超声引导下冲洗导管，如果在腔内，则会看到冲洗液进入血管内。如果在腔外，则会看到冲洗液向周围软组织扩散。

一旦建立静脉通路，用酒精拭子和纱布擦拭置管部位的残留血液、耦合剂。用胶带或透明敷贴固定导管（图57-7）。

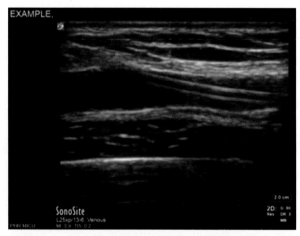

图 57-7 血管内导管的平面内图像。完成操作后，对导管进行平面内成像，以验证导管是否在管腔内。

并发症

    • USGPIV置管失败的一个常见原因是，刚

有静脉回血时，便继续推进针上的导管。若导管大部分都不位于静脉内，操作者手部的任何细微运动均可能导致导管的移位。

- 如果意外插入动脉而不是静脉，患者可能会出现局部血肿。
- 传统PIV置管的并发症也可能发生在USGPIV置管时（浅表皮肤感染、静脉炎、浸润）[27]。一项研究发现USGPIV导管与传统置管的感染率无显著差异[28]。

患者管理

识别血管通路困难的风险因素可以使临床医生提前为需要超声引导置管的患者做好准备。如前所述，确定具有合适特征的血管将提高插管成功率。通过使用USGPIV置管，不会延误血管插管困难患者的治疗，并且避免了侵入性更大、可能伤害患者的不必要操作。图57-8说明了如何管理需要PIV通路的患者。

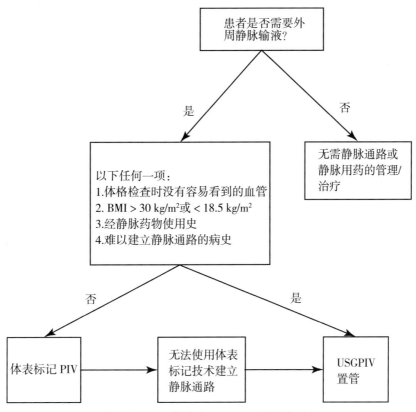

图 57-8 确定需要超声引导外周静脉（USGPIV）置管的流程。

经验分享和要点提示

经验分享

- 一旦获得静脉回血，减小进针角度，并继续使用超声引导使导管进入静脉中心。确保导管尖端和导管位于静脉内，使导管不要脱出血管外。
- 因为止血带会使静脉直径增加30%～40%，所以在寻找理想静脉前使用止血带，以避免错过合适的理想静脉[29]。
- 确定合适的静脉后，消毒该区域皮肤，并在接下来的操作中使用无菌超声耦合剂代替普通耦合剂。这可以减少不必要的感染[30]。独立无菌润滑包能很好地发挥这一功能（图57-9）。

- 为避免将导管插入动脉或有血栓形成的静脉，探头应对血管施加轻微压力，可压缩的血管是合适的静脉。动脉需要更大的压力才能塌陷，并具有搏动性。有血栓形成的静脉是不可压扁的，且无搏动。
- 为获得最佳结果，选择直径大于0.4cm且深度小于1.5cm的静脉。
- 当使用1.88in（4.78cm）的导管，静脉直径大于0.4cm或深度小于1.5cm时，成功率会显著下降。
- 用超声引导在平面内找导管尖端定位。如果其紧贴后壁或瓣膜，则稍微回撤。
- 如果已经穿透血管后壁，将装有生理盐水的注射器连接到导管上，轻轻抽吸，撤回导管头端，直到获得静脉血。然后轻轻冲洗，同时小心推进导管。

要点提示

- USGPIV置管的常见缺点是无法识别针尖，这可能导致USGPIV置管失败或损伤周围结构。平面内方法可实时显示导管尖端；在尝试平面外方法后，转为平面内方法。
- 在操作过程中注意不要施加太大的压力。初学者经常紧张，可能会给探头施加太大的压力，从而压扁静脉，增加操作的难度。

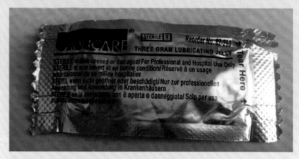

图 57-9　超声成像用无菌润滑耦合剂。

参考文献

1. Potter PA, Perry AG. *Fundamentals of Nursing: Concepts, Process, and Practice.* 4th ed. St Louis, MO: Mosby; 1997.
2. Crowley M, Brim C, Proehl J, et al. Emergency nursing resource: difficult intravenous access. *J Emerg Nurs.* 2012;38(4):335-343.
3. Finkelstein EA, Khavjou OA, Thompson H, et al. Obesity and severe obesity forecasts through 2030. *Am J Prev Med.* 2012;42(6):563-570.
4. Heidenreich PA, Albert NM, Allen LA, et al. Forecasting the impact of heart failure in the United States: a policy statement from the American Heart Association. *Circ Heart Fail.* 2013;6(3):606-619.
5. Hoerger TJ, Simpson SA, Yarnoff BO, et al. The future burden of CKD in the United States: a simulation model for the CDC CKD initiative. *Am J Kidney Dis.* 2015;65(3):403-411.
6. Fryar CD, Carroll MD, Ogden CL; Division of Health and Nutrition Examination Surveys. Prevalence of overweight, obesity and extreme obesity among adults aged 20 and over: United States, 1960-1962 through 2013-2014. Hyattsville, MD: National Center for Health Statistics; 2016. https://www.cdc.gov/nchs/data/hestat/obesity_adult_13_14/obesity_adult_13_14.pdf.
7. Witting, MD. IV access difficulty: incidence and delays in an urban emergency department. *J Emerg Med.* 2012;42(4):483-487.
8. Keyes LE, Frazee BW, Snoey ER, Simon BC, Christy D. Ultrasound-guided brachial and basilic vein cannulation in emergency department patients with difficult intravenous access. *Ann Emerg Med.* 1999;34(6):711-714.
9. Brannam L, Blaivas M, Lyon M, Flake M. Emergency nurses' utilization of ultrasound guidance for placement of peripheral intravenous lines in difficult-access patients. *Acad Emerg Med.* 2004;11(5):583-584.
10. Costantino TG, Parikh AK, Satz WA, Fojtik JP. Ultrasonography-guided peripheral intravenous access versus traditional approaches in patients with difficult intravenous access. *Ann Emerg Med.* 2005;46(5):456-461.
11. Gregg SC, Murthi SB, Sisley AC, Stein DM, Scalea TM. Ultrasound-guided peripheral intravenous access in the intensive care unit. *J Crit Care.* 2010;25(3):514-519.
12. Ismailoğlu EG, Zaybak A, Akarca FK, Kıyan S. The effect of the use of ultrasound in the success of peripheral venous catheterization. *Int Emerg Nurs.* 2015;23(2):89-93.
13. Costantino TG, Kirtz JF, Satz WA. Ultrasound-guided peripheral venous access vs. the external jugular vein as the initial approach to the patient with difficult vascular access. *J Emerg Med.* 2010;39(4):462-467.
14. Bauman M, Braude D, Crandall C. Ultrasound-guidance vs. standard technique in difficult vascular access patients by ED technicians. *Am J Emerg Med.* 2009;27(2):135-140.
15. Marik PE, Flemmer M, Harrison W. The risk of catheter-related bloodstream infection with femoral venous catheters as compared to subclavian and internal jugular venous catheters: a systematic review of the literature and meta-analysis. *Crit Care Med.* 2012;40(8):2479-2485.
16. Parienti JJ, Mongardon N, Mégarbane B, et al. Intravascular complications of central venous catheterization by insertion site. *N Engl J Med.* 2015;373(13):1220-1229.
17. Maki DG, Kluger DM, Crnich CJ. The risk of bloodstream infection in adults with different intravascular devices: a systematic review of 200 published prospective studies. *Mayo Clin Proc.* 2006;81(9):1159-1171.
18. Rao S, Badwaik G, Kujur R, Paraswani R. Thrombosis associated with right internal jugular central venous catheters: a prospective observational study. *Indian J Crit Care Med.* 2012;16(1):17-21.
19. Fragou M, Gravvanis A, Dimitriou V, et al. Real-time ultrasound-guided subclavian vein cannulation versus the landmark method in critical care patients: a prospective randomized study. *Crit Care Med.* 2011;39(7):1607-1612.
20. Firstenberg M, Kornbau C, Lee K, Hughes G. Central line complications. *Int J Crit Illn Inj Sci.* 2015;5(3):170-178.
21. Shokoohi H, Boniface K, Mccarthy M, et al. Peripheral intravenous access program is associated with a marked reduction in central venous catheter use in noncritically ill emergency department patients. *Ann Emerg Med.* 2013;61(2):198-203.
22. Au AK, Rotte MJ, Grzyboweki RJ, Ku BS, Fields JM. Disease in central venous catheter placement due to use of ultrasound guidance for peripheral intravenous catheters. *Am J Emerg Med.* 2012;30(9):1950-1954.
23. Schoenfeld E, Boniface K, Shokoohi H. ED technicians can successfully place ultrasound-guided intravenous catheters in patients with poor vascular access. *Am J Emerg Med.* 2011;29(5):496-501.
24. Sandhu NPS, Sidhu DS. Mid-arm approach to basilic and cephalic vein cannulation using ultrasound guidance. *Br J Anaesth.* 2004;93(2):292-294.
25. Witting MD, Schenkel SM, Lawner BJ, Euerle BD. Effects of vein width and depth on ultrasound-guided peripheral intravenous success rates. *J Emerg Med.* 2010;39(1):70-75.

26. Elta F, Ferrari G, Molino P, et al. Standard-length catheters vs long catheters in ultrasound-guided peripheral vein cannulation. *Am J Emerg Med*. 2012;130:712-716.

27. Kagel EM, Rayan GM. Intravenous catheter complications in the hand and forearm. *J Trauma*. 2004;56(1):123-127.

28. Adhikari S, Blaivas M, Morrison D, Lander L. Comparison of infection rates among ultrasound-guided versus traditionally placed peripheral intravenous lines. *J Ultrasound Med*. 2010;29:741-747.

29. Lockhart ME, Robbin ML, Fineberg NS, Wells CG, Allon M. Cephalic vein measurement before forearm fistula creation: does use of a tourniquet to meet the venous diameter threshold increase the number of usable fistulas? *J Ultrasound Med*. 2006;25(12):1541-1545.

30. Safety Communication: Bacteria found in other-sonic generic ultrasound transmission gel poses risk of infection. Clinician Outreach and Communication Activity (COCA). CDC Emergency communication System. April 20, 2012.

第四篇

第58章 粗针穿刺活检 / 细针抽吸

Paul Bornemann，MD，RMSK，RPVI and Mohamed Gad，MD，MPH（c）

文献综述

针吸活检可以采集组织的细胞学或组织学样本，比传统的外科活检侵入性小。针吸活检一般为小口径细针抽吸（FNA）或大口径粗针穿刺活检（CNB）。FNA针通常为25～27G，而CNB针通常为9～18G。由于FNA使用较小的针，疼痛和出血往往较少。然而，FNA只能提供细胞学样本，缺乏组织结构细节。CNB是在带有侧孔的针周围使用弹簧负载的切割鞘进行，并提供具有组织学结构的组织样本。与FNA相比，CNB的并发症风险稍增加；但两者的严重并发症均非常罕见。传统的穿刺活检是通过触诊靶病灶进行的，随着超声引导的迅速普及[1]，使用实时超声引导针吸活检更具优势。超声检查可以在活检前观察病灶的超声征象，定位不可触及的病灶，并实时引导活检针进入靶病灶。

超声引导可在平面内或平面外进行。当在平面内穿刺时，穿刺针在超声束内进行穿刺，穿刺针可整体显示（图58-1）。在平面外穿刺时，穿刺针在横切面上显示。平面内方法更容易确定针尖的位置，通常为首选。当没有足够的空间进行平面内引导穿刺或需要对穿刺针至靶病灶的路径进行横向校正时，平面外穿刺有优势（图58-2）。如果在平面外进行引导，重要的是将超声束置于针尖前方，以便随时观察针尖的位置。超声束可以先扫查到穿刺针前面，然后推进针头，当针尖显影即停止。此外，如果靶病灶较小，应保持超声束静止，推进穿刺针，当针尖显影即停止向前，然后回撤穿刺针，以更大的角度进针。重复该步骤，直至针尖在靶病灶内可见。

针吸活检常用于对可疑的甲状腺结节、乳房肿块和淋巴结进行取样。关于何时需要对甲状腺结节进行活检，已在第5章中进行了深入讨论。据报道，FNA是活检结节的一种准确且划算的检测方法。美国甲状腺协会指南推荐其为首选方法[2]。FNA可采用负压抽吸或通过毛细作用抽吸，两种方法效果相同[3]。在多个随机对照试验中，超声引导已被证实比触诊引导更有效[4, 5]。高达20%的甲状腺结节FNA活检结果是不确定的

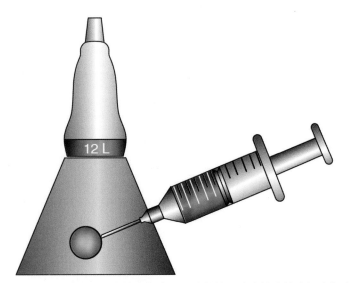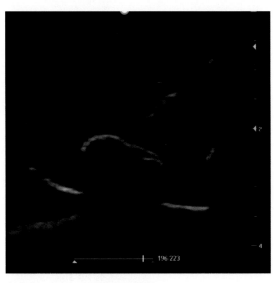

图 58-1　使用平面内技术超声引导穿刺针。注意针的整个长度都在超声束内，可以一直看到活检针。

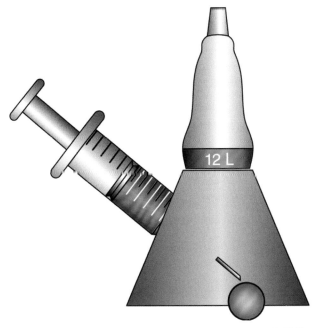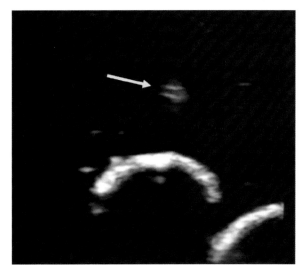

图58-2 使用平面外技术超声引导穿刺针。针尖仅在横截面上可见。黄色箭头指示的为针尖。

（Bethesda Ⅲ类或Ⅳ类），这类结节的潜在恶性肿瘤率从10%～40%不等[6]。在这些病例中，随访证实CNB是有效且安全的[7, 8]。此外，在最初进行FNA时可以获得并保存用于分子测试的样本，这项检测可以在细胞学不确定时进行，有助于区分高风险和低风险病灶，而不需要重复活检[9]。

除了用于甲状腺结节的检查之外，超声引导下的针吸活检也用于乳房肿块的诊断。何时对乳房肿块进行活检已在第16章中深入讨论。针吸活检是评估乳房肿块的首选方法，因为与用手术活检初步评估相比，它减少了手术次数和总体护理成本[10, 11]。医疗保险和医疗补助服务中心（CMS）已经建立了"针吸活检先于手术切除来诊断癌症"作为质量评价标准[12]。虽然在没有CNB时可以选择FNA，但相较于CNB，FNA往往存在样本量不足，可能会延误诊断[13, 14]。美国国家综合癌症网络（NCCN）的乳腺癌筛查和诊断指南推荐CNB作为乳房肿块初始活检的首选方法[15, 16]。即使是可触及的乳房肿块，仍建议使用超声引导，因为它增加了活检的敏感性[17, 18]。

真空辅助活检（VAB）器械可与穿刺活检结合使用。从本质上讲，VAB是在连有真空装置提供负压下完成的CNB。这有助于增加样本量，

VAB比CNB的取样量多。目前尚不清楚与超声引导的CNB相比，是否能提高敏感性，尤其是可触及的病灶。此外，VAB比传统CNB价格更贵，在初级诊疗中并不常规使用。但VAB是否在任何情况下都优于CNB，以及是否更节约成本，还有待进一步考证[19]。

最后，穿刺活检可用于评估外周淋巴结病。关于何时进行外周淋巴结活检在第6章中进行了深入讨论。过去手术切除活检一直被认为是外周淋巴结病的标准评价方法，因为淋巴瘤的诊断通常需要依据组织结构评估。NCCN淋巴瘤指南推荐切开或切除淋巴结活检作为首选的活检方法。然而，文献证实，CNB用于评估与恶性肿瘤相关的淋巴结是一种可被接受的替代方案。其具有较高的诊断特异性（97.8%）、敏感性（94.4%）和准确性（95.0%），且费用较低，并发症较少[21]。CNB优于FNA，因为它具有更高的采样成功率以及更高的阳性预测值[22]。如果活检时使用合适的采集管，可以用CNB或FNA所取样本进行流式细胞技术等辅助检查。部分研究数据表明，这有助于提高总体的诊断率[23]。当怀疑转移性疾病时，FNA是最有效的，因为这些病变往往很容易从淋巴结细胞学检测中诊断，具有很高的准确性[24, 25]。

第四篇

<table>
<tr><td colspan="3">表 58-2　在临床实践中应用即时超声的建议</td></tr>
<tr><td>建议</td><td>证据等级</td><td>参考文献</td></tr>
<tr><td>超声引导下细针抽吸（FNA）比触诊引导下甲状腺结节FNA更准确。</td><td>A</td><td>4，5</td></tr>
<tr><td>在切除活组织检查之前，应考虑超声引导下的粗针穿刺活检（CNB），来诊断影像学上的可疑乳房病灶是否为恶性肿瘤。</td><td>A</td><td>15</td></tr>
<tr><td>超声引导下CNB是诊断可疑淋巴结病变的合理的第一步。</td><td>B</td><td>20</td></tr>
</table>

A＝一致的、质量良好的以患者为导向的证据；B＝不一致或质量有限的以患者为导向的证据；C＝共识，以疾病为导向的证据，通常的做法，专家意见，或病例系列。有关SORT证据评级系统的信息，请访问http://www.aafp.org/afpsort。

器材

- 皮肤消毒用酒精棉签
- 氯己定或碘伏
- 无菌超声耦合剂
- 2in×2in（5.08cm×5.08cm）纱布

- 胶带
- 氯乙烷喷雾
- 含肾上腺素的2%利多卡因
- 18G过滤针头和5ml注射器（抽取利多卡因）
- 25G 1.5in（3.81cm）针头（注射利多卡因）
- FNA器材（图58-3）：
  - 23～27G针头最常用
  - 10ml注射器
  - 静脉导管延长管
  - 玻璃载玻片
  - 固定剂——酒精或福尔马林
  - 细胞学标本防腐剂采集瓶
  - 基因检测采集瓶（甲状腺结节可选）
  - 流式细胞术采样瓶（淋巴结可选）
- CNB器材（图58-4）：
  - 9～18G弹簧活检针
  - 8～17G同轴导引套管针
  - 福尔马林标本容器
  - 流式细胞术采样瓶（淋巴结可选）

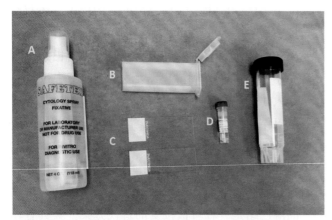
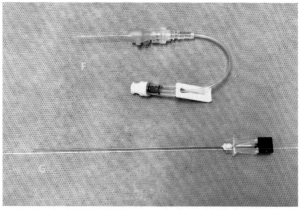

图 58-3　细针抽吸器材。A：载玻片喷雾固定剂。B：玻片支架。C：玻璃载玻片。D：基因检测采集瓶。E：细胞学标本防腐剂采集瓶。F：25G 1.5in（3.81cm）针头连接延长管。G：25G 6in（15.24cm）脊椎穿刺针。

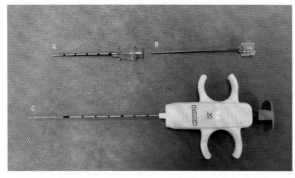

图 58-4　粗针穿刺活检器材。A：17G 同轴导引套管。B：用于导引套管的套管针。C：18G 弹簧加载活检针。

适应证

- 可疑乳房病灶
- 可疑淋巴结
- 可疑甲状腺结节

禁忌证

- 无绝对禁忌证
- 出血性疾病和凝血功能障碍
- 活检部位皮肤感染

- 颈部肿块，疑似颈动脉体瘤

操作步骤

1.准备器材和摆好患者体位 大多数活检使用高频线阵探头。如果病变深度超过4～6cm，则可能需要低频凸阵探头。在探头上套探头套，防止探头接触到血液。透明敷贴、外科手套或探头套都可以起到很好的效果。

患者位于操作者实施手术和超声屏幕之间连

线上（图58-5和图58-6）。这样在同一视野内，操作者不需要转头来看患者或超声屏幕。患者一般取仰卧位，除非病变位于背部。头位操作和旋转颈部可能有助于穿刺针进入甲状腺结节或颈部淋巴结。在患者颈部下方垫一个枕头或毛巾卷有助于伸展脊柱，有助于穿刺针进入甲状腺结节。对于乳房病变，患者取卧位，患侧手臂伸展，抬至头部上方。

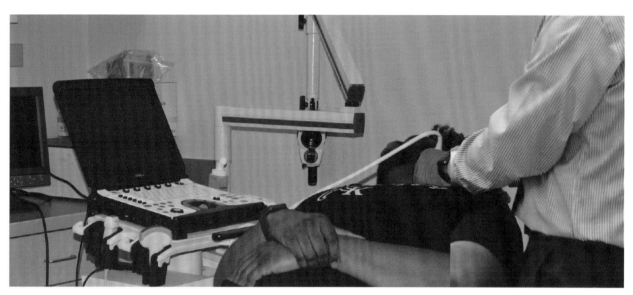

图58-5 针吸活检的正确位置。患者和超声都同时在视野内。

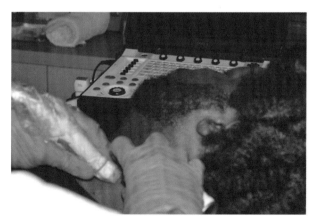

图58-6 操作者穿刺活检的正确位置。在同一视野内可以看到患者和超声屏幕。使用带护套的高频线阵探头。

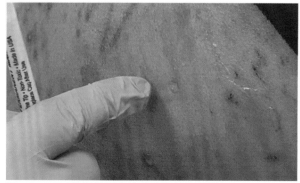

图58-7 用笔帽按压皮肤给进针的位置做标记。

2.超声检查定位病灶 将超声探头置于目标病灶上方。制订活检计划。确定病灶深度。活检针插入皮肤的距离要等于或大于病灶深度。活检针插入角度可以为45°或更小。若角度大于45°，则针在超声下很难显影。在选择针头长度

时，要注意从皮肤穿刺点到目标病灶的总距离。用记号笔或针帽按压皮肤，标记穿刺的位置（图58-7）。

3.对病灶周围的皮肤和皮下组织进行局部麻醉 用酒精消毒标记的皮肤区域。如果可以，在注射利多卡因前在标记区域喷氯乙烷（图58-8A）。用25G针在标记的皮肤区域注射含肾上腺

素的利多卡因（图58-8B）。然后，推进针头对穿刺通道进行麻醉，回抽确认无回血，针头边注射利多卡因边缓慢回撤。这也可以在超声引导下完成，如下一步所述。

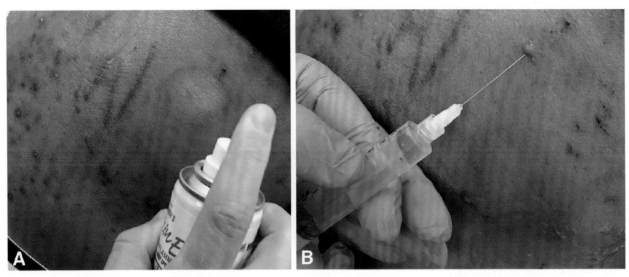

图58-8 A，在皮肤的标记位置喷氯乙烷喷雾剂。B，在进针位置注射利多卡因。

4. 进行穿刺活检 用非惯用手握住超声探头，以步骤2完全相同的方式观察目标病灶。用几根手指紧紧握住或用手掌根部接触患者的皮肤，以确保探头的稳定性。保持探头始终对准病灶，调整方向，使针从预期的方向进入超声屏幕。一般情况下，最好使针头推进探头侧与进入屏幕方向一致。例如，如果针从探头右侧进针，最好对准探头方向，这样针也会从右侧进入超声屏幕。图58-9显示探头方向不正确。

细针抽吸

对于大多数实性病灶，针的规格首选25G或27G。一般来说，合适长度的活检针长度至少为1.5in（3.81cm），但这取决于病灶的深度（见步骤2）。然后将静脉导管延长管连接到针头上。将针头斜面朝上刺入皮肤（图58-10）。

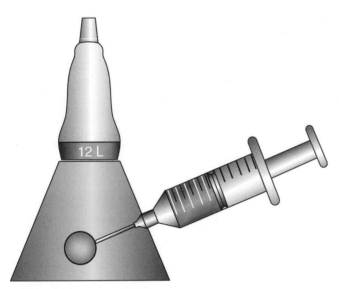

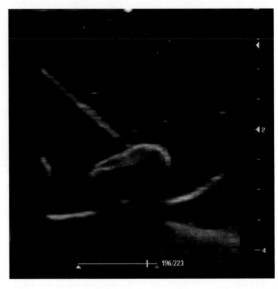

图58-9 探头的方向不正确。在超声屏幕中，针从左侧进入病灶，而实际上，从探头的右侧进入目标病灶。这时可以通过旋转探头180°来找到正确的方向。如图58-1所示。

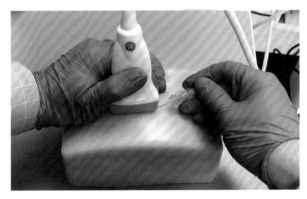

图 58-10 正确握持线阵探头的方法演示，用几根手指和手掌根部抵住患者皮肤，以确保探头的稳定性。在细针刺入皮肤之前，将25G细针抽吸针连接到延伸管上。

调整超声探头确保针尖清晰可见（图58-11）。在超声引导下将针推进病灶。确保针尖始终可见。当针尖在病灶内时，在病灶内快速来回移动针头，频率约为每秒3次。将通过毛细作用采集细胞样本。2～5秒后拔出针头。

用10ml注射器抽满空气，然后将其连接到与针头相连的延长管上。轻轻向注射器柱塞施加压力，将吸入的样品排出到载玻片上（图58-12）。

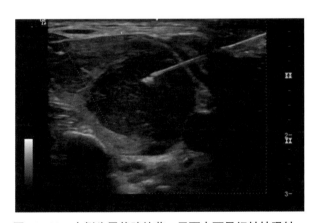

图 58-11 本例为甲状腺结节。平面内可见细针抽吸针。可在目标病灶内部观察到穿刺针尖端。

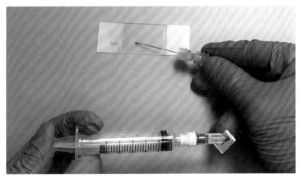

图 58-12 给注射器施加压力，通过延长管到针头，将细针抽吸针头中的内容物排出到载玻片上。

使用第二张载玻片在载玻片上涂抹样本（图58-13）。如前所述，重复穿刺病灶采集细胞样本，获得至少4～6个载玻片——一半用酒精喷雾固定，一半不固定。将载玻片标记为固定或未固定。

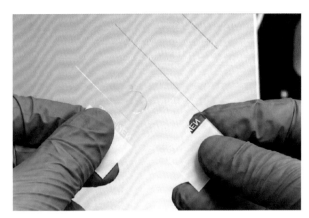

图 58-13 排出细针抽吸内容物到载玻片上后，制备涂片。

如果需要，也可重复采集细胞学标本置于30ml防腐剂采集瓶中，并用于以下操作：

- 基因检测采集瓶（甲状腺结节可选）
- 流式细胞术采样瓶（淋巴结可选）

粗针穿刺活检

选择活检针的规格。对于大多数乳房肿块，首选较大规格的针头，如9～11G。对于甲状腺或淋巴结，通常可使用较小的规格，如17G。选择适当长度的针头可以到达目标病灶（见步骤2）。将套管针插入同轴导引套管。将穿刺针尖端斜面朝上刺入皮肤（图58-14）。一些较大规格的针可能需要先用11号手术刀刺穿皮肤。

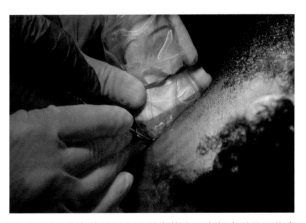

图 58-14 将套管针插入导引套管中，在超声引导下将套管指向病灶。

调整超声以确保可以清楚地看到插管头端。引导插管，使其在待活检病变附近可以看到。确保头端始终可见（图58-15）。

从导引针上取下套管。准备活检针系统。通过回拉柱塞预充器械，以撤回外套管和内探针，并固定外套管的位置（图58-16）。大多数系统适合多个活检深度，例如10mm或20mm。为待活检病灶选择最合适的深度。

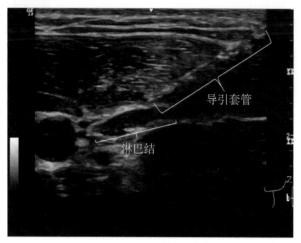

图58-15　待活检病灶（淋巴结）旁边平面内导引套管的超声图像。

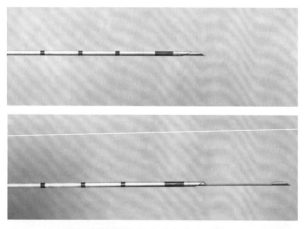

图58-16　粗针活检器械在待发状态（上图）和击发状态（下图）距离变化是20mm。在下图中，将内探针推出外部切割套管，可以看到样本凹槽。

完全撤回内探针，使套管覆盖样本凹槽，将针尖插入待活检点。在活检器械就位之前，请勿按压柱塞推进内部探针。一旦就位，按压柱塞，将内部探针推入病变。完全推进时，探针将遇到阻力。用超声确认病灶内可见到样本凹槽（图58-17和图58-18）。通过完全按压柱塞击发切割套管。

从患者体内取出针头，并向后拉动柱塞预充

至之前深度，然后轻轻向前推动柱塞暴露活检标本（图58-19）。注意此时不要击发切割套管。

将组织样本放入福尔马林样本容器中。

根据需要，通过导引针多次重复取活检步骤。

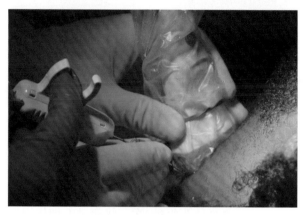

图58-17　将粗针活检器械穿过同轴导引套管。

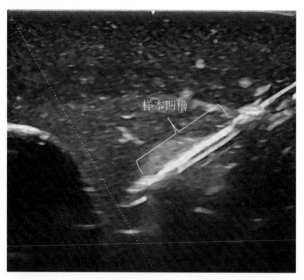

图58-18　病灶（模拟甲状腺结节）平面内活检针的超声图像。可在病变部位观察到探针的样本凹槽。

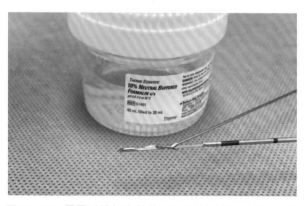

图58-19　暴露活检标本并从粗针活检器中采集样本，放入福尔马林样本容器中。

术后指导

- 建议患者按压穿刺部位来尽量减少血肿的形成。
- 患者应避免弄伤穿刺部位。
- 如果皮肤发红、发热和疼痛，建议患者咨询医生。

并发症

- 样本不足，可能需要重复活检。
- 血肿形成：由于小血管损伤，拔针后可能出现瘀伤或血肿。
- 皮肤或皮下组织感染：由于操作的侵入性，存在感染风险。然而，通过严格无菌技术可将其降至最低。
- 肿瘤细胞在针道种植：一种罕见的并发症是恶性肿瘤细胞的针道种植。
- 可能会损伤周围结构。

患者管理

是否对甲状腺结节、乳房肿块和淋巴结进行活检已在前几章中讨论过。一旦决定穿刺活检，必定选择FNA或CNB。一般，FNA的并发症发生率及诊断率均较低。对于大多数甲状腺结节，FNA是首选。对于淋巴结，CNB是首选。然而，如果高度怀疑癌症转移或复发，首选FNA。对于乳房肿块，CNB是最佳首选方式。

使用Bethesda系统报告甲状腺结节细胞学检查结果[26]。不同细胞学分类的管理建议参考美国甲状腺协会指南[2]。Bethesda Ⅰ被认为是"不能诊断的或不满意的"，当细胞量不足以进行评估或有血液致模糊不清时得到的结果。应在1～3个月内再次FNA进行随访。Bethesda Ⅱ被认为是"良性的"。这一类恶性率较低，但假阴性也是有可能的。如果病变最初在超声上表现为低风险，患者没有其他风险因素，良性FNA病变通常不需要随访。也可在12～24个月内进行超声随访。如果病变在二维上增长超过20%，或者发现任何新的高风险超声特征，应考虑再次行FNA（见第5章）。Bethesda Ⅲ被认为是"意义不明的异型性（AUS）"或"意义不明的滤泡性病变（FLUS）"。Bethesda Ⅳ被认

为是"滤泡性肿瘤"。Bethesda Ⅲ和Ⅳ通常被认为是不确定的，恶性肿瘤的发生率居中。如果在FNA时采集样本并保存用于基因检测，则可以行基因检测，这有助于区分低风险和高风险病变。低风险病变通常在12个月内进行超声随访，而高风险病变将转诊进行手术活检，或者选择立刻或3个月内进行再次FNA或CNB。

CNB在这些情况下具有更高的诊断率[7]。如果再次行FNA或CNB结果仍不确定，可选择手术切除活检。Bethesda Ⅴ被认为是"疑似恶性肿瘤"，Bethesda Ⅵ被认为是"恶性"。两者均应转诊手术切除。管理流程请参见图58-20。

乳房肿块的管理流程是基于NCCN乳腺癌筛查和诊断指南[15]。对于30岁以上女性大多数疑似恶性肿瘤的乳房肿块，应在CNB前进行双侧筛查性乳腺X线摄影以排除其他病变。这将改变上述的管理流程，行CNB后会在乳腺X线片上形成伪影。乳腺囊肿是良性表现，通常只有出现症状时才需进行抽吸。囊肿内容物无需常规送细胞学检查。但是，如果内容物为血性，应送细胞学检查。此外，如果在抽吸囊肿后观察到有残留的肿块，应考虑对病灶进行CNB。对于大多数良性外观病变伴良性病理，可在活检后12个月进行随访复查[27]。初始成像结果为高风险［乳腺影像报告数据系统（BI-RADS）分级为Ⅳ或Ⅴ］且为良性病理的任何实体病变应进一步CNB评估。

与病理学家一起审查是有帮助的。在大多数情况下，这些病变应使用更大型号的针或VAB进行再次CNB。对于不典型导管或小叶增生、小叶原位癌、扁平上皮异型性等高危乳腺病变也应考虑转诊切除活检。我们可从美国乳腺外科医师协会的网站获取更多的建议[28]。任何癌性病变均应转诊进行适当治疗。管理流程请参见图58-21。

淋巴结活检通常使用CNB。如果怀疑淋巴结病变为转移性疾病或恶性肿瘤复发，可以首先选择FNA。在这些病例中，若细胞学检查符合转移性恶性肿瘤，应查找其原发病灶。如果怀疑淋巴瘤，CNB是最佳首选评估方式。通常，淋巴瘤的诊断可以根据CNB的组织学结果得出。流式细胞术可作为一种有用的辅助手段，在诊断不明确时可进行FNA或CNB检查。

第四篇

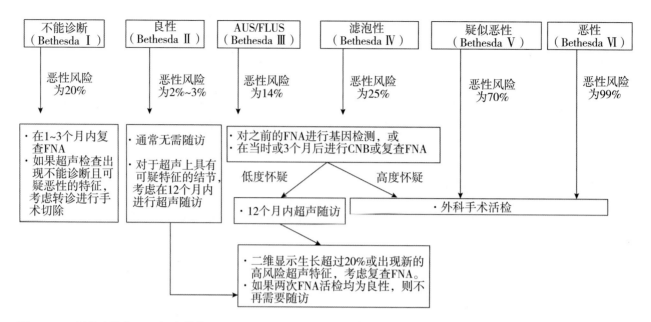

图58-20 甲状腺结节 FNA 细胞学管理流程。AUS，意义不明的异型性；CNB，粗针活检；FLUS，意义不明的滤泡性病变；FNA，细针抽吸。

引自：Haugen BR, Alexander EK, Bible KC, et al. 2015 American Thyroid Association Management Guidelines for Adult Patients with Thyroid Nodules and Differentiated Thyroid Cancer: The American Thyroid Association Guidelines Task Force on Thyroid Nodules and Differentiated Thyroid Cancer. Thyroid. 2016; 26:1.

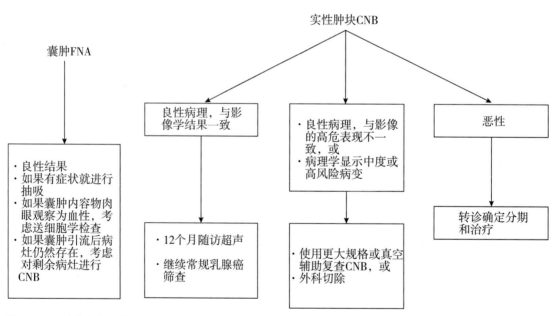

图58-21 乳房穿刺活检结果的管理流程。CNB，粗针活检；FNA，细针抽吸。

经验分享和要点提示

经验分享

- 能在活检部位留置标记夹的CNB装置是可行的，经常用于乳腺的活检。可使用不同形状或数量的夹子，可帮助外科医生识别乳腺肿块。
- 在使用平面内技术时，如果针偏离目标，很难在同一平面重新定位。此时，可以扭转超声探头90°至平面外技术。然后可以将针重新水平定位，与目标对齐，再将探头扭转回与针在同一平面内。
- 在细胞学检查后无法诊断再次行FNA时，应考虑几个因素。是否是由于细胞数量不足，检查病灶是否部分为囊性。如果是，应首先

进行FNA。此时用较大的针头如23G更好。当针头在囊肿内时，在对实性组织进行FNA之前，可通过连接延长管的注射器负压抽吸。如果样本由于混有血液导致样本诊断受限，应减少针头在病灶中停留的时间，因为针头插入的时间越长，采集到的血液就越多。每次插入时留在病灶内的时间不应超过3～5秒。

要点提示

- 当对实性病灶进行FNA时，较大口径的针（23G或更大）或在病灶内停留时间过长（大于5秒）会增加样本中的血量，从而降低活检的敏感性，使细胞学检查模糊不清。

参考文献

1. Gutwein L, Ang D, Liu H, et al. Utilization of minimally invasive breast biopsy for the evaluation of suspicious breast lesions. *Am J Surg.* 2011;202:127-132.
2. Haugen BR, Alexander EK, Bible KC, et al. 2015 American Thyroid Association Management Guidelines for adult patients with thyroid nodules and differentiated thyroid cancer: the American Thyroid Association Guidelines task force on thyroid nodules and differentiated thyroid cancer. *Thyroid.* 2016;26(1):1-133.
3. Lee J, Kim BK, Sul HJ, Kim JO, Lee J, Sun WY. Negative pressure is not necessary for using fine-needle aspiration biopsy to diagnose suspected thyroid nodules: a prospective randomized study. *Ann Surg Treat Res.* 2019;96(5):216-222.
4. Danese D, Sciacchitano S, Farsetti A, Andreoli M, Pontecorvi A. Diagnostic accuracy of conventional versus sonography-guided fine-needle aspiration biopsy of thyroid nodules. *Thyroid.* 1998;8(1):15-21.
5. Kumari K, Jadhav P, Prasad C, Smitha N, Jojo A, Manjula V. Diagnostic efficacy of ultrasound-guided fine needle aspiration combined with the Bethesda system of reporting. *J Cytol.* 2019;36(2):101-105.
6. Cibas ES, Ali SZ. The 2017 Bethesda system for reporting thyroid cytopathology. *Thyroid.* 2017;27:1341.
7. Yim Y, Baek JH. Core needle biopsy in the management of thyroid nodules with an indeterminate fine-needle aspiration report. *Gland Surg.* 2019;8(S2):S77-S85.
8. Ha EJ, Baek JH, Lee JH, et al. Complications following US-guided core-needle biopsy for thyroid lesions: a retrospective study of 6,169 consecutive patients with 6,687 thyroid nodules. *Eur Radiol.* 2017;27(3):1186-1194.
9. Patel KN, Angell TE, Babiarz J, et al. Performance of a genomic sequencing classifier for the preoperative diagnosis of cytologically indeterminate thyroid nodules. *JAMA Surg.* 2018;153(9):817-824.
10. Gutwein LG, Ang DN, Liu H, et al. Utilization of minimally invasive breast biopsy for the evaluation of suspicious breast lesions. *Am J Surg.* 2011;202(2):127-132.
11. Eberth JM, Xu Y, Smith GL, et al. Surgeon influence on use of needle biopsy in patients with breast cancer: a national Medicare study. *J Clin Oncol.* 2014;32(21):2206-2216.
12. Centers for Medicare and Medicaid Services. Needle biopsy to establish diagnosis of cancer precedes surgical excision/resection. https://cmit.cms.gov/CMIT_public/ViewMeasure?MeasureId=5436. Accessed October 20, 2019.
13. Wang M, He X, Chang Y, Sun G, Thabane L. A sensitivity and specificity comparison of fine needle aspiration cytology and core needle biopsy in evaluation of suspicious breast lesions: a systematic review and meta-analysis. *Breast.* 2017;31:157-166.
14. Tikku G, Umap P. Comparative study of core needle biopsy and fine needle aspiration cytology in palpable breast lumps: scenario in developing nations. *Turk J Pathol.* 2015;32:1-7.
15. Bevers TB, Helvie M, Bonaccio E, et al. Breast cancer screening and diagnosis, Version 3.2018, NCCN Clinical Practice Guidelines in Oncology. *J Natl Compr Canc Netw.* 2018;16(11):1362-1389.
16. Smith M, Heffron C, Rothwell J, Loftus B, Jeffers M, Geraghty J. Fine needle aspiration cytology in symptomatic breast lesions: still an important diagnostic modality? *Breast J.* 2012;18:103-110.
17. Lorenzen J, Welger J, Lisboa BW, Riethof L, Grzyska B, Adam G. Percutaneous core-needle biopsy of palpable breast tumors. Do we need ultrasound guidance? [in German]. *Rofo.* 2002;174(9):1142-1146.
18. Shah VI, Raju U, Chitale D, Deshpande V, Gregory N, Strand V. False-negative core needle biopsies of the breast: an analysis of clinical, radiologic, and pathologic findings in 27 consecutive cases of missed breast cancer. *Cancer.* 2003;97(8):1824-1831.
19. Huang XC, Hu XH, Wang XR, et al. A comparison of diagnostic performance of vacuum-assisted biopsy and core needle biopsy for breast microcalcification: a systematic review and meta-analysis. *Ir J Med Sci.* 2018;187(4):999-1008.
20. Zelenetz AD, Gordon LI, Abramson JS, et al. NCCN Guidelines Insights: B-cell lymphomas, Version 3, 2019. *J Natl Compr Canc Netw.* 2019;17(6):650-661.
21. Wilczynski A, Görg C, Timmesfeld N, et al. Value and diagnostic accuracy of ultrasound-guided full core needle biopsy in the diagnosis of lymphadenopathy: a retrospective evaluation of 793 cases. *J Ultrasound Med.* 2020;39:559-567.
22. Zhang WZ, Yang GY, Xu JP, Zhang L, Li J, Zhao D. Comparative study of core needle biopsy and fine needle aspiration cytology in the diagnosis of neck lymph node diseases with contrast-enhanced ultrasound. *Zhonghua Er Bi Yan Hou Tou Jing Wai Ke Za Zhi.* 2016;51:615-617.
23. Frederiksen JK, Sharma M, Casulo C, Burack WR. Systematic review of the effectiveness of fine-needle aspiration and/or core needle biopsy for subclassifying lymphoma. *Arch Pathol Lab Med.* 2015;139(2):245-251.
24. Prasad RR, Narasimhan R, Sankaran V, Veliath AJ. Fine-needle aspiration cytology in the diagnosis of superficial lymphadenopathy: an analysis of 2,418 cases. *Diagn Cytopathol.* 1996;15:382-386.
25. Nasuti JF, Yu G, Boudousquie A, Gupta P. Diagnostic value of lymph node fine needle aspiration cytology: an institutional experience of 387 cases observed over a 5-year period. *Cytopathology.* 2000;11(1):18-31.
26. Cibas ES, Ali SZ; NCI Thyroid FNA State of the Science Conference. The Bethesda System for reporting thyroid cytopathology. *Am J Clin Pathol.* 2009;132(5):658-665.
27. Johnson JM, Johnson AK, O'Meara ES, et al. Breast cancer detection with short-interval follow-up compared with return to annual screening in pa-

tients with benign stereotactic or US-guided breast biopsy results. *Radiology*. 2015;275(1):54-60.

28. The American Society of Breast Surgeons. Consensus guideline on concordance assessment of image-guided breast biopsies and management of borderline or high-risk lesions. https://www.breastsurgeons.org/docs/statements/Consensus-Guideline-on-Concordance-Assessment-of-Image-Guided-Breast-Biopsies.pdf. Accessed October 26, 2019.

第 59 章 盐水灌注宫腔超声检查

Lauren Castleberry, MD, FACOG

文献综述

异常子宫出血可以通过首字母缩略词PALM-COEIN进行描述，该术语由国际妇产科联盟于2011年提出，用来标准化描述各种形式的生殖道出血[1]。首字母缩略词的前半部分"PALM"（息肉、子宫内膜异位、平滑肌瘤、恶性肿瘤和增生）代表结构性病因，而首字母缩略词的后半部分"COEIN"（凝血病、排卵障碍、子宫内膜、医源性和未分类）代表非结构性病因。Goyal等对100例异常子宫出血患者进行了研究，其中41例在宫腔镜检查时发现息肉样子宫内膜、息肉和黏膜下肌瘤[2]。鉴于子宫内膜病变是异常子宫出血的重要病因，应对子宫内膜进行彻底、完整的评估。

除体格检查外，盆腔超声是评价女性异常子宫出血结构性病因的一种成熟且无创的方法。虽然盆腔超声可以对子宫进行整体评估，但评估子宫内膜腔的金标准是宫腔镜检查。然而，宫腔镜检查不仅有创，而且费用高，需要特殊的培训才能进行。另一种成像模式，超声子宫造影术，不仅患者耐受性更好，而且经济实惠，更容易进行操作。超声子宫造影是一种可以在诊室内进行的检查子宫内膜的方法，在超声引导下通过子宫颈向子宫内注射无菌液体[3]。在过去的20年里，已经进行了多项比较子宫超声造影与宫腔镜疗效的研究。Bittencourt等人最近对2D/3D盐水声学造影(SCSH)与宫腔镜检查的比较和解剖病理学的诊断研究进行了系统性综述[4]。共查找出1398篇文献，但最终仅有5项研究被纳入综述和Meta分析。这5项研究中，合并543例女性病例，计算了敏感性、特异性以及阳性和阴性似然比(LR+，LR-)。2D-SCSH检测子宫内膜息肉的敏感性和特异性分别为93%和81%，而检测黏膜下子宫平滑肌瘤的敏感性和特异性分别为94%和81%。子宫内膜息肉的LR+和LR-分别为5.41和-0.10，子宫黏膜下平滑肌瘤的LR+和LR-分别为4.25和-0.11。他们的结论是2D-SCSH对子宫内膜息肉和异常子宫出血的育龄妇女的黏膜下子宫肌瘤的检测具有较高的诊断准确性。鉴于这些发现，2D-SCSH可作为一种门诊影像学检查方法，应常规应用于评估异常子宫出血患者。

表 59-1　在临床实践中应用即时超声的建议

建议	证据等级	参考文献
使用2D-SCSH作为异常子宫出血女性检查的一线诊断方法。	A	4

A=一致的、质量良好的以患者为导向的证据；B=不一致或质量有限的以患者为导向的证据；C=共识，以疾病为导向的证据，通常的做法，专家意见，或病例系列。有关SORT证据评级系统的信息，请访问http://www.aafp.org/afpsort。

器材

- 经阴道超声探头
- 可摆截石位的检查床
- 一次性使用无菌探头套
- 超声耦合剂
- 开放式窥阴器
- 碘伏或其他消毒液
- 宫腔声学造影或子宫输卵管造影导管
- 20ml注射器
- 无菌生理盐水
- 宫颈钳
- 宫颈扩张棒

适应证

用于评价：

- 异常子宫出血
- 子宫腔
- 经阴道超声检查发现的异常——包括局灶性或弥漫性子宫内膜或腔内异常
- 习惯性流产
- 不孕症
- 经阴道超声检查显示子宫内膜显示欠佳[3]

禁忌证

- 确认或可能妊娠
- 存在盆腔感染或不明原因的盆腔压痛

操作步骤

1. 首先，获得患者的知情同意。

向患者解释可能发生的风险和检查的好处，并获得患者和医疗服务人员签署的知情同意书。进行妊娠试验，确认排除妊娠可能[5]。如果女性无妊娠症状或体征且符合以下任何标准，医疗服务人员可合理确定其未妊娠：

- 正常月经开始后≤7天
- 自上次正常月经开始后未进行性交
- 一直正确使用可靠的避孕方法
- 自然流产或人工流产后≤7天
- 产后4周内
- 完全或几乎完全母乳喂养［纯母乳喂养或绝大多数（≥85%）母乳喂养］、闭经和产后＜6个月

2. 其次，将患者置于截石位（图59-1）。

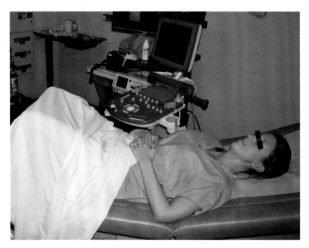

图 59-1 患者取截石位。

3. 获得经导管检查术前影像。

4. 使用经阴道探头获得骨盆内器官的操作前图像和测量值。获得这些图像和测量值后，取出探头（图59-2）。

5. 在患者阴道内放置一个单侧窥阴器（图59-3）。

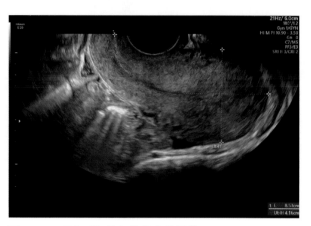

图 59-2 子宫后倾的矢状位术前影像

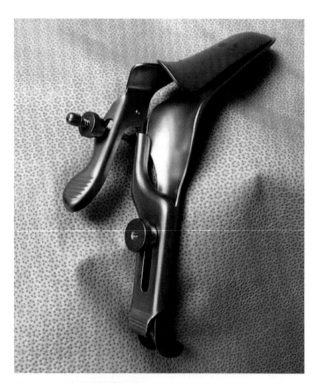

图 59-3 单侧窥阴器示例。

6. 观察宫颈后，用碘伏或其他合适的消毒液消毒宫颈外口（图59-4）。

7. 准备插入导管。

8. 注射器抽取约20ml盐水，冲洗导管，确保通畅，并排出所有空气（图59-5）。

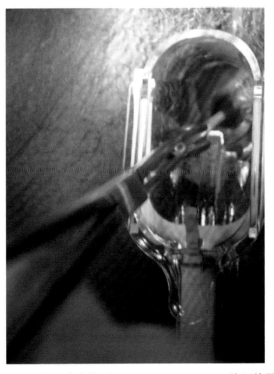

图 59-4 宫颈涂碘伏。经 Dr. EJ Mayeaux，Jr. 许可使用。

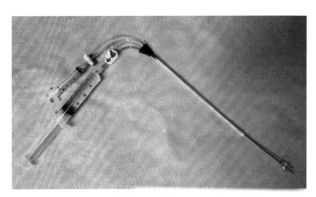

图 59-5 子宫输卵管造影导管示例。注意导管头端处充满空气的球囊（充盈以更好地演示；插入时球囊应不充气）。

9. 采用无菌技术将导管从宫颈口放入子宫腔内。

使导管头端位于子宫下段水平。如果使用带有球囊的导管，则充盈球囊（图59-6）。

10. 小心地从阴道中取出窥阴器，确保将导管固定在合适的位置。

11. 将阴道探头插入阴道（图59-7）。

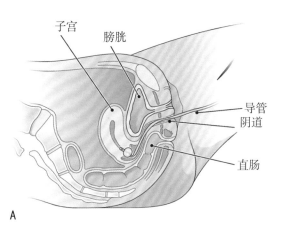

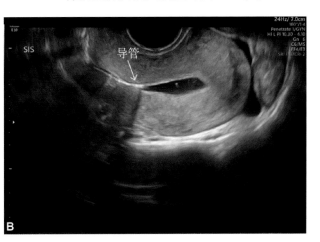

图 59-6 A，子宫下段内导管放置示意图。来自 Cohen BJ。Ann DePetris A. 经许可转自：Cohen BJ. Ann DePetris A. Medical Terminology: An Illustrated Guide. 8th ed. Jones & Bartlett Learning: Burlington, MA; 2020. www.jblearning.com. Reprinted with permission.。B，超声显示宫颈管内可见导管。

12. 将无菌生理盐水缓慢注入子宫腔，进行实时成像。

在矢状面和横切面上进行成像，以显示整个子宫内膜腔。录制视频，以供后续审查。此外，如果检测到任何异常，可进行彩色多普勒或3D成像（图59-8）。

13. 取出导管。子宫内膜腔评估完成后，缓慢取出导管；如果使用了带有膨胀气囊的导管，则先给气囊放气，并通过对宫颈管成像进行最终评估（图59-9）。

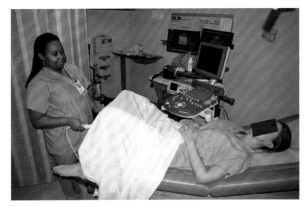

图 59-7 阴道探头的插入。

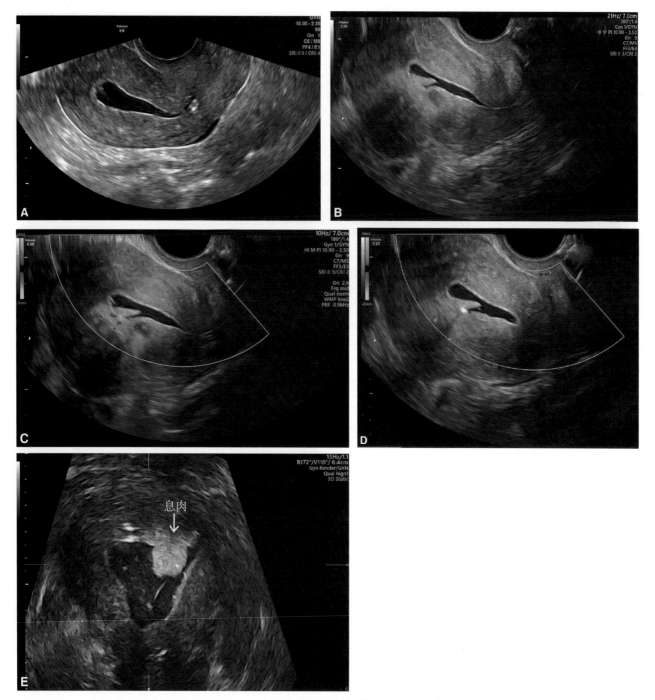

图 59-8　A，向正常子宫腔内注入生理盐水。B，宫腔顶部可见局灶性子宫内膜病变。C，子宫内膜病变的彩色多普勒显示在病理证实的息肉底部有少量血流。D，使用彩色多普勒对子宫内膜息肉的视频进行截图。E，子宫内膜息肉突出于子宫内膜腔上方的 3D 体积。

14. 移出探头。

15. 在书面报告中记录结果。

报告应包括标准患者编号、手术适应证、采用的技术、导管插入术前的测量值、异常的结果和结果解释[3]。

术后指导

告知患者在手术过程中注入的液体将从阴道中流出，根据需要使用卫生护垫。如果手术不复杂，患者可以恢复日常活动，没有任何限制。告知患者如果出现任何问题，尤其是出现发热、寒战、盆腔疼痛或恶臭阴道分泌物，应通知操作者。安排一次随访，讨论结果和治疗方案。

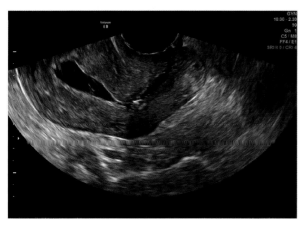

图 59-9 拔出导管时继续注入生理盐水，可清楚显示宫颈管的轮廓。

并发症

- 感染
- 出血
- 子宫穿孔
- 流产（如妊娠）

患者管理

SCSH可以观察到的异常病变包括子宫内膜息肉、黏膜下平滑肌瘤、粘连、先天性异常和诊断意义不明确的子宫内膜病变。关于异常子宫出血，最常见的病变是息肉、平滑肌瘤和其他诊断不明确的病变。一旦确诊，可以行药物治疗（平滑肌瘤）和手术治疗（息肉、平滑肌瘤和所有其他病变）。如果需要保留子宫，则通过宫腔镜进行扩张刮除术。这样可以获得病理结果，以及对诊断不明确的病变直接进行活检。

此外，如果病理涉及黏膜下平滑肌瘤或息肉，可进行宫腔镜切除术。如果无需保留子宫，且计划手术治疗，则应根据需要进行活检，并安排随后的子宫切除（图59-10）。

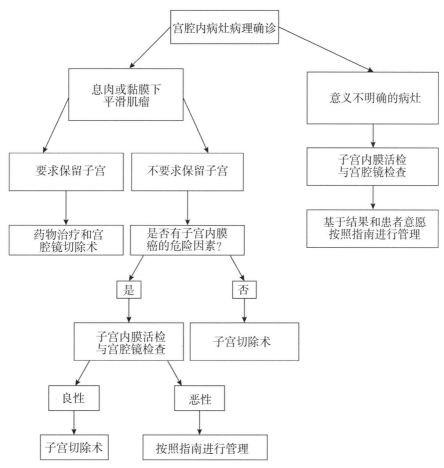

图 59-10 患者管理流程图。

经验分享和要点提示

经验分享

- 尽量固定窥阴器，使子宫颈口正对着操作者，而不是向上或向下倾斜。这有助于放置导管。
- 如果子宫颈的位置如上所述，则大多数手术不需要使用宫颈钳。
- 如果遇到宫颈狭窄，首先尝试单独使用宫颈扩张棒扩张宫颈。如果无效，将宫颈钳放置在宫颈前唇上，用宫颈扩张棒再次尝试，同时反向牵拉宫颈钳。
- 在经产患者中充盈球囊有助于将导管保持在适当位置，并将液体保留在子宫腔内。

要点提示

- 仅将导管通至子宫下段水平，即3～4cm。放置导管和手术期间可能会发生子宫痉挛。剧烈疼痛可能提示导管推进过深或穿透子宫。
- 注射生理盐水不要过快。缓慢滴注同样有效，尽量减少患者的不适。

参考文献

1. Munro MG, Critchley HO, Broder MS, Fraser IS. FIGO classification system (PALM-COEIN) for causes of abnormal uterine bleeding in nongravid women of reproductive age. FIGO Working Group on Menstrual Disorders. *Int J Gynaecol Obstet.* 2011;113:3-13 (Level III).
2. Goyal BK, Gaur I, Sharma S, Saha A, Das NK. Transvaginal sonography versus hysteroscopy in evaluation of abnormal uterine bleeding. *Med J Armed Forces India.* 2015;71:120-125.
3. Sonohysterography. Technology assessment no. 12. American College of Obstetricians and Gynecologists. *Obstet Gynecol.* 2016;128:e38-e42.
4. Bittencourt CA, Dos Santos Simoes R, Bernardo WM, et al. Accuracy of saline contrast sonohysterography in detection of endometrial polyps and submucosal leiomyomas in women of reproductive age with abnormal uterine bleeding: systematic review and meta-analysis. *Ultrasound Obstet Gynecol.* 2017;50(1):32-39.
5. Curtis KM, Jatlaoui TC, Tepper NK, et al. U.S. Selected practice recommendations for contraceptive use, 2016. *MMWR Recomm Rep.* 2016;65 (No. RR-4):1-66. doi:10.15585/mmwr.rr6504a1.